KB170345

꼭꼭 씹어먹는
영양이야기

꼭꼭 씹어먹는 영양이야기
-약사기자가 쓴 국내 최초의 건강보조식품 심층 분석

초판 발행/2001년 10월 25일
2판 1쇄 발행/2001년 10월 30일

지은이/정종호

펴낸이/임용호

편집/손귀환
펴낸곳/도서출판 종문화사

인쇄소/삼신문화사
제본소/국일문화사

편집위원/곽노의(서울교육대학교 교수, 문학박사)
　　　　　박상화(인창고등학교 교사, 문학박사)
　　　　　김양훈(인하대학교 교수, 문학박사)
　　　　　김원신(원광대학교 교수, 이학박사)
　　　　　권선형(연세대학교 강사, 문학박사)

출판등록 / 1997. 4. 1. 제22-392
주소/서울시 종로구 통의동 35-24 광업회관 3층
전화/(02)735-6893
팩스/(02)735-6892

값/15,000원

ⓒ2001, Jong Munhwasa printed in korea
ISBN 89-87444-25-2 03510

[약사기자가 쓴 국내 최초의 건강보조식품 심층 분석]

꼭꼭 씹어먹는
영양이야기

저자 **정 종 호** 한국경제신문 기자 | 감수 **허 갑 범** 연세대 의대 교수

종문화사

　1995년 6월 기자로 첫발을 내딛은 이후 건강, 제약, 바이오테크 등 생명과학과 관련한 분야만 취재해온 지 어언 6년 3개월이 흘렀다. 그동안 나는 독자들의 뇌리에 남는 기사를 몇 개나 썼는가. 스스로 질문을 던지니 정말 자신이 없어진다. 그러나 대중들의 잘못된 건강상식을 교정하고 우리나라의 제약산업 및 바이오산업 발전을 위해 미력을 다해왔다고는 말할 수 있겠다.

　건강담당 기자로서 가끔 주위사람들로부터 "어디가 아픈데 뭘 먹어야 하나"하는 질문을 받는다. 우리가 안심하고 먹어왔던 식품에 중대한 안전성 문제가 발생했을 때 불안해하고 궁금해하는 얘기도 들어왔다. 또 주위에서 소문이나 강권에 의해 바가지를 쓰고 건강보조식품 같은 것을 구입하고 나서 후회하는 소리도 자주 들어왔다. 이럴 때마다 먹는 것에 대한 과학적 이해와 접근이 필요한데 이를 간과하는 풍토가 우리 사회에 만연해 있음을 절감하곤 했다.

　1980년대 이후 생활수준이 급격히 상승하면서 국민들의 식생활 수준도 크게 좋아졌다. 덩치도 커지고 평균수명도 하루가 다르게 길어지고 있다. 의료기술이 발전한 덕분이고 무엇보다 '잘 먹은' 게 큰 도움이 됐다. 인간의 성장과 발육은 물론 신체 및 정신건강을 유지하는데 영양은 대단히 중요한 역할을 한다. 결국 무엇을 어떻게 먹느냐에 따라 우리 몸의 상태가 결정된다고 해도 과언이 아니다.

　현대 한국사를 영양학적 관점에서 말한다면 1980년대 이전의 '영양결핍시대'에서 80년대 이후 '영양과잉시대'로 구분해 말할 수 있을 것이다. 40대 이후의 한국인들은 대부분 이를 경험하며 살았다. 어리고 젊었을 때 못 먹고 살던 이들 연령층은 나이 들어 초래된 영양과잉섭취로 현재 비만, 당뇨병, 뇌졸중, 심장병, 고혈압, 고지혈증, 지방간 등에 시달리고 있다. 그 반대로 영양이 결핍되거나 후진적인 식생활 습관 때문에 생기는 간장질환, 위장질환, 폐결핵, 저체중 등으로 많은 고생을 하는 사람도 여전히 많은 실정이다.

한편 30세 이하의 연령층은 대부분 영양과잉을 보이고 있다. 그러나 이들의 체력이 30세 이상보다 못한 것은 무엇 때문일까. 운동부족과 균형잡히지 않은 영양섭취가 원흉이다. 즉 40대 이후에는 '선진국형 영양과잉'과 함께 '후진국형 영양결핍'이 공존하고 있으며 30세 이하는 영양과잉에 빠져있음을 의미한다.

건강증진과 질병예방, 노화방지를 위해 한국인에 맞는 적절한 식생활관리가 필요한 시점이다. 그러나 지나치게 기름지고 서구적 식생활이나 극단적인 다이어트나 채식이 팽배해 국민건강이 훼손되고 있다. 또 어떤 이는 바쁘고 귀찮다는 핑계로 식사를 절제하지 않고 운동도 하지 않고 고가의 건강보조식품이나 보양식 보약 등에 의존하려는 자세를 보이기도 한다. 편하게 문제를 해결하려는 안이한 자세가 가볍게 보일 뿐이다.

몸을 만드는 것은 결국 음식이다. 과거처럼 먹을 것이 부족했던 시대는 절대적인 영양가가 중요했다. 그러나 영양과잉시대인 지금에는 음식의 질과 가치와 기능을 따지는 인식이 필요하다. 이런 시대적 숙제를 풀기 위해 필자가 음식의 영양과 기능성에 관한 수많은 이론을 종합해 이 책을 썼다.

음식에는 약처럼 극렬하지는 않지만 손익(損益)과 명암이 존재한다. 이 책은 '실용주의적 임상영양학'을 표방하고 있다. 우리나라에는 실력있는 의사들이 많지만 식사요법이나 자신이 전공하는 질환 외에 다른 질환까지 두루 아는 의사는 그리 많지 않다. 영양학자들은 아직도 '칼로리' 중심으로 영양학을 바라보고 있다. 이에 따라 정작 일반인들이 궁금해하는 음식의 의약학적 효능과 질병에 미칠 영향, 최적의 영양섭취 요령과 잘못 알려진 영양상식에 대한 교양서가 그리 많지 않은 실정이다.

비록 필자의 앎의 깊이가 대단치는 않지만 많은 자료를 습득해온 기자로서 또 약학을 전공한 학도로서 이런 한계를 극복하기 위해 책을 써봤다. 필자는 많은 전문의와 영양학자, 건강보조식품 생산업자들과 만나 이야기해봤고, 그분들이 보내온 자료를 취합해서 기사를 썼으며, 여러 출판사가 보내온 책들을 읽는 과정에서 음식과 영양에 대한 하나의 관(觀)을 갖게 됐다. 이를 바탕으로 음식에 대한 영양학, 의학, 약학, 한의학, 생리학, 병리학 등의 관점에서 나아가 '기분학적' '사회학적' 문제까지 다루고자 하였다.

이 책의 가장 핵심부분은 건강보조식품에 대한 분석과 평가다. 다른 책에 없던 것으로 상당히 공을 들여 썼다. 대부분의 내용들은 필자가 소장한 책, 그동안 써왔던 기사, 모아놓은 보도자료, 연구논문, 일간지와 전문신문에서 스크랩 해놓은 기사, 인터넷 사이트, 병원 및 제약회사 사보와 간행물, 관련 제품을 생산하는 회사의 홍보 선전 책자 등을 바탕으로 필자의 '최선을 다한 객관적 의견'을 피력했다. 따라서 찬양 일변도로 흐르거나 근거 없는 비판을 제기한 기존의 책들과는 차별화된다고 본다.

그러나 워낙 많은 양을 혼자서 쓰다보니 명쾌한 과학적 통계적 근거를 제시하지 못하고 논리전개도 매끄럽지 않은 부분이 듬성듬성 남아있음을 아쉽게 생각하고 있다. 교정 및 감수과정에서 수없이 글을 가다듬었으나 당초의 기대치에 역량이 미치지 못함이 부끄럽다. 완벽한 책을 낸다는 것은 과욕이리라. 그럼에도 불구하고 그동안 나온 음식이나 영양에 관한 책들이 신비주의를 조장하고 애초의 본질을 왜곡 과장한 것에 비한다면 이 책은 성실성 합리성 과학성에서 결코 빠지지 않는다고 자부한다.

필자는 이 책을 쓰면서 중립성과 객관성을 지키기 위해 애썼다. 문장 한

줄을 쓸 때마다 농산물이나 가공식품 및 건강보조식품을 만드는 생산자와 이를 믿고 구입하는 소비자들을 떠올렸다. 이들의 마음가짐이나 의식수준, 그리고 진실과 이를 왜곡하는 상업주의 등에 대해 충분히 고려했다. 또 동양의학의 유심론과 서양의학의 유물론적 세계관을 조화시켜 중용을 택하려 했다. 동양적인 관점에서 말하는 맹목적 공허함은 탈피하려 애썼고 서양학문의 튼튼한 합리적 과학성을 지키면서도 동양의학이 추구하는 정신과 정서를 외면하지도 않았다.

이 책은 인내를 갖고 끝까지 읽어야 할 정도로 일반인들이 보기에는 어려운 책이다. 그러나 읽고 나면 어느새 음식에 관해 한마디 할 수 있을 정도로 명석해져 있는 자신을 발견할수 있을 것으로 생각된다. 그렇게만 된다면 필자는 '비판적 재생산자'로서 더할 나위 없는 기쁨을 느낄 것 같다. 2001년 여름은 책을 쓰느라 피곤하고 식욕도 잃었지만 더위를 느낄 겨를이 없어 좋았다. 이 미욱한 책이 일반인의 건강증진에 도움이 됐으면 하는 마음이 간절하다.

끝으로 이 책을 쓰는데 물심양면으로 독려해준 신문사 선후배, 자료수집과 취재에 응해준 제약회사 및 병원 등 출입처 관계자 여러분, 필자의 투정을 잘 받아주신 임용호 종문화사 사장님, 감수를 봐주신 허갑범 연세대 의대 교수님, 무더위에 책 쓴다고 걱정이 땅이 꺼질 것 같던 부모님, 책 이름을 지어준 삼성서울병원 조홍석 인형, 교열을 도와준 홍보대행사 '마콜' 직원분들께 두루 고맙다는 말씀을 전한다.

2001년 가을 서빙고에서 정종호

2 건강보조식품에 대한 이해와 평가(성분별 가나다 순)

3 귀중한 음식이야기

4 질병별 식사요법⟨부록⟩

[이 책을 효과적으로 공략하는 방법]

◎ 이 책은 1장부터 순서대로 끈기를 갖고 읽어나가야 합니다.

◎ 앞 페이지에서 나온 용어설명을 제대로 이해해야 합니다.

◎ 건강보조식품 각론에는 관련제품이 나오고 있습니다.
   괄호 안에 있는 회사는 생산회사를 말하며 숫자는
   2000년도 건강보조식품협회가 집계한 시장점유율(%)입니다.

◎ 건강보조식품 업체의 연락전화번호는
   이 책의 말미에 부록으로 실려있습니다.

◎ 괄호 안에 있는 용어설명은 필자의 식견을 바탕으로 단 주석입니다.

◎ 이 책에 나온 기준이나 수치 및 통계는 국내외에서
   2001년 9월 현재까지 발표된 가장 최신의 자료를 바탕으로 한 것입니다.

◎ 영어 또는 한자 원어나 더 자세한 궁금증은
   필자에게 전자메일(rumba@hankyung.com)을 띄우십시오.

1

영양소별 상식 포인트

건강을 애기한다면 역시 먹는 것이 반이다. 인체는 먹는 것으로부터 뼈, 혈액, 피부, 조직, 장기, 호르몬, 효소, 신경전달물질 등 수없이 많은 것을 만들어낸다. 음식은 섭취량이 모자라면 신진대사가 원활하게 되지 않고 과잉되면 독이 되어 몸에 해를 준다. 독성이 있는 물질을 먹으면 세포나 유전자가 손상을 입고, 약효가 나는 음식을 적절히 먹으면 몸이 건강해진다.

인류의 역사를 5천년이라고 한다면 현재 인류는 음식이 풍성해서 배고픈 시절을 잊고 있다고 해도 과언이 아니다. 아프리카, 중동, 중앙아시아, 북한 등 몇몇 극빈국의 국민과 어느 나라에 있게 마련인 극빈자를 제외하고는 음식이 넘쳐난다.

여기서 논할 것은 결국 양이 아니라 질이다. 우리 몸에 필요한 영양소와 먹고 싶은 식품은 거의 먹고 살므로 영양은 걱정할 필요가 없는가? 아니다. 우리도 모르는 새 나쁜 식사습관에 길들여져 건강이 나빠져 가고 있다. 인간은 동물과 달리 배고파도 허기를 참기도 하고 때로는 지나치게 폭식한다. 또 생물학적인 영양요구량에 의해서만 식생활이 좌우되는 게 아니고 심리적, 사회경제적, 문화적인 복합적인 요인들에 의해 영향을 받는다. 이런 까닭에 영양소를 적절히 섭취하는 게 쉬운 일이 아니다. 인간이 동물이면 모를까, 사유하는 존재라면 가장 건강에 바람직한 식생활을 영위해나가야 한다. 따라서 영양에 관한 필수적이고 상식적인 내용은 이해하고 실천해야 한다. 한국인의 생활환경과 관심사에 맞게 영양소별 섭취요령의 키포인트를 알아본다.

식단의 서구화, 어느 덧 부족해진 탄수화물

　과거 우리나라의 식생활은 곡류 위주였다. 1970년대의 조사에 의하면 하루 총 열량 섭취량 중 탄수화물:단백질:지방질의 섭취 비율은 80:13:7 이었다. 이런 곡류 위주의 식생활 습관은 탄수화물의 과잉섭취와 함께 단백질, 비타민, 무기질 부족을 초래했다.

　영양결핍이 생길 수밖에 없었다. 동물성 단백질을 어느 정도 먹어줘야 호르몬 면역물질 등도 잘 만들어지고 감염성 질병에 대한 저항력도 강해지는데 곡류만 섭취하다보니 결핵과 같은 소모성 및 호흡기계 감염질환의 발병률이 높아졌다.

　곡류 위주의 식사는 발생열량이 지방질보다 적어 식사량이 늘 수밖에 없다. 탄수화물과 단백질은 1g이 4kcal의 힘과 열을 내는데 비해 지방질은 9kcal의 열량을 낸다. 또 탄수화물 위주의 식사는 맛이 밋밋하니까 짠 김치와 간장 등을 많이 먹게 돼 소금의 과잉섭취를 유발할 수밖에 없다. 식사량이 늘어서 위염, 위하수(위가 아래로 축 늘어지고 운동성이 떨어지는 질환)가 많이 생겼고 짠 음식은 위암, 식도암 등의 발병률을 높였다.

　그러나 1980년대 들어 식생활이 서구화되면서 사정은 많이 좋아졌다. 동물성 식품 섭취가 크게 늘어났다. 대신 식물성 식품 섭취가 많이 줄어들었다. 1976년에는 탄수화물의 하루 섭취량이 474g이던 것이 86년에는 389g으로 줄었으며 1990년대 들어서는 380~400g을 오가고 있다.

그 결과 1995년에는 탄수화물:단백질:지방질의 섭취비율이 65:16:19로 바뀌었다. 이상적인 비율인 65:15:20에 근접했다.

현재는 여전히 탄수화물을 과잉 섭취하는 사람과 부족하게 섭취하는 사람이 공존하고 있는 상태다. 그러나 극단을 오가는 사람이 적잖다. 특히 유·소아 초등학생 청소년들은 음료수 과자 사탕과 같은 단순 당류를 많이 먹어서 어릴 때의 충치는 물론 중년기 이후 성인병에 걸릴 위험이 높아지고 있다.

반대로 도시 직장인 가운데 30대 중반 이전의 젊은 층들은 기름진 육류 위주의 식사를 하면서 탄수화물의 섭취비율이 50%에 불과한 실정이다. 단백질은 20%, 지방질은 30%에 달하고 있다. 채소 및 과일류는 거의 섭취하지 않아 비타민 및 무기질 섭취가 부족한 상태다.

대표적인 탄수화물 급원식품과 함유량(g/100g)

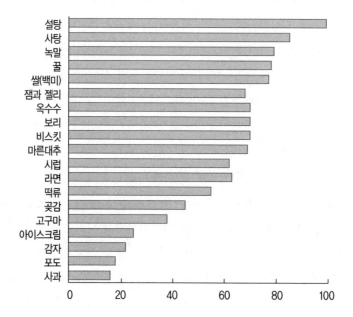

탄수화물은 열량을 내고 혈당을 일정하게 유지시키는 기능을 하기 때문에 너무 많거나 모자라지 않게 섭취해야 한다. 일반적으로 탄수화물을 부족하게 섭취하기는 힘들지만 만약 부족하게 된다면 탄수화물 대신 단백질이 열량을 내는 에너지원으로 활용된다. 단백질은 근육과 피부를 만들고 호르몬, 효소, 신경전달물질의 원료로 사용되기 때문에 탄수화물의 부족은 단백질의 고갈로 연계돼 몸을 해롭게 한다.

반대로 지나친 탄수화물 위주의 식생활은 지난 1970년대 이전에서 알 수 있듯 영양실조와 질병에 대한 저항력 약화라는 문제를 낳는다. 또 과다하게 섭취된 탄수화물은 이용되지 않고 남아 중성지방(triglyceride)으로 바뀌어 내장 외곽 또는 내장과 내장 사이의 공간에 축적된다. 이로 인해 혈중 중성지방 수치가 올라가는 고중성지방혈증이 생긴다. 게다가 고밀도지단백(HDL:High Density Lipoprotein)과 결합하는 유익한 콜레스테롤을 감소시켜 동맥경화증을 촉진시킨다. HDL은 콜레스테롤을 이동시키는 운반체의 하나로 혈관 내벽에 달라붙은 콜레스테롤과 결합해 배출을 유도하므로 동맥경화에 유익하다.(영양소별 상식포인트 '지방질' 참고)

육식을 많이 하는 서구인들은 혈중 콜레스테롤 농도가 높은 고콜레스테롤혈증이 많지만 탄수화물 위주의 한국인에게서는 고중성지방혈증과 함께 HDL-콜레스테롤이 감소하는 경향이 뚜렷하게 나타나고 있다.

또 탄수화물은 위에 도달해서 소화되는 시간이 짧아 식후에 혈당치를 빨리 높인다. 인슐린 분비를 자극하기 때문에 지나치고 잦은 탄수화물 섭취는 반동성(反動性) 저혈당을 유도, 자주 허기를 느끼게 만든다. 또 탄수화물이 중성지방으로 전환돼 간에 축적되면 지방간이 초래된다.

노화현상의 두드러진 특징 가운데 하나는 혈당이 높아지는 경향이다. 노화로 인해 혈당조절에 관여하는 인슐린의 작용이 둔화됨에 따라 음식 섭취로 자연히 쌓이게 된 혈당의 양이 쉽게 떨어지지 않는다. 따라서 나이가 들면 당장 당뇨병 증상이 없다하더라도 탄수화물의 섭취량이 과잉되지 않도록 주의를 기울여야 한다.

이같은 탄수화물 과잉섭취의 폐해를 줄이기 위해서는 백미, 흰 밀가루, 백설탕 등 이른바 '삼백(三白) 식품'을 줄여 먹어야 한다. 특히 커피를 마실 때 무심코 첨가하는 설탕 한 스푼, 식후에 디저트로 먹는 아이스크림, 틈틈이 마시는 청량음료 한 잔이 자기도 모르게 탄수화물을 과잉섭취케 하고 비만으로 이어지게 하는 단초가 된다.

따라서 '삼백 식품' 대신 현미, 통밀, 보리쌀, 옥수수, 잡곡과 같은 복합당질을 채소와 곁들여 먹는 게 요구된다. 흰 쌀밥보다는 현미밥이나 잡곡밥, 흰빵보다는 통밀빵이나 옥수수빵이 좋다. 복합당질이 더 많이 들어있어 단순당질보다 혈당을 덜 올리고 혈중 중성지방을 덜 높이기 때문이다. 또 비타민, 무기질이 더 많이 들어있어 탄수화물, 지방질, 단백질의 원활한 신진대사를 돕는다.

아울러 복합당질에 풍부한 섬유소는 장에서 포도당과 콜레스테롤의 흡수를 억제하기 때문에 혈당조절과 콜레스테롤 관리에 좋다. 따라서 동맥경화로 인한 뇌·심혈관 질환을 예방하는데 유익하다. 변비와 대장암 예방에도 효과적이다.

한편 간과하기 쉬운 게 과일이다. 과일에는 포도당, 과당 같은 탄수화물의 함량이 10~15%나 되기 때문에 너무 많이 먹으면 고중성지방혈증을 야기한다. 특히 당뇨병환자나 다이어트를 하는 사람은 밥은 안 먹고 과일만 먹겠다고 고집 피우는 사람이 있는데 결코 혈당이 원만하게 조절되지 않는다. 체중을 줄이는 데도 도움이 되지 않는다.

마지막으로 꼭 짚고 넘어갈 사실은 아침식사를 거르면 머리가 멍해지고 집중력, 판단력이 떨어지며 의욕이 저하된다는 것이다. 따라서 아침식사를 꼭 챙겨 두뇌활동을 활성화시켜야 한다. 뇌는 다른 인체장기와 달리 포도당만을 에너지원으로 사용한다. 혈당은 통상 100mg/dl에서 유지되나 식사 후 시간이 경과하면 조금씩 저하된다. 가장 최저치인 경우는 아침식사 직전이다. 두뇌는 수면 중에도 많은 양의 에너지를 필요로 하므로 밤참을 먹는다 해도 8시간 정도 자고 나면 간장에 저장된 글리코겐(포도당으로 이뤄진 다당류)까지 거의 고갈되므로 혈당치가 떨어진다. 이런 상태에서 아침을 굶고 나가면 업무를 보거나 공부를 하는 게 제대로 될 리 없다. 사람을 대상으로 모의운전 테스트를 해보면 과속으로 달릴 경우 혈당이 낮은 사람은 혈당이 높은 사람보다 사고발생률이 훨씬 높은 것으로 나타나고 있다. 뿐만 아니라 아침을 굶고 집을 나서면 점심 때 폭식을 하게 돼 오후 내내 식곤증에 시달리게 되고 소화기관이 피로해져 온몸이 나른하게 된다.

저장되지도 않고 지나쳐도 나쁜 단백질

단백질은 인체의 피와 살, 호르몬과 효소, 뼈, 체모, 손·발톱을 이루는 조직성분이다. 면역물질, 신경전달물질의 합성에도 사용된다.

체액의 수분평형을 유지하는데도 중요한 역할을 한다. 예를 들어 혈액 단백질인 알부민과 면역물질인 글로불린은 혈관내 삼투압을 조직보다 높게 유지하여 혈관안에 수분이 적절히 보유되도록 조절한다. 따라서 혈관내에 단백질이 부족하면 수분이 혈관에서 조직으로 빠져나가 부종(浮腫)이 나타나게 된다.

단백질은 아미노산이 모여서 만들어지기 때문에 아미노산은 단백질의 기본 단위라고 할 수 있다. 아미노산을 기능적으로 분류해보면 신체 내에서 합성이 되지 않거나 소량만 합성되므로 꼭 식사로부터 먹어야 하는 '필수아미노산'(essential amino acids)과 신체 내에서 충분한 양이 합성되는 '비필수아미노산'(non essential amino acids)이 있다.

20여가지의 아미노산 가운데 히스티딘(histidine) 이소로이신(isoleucine) 로이신(leucine) 라이신(lysine) 메치오닌(methionine) 페닐알라닌(phenylalanine) 쓰레오닌(threonine) 트립토판(tryptophan) 발린(valine) 등은 필수 아미노산으로 분류한다. 아르기닌(arginine) 알라닌(alanine) 아스파라긴(asparagine) 아스파르트산(aspartic acid) 시스테인(cysteine) 글루탐산(glutamic acid) 글루타민(glutamine) 글리신(glycine)

프롤린(proline) 세린(serine) 타이로신(tyrosine) 등은 비필수아미노산으로 취급된다. 또 정상적인 신체에서는 비필수아미노산으로 분류되는 시스테인과 타이로신도 어떤 특이한 체내 상황에서 자체 합성이 안될 때에는 인체에 필수적인 것으로 취급된다. 정상적인 신체는 메치오닌으로부터 시스테인, 페닐알라닌으로부터 타이로신을 각각 합성할 수 있다.

한편 식품 중에 들어있는 필수아미노산 중 인체에서 요구되는 양에 비해서 제일 적게 들어있는 필수아미노산을 '제한아미노산'(limiting amino acids)이라고 한다.

이를 기준으로 완전단백질(complete protein), 부분적 완전단백질(partially complete protein), 불완전단백질(incomplete protein) 등으로 다시 나눠볼 수 있다.

완전단백질은 생명체의 성장과 유지에 필요한 필수 아미노산을 모두 충분히 가지고 있는 단백질로서 젤라틴(gelatin)을 제외한 대부분의 동물성 단백질이 여기에 속한다. 즉 육류, 가금류, 달걀, 우유, 생선 등이다.

부분적 완전단백질은 필수아미노산을 모두 가지고는 있으나 그 양이 충분치 않거나 각 필수 아미노산들이 균형 있게 들어있지 않은 단백질을 말한다. 생명유지에는 큰 지장이 없으나 성장발육에는 완전단백질 보다 효과가 적다. 호두,땅콩 같은 견과류 및 대두단백질이 해당한다.

불완전단백질은 생명유지도 힘들 정도로 충분한 양의 필수아미노산을 갖고 있지 못한 단백질로서 젤라틴, 곡류의 단백질, 대두를 제외한 두류 단백질 등이 여기에 속한다.

단백질은 성장기에는 절대적으로 필요한 영양성분이며 어른이 돼서도 피와 살을 만들기 위해 꾸준히 섭취돼야 한다. 단백질을 적게 먹은 태아는 잘 크지도 못하고 머리도 나쁘다. 성인도 단백질 섭취가 부족하면 수척해지고 병이 나게 마련이다. 단백질 섭취가 모자라면 피부의 탄력성이 떨어지며 빈혈 또는 면역기능저하가 일어난다. 단백질 결핍은 단지 섭취량의 부족 뿐만 아니라 체내의 단백질 흡수부진, 인체의 조직소모 증가, 배설의 증가 등에 의해서도 발생하기 때문에 소화기질환, 고열, 암, 간장질환, 신장질환, 출혈성질환 등을 앓으면 단백질 결핍이 생기기 쉽다.

단백질은 1g이 4kcal의 힘과 열을 낸다. 하지만 단백질은 힘과 열을 내는 데에는 최소한으로 쓰이고 인체구성성분을 만드는데 온전히 소모되는 게 바람직하다.

고기나 생선을 과식해서 단백질이 과잉 섭취되면 몸이 쉽게 쇠퇴하고 노화가 앞당겨진다는 사실을 명심해야 한다. 단백질은 한마디로 질소가 중심이 된 화합물인데 장기간의 고단백 식사는 필요량 이외의 과잉된 질소를 요소의 형태로 배설해야 하므로 신장에 부담을 줄 수 있다. 간성 혼수(간이 나쁜 사람은 과잉의 질소를 요소 형태로 만들어 소변으로 배출시키지 못하므로 혈중 암모니아 농도가 올라가고 이로 인해 뇌의 대사가 나빠져 의식상태가 비정상적으로 됨)와 뇨단백, 통풍 등도 유발될 수 있다. 이밖에 과잉의 단백질은 장운동을 억제해 변비를 초래하기도 한다.

사람이 굶어 체내에 탄수화물이 부족한 경우 지방질은 탄수화물로 전환될 수 없다. 반면 단백질은 탄수화물의 원료가 될 수 있다. 따라서 굶으면 근육과 피부의 살갗이 줄어들면서 조직단백질이 먼저 분해되어 탄수화물이 되고 이것이 뇌와 적혈구에 공급된다. 그 다음 지방 덩어리라 할 수 있는 뱃살이 빠지므로 자주 굶는 것은 근육위축 등 바람직하지 않은 상태를 초래한다. 결론적으로 단백질은 극한 상황에서 최후의 에너지원으로 소모돼야 한다.

체내에 단백질 많으나 저장되는 단백질은 없다. 과량의 단백질은 탄수화물과 마찬가지로 지방질로 전환돼 저장되고 비만을 유발한다. 단백질은 수시로 적절한 양을 섭취해야 한다는 얘기다.

영양학자들은 하루 총 열량 섭취량중 15~20%를 단백질로부터 섭취하고 총 단백질 섭취량 가운데 3분의 1이상을 동물성 단백질로 섭취할 것을 권장하고 있다. 대략 하루에 체중1kg당 1g씩, 다시 말해 성인 한 사람당 60~80g의 단백질을 섭취하는 것이 권장된다. 한국인의 하루 세 끼 식사 중 주식인 밥과 채소로는 20g의 단백질이 섭취되므로 고기 생선으로는 하루에 50~60g정도만 섭취하면 적당하다.

식품의 단백질 함량을 보면 육류 가금류 생선류에는 약 20%, 두류에도 20%, 난류에는 12%, 곡류에는 10% 안팎의 단백질이 포함돼 있다. 구체적으로는 소고기, 돼지고기, 닭고기, 생선류에는 100g에 대략 20g 정도의 단백질이 함유돼 있다. 두부 100g과 달걀 1개에는 각각 8g, 우유 1컵에는 6g 정도의 단백질이 들어있다.

단백질은 아미노산의 조성에 따라서 필수 아미노산이 골고루 들어있으면 '질 좋은' 단백질이라고 하는데 대체로 동물성 단백질이 질이 좋고 식물성 단백질은 상대적으로 질이 낮다. 질 좋은 단백질에는 우유의 카제인(casein) 및 락트알부민(lactalbumine), 달걀 노른자의 오발부민(ovalbumine), 육류나 대두의 글리시닌 단백질(glyicinine protein) 등이 있다. 반면 쌀의 오리제닌(origenine), 밀의 글리아딘(gliadine), 보리의 호르데인(hordein)은 한두 가지 필수아미노산이 결여돼 있고 함량도 다소 부족한 '질 낮은' 단백질이다.

쌀, 보리, 밀 등의 곡류에는 라이신, 쓰레오닌, 메치오닌, 트레오닌, 트립토판 등이 부족한 반면 콩류에는 이들 필수아미노산이 밀에 비해 3~5 배나 많이 들어있다. 옥수수는 트립토판과 라이신이 부족한 편이다. 우유와 육류도 메치오닌이 다소 적을 수 있다. 따라서 이들 곡류를 골고루 먹어야 단백질을 조화롭게 섭취할 수 있다.

어려서부터의 습관으로 채식위주의 식사를 하는 사람이나 신념이나 종교에 의한 채식주의자들은 일부 필수 아미노산이 부족되기 쉬우므로 각별한 주의가 필요하다. 물론 식물성 단백질이라도 잘 조합하면 아미노산의 상호보완에 의해 단백질의 질을 높일 수 있다. 예컨대 곡류에 콩류를 잘 섞어 먹으면 아미노산 조성의 균형을 맞출 수 있다. 그럼에도 불구하고 적절한 동물성 단백질의 섭취는 꼭 요구된다.

단백질의 질은 결국 소화 흡수되는 정도와 먹어서 얼마나 근육이나 살이 되는가로 따질 수 있다. 각종 필수아미노산의 함유 균형비를 감안해 체내이용률로 수치화한 것을 '단백질 효율비'(PER:potein Efficacy Rate)이라고 한다. 계란 흰자위가 가장 높은 단백질 효율을 나타내며 그 다음이 우유 단백질인 카제인이다. 대두나 곡류의 단백질은 이보다 PER가 낮은 것으로 평가된다.

과거에는 계란이나 우유의 단백질이 대두단백질보다 우수한 것으로 여겨져 왔으나 최근에는 전반적인 성장과 신체유지에 큰 차이가 없다는 반론이 대두되고 있다. 그러나 현재까지의 중론은 계란 흰자와 우유가 우위에 있다는 것인데 이 때문에 카제인과 계란 흰자위는 분말 형태로 혼합되어 보디빌더들을 위한 단백질 보충제로 애용되고 있으며 근육을 만드는데 도움을 준다.

계란, 우유 다음으로 좋은 음식은 생선이라 말할 수 있다. 생선은 다른 육류에 비해 지방질이 적으므로 살찐 사람이 웨이트트레이닝을 할 때 좋으며 소화도 잘 된다. 그 다음으로는 닭고기나 칠면조 등의 흰 살코기다. 칠면조는 우리가 자주 먹지 않는 음식이므로 닭고기만 애용해도 좋다. 닭고기 가운데서도 가슴살은 단백질 덩어리이며 지방이 적게 들어있다. 닭고기는 단백질에 있어 소고기나 돼지고기와는 별 차이가 없으며 소화가 잘 되므로 위장이 약한 사람에게 좋다. 불포화지방산의 비율이 더 높으므로 고지혈증을 덜 걱정해도 된다.

소고기도 매우 좋은 단백질 중의 하나이다. 소고기는 지방이 매우 적고 살찔 걱정을 안 해도 된다. 특히 등심이 그렇다. 소고기와 돼지고기를 비교한다면 소고기는 성질이 더 따뜻하므로 소화기관이 차가워 설사나 식욕부진이 생긴 사람에게 더 이롭다. 소고기는 철분이 많은 반면 돼지고기는 비타민B_1이 더 많은 것이 대조적이다.

종합하면 '단백질=근육+피부+혈액…' 이라 생각하고 성장기에 있는 아동이나, 병이나 출산으로 쇠약해진 사람, 운동을 열심히 하는 사람들은 충분히 단백질을 섭취해줘야 한다.

하지만 건강하고 정상적인 식사를 통해 단백질을 충분히 섭취하고 있는 사람들의 경우는 추가적인 아미노산의 투여가 필요 없다. 인체에 필요 이상으로 섭취된 아미노산은 신장에서 대사가 된 후 소변을 통해 배설되어 버리기 때문이다. (보양식품이 스태미너와 정력을 올려줄까 참고)

불필요한 존재인가, 질을 생각하라 지방질

지방은 1g당 9kcal를 내는 고열량 에너지원으로 동물과 식물은 지방을 저장해뒀다가 비상시에 사용한다. 고열량이기 때문에 힘을 많이 쓰는 사람들은 조금만 먹어도 많은 힘과 열을 낼 수 있어 매끼 적당량 섭취하면 위장에 큰 부담을 주지 않고 왕성한 육체노동을 할 수 있다. 그러나 육체노동의 기회가 적은 사람은 지방이 과잉 축적되기 쉬워 지방식을 삼가야 한다.

지방의 과잉섭취는 비만, 당뇨병, 고혈압, 심장병 등의 성인병을 일으킬 뿐만 아니라 유방암, 폐암, 자궁암, 대장암, 직장암, 전립선암 등을 일으키는 위험인자가 된다. 특히 이상적인 지방섭취비율은 전체 섭취열량의 20%선인데 국내 실정은 아직까지는 괜찮지만 점차 지방섭취비율이 늘고 있어 경계할 필요가 있다.

지방의 존재가치

지방이 마냥 해로운 것만은 아니다. 지방은 농축된 에너지원일 뿐만 아니라 필수지방산은 세포막, 신경보호막, 호르몬, 소화분비액, 프로스타글란딘(prostaglandin : 혈압 염증 등과 관련한 생체조절물질) 등 인체의 필수 구성물질이 된다. 또 지방은 지용성 비타민을 녹여 운반하므로 이들 비타민이 제대로 작동하려면 적당한 지방질 섭취는 필수적이다. 필수지 방산이 결핍되면 피부각화, 성장저해, 불임증, 신장기능 이상, 간조직 이상, 모세혈관 약화, 적혈구 약화 등의 문제가 생긴다.

뿐만 아니라 지방은 열의 발산을 막아 체온을 유지하는데 크게 이바지 하며 특유의 완충력으로 뼈와 중요 장기를 보호한다. 또 고소한 향기는 미각을 돋우고 오랫동안 포만감을 느끼게 한다.

영국 캠브리지 대학의 스티브 오래힐리 박사는 지방이 호르몬 분비와 면역체계활동을 조절하며 여성의 생식기능을 관리하는 등 매우 중요한 역할을 한다고 주장했다.

따라서 지방을 지금처럼 '과잉' 조직으로 생각해서는 안되며 오히려 신체의 한 '기관' 으로 지위를 승격시켜야 한다고 강조했다. 지방은 렙틴 (leptin)이라는 호르몬의 조절에도 중요한 작용을 한다. 렙틴은 체내에 지방이 지나치게 적거나 많을 때 뇌에 통보하는 호르몬이다. 오래힐리 박사는 렙틴은 면역체계 활동을 조절하는 사이토카인(cytokine)의 작용 을 차단하는 역할을 해서 지나친 면역과잉반응을 억제한다고 주장했다. 아울러 여자들이 건강한 생리 및 임신상태를 유지하기 위해서는 지방이 필요하다며 여성이 다이어트나 식욕부진으로 지방이 결핍되면 이같은 신체기능을 할 수 없다고 말했다. 이밖에 적당한 지방은 작업효율을 높 이며 방사선, 한랭 등의 스트레스에 대한 저항성을 높인다고 강조했다.

지방에도 품질이 있다

지방에 대해 잘못 알고 있는 상식은 의외로 많다. 기름기 있는 음식이라고 해서 뭐든 다 나쁜 것은 아니다. 식물성 기름은 무조건 좋고 동물성 기름은 나쁘다는 것도 그르다. 의학적으로 따져봐야 할 점이 한두 가지가 아니다.

일반적으로 식물성 지방은 동물성 지방보다 몸에 이로운 것으로 알려져 있다. 동물성 지방은 인체의 체온으로는 녹일 수 없고 소화기관에서 소화 흡수가 어렵다. 게다가 일부 지방은 혈관에 침착돼 뇌·심혈관계 질환과 암 등 각종 질환을 유발한다.

식물성 지방은 주로 불포화지방산이어서 세포막을 이루는 인지질(燐脂質)의 합성이나 뇌조직 성분이 되는 여러 가지 다가(多價)불포화지방산의 합성에 필수적이다. 과잉으로 섭취하지만 않는다면 혈관에 침착돼 뇌·심혈관계질환을 일으키는 경우는 거의 없다.

지방은 글리세롤(glycerol) 1분자에 3개의 지방산(fatty acid)이 결합된 형태다. 이 지방산이 어떤 종류인가에 따라 기름이 건강에 미치는 영향도 크게 달라진다. 탄소간 이중결합이 하나도 없는 포화지방산에는 소기름 돼지기름 버터 등 대부분의 동물성 기름이 속한다. 또 식물성 기름 중에서도 정제한 식물성 마가린, 팜유, 코코넛유 등에는 포화지방산이 많이 들어 있다. 이를 과잉 섭취할 경우 비만, 심장병, 당뇨병, 대장암, 유방암 등에 걸릴 위험이 커진다. 크래커, 과자, 프라이드치킨, 감자튀김 등은 동물성 기름이나 식물성 마가린 또는 쇼트닝유 같은 기름으로 굽거나 튀긴 음식이다. 이런 음식은 심장병, 뇌졸중 등 성인병을 일으킬 위험이 높은 것으로 밝혀지고 있다.

1998년 1월 미국 하버드대 보건학과 월터 윌렛 박사는 '뉴잉글랜드저널오브메디신'에서 이들 기름의 주성분인 트랜스지방(trans fat)이 심장에 매우 나쁜 영향을 끼친다고 밝혔다. 그는 미국의 여성간호사 8만여 명을 대상으로 14년에 걸쳐 이들의 식사습관과 심장병 발병률을 비교 분석한 결과 이같은 결론을 얻었다고 설명했다.

특히 마가린은 식물성이기 때문에 콜레스테롤을 낮추고 심장병 고혈압 뇌졸중을 예방할 수 있는 것으로 과장돼 왔으나 윌렛 박사의 연구결과로 마가린은 오히려 고지혈증의 온상으로 확인됐다. 즉 마가린은 동물성 지방인 버터보다 심장건강에 더 해로울 수 있는 것으로 증명됐다.

마가린은 산성유(酸性乳)에 소기름, 면실유, 콩기름 등을 적당히 섞어 냉각시킨 것이다. 쇼트닝유는 천연에 존재하는 식물유나 동물유에 수소 첨가반응을 일으켜 만든 고형기름이다. 불포화 탄소사슬은 수소가 첨가됨으로써 포화된 사슬로 변한다. 이 과정을 쇼트닝(shortening)이라고 하는데 원래 전부 시스(cis)형이었던 천연상태의 기름들은 17%가량이 트랜스(trans)형으로 바뀐다.

트랜스형은 지방의 탄소간 이중결합에서 같은 원자나 치환기가 이중결합을 사이에 두고 대각선 방향에 놓인 것이고, 시스형은 대칭된 자리에 놓인 것을 말한다. 식물성 마가린이나 쇼트닝유는 트랜스지방이다. 이들 트랜스지방은 고형(固形)이라 저장하기 쉽고 이를 사용해 만든 과자도 보관이 편해 널리 애용돼왔다. 결국 식품회사의 이해에 맞는 '썩지 않는 기름'을 만들기 위해 탄생한 마가린이나 쇼트닝유가 사람에 이로울 게 없는 것으로 드러난 것이다.

윌렛 박사에 따르면 크래커 감자튀김 등 굽거나 튀긴 음식을 먹을 때 주로 섭취하는 트랜스지방은 몸에 이로운 고밀도지단백(HDL)-콜레스테롤을 감소시키고 몸에 해로운 저밀도지단백(LDL:Low Density Lipoprotein)-콜레스테롤을 높이는 작용을 한다.

이에 비한다면 포화지방(버터, 돼지기름, 소기름 등 동물성지방과 팜유 및 코코넛유)은 HDL-콜레스테롤과 LDL-콜레스테롤을 동시에 높이기 때문에 트랜스지방보다 조금 덜 해롭다고 할 수 있을 것이다.

월렛 박사는 미국인은 하루 섭취열량 중 트랜스지방이 2%, 포화지방이 5%를 차지하고 있다며 이를 각각 불포화지방으로 바꾸면 심장병을 각각 53%와 42%씩 줄일 수 있다는 결론을 내렸다.

포화지방산과 달리 불포화지방산은 체온에서 잘 녹으며 실온에서 유동성 있는 형태를 지닌다. 이중결합이 많은 불포화지방산일수록 생체활성이 높아 항산화 및 항암작용, 염증 및 혈전억제 등의 효과를 나타낸다. 이 효과는 임상적 통계적으로 이미 입증됐고 지금은 과학적 인과관계에 대한 연구가 진행중이다.

바람직한 지방섭취 기준

• 이상적인 열량 섭취 비율

  탄수화물:단백질:지방질=65:15:20

  다가불포화지방산:단일불포화지방산:포화지방산=1:1~1.5:1

  불포화지방산 중 오메가-6계열:오메가-3계열=4~10:1

• 콜레스테롤:하루 300mg 이하를 섭취해야 한다.

  혈중 콜레스테롤 농도: 200mg/dl 이하면 양호함.

  200~240mg/dl이면 정기적인 검사와 관찰이 요구됨.

  고밀도지단백과 결합한 콜레스테롤이 35mg/dl 미만이어도 정기적인 검사 필요.

지방산의 분류와 인체내 역할

인체에 꼭 필요한 지방산 중 체내에서 합성되지 않거나 극소량만 합성되기 때문에 음식으로 반드시 섭취해야 하는 것이 필수지방산이다. 필수지방산은 모두 불포화지방산으로 리놀레산(linoleic acid:일명 '비타민F'), 리놀렌산(linolenic acid), 아라키돈산(arachidonic acid) 등이 있다. 이들

지방산은 세포막을 이루는 인지질이나 뇌 조직성분의 주된 물질이다.

리놀레산은 홍화유, 해바라기유, 콩기름, 옥수수기름, 참기름, 면실유, 올리브유 등에 많이 들어 있다. 리놀렌산은 들기름에 가장 많다. 아라키돈산은 동물의 간유에 가장 많이 포함돼 있으며 미강유에도 상당량 들어 있다.

영양학 전문가들은 불포화지방산의 섭취량이 결코 포화지방산의 섭취량보다 적어서는 안 된다고 권장하고 있다. 한국인의 지방섭취 경향은 1980년대 초반만 하더라도 불포화지방산의 비율이 포화지방산의 3배에 달했으나 80년대 후반부터는 육류섭취의 증가로 꾸준히 포화지방산의 섭취비율이 늘고 있다.

또 같은 불포화지방산이라 할지라도 건강상 이익이 더 큰 오메가-3(ω-3)계를 오메가-6(ω-6)계보다 더 쳐준다. ω-3계란 지방산의 탄소사슬 말단 쪽에 탄소 3개가 연달아 포화된 상태로 연결된 것을 말한다. ω-6계란 역시 사슬 말단 쪽에 탄소 6개가 포화상태로 연결된 것을 말한다. 그래서 한국식품영양학회에서는 ω-6계 지방산의 섭취량이 ω-3계 지방산의 4~10배를 넘어서는 안 된다고 권고하고 있다. 그러나 1990년대 후반의 한 통계자료에 따르면 국내 중·고등학생들은 ω-6계 지방산을 ω-3계의 12~20배나 섭취하고 있다. 집에서 해먹는 간식이나 인스턴트식품을 통해 ω-6계 지방산인 리놀레산이 다량 함유된 기름으로 만들어진 음식을 많이 먹기 때문이다.

뇌에는 탄소수 18개 이상의 ω-3계 다가불포화지방산이 많다. DHA와 EPA가 대표적인 물질로 고등어, 꽁치, 청어, 연어, 참치 등의 등푸른 생선에 많다. (건강보조식품 'DHA 및 EPA' 참고)

이들 불포화지방산은 뇌기능을 촉진시키고 심장병, 뇌졸중 등을 예방하며 류마티스관절염, 천식, 폐기종, 알레르기성피부염 등의 증상을 완

포화지방산과 불포화지방산의 분류

탄소 원자수	구조	계통명	관용명	녹는점 (mp)℃
포화지방산				
12	$CH_3(CH_2)_{10}COOH$	n-Dodecanoic	Lauric	44.2
14	$CH_3(CH_2)_{12}COOH$	n-Tetradecanoic	Myristic	53.9
16	$CH_3(CH_2)_{14}COOH$	n-Hexadecanoic	Palmitic	63.1
18	$CH_3(CH_2)_{16}COOH$	n-Octadecanoic	Stearic	69.6
20	$CH_3(CH_2)_{18}COOH$	n-Eicosanoic	Arachidic	76.5
24	$CH_3(CH_2)_{22}COOH$	n-Tetracosanoic	Lignoceric	86.0
불포화지방산				
16	$CH_3(CH_2)_5CH=CH(CH_2)_7COOH$		Palmitoleic	-0.5
18	$CH_3(CH_2)_7CH=CH(CH_2)_7COOH$		Oleic	13.4
18	$CH_3(CH_2)_4CH=CHCH_2CH=CH(CH_2)_7COOH$		Linoleic	-5
18	$CH_3CH_2CH=CHCH_2CH=CHCH_2CH=CH(CH_2)_7COOH$		Linolenic	-11
20	$CH_3(CH_2)_4CH=CHCH_2CH=CHCH_2CH=CHCH_2CH=CH(CH_2)_3COOH$		Arachidonic	-49.5

화하는 것으로 학계에 보고되고 있다. 우선 이들 성분을 섭취하면 알레르기 염증을 유발하는 프로스타글란딘E(Prostaglandin E : PGE)와 류코트리엔(Leukotrien : LT)의 생성이 줄어든다. 한 연구에 따르면 DHA와 EPA 중심의 식사는 환자들의 통증을 크게 감소시키고 비(非)스테로이드성 소염진통제의 복용량을 줄여도 예전과 동일한 소염·진통효과를 얻을 수 있는 것으로 나타났다. 또 혈전을 만드는 트롬복산(Thromboxane : TX)의 생산이 억제되므로 뇌·심혈관계의 예방과 악화방지에 유익한 것으로 연구되고 있다.

미국 워싱턴대 데이비드 시스코빅 교수는 "한 달에 해산물을 통해 5.5g이상의 DHA와 EPA같은 다가 불포화지방산을 섭취하면 이를 거의 먹지 않는 사람에 비해 심장발병률이 50%정도 낮아질 수 있다"고 주장하고 있다. 아직 확증되지는 않았지만 다가불포화지방산이 혈중 중성지방 및 콜레스테롤을 낮춘다는 설명이다. 또 다른 연구를 따라도 1주일에 300g씩 연어, 고등어, 참치, 꽁치, 청어 등을 먹으면 심장병 발병률이 30%정도 감소한다고 한다. 이들 다가불포화지방산이 포함된 생선을 많이 먹는 에스키모와 덴마크, 일본 북부에 사는 사람들은 심장병 발병률이 현저히 낮다는 것은 익히 알려진 사실이다. 한국인은 한 달 평균 해산물로 약 3.2g정도의 DHA및 EPA를 섭취해 양호한 편에 속한다. 하지만 갈수록 어패류 섭취가 정체 또는 감소 추세에 있음을 주목해야 한다.

그러나 DHA및 EPA로 효과를 보려면 엄청난 양을 섭취해야 한다는 무용론과 해양오염에 따라 어류도 오염됐다는 문제가 제기돼 있다. 또 DHA 및 EPA의 효과 자체에 대한 과학적인 입증도 많이 부족한 실정이다.

이밖에 유익한 불포화지방산중 감마리놀레산(r-linoleic acid)은 달맞이꽃 종자, 양배추, 시금치, 콩, 브로콜리, 양상추 등에 많이 들어 있다. 이불포화지방산은 당뇨병, 류마티스관절염, 기관지천식, 궤양성대장염, 건선, 습진 등을 호전시키는 것으로 알려져 있다.

지방섭취에 관한 몇 가지 궁금증

콜레스테롤에도 해로운 것과 이로운 것이 있다

콜레스테롤은 통상 하루에 체내합성에 의해서 1.0~1.5g이 만들어진다. 또 음식을 통해서 0.2~0.4g을 섭취하게 된다. 콜레스테롤은 담즙산, 호르몬, 뇌내 구성물질 등의 원료가 되는데 하루 1.2~1.9g정도가 소요된다.

콜레스테롤은 지용성(脂溶性), 소수성(疏水性)이기 때문에 물에 녹지 않고 지단백(lipoprotein)에 업혀 혈액에 녹아 인체 곳곳으로 운반된다.

이중 저밀도지단백(LDL)은 콜레스테롤과 결합해 콜레스테롤을 간으로 운반한다. 그러나 간으로 운반되는 속도가 느려질 경우에는 콜레스테롤이 칼슘 등과 엉겨 혈관벽에 쌓이게 한다.

반면 고밀도지단백(HDL)은 조직이나 혈관벽에 쌓여있던 콜레스테롤을 간으로 운반해 담즙 성분으로 변화시키거나 연소시킨다. HDL과 결합한 콜레스테롤은 '혈관청소부'라 할 수 있다. 고콜레스테롤혈증을 판

식품중 콜레스테롤 및 지방산 함량

(가식부 100g 당)

식품명	목측량	콜레스테롤 (mg)	지 질 (g)	포화지방산 (g)	단일불포화 지방산(g)	다불포화 지방산(g)
쌀밥	1/2공기	0	0.5	0.16	0.12	0.17
대두(말린 것)	3/4컵	0	19.0	2.57	3.61	10.49
두부	1/5모	0	5.0	0.88	1.02	2.48
닭고기(다리)	小 1개	95	14.6	3.87	6.47	2.26
돼지고기(등심)	탁구공크기 2.5개	55	25.7	9.95	10.82	2.52
소고기(안심)	〃	70	16.2	6.12	7.55	0.39
오리고기	〃	80	28.6	7.95	13.99	3.92
고등어	小 2토막	55	16.5	3.96	5.40	4.13
장어	小 2토막	200	21.3	5.47	10.07	3.49
오징어	12×15cm 크기	300	1.0	0.14	0.03	0.22
계란	中 2개	470	11.2	9.11	3.14	4.37
우유	1/2컵	11	3.5	2.17	0.91	0.11
시금치	익혀서 1/2컵	0	0.2	0.02	0.01	0.08
사과	1/3개	0	0.1	0.01	0	0.02
땅콩(볶은것)	10큰스푼	0	49.5	9.06	24.01	15.15
호두(볶은것)	大 12개	0	68.7	6.94	10.24	50.15
버터	8큰스푼	210	81.0	51.44	20.90	2.43
팜유	3/5컵	0	100.0	47.60	37.60	9.40
옥수수기름	〃	0	100.0	12.50	32.50	48.70
참기름	〃	0	100.0	14.20	37.00	42.60
콩기름	〃	0	100.0	14.00	23.20	57.40
들기름	〃	0	100.0	9.00	16.70	73.10

정할 때에는 총 콜레스테롤량, LDL결합 콜레스테롤량과 함께 HDL/LDL의 비율이 매우 중요한 기준이 된다. 총 콜레스테롤량과 LDL-콜레스테롤량은 적을수록, HDL-콜레스테롤량은 많을수록 좋다.

한편 LDL입자를 구성하는 불포화지방산이 산화되면 산화된 LDL이 된다. 이 물질은 비정상적인 수용체에 결합해 작용하므로 인체의 조절기능을 방해한다. 동맥경화증도 유발한다. LDL의 산화가 촉진되는 조건은 흡연, 오염된 공기, 지나친 운동, 염증, 방사선 피폭, 과량의 불포화지방산 식사다. 반대로 항산화 영양소인 비타민과 무기질을 섭취하면 이런 산화작용이 억제(항산화)될 수 있다.

식물성 기름은 다 좋은가

동물성 기름 가운데 어유나 간유는 필요하며 매우 유익하다.

식물성 기름 중 팜유나 코코넛유는 포화지방산이 많다. 커피크림에는 코코넛유, 라면에는 팜유가 각각 들어 있으므로 이를 고려해 섭취해야 한다. 또 불포화지방산이라 하더라도 오메가-3(ω-3)계 지방산을 콩, 채소 해조류, 생선류 등에서 많이 섭취함으로써 오메가-6(ω-6)계 지방산만 편중해서 섭취하지 않도록 한다.

명심할 것은 콩, 채소 등 식물성 식품의 섭취만으로 ω-3계 지방산의 필요량을 충족시키기 힘들다는 점이다. 식물성 ω-3계 지방산은 긴 사슬형으로서 체내에서 다각형 사슬구조를 띤 DHA 및 EPA로의 전환이 쉽지 않다. 따라서 1주에 두세 차례 등푸른 생선을 섭취해 주는 게 좋다. 등푸른 생선은 콜레스테롤 함량이 약간 높지만 DHA 및 EPA, 항산화 무기질인 셀레늄의 함량이 높아 전체적으로는 이롭다고 할 수 있다.

한편 식물성 기름은 열이나 용매를 가해 추출하든 또는 압착해 만들든 짜여져 나오는 순간부터 공기 중에서 과산화되고 이렇게 생긴 이상한 기름은 인체조직을 더욱 낡게 하므로 가급적이면 씨앗과 열매 형태로 먹는 게 낫고 차광된 건냉소에 잘 보관해야 과산화가 억제된다.

식품 중의 ω-6계와 ω-3계 지방산 함유량(g/100g)

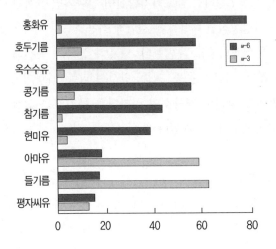

지중해식이 좋다는데

건강식단으로 알려진 지중해(地中海)식사는 올리브기름과 풍부한 야채를 기본으로 한다. 올리브기름에는 팔미트올레인산(palmitoleic acid)과 올레인산(oleic acid)과 같은 일가불포화지방산(monounsaturated fatty acid)이 많이 있다. 참기름, 들기름에는 다가불포화지방(polyunsaturated fatty acid)이 많이 있다.

과거에는 다가불포화지방만 유익한 역할을 하고 일가불포화지방은 아무 역할도 하지 않는다고 알려졌었다. 그러나 5000여명의 이탈리아 사람들을 대상으로 연구한 결과 올리브유를 많이 먹을수록 혈당치, 혈중콜레스테롤, 수축기혈압이 각각 낮아지는 것으로 나타났다. 또 다른 연구에서는 올리브기름이 노화로 인한 인지능력감퇴를 막아주는 것으로 결론지었다.

일가불포화지방산은 올리브기름 말고도 대두유, 해바라기유, 호두, 옥수수기름, 깨, 아몬드, 고등어, 청어 등에도 많이 들어있다. 따라서 값비싼 올리브유만을 애써 찾을 필요는 없다. 또 한가지 명심할 것은 일가불포화지방산은 LDL결합 콜레스테롤을 감소시키는데 도움을 주지만 다가불포화지방처럼 몸에 이로운 HDL결합 콜레스테롤을 증가시키지는 못한다. 오로지 금연과 운동만으로 HDL결합 콜레스테롤을 늘릴 수 있다.

올리브기름이나 참기름이라고 해서 많이 먹어도 좋은가

좋지 않다. 올리브유나 참기름은 불포화지방산이 많아 몸에 좋지만 많이 먹으면 나쁘다. 우선 지방의 섭취를 증가시키면 체내에 흡수되는 열량도 따라서 증가한다. 과잉의 불포화지방산은 체외는 물론 체내에서도 산패(酸敗:과산화반응)될 위험이 있어 오히려 세포에 독성을 끼치고 혈관을 노화시킬 수 있다. 오래 과량 먹었을 때 안전한지는 증명이 안 됐으며 동물실험에서 오히려 암 발생을 촉진하고 면역기능을 저하시키는 것으로 나타났다. 아울러 혈중 중성지방이 증가하고 콜레스테롤 담석이 생길 위험이 커진다.

예컨대 매일 아침마다 들기름 한 숟갈에 계란 노른자를 섞어 먹어 목청을 좋게 하고 스태미너를 올리려는 사람도 있다. 들기름의 60%는 리놀렌산으로 한 숟갈이면 필요량을 초과하는 과량이다. 과량이면 체내에 들어가 과산화반응을 일으킬 수 있다. 들기름에는 리놀렌산이 들어있어 공기 중에서 더욱 산패되기 쉬우므로 색깔이 진한 병에 담아 시원한 곳에 보관하고 조금씩 먹는 것이 좋다. 계란 노른자는 혈중 콜레스테롤을 높이는 음식이다. 들기름과 같이 매일 먹는다면 심장병에 좋을 리 없다.

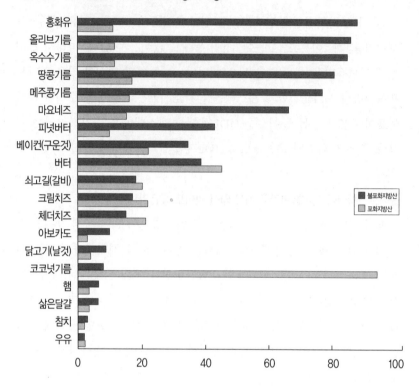

대표적인 식용기름과 지방산 함유량(g/100g)

범례:
- 불포화지방산
- 포화지방산

항목(위에서 아래로): 홍화유, 올리브기름, 옥수수기름, 땅콩기름, 메주콩기름, 마요네즈, 피넛버터, 베이컨(구운것), 버터, 쇠고기(갈비), 크림치즈, 체더치즈, 아보카도, 닭고기(날것), 코코넛기름, 햄, 삶은달걀, 참치, 우유

가로축: 0 20 40 60 80 100

튀긴 음식은 왜 나쁜가

튀긴 음식에는 기본적으로 산화지방산이 만들어져 있고 이것이 혈관에 노폐물이 축적되는 것을 촉진한다. 간접적으로는 암을 유발한다. 한 실험에 따르면 올리브유만으로 튀길 때 산화지방산이 거의 나오지 않는 것으로 나타났으나 더 검증이 필요하다.

튀긴 라면에는 포화지방산이 다량 들어있다. 라면은 소기름 또는 팜유로 튀긴다. 특히 팜유는 면발을 쫄깃하게 만들면서도 공기 중에서 산패가 잘 일어나지 않아 오래 보관하기에 좋다. 그나마 팜유는 항산화 성분인 카로티노이드(carotenoid)가 많아 포화지방의 위험성을 낮춰준다. 하지만 라면을 지나치게 자주 먹으면 포화지방을 과잉 섭취하게 된다.

오징어 새우 바닷가재 등은 어떤가

이들 식품에 콜레스테롤이 다량 함유돼 있어 건강에 나쁘다는 인식이 형성돼 있다. 확실히 이들 음식은 돼지고기 소고기에 비해 콜레스테롤 함량이 높아 심장병 뇌졸중 환자에게는 좋을 게 없다. 하지만 생크림 케이크나 계란 노른자에 비한다면 적은 편이다.

오징어에는 콜레스테롤과 중성지방이 새우에 비해 배나 많이 들어 있다. 그러나 그 위험성을 다소 경감해 줄만한 반론도 있다. 오징어를 포함한 두족류(頭足類)와 조개류에는 혈중 콜레스테롤의 함량을 효과적으로 억제하는 타우린(taurine)이라는 아미노산이 다량 함유되어 있다는 것이다. 타우린은 메치오닌이나 시스테인 등으로부터 합성되는 황을 함유한 아미노산의 하나로 심장혈관계의 활동과 중추신경계의 자극조절에 중요한 역할을 한다. 또 간장의 해독기능을 촉진해 피로회복을 돕고 인슐린의 분비를 촉진한다. 마른 오징어의 표피에 묻어있는 흰 가루가 바로 그것이다. 그러나 이는 어디까지나 오징어 판매를 유지하기 위해 나온 기획된 연구결과로서 아무리 타우린이 제 기능을 발휘한다해도 콜레스테롤을 떨어뜨리는데 분명 한계가 있다.

아울러 신빙성은 약하지만 오징어 먹물에 항암 성분이 있다는 연구결과가 나온 바 있다.

오징어, 새우, 게, 모시조개, 굴 등은 심혈관질환에는 피해야 할 대표적인 음식으로 알려져 있다. 그러나 일반적으로 패류는 갑각류에 비해 콜레스테롤 함량이 낮다. 따라서 오징어(특히 말린 것)만 제외한다면 나머지 식품은 콜레스테롤 함량이 생선과 비슷한 수준이다. 또 조개, 굴 등

패류는 지방 함량이 2%내외로 비교적 낮고 지방산의 절반 가량이 혈중 지질을 낮추고 혈전을 감소시켜 심장질환을 예방하는 것으로 알려진 오메가-3(ω-3)계 불포화지방산이다. 따라서 패류는 적절히 섭취한다면 뇌·심혈관질환에 유용한 음식이 될 수 있다.

새우나 게도 따지고 보면 콜레스테롤 덩어리만은 아니다. 보통 새우와 게는 껍질을 벗기고 식품영양분석을 해왔기 때문에 콜레스테롤치가 높을 수밖에 없었다. 일부 사람들은 게나 새우의 살만 발라먹는데 이

어패류 및 생선의 콜레스테롤 함량(mg/100g)

식품명	함량(mg)
모시조개	100~150
굴	60~100
바지락조개	36
피조개	25
꽁치	100~200
생선류	60~80
물오징어	200~330
새우	100~200
말린오징어	500~600
게	80~100
장어	100~200
알젓류	250~260

는 바람직하지 않다. 껍질에 들어있는 키토산이 혈중 지질을 낮춰주고 장속의 유해균, 중금속, 발암물질을 흡착해 배출하기 때문이다.

결론적으로 새우나 게는 껍질째 먹는 게 좋다. 하지만 이것만 너무 믿고 과식하는 것도 위험하다. 이들 음식을 즐길 때 오이와 같이 먹으면 오이 속에 풍부한 피토스테롤(phytosterol：식물성 콜레스테롤)이 혈중 콜레스테롤치를 낮추므로 효과적인 방법이 될 수 있다. 한편 새우와 게는 졸음을 유발하고 집중력을 약화시키므로 수험생에겐 그리 좋은 음식이 못 된다.

EPA나 DHA 같은 오메가-3계 지방산은 많이 먹어도 좋은가

좋지 않다. 다가불포화지방산이기 때문에 과량을 섭취하면 다량 존재하는 세포의 산화를 촉진하는 유해 유리기(free radical：한자로는 遊離基라고 하며 전자를 한 개만 보유한 불안정한 독성물질의 총칭. 대표적인 게 유해활성산소)의 공격을 받아 도리어 심장병, 당뇨병, 암 등에 좋지 않다. 드물지만 혈소

판응집을 줄이는 작용이 너무 커져서 출혈됐을 때 응고시간이 지연될 수 있다.

뿐만 아니라 과량의 EPA 및 DHA 섭취는 아라키돈산(arachidonic acid) 등 오메가-6(ω-6)계 지방산이 우리 몸에 필요한 생체물질인 아이코사노이드(eicosanoids：탄소수 20개로 구성된 다양한 종류의 인체활성물질)를 합성하는 것을 저해, 정상적인 분만 등을 방해할 수 있다는 동물실험결과가 나와 있다.

식품중의 EPA와 DHA의 함유량(g/100g)

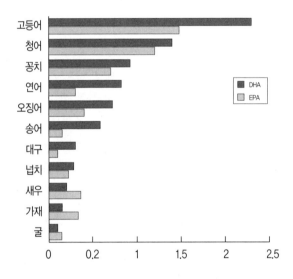

식품인가 약인가, 엔진의 윤활유 비타민

    탄수화물, 지방질, 단백질은 몸에 필요한 에너지를 만들고 인체의 구성성분이 된다. 비타민과 무기질은 이런 역할을 하지 않지만 영양소들이 몸에서 원활하게 작용하도록 돕고 신경기능, 수분유지, 골격구조형성에 꼭 필요하다. 그래서 비타민과 무기질을 '조절영양소'라고 부른다.

    비타민은 정상적인 몸의 기능을 위해 필요하지만 많이 먹을수록 인체기능이 더 좋아지는 것은 아니며 드물기는 하지만 과잉될 경우 몸에 좋지 않은 결과를 초래할 수 있다.

    비타민은 인체 전체로 보면 미량이지만 생체내의 화학반응을 원활하게 하는 윤활유 역할을 한다. 따라서 비타민이 부족하면 체내대사가 완벽하지 못해 노후된 자동차가 매연을 내뿜고 엔진내벽에 찌꺼기가 끼듯 중간 대사물이 체내에 축적된다. 영양의 불균형과 이로 인한 영양분의 대사장애 또는 결핍증이 유발되는 것이다.

    비타민은 필수적이지만 대부분 우리 몸에서 만들 수 없기 때문에 식품에서 섭취해야 하며 부족하면 반드시 특징적인 결핍증이 나타난다. 하지만 정상적인 식사를 한다면 추가적인 섭취가 필요한 경우는 거의 없다. 다만 특정한 질환을 치료하기 위해서는 생리적인 기초 필요량 이상을 투여할 필요가 있다. 이러한 경우에 시중에서 흔히 구할 수 있는 복합 비타민제는 별로 적합하지 않으며 꼭 필요한 비타민만 선별적으로 함유된 치료용 제제를 복용하는 게 바람직하다.

한국은 과거와 달리 식생활이 풍요로워져 지금은 비타민의 추가적인 투여가 꼭 필요한 결핍질환이 극히 드물게 나타나고 있다. 구루병, 괴혈병, 각기병 등 대표적인 비타민 결핍 질환은 이제 학계에도 거의 보고되지 않고 있는 실정이다. 지용성 비타민은 과량 복용할 경우 몸 안에 축적되기 때문에 해로울 수 있다. 권장량대로 복용해야 하며 상한선을 넘으면 위험해질 수 있다.

비타민C

비타민C(ascorbic acid)는 피부, 연골 등 인체 결합조직을 만드는데 필요하며 철분이 잘 흡수되도록 돕고 면역기능강화 상처회복에 중요한 역할을 한다. 따라서 부족할 경우 상처치유가 더디고 뼈와 치아가 약해지며 모세혈관이 쉽게 파열된다.

대표적인 비타민C 결핍증은 괴혈병이다. 잇몸이 붓고 피가 나며 이가 빠지기 쉽다. 더 심해지면 체중이 줄고 근육에 힘이 없어지며 사망할 수도 있다. 또 비타민C는 피부의 색소 침착을 방지하기 때문에 여성들이 하얀 피부를 원한다면 도움이 된다.

남성들은 흡연과 음주로 비타민C가 많이 유실되는데다가 비타민C가 니코틴의 해를 줄이고 스트레스를 완화시키기 때문에 필수적이다. 비타민C는 흡수된 후 대략 3시간 이내에 배설되므로 항시 섭취하는 게 필요하다. 과량을 섭취할 경우 오줌을 통해 그대로 배설되고 요도가 쓰라린 것을 느낄 수 있다. 비타민C는 주로 과일과 채소류에 들어 있고 특히 풋고추, 고춧잎, 양배추, 시금치, 키위, 오렌지, 딸기, 토마토 등에 고함량 들어있다.

비타민C를 과다섭취하면 오히려 해롭다

요즘 하루 1000mg 이상의 비타민을 복용하면 피부도 고와지고 각종 질병에 대한 저항력도 높아진다고 해서 과량의 비타민C를 복용하는 게 유행이다. 심지어 하루 3000mg를 복용하는 사람도 있다고 한다. 그러나 바람직하지 않은 방법이다.

노벨상 수상자인 라이너스 폴링 박사는 1970년대에 적정 권장량보다 많은 양의 비타민C를 복용하면 각종 질환이 치료될 수 있다는 '메가도스' 복용법을 주창, 당시 미국 전역에 '비타민 파동'을 일으켰다. 그는 개인적인 임상경험을 들어 암환자의 경우는 매일 10~18g의 비타민C를 복용하면 생존기간을 현저하게 증가시킬 수 있다고 주장했다. 또 감기에 하루 1g정도를 복용하면 회복기간이 37%나 단축된다고 보고했다. 이에 대해 미국 미네소타주 메이요 클리닉 연구진은 "다방면에 걸쳐 연구했지만 폴링 교수의 주장과 같은 효과는 없다"고 반박했다.

비타민C를 과량 복용하면 민감한 사람일 경우에는 구토, 설사, 신장결석, 통풍, 혈액순환장애 등이 유발될 수 있다. 물론 개인차가 심해 어떤 사람은 하루 500mg만 복용해도 설사와 경련을 일으키는 반면 어떤 사람은 내성이 생겨 1000~3000mg을 복용해도 이상이 없다.

일반적으로 비타민C처럼 수용성인 경우에는 과량 복용해도 몸에 축적되지 않는다. 특히 식품으로 섭취하는 경우에는 독성을 일으키는 경우가 거의 없다. 그러나 알약으로 복용하는 경우에는 단일 화학성분이라 독성이 나타날 위험이 매우 높아진다. 또 고용량을 복용하다 중단하면 금단증상으로 괴혈병이 생길 수 있다.

심장병, 암, 백내장 등에는 세포가 받는 산화적 손상을 줄여주기 위해 비타민C가 적극 처방되고 있다. 그러나 기대와 다른 연구결과나 주장도 많다.

1998년 과학잡지인 '네이처'에 발표된 내용에 따르면 건강한 사람들이 6주 동안 하루에 비타민C를 500mg 복용했더니 백혈구의 DNA가 손상된 것으로 나타났다. 영국에서 남자14명, 여자16명 등 총 30명이 하루에 500mg의 비타민C 정제를 복용해 나온 연구결과다. 즉 6주 동안에 DNA 손상의 지표인 '8-oxoadenine'의 혈중농도가 크게 증가한 것으로 밝혀졌다. 비타민C가 항산화제로서 유해산소에 의한 DNA손상을 방어하지만 과량 투여되면 오히려 산화촉진제로 돌변할 수 있음을 보여준다고 하겠다.

2000년 3월 미국심장학술회의에서는 비타민C 보충제를 하루 500mg씩 1년 이상 복용한 사람이 전혀 복용하지 않은 사람에 비해 동맥경화 위험이 2.5배나 높다는 연구결과가 나온 바 있다.

비타민이 암세포를 죽지 않게 해 오히려 해롭다는 연구결과도 나와있다. 비타민이 암을 예방하는데 도움이 되지만 이미 암에 걸린 사람에게는 해로울 수 있다는 것이다. 또 같은 암이라도 야채, 과일 등 고용량의 비타민C를 함유한 음식은 식도암, 구강암의 발생 위험성은 줄여주지만 위암, 직장암에서는 이런 예방효과를 나타내지 못한다는 설명도 있다.

2000년에 개정된 한국영양학회의 비타민C 하루섭취권장량을 남자성인 90mg, 여자성인 75mg으로 상향조정했다. 미국은 70mg이다. 또 일본은 1999년에 50mg에서 두배인 100mg으로 하루섭취권장량을 높였다. 비타민의 필요량은 식생활습관과 생활환경이 열악할수록, 스트레스와 운동량이 많을수록 증가한다. 따라서 권장량보다 약간 더 먹는 것은 무리가 없고 유익할 수도 있다. 1998년에 발표된 외국의 한 임상시험결과에 따르면 비타민C가 건강증진의 효과를 나타내기 위해서는 채소, 과일 등 식품으로 하루 200mg이상 섭취하는 게 가장 이상적인 것으로 결론지어졌다. 반면 정제로 섭취할 때는 하루에 500mg을 초과해서는 안될 것이라고 지적됐다. 현재 국내 시판되고 있는 비타민C 제품은

1000mg짜리까지 나와있다. 이를 하루에 한 알 이상 먹는다는 것은 돈 낭비일 뿐만 아니라 유해할 수 있다.

비타민B군

비타민B군은 B_1, B_2, B_6, B_{12}는 물론 넓은 개념에서 엽산(folic acid:葉酸)과 비오틴(biotin)까지 포함한다. 근육형성, 탄수화물 대사, 체내 산화·환원반응촉진 등에 중요한 역할을 하므로 충분히 섭취돼야 할 필요성이 더욱 강조된다. 식사 때마다 고활성의 비타민 B군 정제를 한두 알 정도 먹는 것은 권장할 만하다.

비타민B_1(thiamine)

탄수화물, 지방질, 단백질이 열량으로 전환되는데 보조효소로 참여해 효소의 대사과정을 돕는다. 특히 탄수화물 대사에 필수불가결한 존재다. 일반적으로 식사량이 많을수록 더 많은 티아민이 필요한데 섭취열량 1000kcal당 0.5mg의 티아민이 필요하다. 티아민 결핍이 경미할 때에는 불안, 두통, 피로 등의 증상이 나타나지만 심각한 경우에는 신경장애로 다리가 마비되는 각기병(脚氣病)이 초래될 수 있다. 쌀의 씨눈에 티아민이 다량 함유돼 있는데 도정된 곡식은 티아민이 탈락돼 있어 백미만 먹을 경우 티아민이 결핍되기 쉽다. 또 탄수화물 비중이 지나치게 높은 식사를 하거나 과다한 노동, 알코올 중독, 신진대사 항진(과잉)을 보이는 사람들에서 부족되기 쉽다. 비타민B_1은 현미의 씨눈, 맥주효모, 돼지고기, 두류 등에 풍부하다.

비타민B₂(riboflavine)

체내 신진대사의 산화-환원 반응을 촉진한다. flavine이라고 불리는 탈수소효소, 산화효소, 수산화효소 등의 보조효소 역할을 하며 FMN(flavine mono nucleotide), FAD(flavine adenine dinucleotide) 등의 형태로 존재한다. 세포내 미토콘드리아나 마이크로좀의 전자전달계에 작용해 포도당으로부터 ATP(adenosin tri phosphate:에너지를 발생시키는 체내 기초물질)를 효율적으로 생산하는데 관여한다. 따라서 체내 에너지 생산과 호흡작용에 절대적으로 필요하다.

결핍될 경우 구강염, 구순염, 설염, 지루성피부염, 안구충혈, 광선공포증, 각막혼탁, 조로성(早老性)백내장, 빈혈, 졸음, 탈모, 소화불량, 성장 둔화 등이 생기기 쉽다. 경구용 피임약을 복용하는 사람은 요구량이 더 늘어나고 항생제나 알코올에 의해서도 쉽게 파괴된다.

비타민B₂는 물에 녹이면 노란 빛깔의 형광을 띤 투명한 액체가 된다. 종합비타민을 먹고 나면 소변이 누렇게 되는데 이는 비타민B₂의 흡수율이 높지 않기 때문이다. 비타민B₂는 건조상태에서는 빛에 노출돼도 안전하나 용액상태(특히 알칼리성)에서는 빛을 받으면 빠른 속도로 파괴된다. 따라서 우유 같은 비타민B₂ 함유식품은 차광포장을 하고 햇빛이 잘 들지 않는 곳에 보관하는 게 좋다. 비타민B₂는 주로 닭고기, 동물의 내장(신장과 간장) 등 육류, 생선류, 우유, 치즈 등 유제품, 계란, 건조효모, 콩 등에 많다.

비타민B₆(pyridoxine)

피리독신(pyridoxine) 피리독살(pyridoxal) 피리독사민(pyridoxamine) 등의 형태로 존재하며 장내에서 상당히 안정하고 소장 상부에서 쉽게 흡수되며 일단 흡수되면 인산과 결합해 보조효소가 된다. 지질 및 핵산대사, 적혈구의 중심인 헴(hem) 및 여러 가지 신경전달물질 합성 등에 보조효소로 작용한다. 생선, 돼지고기, 닭고기, 난류, 동물의 내장(간과 신장), 바나나, 고구마, 감자 등에 많이 들어 있다.

비타민B$_{12}$(cyanocobalamine)

메치오닌, 라이신 등의 아미노사 대사에 관여해 소아의 발육을 촉진한다. 결핍되면 간의 해독작용에 장애가 생기고 나아가 장내세균이 만든 유해물질에 의해 간이 2차적인 피해를 입기 때문에 간접적으로 빈혈이 생기는 것으로 밝혀져 있다.

더 심한 결핍상태에서는 악성빈혈이 초래된다. 비타민B$_{12}$와 엽산이 결핍되면 적혈구를 만드는 DNA의 염기구조물이 만들어지지 않아 정상 적혈구보다 크지만 혈액운반기능이 없는 적혈구가 생겨난다. 이를 거대적아구성 빈혈(악성빈혈)이라고 한다. 따라서 이때는 비타민B$_{12}$와 엽산을 보충해야 한다. 비타민B$_{12}$는 육류, 간, 생선, 우유, 유제품, 난류 등에 많이 들어있다.

엽산(folic acid)

일명 '비타민B$_9$' 이다. 세포분열과 동물의 생식과 성장에 필요하며 체내 아미노산 합성에도 관여한다. 심하게 결핍되면 악성빈혈이 일어난다. 임신 중 산모와 태아의 면역체계에도 영향을 미쳐 임산부의 엽산 결핍은 조산 및 사산, 저체중아 출산 등 임신결과에 나쁜 영향을 미치므로 각별한 주의가 요망된다. 엽산은 동물의 간, 시금치, 아스파라거스, 파슬리, 땅콩 등에 풍부하다. 열에 약하므로 5분 이내의 짧은 시간에 약한 열로 조리하는 게 좋다.

기타 중요한 수용성 비타민

나이아신(niacine : nicotin amide, niacine amide, nicotinic acid 등으로도 명명되며 일명 '비타민B₃'로 불림)은 NAD(nicotinamide adenine dinucleotide)나 NADP(NAD phosphate) 등과 같은 보조효소 형태로 존재하며 필수아미노산인 트립토판의 전구체(前驅體 : 합성과정에서의 전단계 물질)다. 결핍될 경우 펠라그라병(pellagra disease)이 생겨 피부염, 설사병, 우울증 등 피부, 소화기관, 중추신경 등에 장애를 일으킨다. 나이아신은 육류, 생선, 두유, 땅콩 등에 많다. 우유와 난류는 나이아신을 거의 함유하지 않고 있으나 충분할 만큼의 트립토판을 갖고 있다.

판토텐산(pantothenic acid : 일명 '비타민B₅')은 매우 다양한 기능을 가진 보조효소 '코엔자임A(Coenzyme-A : Co-A)'의 구성성분이다. 코엔자임A는 당질 지방질 단백질등의 산화과정이나 지방산 콜레스테롤 스테로이드 신경전달물질 등의 합성에 참여한다. 건조효모, 대두, 고구마, 달걀, 버섯 등에 풍부하다.

비오틴(biotin : 일명 '비타민B₈')은 보조효소로서 작용하며 이산화탄소를 붙잡아두거나 이탈시키는 과정, 아미노산의 아미노기를 이탈시키는 과정, 지방산의 합성과 산화, 탄수화물 및 단백질 대사에 작용한다. 동물의 간과 신장, 난황, 전곡, 두류, 육류, 밀배아 등에 많이 함유돼 있다.

비타민A와 카로티노이드

비타민A는 세포분열, 생식, 면역체계 보존 등에 중요한 역할을 한다. 눈, 목, 코, 위장, 대장의 점막을 재생하고 점액의 분비를 유도한다. 또 간의 혈류를 정화하고 피부, 모발, 치아 등의 성장발육을 촉진하며 야간

시력 유지에 중요한 역할을 한다.

비타민A의 활성형인 레티놀(retinol)은 피부 진피층을 자극해 콜라겐 재생을 유도하고 주름을 제거하는 효과가 인정돼 기능성 화장품의 원료로도 사용된다. 비타민A가 부족할 경우에는 야맹증(夜盲症)과 각막건조증이 생길 수 있으며 심할 경우 실명을 초래할 수도 있다. 레티놀은 많이 먹을 경우 독성으로 피로감, 두통, 구토, 구역질, 설사 등의 증상이 생겨 하루섭취권장량(2300 IU이며 중량으로는 700㎍:IU는 International Unit의 약자로 '국제단위'를 의미함)의 10배 이상 먹는 것은 위험하다. 비타민A는 과량 복용할 경우 기형아를 출산할 가능성이 있기 때문에 약으로는 하루에 한 알 이상 복용하지 말라고 권고되고 있다. 비타민A는 동물의 간과 생선의 간유 등 동물성 식품에 주로 들어있다.

비타민A의 전구체로는 카로틴(carotene)이 있는데 이중에서 베타카로틴이 가장 흔하고 중요한 역할을 한다. 베타카로틴은 비타민C 및 E와 함께 세포에 독성을 끼치고 노화를 촉진하는 유해활성산소를 저지하는 역할을 한다. 이런 항산화 작용 때문에 동맥경화, 당뇨병, 암 등 각종 성인병 예방과 노화지연에 좋다. 당근, 시금치, 브로컬리, 호박, 오렌지, 당근, 멜론 등의 녹황색채소와 해조류는 카로틴(특히 베타카로틴)의 보고다.

카로티노이드 자세히 알기

녹황색채소의 정확한 개념에 대해 일반인은 물론 전문가들도 제대로 이해하지 못하는 경우가 적지 않다. 녹황색채소는 겉과 속이 녹황색 색소를 머금은 채소다. 당근, 브로콜리, 호박, 시금치, 상추, 쑥갓, 냉이, 피망, 고추, 토마토, 귤, 레몬, 감 등의 채소나 과일이 이에 속한다.

반면 색소가 옅게 배어있는 배추, 양배추, 양파, 오이, 무, 콩나물 등은 엄밀히 말해 담색(淡色)채소로 카로티노이드(carotenoid)가 풍부한 녹황색채소와 구별돼야 한다. 따라서 건강을 위해 보다 바람직한 채식은 녹황색채소 위주여야 하며 양배추나 오이 등만을 즐긴다면 카로티노이드의 유익한 기능은 절반 이하 밖에 얻지 못하게 된다.

카로티노이드는 비타민A의 원료로 항산화작용의 주역이다. 비타민A는 엄밀히 말해 항산화작용이 거의 없다. 자연계에 존재하는 600여 가지의 카로티노이드는 다양한 색소를 뿜는다. 녹황색채소가 노란색, 오렌지색, 빨간색 등 현란한 색깔을 내는 것은 이들 색소가 다양한 종류와 비율로 혼재해있기 때문이다. 지구상의 식물들이 연간 생산하는 카로티노이드의 총량은 1억t이나 된다고 하니 이게 모두 약이 되는 셈이다.

카로티노이드는 크게 카로틴과 크산토필(xanthophyll)로 나뉜다. 카로틴의 원료가 되는 리코펜(lycopene)도 카로티노이드 범주에 속한다. 카로틴은 광학적 특성에 따라 알파카로틴, 베타카로틴, 감마카로틴 등으로 나뉘는데 가장 중요한 게 베타카로틴이다. 크산토필은 해로운 자외선으로부터 세포를 보호해주는 방어용 색소로 바이올라산친(violaxanthine), 안쓰라산친(anthraxanthine), 크립토산친(cryptoxanthine), 루테인(lutein), 제아산친(zeaxanthine) 등이 있다.

카로티노이드는 천연식품이나 천연 농산물에서 직접 추출한 제품으로 섭취해야 더 효과적인 것으로 알려지고 있으나 정설은 아니다. 그럼에도 불구하고 공업적으로 100% 인공합성한 비타민제품은 흡수율이 낮고 임상적 효과가 그리 크지 않은 것으로 믿어지고 있다. 그 이유는 분자구조가 다르기 때문이다. 베타카로틴을 예로 들면 인공 합성한 것은 탄소-탄소간 결합이 모두 트랜스형(trans form)으로 결합돼 있는 반면 과일과 야채에 존재하는 베타카로틴은 9번 탄소가 시스형(cis form)으로 이뤄져 있어 다르다고 한다. 트랜스형이란 탄소간 이중결합에서 이중결합을 중심으로 탄소에 매달린 수소가 대각선 방향으로 엇갈려 위치한 상태를 말한다. 반면 시스형은 이중결합을 중심으로 서로 같은 방향에 놓인 것을 말한다. 이 미세한 차이가 베타카로틴의 약효를 좌우해 인공합성제품의 흡수율이 낮다는 것이다. 그러나 임상적인 실험결과로 입증된 것은 아니다.

카로티노이드의 효능은 속속 인정되고 있다. 붉은 토마토나 수박에 풍부한 리코펜은 전립선암을 예방하는 가장 유효한 물질로 입증됐다. 리코펜은 붉은 토마토에는 풍부하나 설익은 토마토나 미리 수확했다가 시간이 지나서 나중에 붉어진 토마토에는 그 양이 매우 적다.

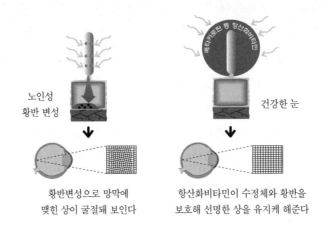

노인성
황반 변성

건강한 눈

황반변성으로 망막에
맺힌 상이 굴절돼 보인다

항산화비타민이 수정체와 황반을
보호해 선명한 상을 유지케 해준다

나이 들어 망막의 핵심인 황반에 퇴행적인 변화가 생겨 실명할 위험이 높은 노인성 황반변성엔 루테인과 제아산틴을 복용해 이를 예방할 수 있다. 루테인은 옥수수, 달걀노른자, 케일, 금잔화꽃, 시금치 등에 풍부하다. 제아산틴은 망고, 파파야 같은 황색과일에 많이 들어있다. 크립토산틴은 옥수수에 비교적 많다. 또 미역이나 녹색 해조류에는 푸코산틴(fucoxanthine), 새우와 게에는 아스타산틴(astaxanthine)이 들어 있어 강한 항산화 작용을 나타낸다.

다양한 효능을 발휘하는 카로티노이드를 섭취하려면 매일 5가지 이상의 녹황색채소를 먹는 게 바람직하다. 하루에 최소 100g이상의 녹황색채소를 먹어두는 게 좋다. 대략 큰 손아귀로 두 번 움켜쥘 수 있는 양이다. 많이 먹어도 축적돼 나타나는 부작용은 거의 없다. 몸 곳곳에 저장된 베타카로틴은 인체가 필요로 할 때만 비타민A로 전환돼 사용되기 때문이다.

아울러 천연식품으로 비타민을 섭취하는 게 좋지만 시간적 이유와 번거로움 때문에 이를 실천하지 못할 경우 인공합성제품이라도 복용하는 게 좋다. 경제적 여유가 있다면 다소 비싸더라도 천연추출제품을 선택하는 게 더 나은 효과를 기대할 수 있다.

카로티노이드의 효과에 대한 회의론도 있다.

비타민A의 원료물질인 베타카로틴의 항암효과가 사실무근이라는 주장도 있다. 암 연구 분야에서 세계 최고의 권위를 자랑하는 세계보건기구 산하 국제암연구소(IARC)가 1998년 베타카로틴의 항암효과를 입증하기 위해 이전에 실시된 23개 연구들을 종합 분석한 결과 베타카로틴의 항암효과는 전혀 사실과 다르다고 결론지었다.

베타카로틴이 서구 의학계에 처음 등장한 것은 비타민A가 모자라면 야맹증과 같은 비타민결핍증을 일으키는 것으로 밝혀지면서부터다. 이후 베타카로틴은 항산화 작용이 인정돼 암과 성인병 예방을 위해 주로 사용됐다.

그러나 국제암연구소는 연구결과 상용 섭취량의 수십 배에 달하는 50mg의 고농축 베타카로틴을 복용해도 암 예방효과는 나타나지 않았다고 발표했다. 오히려 흡연 남성이 과량으로 복용할 경우 폐암이나 심혈관질환으로 인한 사망률이 20%까지 증가하는 역효과마저 나타났다.

이 연구를 주도한 하리 바이니오 박사는 채소나 과일은 암 예방효과를 갖고 있음에도 불구하고 그 추출물인 베타카로틴은 암 예방 효과가 없는데 대해 "채소나 과일의 섬유소 등 베타카로틴이 아닌 다른 성분이 암 예방 효과를 지니고 있기 때문인 것으로 추정된다"고 설명했다. 베타카로틴은 현재 약방의 감초격으로 종합비타민제에 빠지지 않고 들어가 있으며 당근, 브로콜리 등에 특히 많이 함유돼 있다.

비타민D

비타민D는 적절한 골격형성과 체내 무기질 평형에 중요한 역할을 한다. 칼슘을 다량섭취해도 활성형 비타민D가 부족하면 칼슘이 뼈로 원활하게 흡수되지 않는다. 비타민D는 혈액 중의 칼슘농도가 일정 수준으로 유지되도록 하고 장에서 칼슘을 흡수해 골세포에서 뼈 구성물질인 수산화인회석이 축적되도록 돕는다. 특히 신장조직에서 칼슘흡수를 돕는데 강력하게 작용한다. 이런 비타민D가 결핍되면 골다공증, 구루병, 충치, 골연화증 등이 나타나게 된다.

비타민D 중에서 골량 증가와 관련 깊은 D_3는 하루 15분 이상 햇볕을 쬐는 것만으로도 체내에서 충분히 생기므로 정상인에게 큰 문제가 되지 않는다. 그러나 폐경기 이후 골다공증이 생긴 여성이나 거동이 불편해 실내생활시간이 많거나 전신건강이 나빠 체내 비타민D 합성능력이 떨어진 노인들은 하루 400~800 IU(성인 남성의 하루섭취권장량은 200 IU이며 중량으로는 5㎍)의 섭취가 필요하다.

그 예로 국내 골다공증 환자들의 약 30~50%가 일조량이 적은 겨울철에 비타민D의 일시적 부족현상을 보이고 있다. 또 미국 보스턴 등지에서 신장이나 간에 만성질환이 생기지 않은 65세 이하의 성인을 대상으로 조사한 결과 42%가 비타민D 결핍증에 걸려있었다. 특별한 식사나 비타민제를 통해 비타민D를 보충한 사람도 37%가 비타민이 결핍돼 있었다. 노령이라면 어떤 이유에서건 충분한 비타민D를 섭취하는 게 그리 쉬운 일이 아니라는 것을 보여준다. 특히 뉴욕보다 위도가 높은 지역에서는 햇볕이 약해 피부에 있는 비타민D 전단계 물질(provitamine D)을 활성화된 비타민D로 전환시키지 못한다. 여기에 피부보호를 위해 자외선차단지수(SPF)가 8이상인 자외선 차단크림까지 바른다면 더 말할 나위 없다.

비타민D는 먼저 식사를 통해 섭취하고 필요할 경우 비타민제로 보충해야 한다. 비타민D는 몸에 존재하는 양보다도 활성형이 얼마나 되는지가 더 중요하다. 일반적인 비타민D 제제를 복용하되 간장, 신장이 나빠 칼슘대사가 힘든 골다공증환자들은 식품으로 필요량을 충족하기 어려우므로 1, 25hydroxy-비타민D_3(calcitriol : 칼시트리올)이나 1α, hydroxy-비타민D_3(alpha-calcidiol : 알파칼시디올) 등의 활성형 비타민D_3를 복용하는 게 좋다.

비타민D는 연어, 정어리, 참치, 간, 계란노른자 등에 많다. 요구르트, 아이스크림, 치즈 등에도 풍부하다고 알려져 있지만 기대보다는 적게 들어 있다. 성인의 비타민D 하루섭취 최대허용한도는 2000 IU다. 결핍증으로 판정된 사람은 매일 800~1000 IU를 먹는 게 좋다. 그러나 비타민D는 지용성이라서 과량은 몸에 축적되므로 금물이다. 매일 5000 IU를 두 달 이상 복용하면 신장이 망가지므로 조심해야 한다.

비타민E

토코페롤(tocopherol)으로도 불리는 비타민E는 비타민C와 함께 대표적인 항산화 비타민이다. 결핍되면 세포의 손상을 가져오고 궁극적으로 적혈구가 깨지는 용혈(溶血)현상과 근육과 신경세포의 손상을 초래한다. 비타민E를 섭취하면 정력증강, 생식능력향상을 기대할 수 있다고 생각하는 사람들이 많은데 아직 확실한 근거는 없다.

토코페롤은 유해활성산소에 의해 심장의 관상동맥이나 뇌의 경동맥(頸動脈:심장에서 뇌로 올라가는 목부위의 동맥)이 상처를 입고 이것이 아무는 과정에서 다시 혈관이 두꺼워지고 혈관 안지름이 좁아지는 동맥경화현상을 방어하는 효과가 있다. 일반적으로 이들 혈관의 두께는 두꺼울수록 심장질환의 위험도를 높이는 것으로 알려져 있으므로 토코페롤은 동맥경화 예방에 도움이 된다. 특히 흡연자 가운데 비타민E와 C의 혈중농도가 낮았던 사람이 이들 영양소를 같이 섭취하면 혈관 두께가 현저하게 줄어드는 이점을 얻을 수 있는 것으로 나타나고 있다.

다수의 연구에 따르면 비타민E는 심혈관질환의 예방에 이롭다. 하버드 의대의 연구에 의하면 비타민E를 100 IU(하루섭취권장량으로서 중량으로는 10mg)이상 매일 2년 이상 복용하면 여성의 경우는 41%, 남성은 37% 심장질환 발병이 감소하는 것으로 나타났다. 또 이미 심장질환을 앓고 있는 사람도 꾸준히 비타민E를 복용하면 심장마비 발생률이 저하된다는 연구결과도 있다. 그런데 음식으로 비타민E 100 IU를 섭취하려면 2컵 정도의 콩기름을 먹어야 하므로 적극적인 건강증진을 위해서는 별도로 비타민E 제제를 복용하는게 바람직하다.

비타민E는 식물성 기름(콩, 옥수수, 해바라기, 목화씨 등에서 짠 기름)에 많고 다른 지용성 비타민에 비하면 독성이 적은 편이다. 하지만 체질에 따라서 또는 많이 먹을 경우 설사, 메스꺼움 등의 부작용이 초래된다.

토코페롤은 α, β, γ 등 3개의 다른 분자식이 존재하며 이중 α-tocopherol이 가장 약효가 우수하며 중요하다. 천연제품은 d-α-tocopherol 단일 성분으로 이뤄진데 반해 합성제품은 d-α-tocopherol과 l-α-tocopherol이 일정한 비율로 혼합된 dl-α-tocopherol이다. 광학적(光學的) 이성체(異性體)란 물질을 투과하는 빛의 선광성(旋光性)에 따라 d체와 l체로 나눈 것이다. 이밖에 인공합성품에는 α, β, γ 토코페롤의 d체와 l체가 뒤섞인 총 7가지 이성체가 별도로 존재해 불순물처럼 혼재한다.

천연제품을 만드는 회사의 연구결과로는 같은 용량을 복용했을 때 천연제품의 혈중 농도는 합성제품에 2배에 달하고 비타민E의 효능도 36~200%가량 더 큰 것으로 나타나고 있다. 이는 천연제품이 흡수가 잘 되고 체내 잔존시간이 더 길며 항산화 효과도 더 강력한 것을 의미한다. 그러나 이는 보다 많은 연구와 검증이 필요하다. 다만 제품을 구입할 때 d-tocopherol인지 dl-tocopherol인지를 살펴서 합성품을 비싼 값을 치르고 사는 우를 범하지 않는게 좋을 것이다. 통상적으로 천연품은 합성품에 비해 두세 배 가격이 비싸다.

코엔자임-Q_{10}(coenzyme-Q_{10}:ubiquinone)

지용성 비타민의 하나로 가장 최근에 주목을 받고 있다. 세포의 발전소라 할 수 있는 미토콘드리아에서 전자전달과정에 참여함으로써 인체 에너지원인 ATP를 생성하는데 핵심적인 역할을 한다. 지방산의 산화에도 관여한다. 주로 소의 간에서 추출하며 기능성 성분으로 비타민 제제에 비타민E와 같이 첨가되는 경우가 많다.

비타민K

비타민K(phylloquinone)는 혈액응고작용을 도우며 혈장, 뼈, 신장에서 발견되는 특정한 단백질의 생합성에 필요하다. 과일, 우유, 고기, 곡류 등에서 공급되며 식사나 장내 세균에 의한 합성과정을 통해 충분히 섭취할 수 있으므로 결핍증은 거의 나타나지 않는다.

비타민에 대한 심층 이해

식품인가, 약인가

원칙적으로 비타민은 식품을 통해 섭취하는 게 흡수율도 높고 과량 복용에 의한 부작용도 없다. 미국 국립보건원(NIH)이 추천한 방식은 하루 다섯 차례 이상 다섯 가지 이상의 채소나 과일을 먹어야 한다는 것. 그러나 바쁘게 살고 육식을 선호하며 인스턴트식품이 식탁에서 차지하는 비중이 높은 현대인들은 차선책으로 비타민이 함유된 알약을 복용하는 게 권장된다.

비타민은 직접적인 질병치료 효과가 없기 때문에 식품에 가깝다. 미국 등 서구에서는 비타민이 건강보조식품으로 취급돼 약국은 물론 슈퍼마켓 등에서 판매된다. 비타민은 당뇨병, 고혈압, 암, 당뇨병, 심장병, 뇌졸중, 백내장, 노안, 골다공증, 대사장애질환 등 거의 모든 질환에 좋다고 알려져 있다. 그러나 예방에 기여하는 측면이 클 뿐 치료에 결정적인 역할을 하는 것은 아니다.

비타민의 항산화 작용

세포는 유해활성산소에 의해 손상받고 노화된다. 비타민C와 E, 베타카로틴은 대표적 항산화제. 이들 비타민이 부족한 사람 가운데 심장병, 뇌졸중, 당뇨병, 류마티스관절염, 치매, 암 환자가 많다는 연구결과는 유해활성산소에 의해 관련 세포가 손상받았다는 것을 의미한다. 예컨대 비정상적인 면역반응으로 생기는 류마티스관절염에 걸린 사람들은 혈중 항산화 비타민의 농도가 10~25% 낮다는 연구결과다.

항산화 작용은 유해활성산소가 세포내의 발전소라 할 수 있는 미토콘드리아(mitochondria)를 산화, 손상시키는 것을 막아주는 것을 의미한다. 미토콘드리아의 DNA는 히스톤(histone)이라는 보호단백질이 없기 때문에 유해산소의 해를 입기 쉽다. 따라서 항산화 비타민은 유해산소의 동맥혈관 파괴를 막아 심장병을, 인슐린 분비세포를 방어해 당뇨병을 예방하는데 기여한다.

1999년 2월 미국 농무부의 의뢰를 받은 터프츠 대학 연구팀은 과일이나 야채에 들어있는 항산화 성분의 양을 측정했다. 그 결과 자두가 가장 많은 항산화 성분을 갖고 있으며 건포도, 블루베리, 블랙베리, 케일, 딸기, 시금치 순으로 항산화 성분의 함량이 높다고 발표했다. 특히 자두는 암과 심장병을 예방하는 데 가장 뛰어난 효과를 발휘할 수 있으며 시금치는 기억력 상실과 알츠하이머병(치매)을 예방할 수 있는 '두뇌 식품'이라고 소개했다.

연구팀은 또 20~80살 사이의 남녀 36명을 대상으로 정부가 추천하는 5가지 과일과 야채를 매일 섭취하게 한 결과 혈액 속의 '유해산소 흡수 능력'이 2배 이상 증가한 것으로 나타났다고 말했다. 그러나 천연식품에서 특정 영양소만을 추출해 보충하는 방식은 별다른 효과를 발휘하지 못했다고 강조했다. 일반적으로 항산화 성분은 싱싱하고, 제 색깔이 선명하며, 제철에 수확한 과일이나 야채일 때 많이 들어있다. 정제나 캅셀 형태로 먹는 비타민의 효능은 한계가 있을 듯하다.

비타민의 효과에 대한 논란

심장병, 뇌졸중 등을 예방하기 위해서는 어떤 종류의 비타민을 어떻게 배합해 먹어야 하는가. 항산화제 비타민은 A(베타카로틴), C, E 등 3가지가 주가 된다. 우선 하나만 섭취해도 된다는 주장과 여러 가지를 같이 섭취하면 시너지가 있다는 주장이 상반되는데 성인병 예방의 측면이라면 여럿 중 하나만 충분히 섭취해도 효가가 있다는 게 다수의 견해다.

2000년 여름 미국 질병통제센터(CDC)의 마거리트 워트킨스 박사가 발표한 연구논문은 좀 색다르다. 항산화 비타민 중 한 가지만 먹은 사람, 종합비타민만 먹은 사람, 종합비타민과 함께 항산화 비타민 중 한 가지만 먹은 사람, 비타민을 전혀 먹지 않은 사람으로 나눠 성인병에 의한 사망률을 조사했다. 7년간 1백만 명을 대상으로 한 대규모 연구결과라 신빙성이 간다.

이에 따르면 종합비타민과 함께 항산화 비타민 중 한가지만 먹은 사람은 심장병과 뇌졸중으로 사망할 위험이 15% 낮은 것으로 나타났으며 복용기간이 길수록 사망률이 점점 더 낮아졌다. 종합비타민만 복용하는 사람은 비타민을 전혀 먹지 않는 사람에 비해 사망률에 별 차이가 없었다. 이는 한가지 항산화 비타민이라도 일정량 이상 먹어야 성인병 예방효과가 기대할 수 있음을 의미하는 것으로 해석된다.

또 비타민을 먹거나 먹지 않거나 암 사망률에는 차이가 없었다. 특이하게 항산화제 비타민 가운데 하나만 집중적으로 먹은 사람이 오히려 종합비타민만 먹은 사람, 종합비타민과 함께 항산화 비타민 중 한가지만 먹은 사람에 비해 암 사망률이 낮았다.

예상을 뒤짚고 흡연자 중 비타민을 복용하는 사람은 복용하지 않는 사람에 비해 전립선암 사망률이 높았다. 이밖에 비타민을 복용하는 사람들이 교육수준이 높고 과체중이 적은 것으로 나타났다.

원초적으로 비타민E의 항산화 효과를 의심하는 견해도 있다. 2001년 4월 미국의학협회지에 발표된 논문에 따르면 토코페롤을 각각 200, 400, 800, 1200, 2000 IU 등 5개 그룹으로 나눠 용량을 다르게 해서 복용케 하고 8주 후에 과산화지질의 지표를 측정했다. 그 결과 비타민E의 혈중농도는 복용량의 증가에 따라 늘어났지만 뇨중 4-hydroxynonenal과 2-isoprostanes 등의 농도(과산화지질 지표)는 별로 줄어들지도 않았고 크게 변함이 없었다. 결론적으로 비타민의 항산화 효과는 아직도 의학적으로 확고하게 검증되지 않는 측면이 많은 것이다.

비타민 언제 어떤 것을 먹어야 하는가

비타민은 식사 직후에, 감기에 걸렸을 때, 운동 전에, 흡연 전후에, 과로할 때 복용하면 좋다. 비타민을 아침에 일어나서 혹은 자기 전에 복용하는 사람이 많은데 잘못된 습관이다. 비타민은 식후에 바로 복용해야 영양소들의 대사가 원활해져 효과를 높일 수 있다.

비타민C의 경우 근육이나 세포벽을 깨끗하게 유지해서 노폐물 배출을 촉진한다. 항산화 작용을 통해 근육사용으로 발생하는 유해활성산소를 막아주기 때문에 운동 및 육체 노동 직전에 복용하면 좋다.

비타민C는 질병에 대한 저항력을 높여 감기 등에 감염되는 것을 막는데 좋으므로 각종 병후 회복에 비타민 복합제는 이롭다. 아울러 과음, 끽

연하는 사람이라면 꼭 섭취해서 유실되는 비타민을 보충할 필요가 있다.

식품속에 첨가된 천연추출물 비타민은 합성된 비타민보다 건강에 더 좋을까? 반드시 그렇지만은 않은 것 같다. 미국 식품관계당국은 식품에 들어있는 천연비타민이 합성된 비타민보다 더 월등한 것은 아니다라고 발표했다. 이는 합성비타민C나 레몬에서 뽑아낸 비타민C나 똑같이 건강에 좋다는 것을 의미한다. 그러나 섭취하는 다른 영양소의 비율이나 종류에 따라 특정 비타민의 흡수율이 달라질 수 있는 요인이 많음을 명심해야 한다.

한편 비타민의 효과에 대한 각종 연구결과를 놓고 볼 때 유감스럽게도 천연비타민 제조회사들은 천연제품으로 임상연구를 진행하지 않고 합성비타민을 이용해 작성된 임상데이터를 그대로 인용하는 것을 볼 때 천연제품이 낫다는 주장은 설득력이 떨어진다. 천연제품은 합성비타민의 3배 이상의 값을 받는데 값만 비싼 것인지, 효과가 좋아 값도 비싼 것인지는 아직도 의학적으로 입증되지 않고 있다.

질병별로 맞춤 비타민이 있다.

신부전 환자는 투석할 때 투석액을 통한 수용성 비타민의 손실이 크다. 이로 인해 식욕감퇴, 대사이상 등 비타민 부족에 의한 증상이 초래되기 쉽다. 따라서 비타민B$_6$와 엽산 등 비타민B군과 비타민C 등 수용성 비타민의 충분한 공급이 필요하다. 다만 비타민C는 권장량 이상 투여하면 수산증(蓚酸症)이 생겨 수산칼슘이 신장에 축적되고 신장을 손상시킨다. 수산증은 또 감염위험성을 증가시킬 뿐만 아니라 요로를 막아 통증을 유발시킨다. 따라서 비타민C는 60mg으로 제한해야 하며 신장환자에게 독성을 유발하는 비타민A도 삼가야 한다.

또 호모시스테인(homocysteine) 혈증으로 심장관상동맥의 폐색(閉塞)이 우려될 때에는 엽산을 하루에 최소 $1000\mu g$(권장량은 $250\mu g$), 비타민 B_6(권장량 1.4mg)과 B_{12}(권장량은 없으나 대략 1mg)는 각각 권장량의 2~3배를 4~6주 지속적으로 복용해야 한다. 호모시스테인 혈증은 메치오닌이라는 아미노산이 대사되는 과정에서 보조효소인 이들 비타민이 결핍됨으로써 중간대사산물인 호모시스테인의 혈중 농도가 높아지고 심장혈관이 막히는 질환을 의미한다.

아울러 임산부는 엽산의 충분한 섭취로 기형아를 예방하고 비타민B_6로 입덧 증상을 감소시킬 수 있다. 반면 비타민A와 D의 과량 섭취는 거꾸로 기형을 유발할 수 있다.

또 채식주의자는 비타민B_{12}와 B_2, 철분과 칼슘, 비타민A와 D 등 지용성 비타민, 라이신 트립토판 메치오닌 등의 필수아미노산이 부족할 수 있다. 따라서 이를 보충하기 위해 비타민제를 복용하거나 채식과 더불어 적절한 육식을 병행하는 게 바람직하다.

비타민의 연령별 섭취권장량

〈자료 : 제 7차 한국영양학회, 2000년〉

	연령	체중(kg)	신장(cm)	에너지(kcal)	단백질(g)	비타민A(㎍)	비타민D(㎍)	비타민E(mg)	비타민C(mg)	비타민B₁(mg)	비타민B₂(mg)	나이아신(mg)	비타민B₆(mg)	엽산(㎍)
영아	0~4(개월)	5.6	58	500	15(20)	350	5(10)	3	35(50)	0.2(0.3)	0.3(0.4)	2(3)	0.1(0.2)	60(100)
	5~11	9.3	73	750	20	350	10	4	35	0.4	0.5	5	0.4	70
소아	1~3(세)	14	92	1200	25	350	10	5	40	0.6	0.7	8	0.5	80
	4~6	19	111	1600	30	400	10	6	50	0.8	1.0	11	0.6	100
	7~9	27	127	1800	40	500	10	7	60	0.9	1.1	12	0.8	150
남자	10~12(세)	38	144	2200	55	600	10	8	70	1.1	1.3	15	1.1	200
	13~15	54	162	2500	70	700	10	10	70	1.3	1.5	17	1.4	250
	16~19	64	172	2700	75	700	10	10	70	1.4	1.6	18	1.5	250
	20~29	67	174	2500	70	700	5	10	70	1.3	1.5	17	1.4	250
	30~49	68	170	2500	70	700	5	10	70	1.3	1.5	17	1.4	250
	50~64	68	168	2300	70	700	10	10	70	1.2	1.4	15	1.4	250
	65~74	64	167	2000	65	700	10	10	70	1.0	1.2	13	1.4	250
	75이상	60	166	1800	60	700	10	10	70	1.0	1.2	13	1.4	250
여자	10~12(세)	38	144	2000	55	600	10	8	70	1.0	1.2	13	1.1	200
	13~15	51	158	2100	65	700	10	10	70	1.1	1.3	14	1.4	250
	16~19	54	160	2100	60	700	10	10	70	1.1	1.3	14	1.4	250
	20~29	54	161	2000	55	700	5	10	70	1.0	1.2	13	1.4	250
	30~49	55	158	2000	55	700	5	10	70	1.0	1.2	13	1.4	250
	50~64	57	157	1900	55	700	10	10	70	1.0	1.2	13	1.4	250
	65~74	54	154	1700	55	700	10	10	70	1.0	1.2	13	1.4	250
	75이상	52	152	1600	55	700	10	10	70	1.0	1.2	13	1.4	250
임신	전반			+150	+15	+0	+5	+0	+15	+0.3	+0.3	+1	+0.5	+250
	후반			+350	+15	+100	+5	+2	+15	+0.4	+0.4	+2	+0.5	+250
	수유			+400	+20	+350	+5	+3	+35	+0.4	+0.5	+4	+0.6	+100

비타민의 역할

구분	명칭	작용
지용성비타민	비타민A, 프로비타민A(β-carotene)	어린이가 정상적으로 성장하고 건강한 치아와 좋은 시력, 건강한 치아구조를 유지하는데 필요한 성분. 또한 건강한 피부를 유지하는 데 도움을 주는 성분.
	비타민D	부갑상선호르몬과 함께 체내 칼슘과 인의 평형을 조절하도록 도와주며, 위장관에서 칼슘의 흡수도 도움. 뼈와 치아를 튼튼히 하는데 필수적.
	비타민E	세포구조를 건강하게 하고 세포의 노화과정을 지연. 몇몇 효소의 활성화를 유지하는데 필수적. 오염물질이 폐나 다른 조직을 손상시키거나 혈색에 독성물질이 적혈구를 파괴하는 것을 막아줌. 또한 적혈구의 형성을 도와주며 심장과 근육에 에너지를 생성하는데 관여.
	비타민K	간에서 프로트롬빈(혈액응고인자II)을 포함하여 혈액응고를 촉진시키는 몇 가지 물질을 생성 하는데 필수적.
수용성비타민	비타민B1(thiamine)	탄수화물의 분해와 이용에 필수적. 건강한 신경계 및 근육과 정상적인 심장기능을 유지할 수 있도록 도움
	비타민B2(riboflavin)	탄수화물, 지방, 단백질의 분해와 이용을 및 산소를 이용하는 세포내 에너지 생성과정에 관여.
	나이아신(niacin)	별명은 '비타민B3'. 혈당으로부터 에너지 생성, 지방을 합성하는데 중요한 역할. 또한 신경계가 적절한 기능을 발휘하게 하고, 피부와 소화기능을 정상화시키며. 성호르몬을 합성하는데 필수적.
	판토텐산(pantothenic acid)	'비타민B5'라고도 불리며 포도당·지방으로부터 에너지 생성, 지방과 코티코스테로이드(당부신피질호르몬)의 합성, 신경계와 부신의 적절한 기능 수행. 정상적인 성장과 발육에 관여.
	비타민B6(pyridoxine)	음식으로부터 섭취한 탄수화물·지방·단백질의 분해 및 이용에 관여. 에너지를 얻기 위해 간과 근육에 저장된 탄수화물 유리 그리고 나이아신을 합성하는데에 필수적. 적혈구와 항체를 생성하고 건강한 피부와 소화기능 유지. 중추신경계와 몇 가지 호르몬의 정상적인 기능을 발휘하도록 도움.
	비타민B12(cyanocobalamin)	세포의 유전물질을 합성하는데 꼭 필요한 물질이므로 성장과 발육에도 역시 필수적. 적혈구를 생성함. 특히 비타민B12에 의존. 섭취한 엽산과 탄수화물의 이용에 관여하며, 건강한 신경계를 유지하는데 필요.
	비오틴(biotin)	섭취한 지방산과 탄수화물을 분해, 에너지로 전환시키고 지방의 합성과 생식과정에 필요. 모든 수의 신체 각 기의 중요한 단백질 분해 산물의 배설에 관여.
	엽산(folic acid)	세포의 핵산과 유전물질을 합성하므로 성장과 생식과정에 필요. 수구의 적혈구 생성, 정상신경계의 발육과 정상적인 기능 수행에 중요한 활성인자. 몇 가지 신경전달물질과 감염에 대한 정상적인 면역반응 및 상처 치유에도 관여.
	비타민C	뼈, 치아, 잇몸, 인대, 혈관의 형성과 유지에 필수적. 부신호르몬의 합성, 엽산이 이용과 철의 흡수에도 필요. 감염에 대한 정상적인 면역반응 및 상처건달물질과 관여.

과일에는 몸에 좋은 성분이 가득하다

당질	일반 과일의 주성분은 당질, 유기산, 비타민C. 당질은 포도당, 과당이 주종. 과일은 70~80%가 수분이기 때문에 상대적으로 당분은 그다지 많지 않다. 과일이 다이어트에 주효한 것은 이 때문이다.
지질	일반 과일의 지질은 극히 소량이다. 다만 호두, 땅콩 등의 견과류는 예외로 상당한 양의 지질을 함유하고 있다.
단백질	한마디로 말해 과일에 포함되어 있는 단백질은 양질이 아니다. 다만 감은 우유나 쌀의 단백질에 비할 만하다. 견과류도 다량의 단백질을 함유하고 있다. 수분이 적기 때문에 상대적으로 고단백이다.
알칼리화 성분	우리의 체내는 약알칼리성이기 때문에 음식물의 섭취로 체내가 산성화할 경우 약알칼리로 조정할 필요가 있다. 이때 과일이 한 몫을 한다. 호두와 같은 예외 식품을 제외하고 대부분의 과일이 알칼리성 식품이다.
무기질	살구나 건포도와 같이 말린 과일에 무기질이 풍부한 것도 있지만 일반적으로 과일 중에는 칼슘, 철, 인 등의 무기질이 부족하고 칼륨은 비교적 많다. 다만 견과류는 예외로 칼슘, 철, 인을 다량 함유하고 있어 골다공증 예방도 가능하다.
비타민류	비타민A: 살구나 망고 등 몇 가지 과일이 풍부하게 함유하고 있다. 반대로 딸기와 같이 비타민A가 부족한 과일도 있다. 비타민B: 견과류 이외에는 그다지 기대하기 어렵다. 비타민C: '과일하면 비타민C'라고 할 수 있을 정도로 과일에는 다량의 비타민C가 포함되어 있다. 중량 100g당 웬만한 과일은 100mg을 조금 넘게 함유하고 있어 하루에 필요한 양(70mg)을 충분히 섭취할 수 있는 것이 수두룩하다.
유기산	과일의 생명은 단맛과 신맛이다. 신맛의 원천인 유기산이 많은 것은 당연한 일. 유기산은 상쾌한 맛을 더해주고 신진대사촉진, 소화촉진, 피부미용, 장내살균의 역할을 한다.
효소	과일에는 생체의 거의 모든 화학반응에 관여하는 효소류가 다량 들어 있다.

과일의 약성

효용	과일명
피부미용	딸기, 키위, 레몬, 귤, 자몽, 감, 사과, 살구, 파파야, 망고, 바나나, 비파
류머티즘	키위, 금귤(일명 낑깡), 호두, 아보카도
갱년기 장애	매실, 금귤, 레몬, 사과, 아보카도
빈혈예방	자두, 포도
감기	귤, 금귤, 키위, 레몬, 딸기
기침, 가래	금귤, 비파
인후 통증	금귤, 은행
고혈압	아보카도, 바나나, 메론, 귤, 키위, 수박, 석류, 호두, 망고, 귤, 참외, 토마토
동맥경화	금귤, 귤, 레몬, 키위, 딸기, 사과, 매실, 살구, 아보카도, 망고, 호두, 토마토
육류 소화촉진	무화과, 키위, 파인애플, 파파야, 대추, 배, 메론
정장작용	바나나, 사과
식욕증진	파인애플, 자두
변비	복숭아, 배, 귤, 바나나, 딸기, 무화과, 파파야, 자두, 키위
식중독 예방	매실
신기능장해	수박, 메론
이뇨	체리, 감, 수박, 메론, 복숭아, 사과, 배, 대추, 참외
요통완화	키위, 레몬, 아보카도, 매실, 금귤, 사과
각기병완화	밤
체력강화	귤, 레몬, 아보카도, 감, 금귤, 포도
자양강장	바나나, 호두
피로회복	포도, 사과, 자몽, 키위, 귤, 파인애플, 비파, 매실, 레몬, 살구, 자두, 토마토
스트레스	딸기, 감, 레몬, 키위, 귤, 파파야
숙취	감, 키위, 귤, 딸기, 수박, 배
에너지보충	바나나, 사과, 밤
혈액순환촉진	포도, 귤
항바이러스	포도, 귤
해열, 진통	대추
입냄새제거, 두통완화	사과, 귤

식품별 비타민 함유량

함유식품	가식부 식품 100g 중 함유량	RDA만큼 섭취하는데 필요한 양	
비타민A(RDA:700㎍레티놀)	**레티놀(㎍)**	**중량 (g)**	**대략**
삶은 계란	147	476	9개반
삶은 당근	1280	55	2/3개
애호박	84	833	2개반
우유	23	3043	3통(3kg)
체다 치즈	332	211	7장
비타민D(RDA:5㎍(200IU))	**비타민D(㎍)**	**중량 (g)**	**대략**
달걀	25	800	16개
보통우유	0.3	66667	66통반
잔멸치	68	284	294g
치즈	12	1667	56장
비타민E(RDA:10mg알파토코페롤)	**α-토코페롤(mg)**	**중량 (g)**	**대략**
말린 땅콩	7.20	139	139알
말린 아몬드	27.00	37	18알
옥수수기름	24.42	41	8티스푼
콩기름	13.84	72	14티스푼
비타민B₁(RDA:1.3mg)	**비타민B₁(mg)**	**중량 (g)**	**대략**
돼지고기 삼겹살	0.93	140	140g
삶은 감자	0.07	1857	18개
우유	0.03	4333	22잔
현미밥	0.16	813	4공기
비타민B₂(RDA:1.5mg)	**비타민B₂(mg)**	**중량 (g)**	**대략**
닭고기	0.15	1067	18접시
삶은 계란	0.39	410	8개
소고기 안심	0.19	842	1근반
우유	0.15	1067	5잔

함유식품	가식부 식품 100g 중 함유량	RDA만큼 섭취하는데 필요한 양	
나이아신(RDA:17mg)	**나이아신(mg)**	**중량 (g)**	**대략**
닭고기(흰살)	5.60	304	304g
땅콩	17.00	100	100알
삶은 계란	0.10	17000	340개
찰옥수수	1.80	944	9개반
현미밥	1.60	1063	5공기
비타민B6(RDA:1.4mg)	**비타민B6(mg)**	**중량 (g)**	**대략**
붉은 양배추	0.25	600	1/4개
삶은 감자	0.25	600	6개
삶은 계란	0.11	1364	27개
우유(저온살균)	0.04	3750	19잔
체다 치즈	0.08	1875	62장
엽산(RDA:250µg)	**엽산(µg)**	**중량 (g)**	**대략**
삶은 계란	45.60	548	11개
소고기 안심	3.70	6757	11근
양상추	66.70	375	1근
오렌지	30.30	825	8개
우유	0.60	41667	208잔
체다 치즈	18.40	1359	45장
비타민C(RDA:70mg)	**비타민C(mg)**	**중량 (g)**	**대략**
귤	55.0	127	2개
딸기	99.0	72	4~5개
삶은 감자	13.0	505	5개
시금치, 양배추	45.0	155	2.5접시
오렌지	53.0	130	1.25개
오렌지 천연과즙	50.0	140	1.25잔

*RDA:Recommended Dietary Allowance 하루섭취 권장량(이 표는 남자 성인 기준임)

*µg(micro gram:1백만분의 1g)

*1µg의 레티놀은 6µg의 베타카로틴과 동등한 효능을 낸다.

강한 뼈와 싱싱한 혈액을 원한다면 무기질

인체는 4%의 무기질(미네랄 또는 광물질과 같은 말)과 96%의 유기질로 이뤄져 있다. 무기질은 뼈, 치아, 혈액의 구성성분이자 비타민과 함께 인체 신진대사를 촉진 또는 억제하는 필수적인 물질이다.

무기질은 천연식품인 채소류, 곡식류, 과일류, 해조류, 생선류 등을 골고루 섭취하면 결코 모자라지 않는다. 하지만 현대인들은 가공, 정제, 도정한 식품을 많이 먹으므로 자칫 결핍되기 쉽다. 과음과 편식도 무기질 결핍을 초래한다.

이런 까닭에 각종 미네랄이 충분히 함유된 음료수 또는 식품을 섭취하면 건강에 좋을 것이라는 기대감을 가질 수 있다. 또 이런 기대심리를 노려 일부 판매업자들은 무기질 관련 제품이 성인병을 예방하고 질병에 특효라는 광고를 내보내고 있다. 천연식품으로 영양소가 균형 잡힌 식사를 하는 사람에서 미네랄 결핍이 일어나는 경우는 거의 없다. 따라서 정상적인 식사를 한다면 특별히 미네랄 음료나 비싼 미네랄 첨가식품을 섭취할 필요는 없고 오히려 과잉섭취하면 이득보다 손해가 더 클 수 있다는 지적이다.

예컨대 아연과 구리 등을 포함한 미량원소들이 함유된 영양제들을 시중에서 흔히 볼 수 있지만 이런 미량원소들의 추가적인 투여가 꼭 필요한 경우는 극히 드물다. 병원의 중환자실에 장기간 입원하고 있는 환자들에서나 가끔 볼 수 있을 뿐이다. 만약 특정 미네랄을 과잉 투여하면 간혹 중독증을 유발할 수도 있기 때문에 조심해야 한다.

단 특수한 지역적 환경에 의해 토양에 요오드가 결핍된 지역에서는 요오드를 식품에 첨가해주고, 임신으로 철분이 결핍되기 쉬우면 철분을 보충해주는 등 필수적인 예외가 있을 뿐이다. 중요한 무기질의 기능과 필요량에 대해 알아본다.

나트륨

칼륨과 함께 체액의 양과 삼투압을 일정하게 유지하는데 중요한 역할을 한다. 나트륨은 소금의 수용액 상태에서 이온으로 유리되는데 세포 안팎을 드나들며 세포대사와 관련된 정보를 주위세포에 전달한다. 소금의 과잉섭취로 나트륨이 증가하면 삼투압을 일정하게 유지하려는 인체의 작용으로 체액(혈액과 조직액)이 증가하는 현상이 일어난다. 이 때문에 몸이 붓고 혈관 벽에 미치는 압력이 커져 혈압이 올라가게 된다. 따라서 짜게 먹는 습관은 몸에 해롭다. 나트륨은 조리시에 일부러 첨가할 필요가 없으며 하루 20g까지 허용된다. 성인병을 예방하기 위해서는 하루 10g 이상 먹어서는 안된다. (인스턴트식품 왜 나쁜가 '소금' 참고)

칼륨

나트륨과 함께 체액과 삼투압을 정상적으로 유지하고 산-알칼리 균형을 잡는데 중요한 역할을 한다. 또 칼륨은 나트륨의 카운터 파트(counter part:대항자) 역할을 하면서 작은 동맥을 확장시키고 모세혈관의 저항력을 줄여 줘 혈압을 낮춘다.

포도당으로부터 글리코겐을, 아미노산으로부터 단백질을 합성하는데도 중요한 역할을 한다. 일반적으로 칼륨이 많이 함유된 식사는 고혈압,

심장병, 뇌졸중, 당뇨병 등을 예방할 수 있는 것으로 밝혀지고 있다.

칼륨은 일반적인 식사로는 잘 결핍되지 않지만 이뇨제를 많이 쓰거나 구토, 설사가 심하면 결핍이 올 수 있다. 이때엔 심장근육의 활동이 저하되면서 심장박동이 비정상적으로 빨라지게 된다.

칼륨은 90%가 장에서 흡수되며 성인의 하루 칼륨 소요량은 2~4g이다. 치료목적으로 매일 칼륨제를 1g씩 추가 복용할 수는 있으나 신장기능이 나쁘면 증상이 더욱 악화되는 등의 부작용이 우려되므로 반드시 의사와 상의해야 한다. 바나나, 시금치, 수박, 참외, 당근, 귤 등을 통해 섭취할 수 있다.

칼슘

중년 이후 약해져 가는 뼈와 치아의 결손을 보충하기 위해 반드시 보급해야 한다.

칼슘은 또 혈액응고, 운동근육 심장근육 등 근육의 수축과 이완, 신경의 흥분과 자극 전달, 위장관 및 혈관의 활동 등을 돕는다. 성인의 하루 섭취 권장량은 700~1100mg인데 2000년 국민영양섭취 실태조사에 따르면 평균 530mg을 섭취하고 있다.

칼슘의 흡수율은 성장 상처치유 등에 따른 인체의 요구량, 소장의 상태 등에 따라 달라진다. 같이 섭취하는 음식에 따라 달라지기도 하는데 적당량의 단백질, 비타민D, 젖당, 펩타이드(아미노산이 여러 개 결합한 것) 등은 칼슘흡수를 촉진시키지만 과량의 인산, 섬유소, 지방 등은 흡수를 저해한다.

칼슘이 부족하면 골다공증, 골연화증, 구루병 등을 비롯해 신경이 예민해지고 면역력이 약화돼 각종 성인병이 유발될 확률이 높은 것으로 나타나고 있다. 우유, 치즈, 녹황색채소, 멸치로 섭취하는 게 권장되며 비

식품중 칼슘 함량 (가식부 100g당)

식품	어림치	함량(mg)
우유	1/2 컵	100
고형요구르트	1/2 컵	131
야쿠르트	1/2 컵	120
아이스크림(콘)	1 스푼	130
치즈	5장	613
순두부	1/2 컵	120
두부	1/4 모	181
뱅어포	7장	1056
중멸치	1(1/4) 컵	1290
물미역(생것)		153
물미역(말린것)		1072
다시마(생것)		103
다시마(말린것)		708
동태	小2토막	233
홍어	小2토막	305
참치	小2토막	235
참게	中1마리	359
대하	4마리	234
꽁치 통조림	2/3 컵	277
정어리 통조림	2/3 컵	241
깨소금	1 컵	1223
고춧잎	생것 2컵	364
무말랭이	불려서 3(1/3)컵	368
돌나물	익혀서 1/2컵	258
들깻잎	잎넓이10cm, 40장	215
케일	잎넓이30cm, 2장	215

〈자료: 한국영양학회, 1995년〉

칼슘의 하루섭취권장량

연령		칼슘 권장량(mg)
영아	0~4(개월)	200(조제용 분유는 300)
	5~11	300
소아	1~3(세)	500
	4~6	600
	7~9	700
남자(여자)	10~12(세)	800(800)
	13~15	900(800)
	16~19	900(800)
	20~29	700(700)
	30~49	700(700)
	50~64	700(700)
	65~74	700(700)
	75이상	700(700)
임신	전반기	+300
	후반기	+300
	수유기	+400

〈자료: 한국영양학회 제 7차 개정, 2000년〉

권장량의 90%이하를 섭취하는 사람의 비율(%)

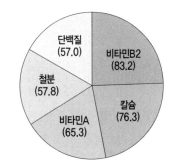

단백질 (57.0)
비타민B2 (83.2)
철분 (57.8)
칼슘 (76.3)
비타민A (65.3)

〈자료: 용인대 서울 송파구 노인 173명 대상 조사, 2000년 10월〉

타민D와 함께 칼슘제를 복용하는 것도 좋은 방법. 하루에 우유 3잔을 마시면 600~700mg의 칼슘을 섭취할 수 있다. (질병별 식사요법 '골다공증' 참고)

철분

적혈구의 헤모글로빈(hemoglobin)이나 근육의 미오글로빈(myoglobin)을 구성하는 필수물질이다. 인체 활동 에너지를 만드는데 중요한 전자전달물질인 시토크롬(cytochrome)을 구성하기도 한다. 또 면역체계 강화, 효소 합성, 콜라겐 합성, 간의 해독작용 등에서도 필수적인 역할을 한다.

철분이 부족하면 빈혈, 당뇨병, 설사가 오며 노화가 앞당겨지거나 발암 위험이 높아질 수 있다. 특히 성장기에 철 결핍성 빈혈이 오면 성장이 지연되고 신경질적인 아이가 되며 지능발달이 뒤처진다.

철분은 재치조개, 모시조개, 굴, 소의 간이나 콩팥 또는 사태나 등심, 쑥, 씀바귀, 콩, 깨 등에 풍부하다. 크게 헤모글로빈의 헴구조를 갖고 있는 헴철(hem 鐵)과 그렇지 않은 비헴철로 나뉘는데 헴철은 비헴철보다 흡수율이 4배 가량 높다. 헴철은 육류, 생선, 가금류(家禽類) 등 동물성 식품에 들어

철분의 하루섭취권장량

연령		철분 권장량(mg)
영아	0~4(개월)	2(조제용 분유는 6)
	5~11	8
소아	1~3(세)	8
	4~6	9
	7~9	10
남자(여자)	10~12(세)	12(16)
	13~15	16(16)
	16~19	16(16)
	20~29	12(16)
	30~49	12(16)
	50~64	12(12)
	65~74	12(12)
	75이상	12(12)
임신	전반기	+4
	후반기	+8
	수유기	+2

〈자료: 한국영양학회 제 7차 개정, 2000년〉

식품중 철분 함량

식품중 철분 함량 (가식부 100g당)

식 품	함량(mg)	식 품	함량(mg)
재치조개(재첩)	21.0	현미	2.1~3.4
가다랭이(반건조)	20.0	율무	6.8
큰 멸치	16.2	검정콩	7.5
중간 멸치	15.9	팥	5.2
소피	12.2	강낭콩	6.7
소간	10.1	노란콩	17.6
돼지간	16.4	참깨	16.0
닭간	10.1	들깨	7.5
김	13.2	호박씨	8.0
파래	11.9	무말랭이	6.1
씀바귀	12.8	미나리	5.0
쑥	10.9	사과	2.4

〈자료: 한국영양학회, 1995년〉

있고 비헴철은 일부 동물성 식품과 콩과 녹색채소류에 있다. (질병별 식
사요법 '빈혈' 참고)

마그네슘

　뼈의 강직성이 유지되도록 돕고 신경전달물질인 아세틸콜린(acetylcho
line)의 분비를 감소시키고 분해를 촉진해 신경을 안정시킨다. 칼슘이 근
육을 긴장 수축한다면 마그네슘은 반대로 근육을 이완시킨다. 따라서 마
그네슘은 마취제나 근육경련의 치료제로 쓰이며 근육을 이완시키므로
말초혈관의 원활한 혈액순환을 유도하는 데도 활용한다. 또 마그네슘이
모자라면 동맥경화, 우울증, 조로현상 등이 촉진되고 이로 인해 주름살
이 더 잘 생길 수 있다. 마그네슘은 성인 남자는 하루 350mg, 여성은
280mg이 필요하다. 땅콩, 버터, 통밀빵 등에 풍부하다.

아연

아연은 정력증강, 감기예방, 당뇨치료 등에 이로운 무기질로 각광받고 있다. 아연이 가장 많이 함유된 곳은 정액을 만드는 전립선으로 정액 1g당 7mg의 아연이 들어있다. 아연을 신장투석환자의 투석액에 혼합해 정맥주사한 결과 발기력이 강해졌다는 연구결과가 나와 있을 정도다.

아연의 하루섭취권장량

연령		아연 권장량(mg)
영아	0~4(개월)	2(조제용 분유는 4)
	5~11	4
소아	1~3(세)	6
	4~6	8
	7~9	9
남자(여자)	10세 이상	12(10)
임신	전반기	+3
	후반기	+3
	수유기	+6

〈자료: 한국영양학회 제 7차 개정, 2000년〉

아연은 인슐린생성에 필수적이어서 당뇨치료에도 큰 도움을 주는 것으로 알려져 있다. 또 항바이러스 작용이 있는 것으로 알려져 서구에서는 감기예방제로도 복용이 늘고 있다. 이와 함께 염증억제 및 피부개선 효과가 있어 여드름, 알레르기 치료에도 응용되고 있다.

하루섭취권장량은 10~ 12mg. 감기 치료목적으로는 50mg의 아연을 하루에 3번, 7~10일간 집중 복용한다. 굴, 밀기울, 소의 간, 부추 등에

대표적인 아연 급원식품과 함유량(mg/100g)

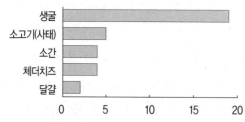

많이 함유돼 있는데 미국 일본에서는 아연정제가 나와 있다. (건강보조식품 '아연 화합물' 참고)

셀레늄

아주 적은 양만 필요하지만 세포노화를 억제하는 항산화 작용이 뛰어나다. 항암작용도 우수해 여러 연구결과를 종합하면 폐암은 46%, 결장암 및 직장암 58%, 전립선암 63%씩 각각 발암위험을 낮추는 것으로 나타났다. 항산화제인 비타민E와 함께 복용하면 더욱 이런 효과가 상승한다고 한다.

셀레늄은 면역계를 자극해 질병에 대한 저항력을 높이며 납, 수은, 카드뮴 같은 독성물질을 무독한 상태로 변형시켜 배설시킨다. 또 정자의 생산량 및 활동성을 상승시키고 세포막 유지에 기여한다.

최근에는 미국 노스캐롤라이나 대학의 멜린다 베크 박사가 셀레늄이 부족하면 독감바이러스, 감기바이러스, 에이즈, 에볼라바이러스 등의 변종이 심해진다는 연구결과를 발표해 관심을 끌고 있다. 베크 박사는 또 미국 네브라스카주 북부와 다코다주 평원지대는 토양의 셀레늄 함량이 매우 높고 이곳에서 자란 농작물의 셀레늄 함량도 마찬가지로 높은데 이들 지역의 주민들은 직장암, 결장암, 전립선암의 발병률이 매우 낮아 어떤 연관관계가 있을 것이라고 주장하고 있다.

셀레늄의 하루섭취권장량은 50~70μg이며 임산부는 대략 이것의 두 배가 필요하다. 콩류, 현미, 밀배아, 토마토, 브로콜리, 버섯, 계란, 대합조개, 굴, 참치, 새우, 참치, 청어, 소의 간 등을 꾸준히 섭취하면 된다.

크로뮴

이온화 상태에 따라 두 가지로 나뉜다. 6가 크로뮴은 인체에 유해한 공해 중금속이지만 3가 크로뮴은 세포막의 인슐린 수용체와 인슐린의 결합을 도와 포도당이 세포안으로 유입되는 것을 돕는다.

당의 효율적 활용을 도우므로 당뇨병 환자에 널리 처방된다. 효모, 현미, 닭고기 등에 많이 함유돼 있으며 하루 50~200μg을 섭취하는 게 적당하고 안전하다. 크로뮴은 셀레늄과 마찬가지로 적정량을 섭취해야 하며 이를 초과하면 몸에 축적될 우려가 있다.

망간

체내 유해활성산소를 해독하는 슈퍼옥사이드디스뮤타제(SOD : Super Oxide Dismutase)라는 효소를 돕는다. 또 '천연진정제' 라 불리는 신경전달물질인 도파민(dopamine)의 생산에 관여한다. 망간이 부족하면 골격형성, 성장지연, 소화기장애, 불임, 천식, 근무력증, 발기부전 등이 올 수 있다. 일반적으로 하루 2~5mg이 필요하다. 호두, 아몬드, 땅콩, 코코넛 등의 견과류 등에 특히 풍부하고 딸기류, 무화과, 소의 간, 굴, 녹황색 채소, 콩류, 계란노른자 등에도 많이 들어있다.

기타

이밖에 구리, 황, 불소, 요오드, 인 등이 필요한 무기질이나 결핍되는 경우는 거의 없다. 인은 인스턴트식품에 들어있는 첨가제와 청량제 덕분에 오히려 과잉되기 쉽다. ('인스턴트식품 왜 나쁜가' 참고)

요오드는 갑상선호르몬인 티록신(thyroxine)의 주성분으로 미역, 다시마, 김 등 해조류만 충분히 섭취하면 부족하지 않다. (질병별 식사요법 '갑상선질환 식사요법' 참고)

식품중 구리 함량　　　(가식부 100g 당)

식품군	식품명	어림치	함량(mg)
곡류	포테이토칩	1(1/4)봉지	0.35
어육류	굴		17.1
	쇠간	1컵	6.09
	게	(中)1/2마리	1.52
	새우	(中)6마리	0.30
채소류	버섯		0.26
	아스파라거스		0.11
과일류	건포도	2/3컵	0.48
	바나나	1개	0.14
지방류	해바라기씨	1컵	1.77
	땅콩	2/3컵	0.67
	땅콩버터	6큰술	0.61
기타	코코아		0.76
	초코렛	3개	0.45

주요 무기질의 권장량과 생리기능

종류	성인(남/녀)의 영양 권장량 (단위mg)	주요 급원 식품	주요 인체내 기능	운동수행과 관련된 주요기능
칼슘	700~1100/동일	유제품, 진한 녹색잎 채소류, 말린 콩류	치아 및 골격형성, 혈액응고, 신경전달	근육수축, 글리코겐 분해
인	상동	우유, 치즈, 육류, 가금류, 곡류	치아 및 골격형성, 산-염기 평형	ATP 및 크레아틴포스포키나네 형성, 적혈구로부터의 산소유리
칼륨	2000~5000	육류, 우유, 과일류	산-염기평형, 체내수분 균형, 신경기능	신경자극 전달, 근육수축, 글리코겐 저장
나트륨	1100~3300	소금	산-염기평형, 체내수분 균형, 신경기능	신경자극전달, 근육수축, 체내 수분 균형
마그네슘	350/280~300	도정하지 않은 곡류, 녹색잎 채소	효소의 활성화, 단백질 합성	근육수축, 근육에서의 포도당 대사
철분	12~16/동일	달걀, 저지방육, 두류, 전곡, 녹색잎 채소	헤모글로빈의 구성, 에너지대사 관련 효소의 구성	적혈구에 의한 산소운반, 근육 세포에서의 산소활용
크로뮴	0.05~0.20	지방, 채소류, 식물성기름, 육류	포도당대사 및 에너지대사에 관여	포도당 및 에너지대사, 혈당량 유지
구리	2/동일	육류, 식수	철분대사에 관여하는 효소의 성분	산소의 운반 및 활용, 철분과 긴밀한 협동작용
셀레늄	0.070/0.050~0.055	해산물, 육류, 곡류	비타민 E와 긴밀한 협동작용	항산화제

제6의 영양소, 노폐물 먹는 스펀지 섬유소

식이섬유는 과민성대장증후군·대장게실(大腸憩室:대장 일부가 상처를 받거나 축 늘어져 빈 공간이 생기고 이곳에 노폐물이 쌓이거나 감염이 일어남), 변비·소화불량·충수염(맹장염) 등의 각종 소화기질환, 당뇨병·심장병·뇌졸중·암 등 각종 성인병, 임신중독증 등의 발병률을 줄인다는 통계결과가 1950~1960년대에 발표되면서 현재는 성인병을 예방하는 '제 6의 영양소'로 자리잡고 있다.

식이섬유는 인간의 소화효소에 의해 소화되지 않는 셀룰로오스(cellulose), 펙틴(pectin), 검(gum) 등의 다당류와 리그닌(lignin) 등의 비(非)당질류를 총칭한다. 이 중에서 펙틴과 검은 물에 녹아 용해성 섬유질이라 하며 셀룰로오스와 리그닌은 물에 녹지 않아 불용성 섬유질이라고 한다. 한편 동물성 식품 가운데서도 새우나 게 껍질인 키틴산(키토산의 원료) 등이 식이섬유의 범주에 포함된다.

식이섬유는 장에서 소화 흡수되지 않기 때문에 열량을 내거나 신체대사조절을 하지 못한다. 다만 용해성 식이섬유는 장내에서 미생물에 의해 소화될 수 있으며 발효되는 경우도 있어 이 과정에서 섬유소 1g당 약 3kcal의 열량을 낼 수 있다.

효과를 살펴보면 첫째, 용해성 식이섬유는 장에서 녹아 부풀어 끈적끈적한 점성을 띤다. 물을 흡수하는 성질이 커서 조금만 먹어도 포만감을 느끼게 하며 포도당의 흡수를 지연시킨다.

또 불용성 식이섬유는 대변의 용적을 20~35%가량 증가시키고 배변 속도를 높이며 변을 묽게 한다. 소화되지 않은 상태의 음식물이므로 소화관을 통과하는 시간이 짧아지게 된다. 따라서 섬유소를 적게 섭취하면 대변의 양은 적고 단단해지며 변비가 생긴다. 심하면 단단한 변으로 인해 대장게실까지 발병하게 된다. 나아가 배변량이 적으면 충수염의 한 원인이기 되기도 하다.

식이섬유는 음식물이 위에서 머무르는 시간을 연장시켜 포만감을 주고 장을 통과하는 시간을 빠르게 해 영양소의 흡수를 적게 한다. 아울러 고(高) 식이섬유 식사는 상대적으로 열량이 적고 식욕을 줄여 줘 비만을 예방하는데 도움이 된다.

둘째, 소화기관내에서 스펀지처럼 팽창한 식이섬유는 발암물질을 희석 또는 흡착하거나 발암물질의 흡수를 방해한다. 또 음식물의 소화관 통과시간을 평균 41시간에서 26시간으로 단축, 그만큼 발암물질이 장관 내에서 체류하는 시간을 줄이므로 고섬유소 식사는 대장암, 대장용종(茸腫:사슴뿔처럼 생긴 양성(良性)종양)을 예방하는데 도움이 된다.

그러나 고섬유식이 직장암, 결장암을 예방하는 효과를 입증하는 증거는 그리 강력하지 않다. 몇몇 연구에서는 고섬유질이 직장, 결장의 암예방에 무관하며 오히려 고섬유식을 하는 사람은 일반적인 사람에 비해 직장 및 결장에 선종(腺腫)이 생길 확률이 9%가량 높다는 연구결과가 나오기도 했다.

셋째, 장내 정상 세균총(normal flora:장 속에 들어있는 여러 세균이 자연적인 상태에서 서로 조화와 힘의 균형을 이루고 있는 분포상태)을 개선해 건강과 장수에 유익한 균이 우세해지도록 돕는다. 장내에는 400여 종류가 넘는 세균이 살고 있는데 유익한 균이 병원균을 능가해야 병원성 세균에 의한 설사유발물질과 발암물질의 생성이 억제된다.

넷째, 소장과 음식물의 접촉면적을 줄여 당질이 소화·흡수돼 급속도로 혈액으로 확산되는 것을 막아준다. 포도당이 천천히 흡수되므로 급격한 혈당상승이 억제돼 인슐린을 절약할 수 있고 당뇨병 치료에 도움이 된다.

다섯째, 담즙산과 담즙을 구성하고 있는 콜레스테롤은 소장에서 다시 흡수되는데 섬유소가 이를 흡착해 흡수를 방해하므로 혈중 콜레스테롤 수치 및 중성지방치를 평균 6~11%가량 낮춘다. 이로써 고지혈증, 동맥경화, 고혈압, 담석 등이 예방 또는 치료된다.

여섯째, 독성물질의 흡수를 저지한다. 글루코아스코르빈산, 디부틸하이드로퀴논, 카드뮴, 스트론튬 등의 체내흡수를 막는다.

그렇다고 섬유소가 몸에 이롭기 만한 것은 아니다. 영양소의 흡수를 방해해 영양결핍을 초래할 수 있다. 예컨대 몸에 이로운 철분, 아연 등 필수 미량 무기질은 섬유소와 결합해 배설된다. 비타민, 지방질, 단백질, 탄수화물도 흡수에 방해를 받는다. 따라서 성장기 어린이나 소화능력이 감퇴된 노인들이 아주 많은 섬유소를 먹는 것은 바람직하지 않다. 섬유소의 하루섭취권장량은 20~25g이며 35g미만이라면 괘념할 필요가 없다.

또 고섬유소 식사는 다량의 수분을 필요로 하는데 만약 물을 많이 먹지 않으면 변이 단단해져 배변이 어려워질 수 있다. 심하면 장이 막히는 장폐색까지 올 수 있다. 또 지나치게 많은 섬유질은 위장에 섬유질 덩어리를 형성할 수 있다. 따라서 채소를 섭취할 때마다 최소 200ml 이상의 물을 함께 마시는 게 좋다.

이밖에 섬유소를 섭취하면 장내세균에 의해 섬유소가 발효되면서 방귀가 많이 나오게 되는데 크게 염려할 것은 없다. 각별히 주의할 점은 설사나 과민성대장증후군이 한창일 때에 식이섬유를 섭취하면 오히려

식이 섬유소 함량

(가식부 100g 당)

식품군	식품명	어림치	섬유소(g)	식품명	어림치	섬유소(g)	식품명	어림치	섬유소(g)	식품명	어림치	섬유소(g)
곡류	백미	밥1공기	1.19	밀가루	1/2컵	2.13	식빵	3쪽	2.55	강낭콩	1/2컵	19.76
	보리	밥1공기	8.90	감자	小1개	1.12	통밀빵	3쪽	5.70	대두	1/2컵	18.14
	현미	밥1공기	3.32	고구마	小1개	1.18	팥	1/2컵	18.80	두부	1/5모	2.05
	오트밀	1/2컵	7.46	옥수수	中1개	2.59	검정콩	1/2컵	17.80			
채소류	오이	小1접시	0.99	부추	小1접시	1.70	당근	小1접시	2.58	우엉	小1접시	3.58
	배추	小1접시	1.45	컬리플라워	小1접시	1.71	브로컬리	小1접시	2.68	김치	小1접시	2.28
	양파	小1접시	1.48	양배추	小1접시	1.72	근대	小1접시	2.88	깍두기	小1접시	2.47
	무	小1접시	1.54	시금치	小1접시	1.74	과슬리	1/2컵	3.14	단무지	小1접시	4.37
	콩나물	小1접시	1.56	실파	小1접시	2.17	고비	1/2컵	3.45	마늘	1큰술	1.24
	양상추	小1접시	1.62	미나리	小1접시	2.18	고사리	1/2컵	3.95			
해조류	김(마른것)	1장	0.63	과래	小1접시	3.20	팽이	小1접시	2.80	진표고(불린 것)	小1접시	8.66
버섯류	미역	小1접시	4.61	양송이	小1접시	1.60	생표고	小1접시	4.50	진목이(불린 것)	小1접시	9.27
과일류	수박	小1쪽	0.19	사과(부사)	中1/2개	1.37	오렌지	中1/2개	2.00	오렌지주스	1/2컵	0.80
	포도	15알	0.54	복숭아	中1/2개	1.38	바나나	中1/2개	2.10	포도주스	1/2컵	1.00
	자몽	中1/3개	0.73	귤	中1개	1.40	키위	小1개	2.65	토마토주스	1/2컵	1.04
	파인애플	2 slice	0.92	토마토	中1/2개	1.40	감	中1/2개	2.91			
	딸기	中6알	1.27	배	中1/3개	1.50	건포도	1/2컵	4.60			
견과류	밤	中10개	4.27	호두	1/3컵	3.87	땅콩	1/3컵	4.34	참깨	1/2컵	10.83
	아몬드	1/3컵	3.60									
기타	콘프레이크	1컵	0.96	요구르트	1개	0.06	가공치즈	1장	0.12	된장	1큰술	0.78
	포테이토칩	小1봉지	3.38	우유	1컵	0.40	카레가루	1/2컵	4.34	고추장	1큰술	1.00
	팝콘	小1봉지	9.71									

〈자료: 이경숙 이서래, 우리나라 식물성 식품의 섬유소 함량, 한국식품과학회지 1993년〉

증상이 악화되므로 삼간다.

한국인의 섬유소섭취는 양보다는 질 문제이다. 우선 건강보조식품보다는 식품 형태로 섭취하는 게 바람직하다. 싱싱한 과일이나 야채, 해조류 등에는 섬유소 외에 비타민C나 카로티노이드까지 함유돼 있어 암과 성인병 예방에 도움을 준다.

식이섬유에도 우열이 있다. 일반적으로 야채가 과일보다 더 낫고 해조류는 야채에 버금간다. 또 현미, 통밀, 두류 등의 곡류와 감자류에 식이섬유소가 많다. 야채류 가운데 김치, 부추, 콩나물, 파 등과 산나물류의 질기거나 거친 식이섬유는 물에 녹지 않으며 제대로 소화되지 않고 대변으로 그대로 나와 섬유소가 표방하는 효과가 약하다.

양질의 섬유소는 물기를 충분히 머금을 수 있는 반(半)수용성으로 양상추, 브로콜리, 정제된 질경이씨(차전자)껍질, 당근, 오이, 현미 등이 이에 속한다. 함수성이 높아 자신의 무게보다 40배나 많은 물을 흡수할 수 있는 섬유소로서 대장암, 변비 등의 예방에 좋다. 한편 사과와 같은 과일에 많은 펙틴 섬유소는 부드러운 게 특징이며 변비나 대장암을 예방하는 효과보다는 콜레스테롤 및 중성지방의 재흡수를 억제하는 효과가 커서 고지혈증, 비만, 당뇨병 등의 예방에 유익하다.

더 이상 날 물로 보지마, 생명의 시작 물

우리 몸에 물처럼 귀중한 것이 있을까? 사람들은 '물 같은 성격', '물 먹었다', '나를 물로 보지마' 등 물에 대한 여러 가지 부정적인 이미지를 떠올리지만 인체에서 물 없이 이루어지는 신진대사나 체내반응은 거의 없다. 한마디로 물이 없으면 생명도 없다.

물은 생명의 근원이다. 밥은 안 먹어도 4~5주간 살 수 있으나 물 없이는 이틀도 견뎌내기 힘들다. 이처럼 물의 중요성은 아무리 강조해도 지나치지 않지만 물은 우리 주위에서 너무도 흔하게 구할 수 있기 때문에 그 중요성이 간과되고 있으며 이에 대한 연구도 그다지 활발하게 이루어지지 않고 있다.

물은 대략 인체의 70%정도를 차지해서 좋은 물을 먹어야 건강하게 살수 있다. 이는 지당한 말이지만 지나치게 좋은 물만 찾는 것도 과학적으로 따지고 들면 속절없는 일이 될 수도 있다. 수도시설의 발달로 수돗물만 잘 끓여 먹으면 별 탈 없이 건강하게 지낼 수 있는 게 사실이다. 이름값과 근거없는 효과를 내세우며 소비자를 유혹하는 물들도 너무 많다. 물의 의학적, 영양학적 측면과 좋은 물의 실상에 대해 살펴본다.

물, 아무리 많이 마셔도 살찌지 않는다

물은 너무 흔하고 열량이 없어 일반적으로 영양소라고 부르지 않는다. 물로 인해 살이 찌지는 않는다. 그런데도 어떤 이는 물만 먹어도 살이 찐다고 한다. 예컨대 밥이나 육류는 적게 먹어도 스낵과자나 김치 같은 짠 음식을 먹으면서 더불어 물을 많이 먹는다고 가정해보자. 이럴 경우 소금의 나트륨 이온이 삼투압을 맞추기 위해 세포 속에 수분을 축적시키기 때문에 부종(浮腫)이 생긴다. 이른 바 '물살'이 되는 것이다. 다시 말하거니와 물 자체에는 열량이 하나도 없고 아무리 많이 마셔도 비만해지지 않는다.

물은 우리 몸의 50~85%를 차지한다. 일반적으로 전체 체중에서 지방을 뺀 몸무게가 많이 나갈수록, 남성이 여성보다 수분의 비율이 높다. 성인의 단단한 근육도 70% 정도는 물이다. 피의 78%도 물이다. 음식 중에서는 쌀의 15~16%, 돼지고기 및 소고기의 45~75%, 채소류의 90~95%가 물이다.

물의 생리적 기능과 요구량

몸 안에서 물은 여러 가지 영양소를 소화 흡수하고 몸에서 생긴 필요 없는 찌꺼기 등을 몸밖으로 내보내는데 큰 일을 한다. 내장의 움직임을 매끄럽게 하는 데에도 물이 필요하다. 신진대사의 결과로 생긴 열을 몸밖으로 내보내거나 땀으로 식힐 때도 물이 작용한다.

몸에 필요한 물의 양은 기온, 습도, 체질, 체격, 노동량 등에 의해 달라진다. 땀이 나지 않는 상황에서도 하루에 체중의 4% 정도되는 수분이 배설된다. 이중 절반은 호흡과 피부를 통해서 그리고 나머지 절반은 소변과 대변을 통해서 배설된다.

대개 1kcal를 섭취할 때 1ml 정도의 수분이 필요하다. 보통 남자 성인이 2900kcal, 여자 성인이 2200kcal의 음식을 먹으므로 물도 각각 2.9l와 2.4l가 필요하다. 여름에는 0.5l가 더 필요하고 겨울철에는 반대로 0.5l가 모자라도 무방하다. 기온이 높거나 건조할수록 물이 더 요구된다. 뚱뚱한 사람은 마른 사람보다, 체격이 큰 사람은 작은 사람보다 더 많은 물이 필요하다. 운동할 때나 임신 수유중일 때에도 추가적인 수분 공급이 요구된다.

필요한 물 중 과일이나 야채 같은 음식을 통해 1.0~1.5l의 물이 흡수되므로 나머지 1.0~1.5l는 보리차, 주스, 탄산음료 같은 음료수로 보충해야 한다. 이는 하루에 적어도 10잔 이상의 물을 먹어야 함을 의미한다.

보통 사람에게는 물 부족 증상이 일어나지 않지만 병적으로 심한 설사를 했거나 뜨거운 여름에 심한 노동을 했을 때에는 물이 모자라게 마련이다. 물이 부족하면 식욕부진, 구토 등이 생긴다. 반대로 지나치게 마시면 피의 농도가 엷어져서 혈압이 오르고 염증부위에 수분이 몰려 부종이 생긴다.

흔히 식사 직전이나 직후에 물을 마시지 말라는 얘기가 있다. 소화액이 희석될 수 있다는 것이다. 하지만 타액이나 위산의 소화능력이 전체 소화능력에서 차지하는 비율이 별로 크지 않기 때문에 그리 영향이 없다는 반대 주장도 있다. 따라서 목마를 때 개의치 않고 물을 마시라는 것이다.

한편 물을 먹으면 식욕이 떨어진다고 하는데 어떤 이는 찬물이 입안을 청소하고 기분을 전환시켜 줘 식욕을 올린다고 한다. 어떤 주장도 다 일리가 있어 각자가 감안해서 받아들여야 할 것 같다.

찬물이 몸에 좋다는 사람이 있고 더운 물이 몸에 좋다는 사람도 있다. 체온보다 약간 낮은 미지근한 물이 소화효소가 최적의 기능을 하는데 좋으므로 이런 점만 따진다면 미지근한 물이 가장 바람직한 것으로 판단된다. 실제로 찬물을 먹으면 설사가 일어나고 간과 같은 내장기관이 놀라며, 뜨거운 물을 먹으면 식도가 자극되는 경향이 있다.

만성적 탈수상태에 빠지기 쉬운 현대인들

성인의 경우 하루 9~12컵 정도의 물을 마셔야 한다. 우리나라의 경우 정확한 자료가 없지만 미국의 경우 성인의 평균 수분 섭취량은 물 2.8컵, 밀크 1.3컵, 커피나 홍차 1.5컵, 음료수 1.75컵 정도로 많은 미국인들이 만성적인 수분 부족 상태에 있다고 한다.

탈수는 필요한 수분량 보다 적은 양의 수분을 공급받은 상태를 말한다. 이런 탈수에는 급격히 발생하는 급성과 지속적인 결과로 나타나는 만성이 있다. 어떤 경우이든 체중의 1% 이상에 해당하는 수분이 부족할 때를 탈수로 정의한다.

사람은 목마르면 자연적으로 갈증을 느끼기 때문에 탈수를 예방할 수 있다. 하지만 갈증은 수분이 체중의 0.8~2% 정도 모자랐을 때 나타나기 때문에 많은 사람들은 자신이 탈수 상태인지 모를 수 있다. 노인이 돼 감각이 둔화됨으로써 갈증을 잘못 느끼는 경우라면 탈수 현상이 상당히 심해질 수 있다.

이와 함께 커피나 술을 마심으로써 이뇨(利尿) 작용에 의해 수분이 소실되는 양도 간과할 수 없다. 최근 연구에 의하면 하루 6잔 커피를 마시면 전체 수분량의 2.7%가 감소하고 이에 따라 체중은 평균 0.77kg가 빠진다. 알코올도 이뇨작용이 있기 때문에 술을 먹은 사람들은 만성 탈수에 빠질 위험이 커진다.

물을 많이 먹으면 질병도 예방할 수 있다

물과 질병에 대해서는 아직 연구가 많이 부족한 상태이지만 밝혀진 몇 가지 사실은 다음과 같다.

요로결석

요로결석을 예방하기 위해 물을 많이 먹어야 한다는 사실은 히포크라테스 시절부터 잘 알려져 있다. 물을 많이 먹으면 요로결석을 예방할 수 있을 뿐만 아니라 이미 요로결석이 생긴 경우에도 배출을 돕고 재발도 막는다.

요로계 암

물을 많이 먹으면 발암물질을 쉽게 배설하기 때문에 방광암, 전립선암, 신장암 등이 적게 걸린다는 사실이 여러 연구를 통해 밝혀졌다. 특히 방광암의 예방 효과는 물을 많이 마실수록 커진다.

대장암 및 유방암

물을 많이 마시는 사람은 그렇지 않은 사람보다 대장암의 위험이 45% 감소했고, 이런 대장암 예방효과는 여성에게 더욱 현저했다. 일부 연구에 의하면 물을 많이 마시는 여성, 특히 폐경 후 여성에서 유방암 발생률이 훨씬 적었다. 그렇지만 확실한 결론을 위해서는 더 많은 연구가 필요하다.

소아 비만

어린이들이 탄산음료나 단 음료를 적게 먹고 이를 물로 대체하면 소아 비만의 위험을 줄일 수 있다.

정신적 육체적 수행 능력

급성 혹은 만성 수분 부족 상태에서는 인지기능이나 정신 기능이 떨어진다. 또 육체적 활동 전이나 활동 도중에 생긴 수분 부족 상태는 육체적 수행능력을 현저히 떨어뜨렸다.

설사 후 탈수증

일시적인 설사라도 수분을 효과적으로 보충하지 않으면 만성 탈수에 빠질 수 있다.

침샘기능 이상

만성적인 탈수 상태에서는 침샘 기능에 이상이 오며, 침의 양이 줄어 충치가 생기는 등 구강 보건 상태가 나빠진다.

무기질이 물맛을 좌우한다

물을 맛있게 만드는 3대 성분은 칼슘(Ca), 칼륨(K), 규산(SiO_2) 등이다. 여기에 철분(Fe)이 추가되기도 한다.

칼슘은 유럽과 같이 무기질이 극단적으로 많은 경수(硬水)에서는 물맛을 나쁘게 하지만 무기질 함유량이 적은 연수(軟水)에 가까운 물일 때에는 물맛을 좋게 한다. 예부터 석회석($CaCO_3$)이 많은 지역에서 흘러 들어오는 물은 맛이 있다고 했다.

칼륨은 지나치면 짠맛을 내지만 적량이면 물맛을 향상시킨다. 규산은 물맛을 좋게 하는 가장 중요한 작용을 한다. 점토층을 지나는 물은 규산이 녹아있어 분명히 물이 맛있다. 철분은 수중 농도가 0.3mg/l 이하에서는 맛을 느낄 수 없지만 2mg/l 이하에서는 맛에 좋은 영향을 준다.

반대로 물맛을 나쁘게 하는 것은 마그네슘(Mg), 황산이온(SO_4^{2-}), 염소(Cl) 등이다. 염소는 수돗물의 살균에 쓰이는데 너무 많이 넣으면 물이 생각지 못할 정도로 맛이 없어져 버린다. 마그네슘은 쓴맛을 내는데 상당히 민감한 불쾌감을 느끼게 한다. 또 황산이온은 칼슘과 결합해 물맛이 없게 만든다.

물의 맛을 정량적으로 표시한 지수로 'O-Index'가 있다. 칼슘, 칼륨, 규산의 합계를 마그네슘과 황산이온의 합계로 나눈 것을 말한다. 이 값이 1 이상이면 맛있는 물이고 이하면 물맛이 떨어짐을 의미한다. 물론 절대적 기준은 아니고 참고적 기준에 불과하다.

물이 건강에 좋은가를 나타내는 'K-Index'도 있다. 이는 칼륨 함량을 나트륨 함량으로 나눈 것으로 높을수록 건강에 좋다는 의미다. 세계적인 장수촌과 단명촌을 비교해보니 장수촌에서는 이 지수가 높았다는 통계다.

좋은 물을 먹으려면

가장 좋은 물은 산소와 소량의 탄산과 미네랄이 이상적으로 녹아있는 끓이지 않은 물이다. 물론 병원균이나 중금속 등의 유해물질도 없어야 한다.

물을 끓이면 탄산이 날아가 물맛이 떨어지고 산소도 빠져나가 물이 세포에 산소를 공급할 수 없다. 대신 병원균으로부터 안전할 수 있다. 물은 끓은 후 5분 이상 더 끓여야 완전히 균이 사라진다.

물을 끓였다가 다시 얼리면 용존(溶存) 산소가 끓이기 전의 60~80%수준으로 회복되므로 끓인 후 얼렸다 녹여 차게 마시는 게 좋은 물을 먹는 가장 보편적인 방법이다. 이렇게 하면 육각수도 늘어난다고 한다. 또 컵에 여러 번에 걸쳐 물을 따르면 콸콸 쏟아지는 과정에서 산소가 상당히 많이 녹아 들어간다.

보리차나 결명자차는 유해물질을 흡착하는 작용이 있으므로 물을 끓이기 시작할 때부터 알맹이를 넣는 것이 좋다. 숯도 이런 작용이 있어 끓이고 난 물에 몇 개 띄우는 것이 권장되기도 한다. 다만 숯 자체가 오염되지 않은 것이어야 하며 물 1*l* 에 숯 2개(개당 20~30g)을 넣는 것이 적당하다.

수돗물을 식수로 쓰려면 물을 하루 전날 저녁에 받아 놔두면 소독약 냄새가 말끔하게 없어진다. 3~4시간 이상 수도꼭지를 막아놨다가 수돗물을 틀 경우 처음 3분 동안 나온 물은 식수로 적합하지 않다. 따라서 세탁용 등으로 활용하는 것이 바람직하다. 온수관의 물은 식수로 쓰지 않는 것이 좋다. 파이프과 연결관에서 미량의 납 성분이 용출되는 것을 피할 수 없기 때문이다.

정수기를 사용하는 것은 일장일단이 있다. 성능이 좋은 이온교환수지 정수기나 역삼투압 정수기는 유해화학물질, 이물질, 중금속을 잘 걸러내지만 이로운 미네랄까지 함께 걸러내는 단점이 있다. 이런 정수기를 통과한 물은 증류수와 다를 게 없다. 증류수는 전해질이나 미량원소들이 없으므로 삼투압이 제로에 가깝다. 따라서 증류수를 상복하면 부종이 생기고 흡수불량으로 설사가 유발될 수 있다. 값싸며 유익한 알칼리이온을 걸러내지 않고 그냥 통과시키는 필터식 정수기면 충분하다.

좋은 알칼리이온을 먹기 위해 생수나 정수기를 찾지만 부족한 알칼리이온은 멸치, 생선, 채소로 충분히 섭취할 수 있는데 굳이 왜 노력하느냐는 주장도 있다. 참으로 타당한 말이다. 그러나 끓이지 않는 물의 생기를 중요시하는 입장에서는 생수만이 건강을 유지할 수 있다고 믿게 되는 것이다.

　다른 지역에 가서 자연수를 먹으면 복통 설사를 겪게 되는 경우가 종종 생긴다. 이는 물에 들어있는 정상세균총이 지역마다 달라 토착주민에게는 이런 증상을 유발하지 않지만 외지인에게는 증상을 일으키는 것이다. 또 여행으로 인한 시간대 및 기온의 변화, 달라진 식단, 평소보다 늘어난 활동량 등이 물을 갈아 마실 때 설사하게 만드는 요인이 된다. 따라서 먼 곳을 여행할 때는 그곳의 생수를 함부로 먹는 것은 바람직하지 않으며 끓인 물이나 청량음료 또는 차 등을 마시는 게 권장된다.

육각수가 성인병을 예방해 줄 수 있을까

　'H_2O'라는 간단한 분자식에 담긴 비밀이 그리 단순하지 만은 않다. '물 박사'로 통하는 전무식 한국과학기술한림원장은 1970년대 중반 슈퍼컴퓨터를 이용한 통계역학적 방법을 통해 물이 오각형 고리구조, 오각형 사슬구조, 육각형 고리구조로 나뉜다는 사실을 간접 증명했다. 이중 육각형 고리구조를 가진 '육각수'가 정상세포의 물과 분자구조가 같아 세포의 생리활동을 정상으로 유지해주고 성인병을 예방해준다고 주장했다.

　그러나 상당수 과학자들은 육각수 이론이 훌륭한 가설이진 하지만 실체가 확인된 것은 아니라고 반박하고 있다. 세계 물리학계서도 크게 신빙성을 얻고 있는 아니라고 한다. 필자는 취재하면서 육각수의 구조를 찍어놓은 전자공명사진을 여러 번 본 적이 있는데 대부분의 과학자들은 믿을 만한 증거가 못된다고 얘기하고 있다. 일반인의 육안으로도 유리창에 달라붙은 서릿발이나 눈은 결정상태가 육각고리다. 그러나 이것은 분자구조가 아니라 결정의 형태다. 또 이는 마실 수 없는 고체(정적인 상태)여서 마실 수 있는 육각수(동적인 상태)가 될 수 없다.

육각수 주장자들의 말대로 영하에서 육각고리구조를 이루는 물이 영상에서도 깨지지 않고 육각수가 되는 방법은 없을까. 그들은 다음과 같은 방법을 제시한다. 첫째, 물을 영하로 얼려서 녹인 후 차게 해 마시면 육각수를 많이 얻을 수 있다. 둘째, 게르마늄, 칼슘, 아연, 금, 은 등의 양이온을 물에 첨가한다. 셋째, 물을 전기분해시켜 마이너스 전극 주위에 모인 양이온의 밀도가 높은 물을 채취한다. 넷째, 물이 강한 전기장이나 자기장을 통과하게 한다.

이런 주장은 실천해서 크게 나쁠 것은 없다. 다만 상업주의자들이 육각수의 존재와 기능을 과장해 선전하면서 터무니없는 경제적 이득을 취하고 있으므로 과소비를 해가면서까지 육각수를 추종할 것은 없다. 무엇보다 과학적인 증거가 부족하기 때문이다.

기능수의 허실

자화수(磁化水), 음이온수, 파동수(波動水), 힐링워터(healing water)라는 이름의 독특한 효과를 내세운 기능수들이 회자되고 있다. 나름대로 여러 근거를 대고 있지만 대부분 과학적으로 효과가 입증받지 못하고 있다. 이런 물들은 거의 육각수와 같거나 육각수의 이론에 기대면서 보잘 것 없는 내용을 허장성세하는 경향이 짙다.

육각수 제조기는 나선형으로 꼬아진 관에 자석을 붙인 것으로 맹물이 또르륵 흘러내리면서 자화수로 변한다고 한다. 자화수도 육각수 제조원리와 비슷한데, 전무식 원장은 자장을 통과하는 물의 속도나 성분, 자석의 숫자, 자화수 제조기계의 디자인이 최적화돼야 제대로 된 자화수를 만들 수 있다고 주장한다.

음이온수는 '알칼리수'로도 불린다. 물을 전기분해했을 때 음극에 모이는 물이라 해서 붙여진 이름인데 굳이 따지자면 음극에 모인 것은 알칼리성을 띠는 양이온들이므로 '양이온수'가 맞다. 엉터리 상인들이 붙인 '사이비 과학용어'라 어원조차 우스꽝스럽다. 이런 물 속에는 몸의 신진대사를 촉진하는 양이온이 5%가량 더 들어있다고 한다. 때로는 인위적으로 양이온을 물에 첨가해 음이온수라고 하기도 한다.

이밖에 맥반석, 황토, 전통항아리 등에 물을 담으면 불순물 걸러지고 천연의 기(氣)와 유익물질이 우러나온다는 주장도 있다. 기는 의념(意念)의 에너지로서 기를 뿜어낸다는 피라미드 구조물 안이나 육각판 위에 물을 놓으면 물이 순해지고 육각수가 된다는 기(氣)옹호론자의 주장도 있다. 대체로 믿거나 말거나 하는 얘기다.

암을 낮게 한다는 파동수, 과연 신빙성이 있는가

이른바 '신(新)과학'에서 말하는 기의 원리를 가장 과학적으로 활용하고 있는 대체의학 요법 가운데 하나가 파동요법이다. 1997년부터 국내 일부 한의원이 파동요법을 선보여 환자들이 몰리고 있다. 파동이론은 물체는 각기 다른 원자를 갖고 있으며 이 원자는 전자의 수나 회전방식에 따라 고유의 에너지 패턴을 갖고 있다는 데서 출발한다. 인체도 예외가 아니라는 것이다. 각 장기별 세포별로 고유의 진동수, 파장, 파형을 갖고 있다는 것이다.

파동이론은 인체에서 발산되는 고유의 에너지를 전기나 자기가 아닌 '제 3의 에너지'인 '미약자기'(subtle energy)로 규정한다. 미약자기를 측정해 건강한 사람끼리 통하게 하면 파동은 공명을 일으켜 맑은 소리를 내지만 정상인과 병자의 파동을 섞으면 파동이 소거되거나 불협화음이 일어난다.

육각수와 오각수의 분자결합구조 비교

육각수   오각수

ⓗ 수소 ⓞ 산소

　이런 원리를 이용해 미국의 로날드 웨인스탁이 공명자장분석기(MRA)를 만들었고 그 아류인 QRS, BRS, LFT 등의 파동측정기가 한국, 미국, 일본 등에서 생산되고 있다. 국내서는 이런 기기로 서울의 민영기한의원과 꽃마음한방병원, 인천의 광혜원한의원, 부산의 제창한의원 등에서 파동요법을 실시하고 있다.

　파동요법가들은 공명자장분석기에 환자 손을 올려놓고 병든 장기를 가려낸다. 손에는 신체의 건강상태가 모두 반영된다고 믿기 때문이다. 그다음 진단에 따라 환자에게 정상파동을 가져다줄 수 있을 것으로 예상되는 음식이나 한약을 공명자장분석기로 선별한다. 치료효과를 주는 음식이나 약물은 환자가 갖고 있는 파동과 반대되는 파동을 낸다. 한의사는 이를 바탕으로 식사요법 또는 한약요법을 권유한다. 또 건강한 파동을 녹음시킨 파동수를 만들어 환자에게 투여한다.

　민영기 한의사는 "1997년말부터 3년간 1천명의 환자에게 파동요법을 해본 결과 심인성 피부질환 알레르기질환 등에 60~70%에 달하는 치료성적을 올렸다"며 "암같은 난치병이나 골절 등 근골격계 질환을 제외하면 인체를 정상화하고 자연치유력을 높이는데 큰 도움이 된다"고 말했다.

　그러나 공명자장분석기는 아직까지 공산품으로 허가를 받고 있다. 미약자기의 실체가 과학적으로 입증되지 않았기 때문에 진단과 치료에 이들 기기를 쓸 수 없다는 게 보건당국의 입장이다. 또 육각수의 개념을 세운 전무식 한국과학기술한림원장은 "육각수의 효능과 명성을 업고 일부 의료인들이 파동수를 호도하고 있다"며 "파동수는 과학적인 입증이 필요하며 신비주의적인 색채로 일반인을 유혹하는 것은 잘못"이라고 밝히고 있다.

필자의 견해는 과연 물에 파동을 녹음시킬 수 있는가, 그리고 녹음이 가능하다면 이것이 환자의 세포에 어떤 영향을 미칠 수 있을까, 이를 물리학적으로 확인할 수 있는가 등등의 의구심이 든다. 으레 그렇듯이 대체의학적인 방법에는 환자의 자기암시와 자기최면, 시술자들의 과대포장이 따르게 마련이어서 파동수를 이용한 치료는 권할 만한 방법이 아니다.

매일 술을 드십니까, 술도 음식입니다 술

술은 예부터 '백약의 으뜸' 또는 '정신을 미치게 하는 광약'으로 불리며 양면성을 지닌 채 인류와 함께 해왔다. 소량의 음주가 몸에 좋다는 것은 일반적으로 알려진 사실이다. 절제하는 음주습관이야말로 개인과 사회의 건강을 위한 미덕이다. 등소평은 매일 오찬 후에 적포도주를 딱 반 잔씩만 마시는 습관으로 장수했다.

그런데 한국의 폭음 문화는 심각한 수준에 와있다. 2000년 한국보건사회연구원의 설문조사 결과에 따르면 20세 이상 성인 음주율(평소에 술을 마신다고 응답한 비율)은 평균 68.4%로 남자 83.3%, 여자는 54.9%였다.

특히 여성과 청소년의 음주율은 경계할 만하다. 여성의 음주율은 1986년 20.6%, 1989년 32.1%, 1992년 33%, 1995년 44.6%로 꾸준히 늘고 있다. 또 2000년 김광기 인제대 보건대학원이 조사한 결과에 따르면 우리나라 남자 청소년의 절반이 넘는 56.6%가 중학교 졸업 전 술을 마시기 시작해서 약 30%가 적어도 한 달에 한 번 이상 술을 마시는 것으로 나타났다. 또 전체 응답자의 12.6%는 한 달에 한 번 정도, 3.5%는 10일에 적어도 한 번 이상 만취상태까지 술을 마신다고 응답하고 있는 실정이다. 술이 건강에 미치는 영향과 음식으로서의 재미있는 상식에 대해 알아본다.

주당들, 술살이 무섭다

술은 알코올 1g당 7kcal의 열량을 낸다. 이 열량은 체내의 수분을 고작 땀과 호흡의 연속으로 날려보내는데 사용될 뿐 저장되지 않는다. 술을 먹으면 온몸에 일시적으로 열이 났다가 알코올 대사가 끝날 무렵에 체온이 급강하며 한기가 느껴지는 것도 이때문이다. 오히려 비타민과 무기질을 유실시켜 인체의 신진대사와 전해질 평형을 깨뜨린다. 간에 있는 영양분의 소모도 촉진한다.

이른 바 주당(酒黨) 또는 술꾼들은 살이 찌면 '이게 다 술살이야' '아니야, 안주살이야'라고 서로 우긴다. 술꾼들이 비만한 이유는 알코올의 연소로 나오는 열량은 바로 쓰이지만 나머지 음식으로 섭취한 열량으로 쓰이지 않고 축적되기 때문이다. 또 상습적인 알코올 섭취는 탄수화물을 중성지방으로 변환시키는 대사경로를 발달시킨다. 이에 따라 중성지방이 간에 축적되어 지방간이 되기 쉽다. 게다가 기름기 있는 안주에 함유된 지방질은 알코올에 녹아 잘 흡수되므로 살이 찔 수밖에 없다.

그러나 알코올 중독자들은 비타민과 무기질의 유실되고 식사를 자주 걸러 영양결핍이 오기 쉽다. 그러다 보면 전반적인 건강상태가 나빠져 결핵 같은 감염성 질환이나 마른 사람에게 생기는 수척형(瘦瘠型) 당뇨병 등이 생길 수 있다.

소량의 음주는 약이다

사망률을 최소한으로 낮춰 주는 음주량은 하루 소주 1잔, 맥주 2분의 1캔, 위스키 또는 포도주 2분의 1잔으로 알려져 있다. 매일 이 정도만 마신다면 아예 안 마시는 사람에 비해 건강하게 오래 살 수 있다는 얘기다.

심근경색을 예방하는 효과를 기대할 수 있는 각종 주류의 허용량은 소주는 반병, 맥주는 1l , 포도주는 반병, 위스키는 0.1l 다. 이것의 각각 두 배가 되는 양은 간에게 해를 끼치기 시작하는 최소한의 알코올량이 된다.

그렇다면 술은 어떤 면에서 이로운가. 알코올은 말초혈관에 엉겨붙은 콜레스테롤을 청소하는 유익한 고밀도지단백(HDL)-콜레스테롤을 증가시킨다. 또 몸에 해로운 저밀도지단백(LDL)-콜레스테롤은 혈관에 달라붙어 혈관을 좁히고 손상시키는데 술은 이런 LDL을 20%가량 감소시킨다. 특히 적포도주의 경우는 포도껍질에 있는 항산화 성분이 유해활성산소에 의한 혈관의 노화와 과산화를 방지해준다고 한다.

이밖에도 소량의 술이 주는 이점은 많다. 적당히 마시면 대뇌피질을 자극해서 정신적 스트레스를 이완해주고 걱정을 잊게 해 삶의 활력을 준다. 약간의 술은 위산분비를 증가시켜 식욕을 촉진한다. 알코올은 말초혈관을 확장, 신체표면 온도를 높여줘 일시적으로 추위를 느끼지 않게 한다. 약간의 알코올은 정신신경계의 이성적 기능을 담당하는 중추를 적당히 억제하고 피부 열감을 높여 성욕을 촉진시킨다. 또 배뇨를 억제하는 항(抗)이뇨호르몬을 저해함으로써 이뇨를 도와준다. 술이 우리 몸에 유익하게 작용하기 위해서는 약이 될 정도만 술을 마시도록 자제하는 결단이 필요하다.

적포도주가 최고라는 '프렌치 패러독스'의 허실

프랑스인들은 다른 유럽인들에 비해 관상동맥질환이 적게 나타난다는 사실을 적포도주를 즐겨 마시기 때문이라고 주장한다. 실제로 프랑스인은 다른 서양인들과 체질이 비슷하고, 동물성 지방의 섭취량도 비슷하거나 더 많은데도 불구하고 관상동맥질환에 의한 사망률은 오히려 더 낮게 나타나고 있다. 이를 일컬어 '프렌치 패러독스(French paradox)'라고 한다.

프랑스의 의학자들은 그 해답으로 다음과 같은 가설을 주장한다. 적포도주는 백포도주와 달리 제조공정에서 포도껍질을 제거하지 않는다. 이 포도껍질에는 피가 엉기는 것을 막는 혈소판 응집 억제물질이 있으며 이것이 관상동맥질환을 예방하는 역할을 한다는 것이다. 또 일반적으로 알코올은 몸에 이로운 콜레스테롤은 늘리고 해로운 콜레스테롤은 감소시키기 때문에 두 기능이 시너지를 일으켜 심장병 예방에 좋다는 설명이다.

그러나 '프렌치 패러독스'를 반박하는 주장도 만만치 않다. 프랑스의 숙적인 영국인들은 프랑스인의 동물성 지방 섭취가 늘어난 것은 다른 서방국가와 비교하면 비교적 최근의 일이며, 과거에 프랑스인의 동물성 지방 섭취가 적었기 때문에 지금의 프랑스인에게서 관상동맥질환이 적게 발생한다고 설명하고 있다.

또 다른 연구에서는 프랑스인이 관상동맥질환으로 사망하는 비율은 다른 서방국가에 비해 낮은 것은 사실이나 대신에 암 사망률, 자살율, 교통사고 사망률, 살인사건 사망률 등은 훨씬 높고 이에 따라 평균수명도 낮다고 꼬집고 있다. 즉 프랑스인은 관상동맥질환으로 사망하기 전에 다른 원인으로 사망하는 경우가 더 많아 관상동맥질환에 의한 사망률을 다른 나라와 정확히 비교하기가 어렵다는 주장이다.

독일에서는 술에 대한 '민족주의'까지 대두되고 있다. 독일을 대표하는 맥주가 포도주 못지 않은 효과가 있다는 연구결과가 속속 나오고 있다. 국내의 한 연구도 소주가 심장병을 예방할 수 있다는 결론을 내리고 있다. 양주도 다른 술과 같이 몸에 이로운 고밀도지단백-콜레스테롤을 높여주는 것으로 연구돼 있다.

심장병을 예방하는 차원이라면 굳이 고가의 포도주를 고집할 필요는 없다는 것이다. 꼭 적포도주가 아니더라도 술의 종류에 관계없이 소량의 알코올 섭취가 관상동맥질환이나 뇌졸중 등 동맥경화증 예방에 좋은 영향을 준다는 보고들이 잇달아 나오면서 이런 주장을 뒷받침해주고 있다. 한편으로는 포도주의 효과를 높이려면 마늘이나 브로콜리 등 신선한 야채, 생선과 과일 등을 곁들여야 한다는 조언도 있다.

술에 대한 지극히 긍정적인 연구는 건강한 사람뿐만 아니라 심지어는 고혈압이나 당뇨병 환자에서도 혈압이나 혈당조절이 잘되는 한도 내에서 소량의 알코올 섭취가 이로울 수 있다고 주장하고 있다.

하지만 이런 연구결과들을 그대로 받아들이기에는 몇 가지 의문점이 있다. 이런 연구들은 소량의 알코올 섭취를 하는 사람이 술을 전혀 마시지 않는 사람에 비해 심장병이나 뇌졸중 발생이 적다고 주장하나 실제로 술을 전혀 마시지 않는 사람은 이미 건강상 어떤 문제를 가지고 있어 술을 마시지 않을 가능성이 적잖다. 그렇다면 적절한 비교가 이뤄질 수 없으며 도리어 소량의 알코올 섭취가 우리의 건강을 해칠 수도 있다.

또한 애석하게도 '소량의 알코올'이란 한국의 애주가에게는 받아들이기 어려운 '극미량'(소주 1~2잔 정도)이라는 것이다. 혈당조절이 아주 잘되는 당뇨병 환자에서도 통상 하루 소주 두 잔 이상은 금지사항이다. 개인에 따라 다소 차이는 있겠지만 그 이상을 마신다면 오히려 심장병, 뇌졸중, 간질환 등을 초래할 수 있고 습관적인 음주는 알코올중독으로 고착화될 수도 있다.

인체는 알코올에 얼마나 견딜 수 있을까

정말 이러다가 술로 죽는 게 아닐까 하고 걱정하는 주당이 적잖다. 한국 못지 않게 술을 많이 마시는 독일의 연구결과에 따르면 날마다 80g(소주 한병, 맥주 2*l*)이하의 알코올을 마신다면 간경변에 걸릴 위험은 별로 높지 않다고 한다. 그 대신 이보다 많이 마신다면 그에 비례해서 지방간 간경변에 걸릴 위험이 높다고 한다.

주당들에게 제일 먼저 찾아오는 적신호는 지방간. 수일간 계속해서 40g의 알코올(소주 반병, 맥주 1*l*)을 마시면 지방간이 나타날 수 있다. 웬만큼 술을 즐기는 사람은 절반 이상이 지방간이 있다는 통계가 있다. 증상이 가벼우므로 직장 정기검진 때 비로소 알게 되는 사람이 대부분이다.

성인이 하루에 처리할 수 있는 총 절대 알코올량은 체중(kg)×2.4g이다. 체중이 60kg이라면 144g의 알코올을 처리할 수 있다. 그러니까 하룻밤에 소주 2병 정도는 간이 해독해낼 수 있다. 그러나 쉬지 않고 음주한다면 간기능이 회복될 틈이 없으므로 병에 걸리고 만다. 결론적으로 하루 80g의 알코올을 초과해 연일 먹으면 간에 병이 생기기 십상이다.

그럼에도 불구하고 간의 알코올 해독능력은 매우 탄력적이고 관용적이다. 술을 잘 마시는 사람이라면 하루 160g의 알코올을 수 년간 매일 마셔도 버텨낼 수 있다. 이들이 10년 동안만 절주하면 발병위험이 낮아질 수 있다는 연구결과가 있다. 주당에게는 다소 안심이 되는 이야기다.

그러나 이런데 현혹되다간 하루 80g의 제한수위를 넘어서기는 그리 어렵지 않다. 건강하게 살기 위해서는 하루 알코올 섭취량이 30~50g선을 넘지 않는 것이 좋다. 또 같은 음주량이라면 잦은 음주가 몸에 더 해롭다. 즉 스트레스를 해소하기 위해서, 식사때마다 곁들이는 반주탓에 상습적으로 술을 마시는 것은 단기간의 폭음보다 해로울 수 있다.

주종에 따라 취기도 다르다

15~30%의 알코올 도수를 가진 술이 가장 빨리 흡수된다. 따라서 맥주(4%)나 양주(40%)보다 소주(15~25%)나 청주(15~18%)에 더 빨리 취한다. 또 샴페인처럼 탄산가스를 발생시키는 술은 그렇지 않은 술보다 더 빨리 취하게 만든다. 탄산가스가 위벽을 자극해 알코올 흡수를 촉진하기 때문이다. 술에 콜라나 사이다를 타 먹으면 더 잘 취하는 것도 이때문이다.

막걸리는 청주보다 도수가 약간 낮다. 하지만 불순한 알코올이 많이 들어있어 이것이 위벽에 달라붙어 취기를 오래가게 한다.

빨리 취하는 술이라고 간에 더 무리를 주는 것은 아니다. 술의 독성은 주종에 상관없이 섭취한 절대 알코올량에 비례한다. 도수가 낮은 술이라도 많이 마시면 도수 높은 술을 먹는 것 못지 않게 간에 해를 끼친다.

현명한 음주요령과 숙취해소

대화하면서 천천히 마시는 것이 상책이다. 천천히 마시면 간이 알코올을 처리할 수 있는 여유를 준다. 뇌세포에 도달하는 알코올 양이 줄게 되므로 숙취가 덜하게 된다. 공복에 음주하면 식사 후 술을 마신 것에 비해 알코올 혈중농도가 2배 가량 높아지므로 삼가야 한다.

안주는 위장을 보호하고 알코올의 급속한 흡수를 막아준다. 다만 기름진 안주는 지방간을 초래한다. 안주로는 알코올 해독에 도움을 주는 비타민, 무기질, 단백질 등이 풍부한 것을 택하는 게 좋다. 두부, 등심, 과일 등이 이에 합당하다.

막걸리와 잘 어울리는 안주로는 돼지고기가 든 김치찌개가 좋다. 맵긴 하지만 막걸리의 효모 및 탄수화물 성분 때문에 소화기간에 큰 부담을 주지 않고 소화가 잘 된다. 소주 안주로 마른 오징어는 속쓰림 위궤양을 촉진할 우려가 있다. 맥주에 안주로 오징어나 땅콩을 흔히 먹는데 썩 좋지 않으며 먹는 양을 조절하지 못하면 살이 찐다. 땅콩의 경우 껍질이 벗겨진 채로 공기에 노출될 경우 몸에 해로운 과산화지질이 형성될 수 있으며, 곰팡이가 앉아 살짝 변질됐을 경우에는 아플라톡신이라는 간에 나쁜 독소물질이 생겨날 수 있다. 적포도주에는 육류가 좋고 백포도주는 생선류가 어울린다. 위스키는 치즈, 육포, 잣, 호두처럼 양이 적고 약간 기름져서 위벽을 코팅할 수 있는 안주가 좋다.

지속적인 음주를 삼간다. 장기간의 음주는 소화기 염증 및 궤양, 만성 설사, 영양실조 등을 초래한다. 폭탄주를 자제해야 한다. 폭탄주는 짧은 시간에 다량의 알코올을 섭취하게 만드는 게 가장 큰 문제다. 또 주종에 따라 종류가 다르게 섞여 있는 첨가물이나 불순물이 서로 반응해 중추신경계를 교란하게 되므로 숙취를 심하게 만든다.

음주 중 흡연을 하는 것은 더욱 해롭다. 간에 더 많은 산소가 공급돼야 알코올을 잘 해독할 수 있다. 그러나 흡연중 나오는 일산화탄소는 오히려 간세포의 활동을 방해한다.

숙취해소에는 콩나물국, 조개국, 북어국, 추어탕, 귤, 딸기, 오이, 수박, 유자, 인삼, 칡차, 솔잎차 등이 권할 만한 음식이다. 당분과 수분, 비타민과 무기질을 보충하기 위해 꿀물, 사과주스, 포도주스, 스포츠드링크 등도 좋다. 또 배에 가스가 많이 차 있을 때에는 고추, 계피, 귤 등 가스를 배출하는 음식이 좋다. 술을 마신 다음날 커피, 우유, 탄산음료 등을 먹는 사람이 많지만 좋지 않다. 이런 음료는 위산분비를 촉진하고 속을 쓰리게 해서 숙취해소에 도움이 되지 않는다.

술의 특성을 알고 마셔야 멋진 술꾼

술도 엄연한 음식이다. 술의 종류와 특성을 아는 것은 술을 보다 즐겁게 마시는데 도움이 되며 음주에 따른 건강상의 손해를 최소화할 수 있는 방법이다.

술은 크게 발효주, 증류주, 혼성주로 나뉜다. 발효주에는 포도주, 맥주, 청주, 막걸리 등이 있다. 증류주에는 소주, 백알(중국의 증류주로 百酒, 高粱酒라고도 하며 속칭 '빼갈'로 불림), 브랜디(brandy), 위스키(whisky), 진(gin), 럼(rum) 등이 있다.

곡류나 열매를 원료로 발효시켜 알코올을 얻어낸 것이 발효주다. 이를 증류해 알코올과 알코올에 녹는 성분은 남기고 나머지 수분과 불순물은 날려보낸 것이 증류주다. 증류주는 발효주에 비해 알코올 함량이 높은 반면 원료에서 추출한 물질의 함량은 적다.

혼성주는 발효주와 증류주를 혼합했거나 발효주 또는 증류주에 설탕, 착색료, 향신료 등을 상당히 많이 섞은 것을 말한다. 리커(liqueur)는 대표적인 혼성주로 발효주 또는 증류주에 당액(糖液:곡류를 발아시킨 후 자가분해시켜 얻은 단물)과 향신료 및 착색료를 섞은 것이다. 리커보다 더 복잡하게 섞은 것은 쉽게 말해 칵테일(cocktail)이라고 할 수 있다.

청주는 쌀을 누룩으로 발효시킨 탁주(막걸리)의 윗부분을 떠서 잘 걸러낸 맑은 술이다. 막걸리는 탁주를 체로 막 걸러냈다고 해서 붙여진 이름이다. 탁주와 막걸리는 동의어로 쓰이지만 원래 막걸리는 술을 떠낸 나머지에 물을 섞어 얻은 것을 말한다. 엄밀히 말해 탁주는 막걸리보다 한 단계 높은 수준의 술로 찌꺼기가 잔존하므로 흐리고 탁한 빛깔을 띠게 된다.

청주는 오래 보관할수록 유산균에 가까운 균이 번식해 색이 혼탁해지고 술로서의 상품가치가 떨어진다. 흔히 정종은 청주와 혼용되는데 정종은 엄밀히 말하면 일본식 청주다. 또 흔히 약주라 하면 우리 전통의 청주를 말하는 것으로 봐도 틀림이 없다. 막걸리도 만든 지 오래되면 과잉발효가 돼서 버려야 하므로 출시된 제품은 빨리 마시는 게 좋다.

맥주는 대맥(大麥·겉보리)에 물을 붓고 발아시켜 갈은 후 맥아즙을 만들고 이를 발효시킨 술이다. 맥아즙은 대맥 고유의 디아스타제(diastase) 효소에 의해 자가분해돼 나오는 당액이다. 여기에 호프를 넣어 쌉쌀한 맛이 나도록 하고 효모를 첨가해 발효시킨다. 호프는 진정효과와 스트레스효과가 있는 약재로 쓴맛과 특유의 향기를 낸다. 또 저장성을 높이고 거품을 만들게 하는 역할도 한다. 호프는 과거에는 저장성을 높이기 위해 첨가하는 목적이 컸으나 지금은 위생관리가 엄격하게 이뤄짐에 따라 쓴맛을 내기 위해 들어간다. 호프는 처음에는 쓰지만 자꾸 입에 넣고 있으면 맥주 특유의 단맛을 느끼게 해주는 특성이 있다. 국내 맥주는 독일 본고장의 맥주에 비해 호프 첨가량이 적어 쓴맛이 덜하다. 미국 맥주의 영향을 받아 쓴맛이 줄어드는 추세다. 독일인들은 호프를 넣지 않아 쓴맛이 없는 미국식 맥주를 비꼬아 '단물'이라고 폄하한다.

맥주는 제조공법상 효모가 윗면에 떠올라있는 상태에서 발효하는 상면발효와 술통 바닥에 가라앉은 상태서 발효하는 하면발효로 나뉜다. 상면발효는 구식 제조방식으로 발효균이 살아 있는 생맥주만을 만들 수 있는 기법이다. 상면발효는 생맥주라 맛이 더 리얼하지만 운송과 관리에 어려움이 많다. 생산 후 수일 안에 마셔야 한다. 지금도 영국, 캐나다, 호주 등 영국권에서 선호되고 있다.

하면발효는 시중에 유통되는 거의 모든 맥주를 생산하는 기법으로 독일, 덴마크, 스위스, 네덜란드 등 유럽대륙권에서 주종을 이루고 있다. 하면발효 맥주는 저온에서 술통 바닥에 가라앉는 효모를 사용해 장기간 서서히 발효시킨 맥주다. 늦가을에 술을 담아 봄과 여름철에 마실 맥주를 만들기 위해 독일에서 최초로 개발했다. 저온발효를 위한 냉각기술, 바닥에 가라앉는 특수 효모를 순수하게 배양할 수 있는 기술, 맥주 발효균에 대한 저온살균법이 잇달아 개발되면서 지금처럼 유리병에 맥주를 담아 마실 수 있게 됐다.

맥주는 사용하는 원료 보리와 발효시키는 효모의 종류, 살균 및 필터링 방법, 수질, 호프 첨가량, 발효 방법, 발효시간의 차이, 첨가물질 등의 차이에 의해 차별화된다.

포도주는 인류가 최초로 만든 과일 발효주다. 포도의 산지와 품종에 따라 차이가 난다. 프랑스의 보르도, 부르고뉴, 보졸레 등지와 독일의 모젤 등이 유명한 산지다. 포도주의 품질은 포도의 질에 크게 좌우된다. 해마다 포도의 성숙도에 대해 20점 만점을 기준으로 빈티지(vintage：포도주 품질을 나타내는 점수)를 매겨 포도주를 품평하고 가격에 차별을 둔다. 그러나 산지와 생산년도가 같아도 토양이나 일조량의 차이가 있기 때문에 빈티지의 의미가 그리 크지 않을 수 있다. 또 어떤 이는 빈티지가 낮은 해에 생산된 포도주가 맛이 부드럽고 가볍다고 해서 오히려 더 선호하기도 한다. 따라서 지나치게 빈티지가 높은 포도주에 얽매이는 것은 프랑스의 상업주의에 부화뇌동하는 것일 수도 있다.

포도주는 포도즙 또는 포도열매를 발효시킨 것을 충분히 여과한 것이므로 장기 보관이 가능하다. 일반적으로 빈티지가 좋은 제품은 장기간 보관해 먹는 것이 좋고, 나쁜 제품은 가급적 빨리 먹는 게 나은 것으로 믿어지고 있으나 포도주가 오래될수록 좋다는 것은 과학적 근거가 거의 없는 얘기다. 포도주병은 일반적으로 뉘어놓는데 이는 포도주를 병 속에 봉입(封入)한 후 2차 발효된 가스가 코르크 마개를 통해 공기와 접촉하면서 쉽게 빠져 나갈 수 있게 하기 위한 것이다.

적포도주는 껍질을 그대로 써서 발효시킨 것이고 백포도주는 껍질을 벗긴 포도나 청포도 또는 백포도를 사용해 발효시킨 것이다. 일반적으로 적포도주가 심장병 예방 등 건강에 더 좋은 것으로 알려져 있다.

샴페인(champagne)은 발효가 덜 된 포도주를 병에 담았다가 나중에 발효돼 생긴 탄산가스가 병마개를 열 때 뻥 튀는 소리를 내는 것에 착안해 만들어졌다. 발효가 덜 된 포도주를 병에 담아 거꾸로 세워 찌꺼기를 병마개 쪽으로 가라앉힌 후 병마개 부위를 살짝 얼려 마개와 찌꺼기를 제거한 다음 다시 다른 마개를 덮는 방식으로 만든다. 이럴 경우 탄산가스가 병 안에 남게 되며 차게 보관했다가 병마개를 열 경우 기포가 솟게 된다. 이는 전통적인 방법이며 고가 제품을 만들 때 쓰는 방법이다. 일반적으로는 1차 발효한 포도주를 냉각시켜 병에 담거나 인위적으로 고압 탄산가스를 병에 주입하는 방법을 쓴다.

정통 샴페인은 포도주보다 훨씬 비싸다. 포도껍질을 제거하고 얻은 맑은 원액을 발효시키는데다가 이같은 공법이 가미되기 때문이다. 국내 슈퍼마켓에서 판매되는 샴페인은 대부분 복숭아 등 포도가 아닌 것을 원료로 하는 경우가 많기 때문에 사실상 외국의 고급화된 샴페인과는 격이 다르다.

위스키는 맥주를 증류시켜 통속에 저장해 놓은 것이다. 오랜 세월이 경과하는 동안 술통에서 목재 특유의 탄닌(tannin) 등이 술 속으로 녹아들어가 위스키의 향과 맛을 조성하게 된다. 최소 3년 이상 저장해 숙성시키며 알코올 도수는 30~40%이다.

한국에서 양주의 대명사는 위스키다. 일반적으로 양주가 좋다는 것은 순수하게 에탄올을 정제 증류한 것이기 때문이지 다른 특별한 이유가 있는 것은 아니다. 우리가 이름을 알고 있는 양주는 에탄올의 농도나 순도로 보면 대등소이하다. 시바스 리갈, 조니 워커, 발렌타인, 섬씽 스페셜,

로얄 살루트, 화이트 호스, 패스포트, 버번 위스키 등이 대표적이다. 산지로는 스코틀랜드, 아일랜드, 미국, 캐나다 등을 꼽는다.

위스키는 발효시킬 때 사용하는 원료(보리, 귀리, 옥수수, 쌀보리, 감자 등), 숙성시킬 때 보관하는 술통(참나무나 기타 침엽수), 블렌딩(blending: 출하되는 양주의 맛을 일정하기 위해 도수와 향기나 입맛을 조작하는 과정)에 들어가는 약간의 첨가제 등에 의해 향미만이 다를 뿐이다. 이 때문에 각 양주회사는 블렌딩에 무척 신경을 쓴다. 양주 역시 포도주와 마찬가지로 무조건 오래 숙성됐다고 해서 좋은 것은 아니다. 다만 오래 숙성되면 불순물이 산화 또는 휘발되고 더러 술통에 흡착되면서 술의 성질이 순해진다는 것인데 과학적인 근거가 완벽한 것은 아니다.

브랜디는 과즙 발효액 또는 과실 주박(酒粕)을 증류한 것을 말한다. 대표적인 게 코냑(cognac)으로 프랑스 중부 코냑 지방에서 포도주를 증류해 만든 것이다. 마찬가지로 프랑스 남부 알마냑 지방에서 포도주를 증류한 술을 알마냑(armagnac)이라고 한다. 포도주 외에 사과주나 복숭아 술을 증류해 만든 여러 종류의 브랜디가 있다. 브랜디는 1차로 알코올 농도 20~30%로 증류한 후 재증류해서 65~70%로 만든 다음 술통에 넣어 오랫동안 저장해 숙성시킨다.

코냑의 대표적인 브랜드로는 레미 마르탱, 오지에, 헤네시, 까뮈, 나폴레옹 등이 있고 알마냑 브랜드로는 샤보가 있다. 코냑도 저장해 숙성한 기간에 따라 등급이 나뉜다. 5년 이상이면 별 3개, 7년 이상이면 별 5개, 10년 이상이면 VO, 15년 이상이면 VOS, 20년 이상은 VOSP, 40년 이상이면 XO, 70년 이상이면 Extra로 표시된다.

진은 쌀보리(裸麥), 옥수수 또는 싹을 틔운 대맥 등을 원료로 증류주를 만들어 두송실(杜松實)이나 생약 향료를 넣어 다시 한번 증류한 술이다. 두송실의 특유한 냄새 때문에 소나무 향기가 난다. 두송실은 이뇨작용이 있으며 소화불량에도 잘 듣고 감기기운을 쫓아내는 것으로 알려져 있다. 진은 다년간 숙성시키지 않으므로 색이 없고 매우 드라이한 술이다. 이런 면에서 위스키와 구별되고 서민적인 술로 전승돼왔다. 스트레이트로 마시기도 하지만 토닉워터, 탄산수, 과일즙 등과 함께 칵테일로 만들어 먹는다. 이 때문에 사교파티에서는 빠질 수 없는 술이다. 네덜란드가 원산지이지만 영국의 런던 제품이 고급 제품으로 인식돼 있다.

럼은 사탕수수에서 짠 단물을 발효시켜 증류한 것으로 자메이카, 쿠바, 푸에르토리코, 트리니다드토바고 등이 원산지다. 럼은 독한 정도에 따라 헤비, 라이트, 미디엄 등으로 나뉘며 바카디가 대표적인 브랜드다. 럼하면 해적을 연상하는데 실제로 17~18세기 해적들이 즐겨 마셨다.

보드카는 쌀보리, 옥수수, 감자로 만든 술을 증류한 것이다. 대부분은 쌀보리에 발아시킨 대맥을 넣어 당화 및 발효시키고 증류해 만든다. 자작나무 숯을 담궈 술 특유의 향과 맛을 모두 빼버리고 술통에 장기간 숙성시키지 않는 게 특징이다. 상어알을 발효시킨 캐비어는 보드카를 마시는 러시아 전통의 안주다.

중국의 대표적인 증류주는 백알이다. 서양의 증류기법은 13세기 원나라 시절에 중국에 들어왔으며 쌀을 누룩으로 발효시킨 술을 원료로 백알을 만들었다. 수수를 원료로 한 증류주는 고량주다. 한국의 소주는 고려 충렬왕 때 몽고군이 침입해 안동과 개성에서 증류기법을 이용해 술을 만들게 함으로써 탄생했다. 소주는 청주나 탁주에 비해 고급술로 인식돼 왔으며 여러 가지 약재를 첨가해 이강주, 문배주 같은 술이 나왔다.

요즘 유행인 '백세주'의 경우 생쌀을 갈아 가루 내어 발효시킨 뒤 생약재 분말을 넣어 생약의 향미를 우려낸 술이다. 일반적으로 생약재를 알코올에 담그면 생약재의 휘발성 방향(芳香)성분이나 알칼로이드(alkaloid:활성형 질소를 함유한 약효성분)등이 추출되므로 '약술'이 된다.

한의학적인 관점에서는 술이 생약재의 독성을 약화시키고 생약재의 배합이 음양과 기혈의 조화를 유도한다고 본다. 그러나 서양의학의 약리학적 개념으로는 다양한 생약추출성분이 알코올과 함께 섭취될 경우 성분 간 상호작용과 부작용이 기하급수적으로 증가할 수 있다고 보고 있다. 따라서 술은 술답게 고순도의 단일주가 깨끗하게 취하고 숙취도 적다고 보는 게 옳다.

한편 우리가 흔히 접하는 소주는 모두 희석식이다. 고구마로 만든 순수한 주정을 희석시킨 것으로 증류나 여과 과정이 없기 때문에 순도는 고급 전통 소주에 비해 훨씬 떨어진다. 술의 향미도 느낄 수 없다. 하지만 값싸고 쉽게 취할 수 있어 서민의 술로 사랑받고 있다.

건강보조식품에 대한 이해와 평가

건강보조식품의 허와실

건강에 좋다는 것은 남아나지 않는다. 동남아에까지 원정가서 곰 발바닥이나 원숭이 골을 먹고 오는 사람들이 부지기수다.

게다가 규칙적인 생활습관과 적절한 운동으로 몸을 돌보면 될 것을 바쁘고 피곤하다는 이유로 편하게 건강보조식품에 의지해 건강을 지키려는 사람들이 많다. 이런 심리를 타고 건강보조식품이 큰 인기를 누리고 있다.

소비자들은 몸이 늘 물에 젖은 솜처럼 무겁다든지, 머리가 항상 어지럽고 경미한 두통에 시달린다고 호소한다. 또 기가 허해서 식은땀이 나는 것일까 혹은 혈액순환이 안 돼서 손발이 찰까 등등 염려하는 바가 한두 가지가 아니다. 이를 비집고 의약학적 효능이 입증 안된 건강보조식품이 활개를 치고 있어 적잖이 걱정이 된다.

필자가 취재한 바에 따르면 솔직히 말해서 건강보조식품의 생산과 판매를 허가해주는 식품의약품안전청도 건강보조식품을 적절히 관리하지 못해 골머리를 앓고 있다. 상당수 건강보조식품은 허위과대광고에 의해 소비자에게 의약학적 효능이 뚜렷한 제품으로 팔려나가고 있다. 식약청은 감시할 인력과 능력이 미비해 체계적인 사실상 속수무책이다. 이 때문에 소비자들은 주머니는 주머니대로 털리고 치료시기를 놓쳐 건강을 망치는 경우가 비일비재하다.

그렇다면 이같은 문제가 빚어지는 이유는 무엇일까. 기본적으로 건강보조식품이 일반식품과 의약품의 경계선상에 위치하기 때문에 문제가 파생된다고 볼 수 있다. 건강보조식품은 의약품처럼 효능과 부작용에 대한 책임을 질 필요는 없지만 의약품과 비견할 신뢰와 높은 가격을 받고 있다.

건강보조식품은 나름대로 식품위생법의 식품공전과 약사법의 약전에 의해 많은 규정과 절차를 밟아 시장에 나온다. 그러나 함유된 성분이 약리학적(과학적) 설득력을 갖는지, 원료도 여러 가지인데 과연 제대로 된 원료에서 최적의 유효성분이 추출되고 있는지, 함량이 균일하고 적량이 들어있는지 등등 의심되는 게 너무 많다.

가격은 고무줄이라 진폭이 너무 커서 부르는 게 값이며 소비자들의 불신을 사고 있다. 서민들이 구입하기에는 너무 비싸 위화감까지 조장할 정도다. 1997년 이후 국정감사자료에는 해마다 건강보조식품의 지나친 상업성에 대한 지적이 나왔다. 1999년의 자료를 보면 30만원 상당의 다이어트식품을 제조하는데 원가는 2만원도 안 되는 경우를 어렵지 않게 찾아볼 수 있다.

가요나 패션만이 유행을 타는 것은 아니다. 건강보조식품도 아메바처럼 부단히 변신해서 새로운 유행을 만드는가 싶으면 어느새 인기가 시들고 효과가 없다고 알려지면 소리 소문 없이 사라진다.

4~5년 전 멜라토닌이나 DHEA 등은 마치 만병통치약인 것처럼 언론에 대서특필되고 인구에 회자됐지만 지금은 잠잠하다. 아주 소수만이 찾는다. 요즘에는 관절염에 좋다는 글루코사민, 우울증을 개선시킨다는 성요한의 풀(St John's wort flower) 추출물, 콜레스테롤을 낮춰주는 홍곡, 생체흡수율이 높아 빈혈을 치료한다는 헴철 같은 건강보조식품들이 새로운 인기대열을 이루고 있다.

전립선비대증에 효과가 있는 소오 팔메토(Saw palmetto)나 항생제와 동일한 효과를 낸다는 에키나세(Echinaceae) 등 미국에서 인기를 얻고 있다는 제품도 2001년 가을에 국내에 상륙했다. 이들 제품도 전부는 아니겠지만 시간이 흐르면 자취를 감출 것이다.

이처럼 건강보조식품은 짧게는 1년, 길게는 수 년간에 걸쳐 영화를 거쳐 누리다가 서서히 소비자의 기억 속에서 잊혀져 간다. 효과가 없다면 좀 심하고 소비자가 기대하는 만큼 효과를 발휘하지 못했기 때문에 지속적으로 시장에서 판매되지 않는 것이다.

건강보조식품의 유행은 한 성분의 출현에 의해서도 바람을 타지만 서로 다른 성분들끼리 이합집산해서 제 갈길을 찾기도 한다. 예컨대 A라는 성분은 종합비타민이나 다른 B, C, D성분들과 조합돼 다양한 제품으로 탈바꿈하는 것이다.

실례로 감기 바이러스에 대한 저항력을 높여준다는 아연은 비타민C와 에키나세 등과 합쳐지면 감기치료용 보조식품이 된다. 혈관청소기능이 있다는 마늘추출물과 모세혈관을 강화해준다는 콩의 추출물, 항산화 효과가 있는 비타민E가 배합되면 콜레스테롤 저하 및 혈액순환개선 식품이 된다.

또 있다. 성 요한의 풀에 비타민B를 넣으면 우울증 개선제, 인삼과 비타민B를 배합하면 정력증강제, 뇌혈관을 청소해주고 뇌 기능을 높인다는 은행잎 추출물과 비타민B를 합치면 기억력 및 집중력 증강제, 칼슘과 골다공증을 예방한다는 콩 추출물을 섞으면 골다공증 개선제, 전립선의 주요성분인 아연과 전립선 비대증을 개선해주는 소오 팔메토를 혼합하면 전립선 비대증 치료제가 되는 것이다. 이렇듯 건강보조식품은 변신을 통해 끊임없이 신제품을 만들어 갈 수 있다.

건강보조식품은 만만하다. 누구든지 쉽게 생산해서 팔 수 있을 정도로 공급자의 시장 진입 장벽이 낮기 때문이다. 미국이나 한국이나 마찬가지다. 미국에서 건강보조식품은 그야말로 보조식품(dietary supplement)에 불과하다. 일반 식품을 생산하는 것처럼 시설이나 위생관리, 생산인력관리 등의 기준을 맞추면 된다. 오로지 표시한 성분과 함량에 맞게 생산하면 된다. 더욱이 미국은 마약과 같은 중독성을 가진 식품 외에는 민간요법 등에서 사용되는 모든 식품에 대해 허가를 내주기 때문에 성분에 대한 규제장벽이 한국보다 낮다.

오히려 한국은 일본의 보건행정 패턴을 닮아서 성분에 대한 규제가 더 엄격하다. 그렇다 하더라도 건강보조식품에 대한 제품선택의 판단기준은 모두 소비자의 몫이다. 매스컴에 떠들어대는 것을 온전히 믿어야 하고 제품에 따라붙은 설명서나 상인들의 상술에 찬 목소리만이 제품을 선택하는 단서가 된다. 미국 식품의약국(FDA) 등 어느 정부 당국도 제품의 효능에 대해 아무런 입증을 하지 않는다.

　이같은 특성 때문에 처음에는 건강보조식품을 무시하고 등한시하던 미국의 제약사들이 요즘에는 갖가지 틈새상품을 내놓고 이 시장에 차츰 뛰어들고 있다. 그도 그럴 것이 미국인들은 2000년 각종 건강보조식품을 구입하는데 1백57억 달러를 썼다고 한다. 첨단의학의 메카인 미국에서도 소비자들은 비싼 의료비를 감당할 수 없고 '천연의 힘' '마법의 힘'에 기대려는 속성이 강해 이렇게 건강보조식품을 찾고 있는 것이다.

　한국에서도 2000년 봄부터 일기 시작한 '바이오벤처 붐'으로 인해 건강보조식품을 생산하는 주체들이 급증하고 있다. 과열된 바이오 붐은 외화내빈한 바이오 벤처기업들을 양산했다. 이들 기업들은 장기간 거액투자를 하려면 우선 초기에 건강보조식품처럼 쉬운 제품을 만들어야 투자재원을 확보할 수 있다고 주장한다. 표면적으로는 게놈 같은 거창한 구호를 내세우지만 현실은 실속없는 구닥다리 민간요법에 가까운 제품을 쏟아내고 있는 것이다.

　간단히 말해 이런 일부 바이오 벤처기업들은 건강보조식품을 생산, 까다로운 보건당국의 규제를 피하면서 소비자들에게 그럴싸하게 다가가려하고 있다. 왜냐하면 건강보조식품은 일반 약물과 달리 임상시험을 거치지 않아도 시판할 수 있기 때문이다. 의사의 처방전도 필요 없으며 신문이나 방송을 통해 자유롭게 광고할 수도 있다. 또 의약품은 정부의 가격통제를 받지만 건강보조식품은 홍보전략만 잘 짜면 부르는 게 값이다.

중견제약 업체도 사정은 마찬가지다. 2000년 7월에 실시된 의약분업으로 의약품의 전체적인 수요가 줄어들 게 명약관화하기 때문에 건강보조식품의 판매로 활로를 열어야 한다는 것이다. 이에 따라 종근당, 대웅제약, 한미약품, 동화약품, 태평양제약 등등 국내 유수의 제약회사들은 잇따라 건강보조식품을 생산 판매하는 자회사를 설립했고 외국에서 좋은 제품을 수입해 팔고 있다. 어차피 신약개발이란 정공법으론 다국적 거대제약회사와 상대가 되지 않으니 보다 손쉽게 돈을 벌 수 있는 건강보조식품으로 눈을 돌린 것이다.

중견제약사의 입장에서 보면 건강보조식품은 양약(洋藥)처럼 필연적으로 발생하는 부작용 때문에 의료소송에 시달릴 걱정도 없다. 게다가 골치 아프게 실험실에서 새로운 물질을 합성하기보다 이미 자연계에 존재하는 식물 등에서 몇 가지 성분을 추출해 적당히 조합하면 특허 문제를 고민하지 않고 수백 가지 제품을 거뜬히 만들어낼 수 있다.

원론으로 돌아가서 가장 걱정되는 것은 소비자 및 환자들의 건강이 훼손되는 점이다. 건강보조식품에 대해 많은 의사들이 못마땅해한다. 건강보조식품이 환자의 이탈을 촉진하고 때로는 부작용을 나타내 증상을 악화시키기도 한다는 것이다.

그러나 의사들은 건강보조식품을 복용하지 말라고 뚜렷하고 뾰족하게 제재를 가하지 못하고 있다. 이유는 뭘까. 의사들은 서양의학의 강력한 신봉자이기 때문에 민간요법 같은 건강보조식품을 철저히 외면하는 것이다. 따라서 건강보조식품의 성분과 함량이 인체에 어떤 효과와 부작용을 미칠 것인지에 대해서는 깊게 궁리하지 않았던 것이다. 의사들도 무조건 부정하지만 말고 건강보조식품의 허실에 대해 의학적, 생화학적, 병리학적으로 분석해서 말할 수 있는 식견을 쌓아가야 한다고 본다.

양심적인 의사와는 반대로 실익을 추구하는 의사, 한의사, 약사도 많다. 건강보조식품 판매업자의 돈에 눈 먼 상혼에 의사, 한의사, 약사 등이 동조하고 있는 것이다. 무엇이든 전문가들이 썩어 있고 불량한 마음을 갖게 되면 곪아터진 문제를 바로 잡을 수 없다. 건강보조식품은 본질적으로 과학적인 규명이 어려우므로 이들이 마음만 먹고 허위사실을 유포하면 건강보조식품은 마구잡이로 팔려 나갈 수 있다. 실제로 판매자의 공격적인 광고나 건강보조식품을 칭송하는 일부 저명인사의 주입식 선전에 따라 건강보조식품의 판매고가 크게 좌우되고 있다.

양심을 저버린 일부 의료 전문가들은 현대의학이나 과학의 수단으로 명확한 치료의 근거를 제시할 수 없는 치료법에 관해 '전통민간요법' '민족의학' '동양의학' '대체의학' '자연요법' 등을 운운하며 효능에 대한 확실성이나 부작용에 대한 아무런 대안도 제기하지 않은 채 건강보조식품을 판매하고 있다. 사이비 의사와 다름없이 이들은 특정 건강보조식품이 만병통치인 양 과장하고 옹호하면서 자기 몫을 톡톡히 챙기고 있다.

이런 비난에도 불구하고 건강보조식품에는 건강을 유지하고 질병을 예방해주는 유용한 성분이 들어있는 것 또한 사실이다. 복용도 간편해 자주 찾게 된다. 엄격한 품질관리를 한 건강보조식품은 약의 기능에 가깝다고 한다. 요즘 파마넥스나 암웨이 같은 외국의 다단계 판매회사에서 나온 건강보조식품이 국산제품보다 인기다. 이유는 이들이 체계적으로 함유 성분의 약리학적 효능을 규명해왔고 성분의 유효성을 우수하게, 함량을 일정하게 유지해왔기때문이다. 외국 제품이라고 해서 무슨 특별한 성분이 들어 있는 것은 아니다. 자기 나라의 흔한 생약을 이용한 것도 있지만 은행잎, 당귀, 황기 같은 동양의 생약재를 도입해 '세련되게' 가공한 것도 많다. 이런 점에서 국내 생산업자들이 반성할 게 너무 많다.

별 볼일 없는 건강보조식품은 누룽지보다 영양가가 떨어지고 누룽지가 주는 만족감조차도주지 못할 것이다. 다음과 같이 건강보조식품에 대한 사실과 개인적인 생각을 정리해 본다.

건강보조식품의 정의와 유용성

건강보조식품은 의학적으로 약간의 효능이 있다고 생각되는 특정성분을 추출 농축 정제 혼합해 가공한 식품이다.

따라서 가공하지 않은 식품은 건강보조식품의 범주에 속하지 않는다. 또 건강보조식품은 의약학적 효능이 확실하지 않으므로 '보조'라는 말을 쓴다. 효능을 표시할 때에는 식품영양학적으로 공인된 '임신수유기 노약자 등에 영양보급이나 영양보조' 등의 표현은 가능하지만 '암, 당뇨병, 고혈압의 예방과 치료' 등은 쓸 수 없다.

전 세계적으로는 약 70%가 비타민, 무기질, 아미노산, 필수지방산 등을 공급하는 제품이며 30%가 약용식물(herb)에서 추출한 것이다. 또 이를 응용해 만든 천연화장품 시장은 전세계 건강보조식품 시장의 10%가량을 차지한다.

환경오염으로 인해 토양은 산성화돼가고 중금속, 환경호르몬 등으로 오염돼가고 있다. 이에 따라 농작물은 토양에서 충분한 영양성분을 공급받지 못하고 있다. 당연히 인류도 과거처럼 농작물에서 충실히 공급받지 못하고 있다.

게다가 바쁜 현대인들은 식사를 거르거나 인스턴트 식품으로 대충 때우기 일쑤여서 식사를 통해 고른 영양소를 공급받지 못하고 있다. 특히 영양소 가운데 필수아미노산, 필수희소미네랄, 비타민 등과 식물성 음식이 있는 고유의 약용성분(phyto nutrients 또는 phyto chemicals)이 부족하다.

따라서 이를 극복하기 위해 깨끗한 토양에서 재배된 작물이나 약용 동식물에서 뽑아낸 것을 원료로 해서 만든 건강보조식품이 유용하다는 게 식품영양학자들의 주장이다.

건강보조식품의 맹점

먹기만 하면 사용자의 80% 이상이 살이 빠진다는 건강보조식품의 광고문구를 보자. 만약 이런 식품이 있어서 과학적으로 입증할 수 있다면 노벨의학상 감일 것이다.

필자는 종종 건강보조식품을 먹고 건강이 좋아졌다는 사람의 얘기도 많이 듣는데 대체로 냉소적인 입장을 갖는다. 통계적으로 볼 때 웬만한 병은 자연치유율이 평균 20%를 넘는다. 게다가 어떤 약이나 식품에 대한 확실한 믿음을 갖고 있으면 설령 그것이 무용한 것일지라도 절반 가량은 치료될 수 있다. 이를 플라시보 효과(또는 僞藥효과, Placebo)라고 하는데 자연치유율 20%에 플라시보 효과 30%를 더하면 질환의 절반 이상은 병을 이기려는 의지로 치유될 수 있다는 것이다. 이는 의학적인 통계로 입증되고 있으며 경우에 따라 플라시보 효과는 60%에 달하는 것도 있다.

건강보조식품의 근본적인 한계는 과학적 근거가 결핍돼 있다는 점이다. 미국의 경우 마약성 독성을 띤 물질을 제외하고 민간요법에 쓰이는 것 중에서 보편적인 위험성만 없다면 긍정적 개방적으로 건강보조식품으로 허가를 내주고 있다. 선택과 부작용의 책임이 소비자와 제조사에 달려있다는 것을 전제로 하고 있다.

한국은 40여 가지 성분의 범주에서 건강보조식품의 성분을 규정하고 있는데 일본의 영향을 받아 확실한 효능을 규정하지 않고 있다. 결국 소비자들은 충분한 근거를 얻기 위해 책이나 매스컴을 통해 얻은 관련정보를 종합적으로 검토해 효용성이 있다고 생각할 때 사먹을 수밖에 없는 것이다.

건강보조식품은 치료목적으로 먹는 것이 아니고 건강증진의 개념으로 택하는 것이기 때문에 결코 과신해서는 안 된다. 과잉복용도 삼가는 게 좋다. 영양성분이 고농도로 농축돼 있어서 다량 섭취하면 소화불량 구토 메스꺼움 체온상승 등의 이상증세가 나타날 수 있다. 극단적인 예로 미국에서 건강보조식품의 일종인 칼슘제를 수 년간 복용한 환자가 카드뮴 중독에 걸렸다. 칼슘 원료로 늙은 소뼈를 썼는데 늙은 소일수록 중금속이 많이 농축되기 때문에 이같은 사고가 빚어졌다.

때로는 건강보조식품의 부작용으로 몸에 나쁜 영향이 미칠 수 있다. 인삼의 경우 피가 뭉치게 하지 않는 와파린과 함께 복용할 경우 오히려 피를 끈끈하게 만드는 경향이 발견됐다. 예컨대 심장판막으로 수술 받은 환자는 혈액이 끈끈해지면 위태로운 상태에 빠지게 되는데 인삼이 이같은 부작용을 유발할 수도 있다는 것이다.

은행잎 추출물 제제는 혈소판 응집을 억제해 피가 잘 굳지 않게 한다. 이런 효과로 말미암아 은행잎 제제를 복용한 소수 노인환자에서는 안구에 출혈이 생기는 부작용이 생겼다. 또 은행잎 제제는 교감신경 촉진물질의 원료인 모노아민(Monoamine)의 산화효소(MAO)를 억제한다. 따라서 교감신경흥분제와 같이 복용하면 교감신경이 작용이 촉진돼 심장이 더 빨리 뛰는 등 문제가 생긴다.

이처럼 건강보조식품이 예상 밖으로 약리학적 효과를 나타낼 경우에는 기존 복용하고 있던 약과 함께 약효상승을 내거나 거꾸로 약효감퇴의 현상이 일어나기 때문에 건강보조식품은 무조건 안전하다고 믿어서는 안 된다.

같은 성분이라도 나라마다 또 유효성분의 함량에 따라 건강보조식품이 될 수 있고 의약품이 될 수도 있다. 예컨대 은행잎 추출물의 경우 유럽 미국에서는 주로 건강보조식품으로 허가하지만 한국, 일본, 서남아시아에서는 의약품으로 허가한다. 지병이 있는 환자들은 이런 측면을 고려해 제품을 골라야 한다.

건강보조식품의 선택요령

건강보조식품으로 허가됐는지, 제품검사를 통과한 합격증지를 부착했는지 확인한다. 일반가공식품으로 허가받은 것 중에 상당수가 건강보조식품인 것처럼 허위표시 광고해 소비자를 현혹하는 경우가 많다.

제조일자 및 유통기한을 살펴본다. 건강보조식품은 유용 성분이 농축돼 있기 때문에 제조 저장 판매 조건이 나쁠 경우 변질 또는 부패되기 쉽다.

암, 당뇨병, 고혈압 등 특정질병의 예방과 치료에 효과가 있는지 직접적인 표현을 쓰지 못하게 돼 있는데 과장광고를 하고 있는지 확인한다. 만병통치, 성인병예방 등을 지나치게 운운할수록 허장성세가 심한 것이다.

이런 외형적인 모습을 통해 건강보조식품을 선택하는 것도 필요하지만 더욱 중요한 것은 자기중심이다. 의사, 약사, 매스컴 등이 모두 객관성을 갖지 못하고 건강보조식품에 대해 명확한 증거를 제시하지 못하는 상황에서는 어떤 선택이 건강에 보다 효율적인지 또는 경제적 소비생활인지 스스로에게 묻고 소비행동에 들어가야겠다.

자기중심을 갖는 판단의 근거는 과학성이다. 예를 들어 심해에서 사는 상어에서 추출한 스쿠알렌이니까 먹으면 얼마나 심장과 간이 좋아질까, 여왕벌이 먹는 로얄젤리라니 먹으면 우리도 여왕벌처럼 강성해지겠지라고 막연히 생각하는 것은 금물이다. 함유된 성분이 대사를 거쳐 체내에 어떤 영향을 미칠 것인가를 우리는 과학적으로 생각해봐야 한다. 결코 판매업자들이 제품을 신비화하는 소리에 현혹되거나 소비자 개인의 일시적인 감흥에 젖어 제품을 구입할 일은 아닌 것이다.

특히 건강보조식품이나 한약을 선호하는 사람들은 건강보조식품이 양약에 비해 속도 안 쓰리고 부작용도 없다고 맹신하고 있다. 한약의 경우에는 약발이 서지 않으면 체질이 맞지 않기 때문이라고 대범하게 넘기기도 한다. 이는 신비주의와 비(非)과학주의에 빠져있는 전형적인 한국인의 고정관념일 것이다. 냉철하게 말하면 비싼 돈을 주고 건강보조식품을 사먹느니 헬스클럽티켓을 끊고 시장에서 신선한 음식을 충분히 먹는 게 한결 나을텐데 말이다.

건강보조식품 정책에 대한 제언

식품의약품안전청, 검찰, 시청위생과, 공정거래관리위원회, 소비자보호원 등이 수시로 과대광고에 폭리를 취한 건강보조식품회사를 적발하고 있지만 근본적으로 문제점이 해결되고 있지는 않다.

소비자들이 건강식품이나 기능성식품을 구입할 때 엄연히 효과를 따지며 구입하고 있는 만큼 영양소 구성비율, 함유성분과 함량, 유효한 효과를 기대할 수 있는 기준함량, 함유성분이 나타낼 수 있는 효과와 부작용 등이 제품이 명기되는 방향으로 정책이 바뀌어야 한다는 지적이다.

또 식품공전에 의거한 규정대로 허가를 내주다보니 새로운 성분과 형태를 지닌 건강보조식품은 아무리 효능이 좋은 것으로 인정돼도 시판허가가 제한을 받고 있다. 따라서 이를 유연하게 푸는 대신 효능 부작용을 합리적인 잣대로 평가할 수 있는 기준이 설정돼야 한다는 게 관련 종사자들의 주장이다.

눈을 밝게 하는 간유와 대구

간유는 명태, 대구 등 대구과에 속하는 식용 어류의 신선한 간에서 얻은 지방유다. 알이나 내장에서 얻기도 한다. 간유는 비타민A와 D의 보고다. 1g 중에 비타민A가 2000 IU 이상 함유되어 있고 비타민D₃도 200IU 가량 함유돼 있다. 따라서 영양장애, 구루병, 골연화증, 야맹증, 각막연화증, 각막건조증, 빈혈, 선병질(腺病質)체질, 결핵 등의 치료에 사용한다. 간유의 시판품에서는 불쾌하고 특이한 냄새가 나지만 갓 만들어 신선한 것은 불쾌한 냄새가 없어 튀김 등에도 사용한다. 간유는 물에 풀리지 않고 알코올, 에테르 등 유기성 용매에는 녹는다. 밀폐용기에 넣고 직사광선을 피해서 보존하지 않으면 비타민A는 쉽게 산화되어 빨리 없어진다. 그래서 당분을 첨가해 과자처럼 간유구를 만들면 먹기에 편하다.

넙치, 돗돔, 다랑어, 가다랭이, 상어류, 고래류의 간에서 얻은 간유를 강간유(强肝油)라 하는데 비타민A와 D의 함량이 보통 간유의 5배에 달하며 먹기가 좋다. 그러나 강간유를 과용하면 비타민A와 D의 과잉증이 나타나기 쉽다. 젖을 먹는 유아가 과용하면 식욕부진, 체중감소, 발열, 발진 등의 비타민 과잉증에 걸릴 우려가 있으므로 조심해야 한다.

간유는 적량만 먹으면 매우 좋은 식품이다. 다만 바다의 오염으로 대구의 간에서 다이옥신(dioxin:유기염소계 화합물의 생산 또는 소각과정에서 나오는 환경호르몬의 총칭)과 PCB(Poly Chlorinated Biphenyl:두개의 연결된 벤젠핵에 여러 개의 염소기가 달린 유기염소계 독성물질) 등의 발암성 물질이 검출되고 일부에서는 허용치를 넘는 수준까지 나오고 있는 게 께름칙하다. 간은 체내로 들어온 외부 화학물질을 거르는 역할을 하는 기관이기 때문에 간유는 해로울 수 있다는 지적이다. 그러나 아직까지는 몸에 유해할 정도는 아니라는 게 국내외 보건기관의 판단이다.

간유의 주된 원료인 대구

입이 몹시 커서 이름도 대구(大口)로 붙여졌다. 베링해, 오호츠크해 등의 북태평양과 한국, 대만, 일본 해역에 광범위하게 살며 3년 정도로 다 자랐을 때 40cm를 넘는다.

대구는 자기보다 작은 어류나 어류 새끼를 닥치는 대로 잡아먹는 포식성 어류다. 청어, 명태, 문어, 새우, 오징어 등을 통째로 먹고 자기몸 크기의 3분의 2정도 되는 것도 두겹으로 삼켜 먹는다. 따라서 대구 자체가 영양가가 높다. 대구는 명태, 조기, 갈치와 함께 대표적인 흰살 생선이다. 대체로 흰살 생선은 지방함량이 5%미만으로 적은 편이다. 특히 대구는 몸통 살만 따질 때 지방함량이 1%도 안 된다. 반면 단백질은 17.5%에 달한다.

대구는 예부터 보신용 물고기로 애용돼 왔다. 맛이 담백하고 깔끔해 술을 거나하게 마신 후 해장국으로 먹으면 술독이 풀린다. 또 겨울철에 대구매운탕을 끓여먹으면 몸이 따뜻해진다. 산모들이 대구를 먹으면 젖이 잘 나는 것으로 알려지고 있다.

〔 **주요제품** 〕 간유는 효과가 좋은 식품이나 식품업체들이 마진이 적다는 이유로 현재는 거의 생산되지 않고 있으며 이윤이 많이 남는 스쿠알렌이 간유를 대신하고 있다.

근육이 불어나게 하는 구아라나

구아라나(학명 Paullina cupana)는 삶의 에너지를 올려 밤새도록 춤을 춰도 지치지 않고 그 옛날 남미의 전사들에게는 근육을 불리는 음식으로 애용돼왔다.

남미 우림지대의 고립된 지역에서 자생하는 이 식물은 덩굴이 나무를 타고 기어올라가는 관목의 하나로 열매는 갈색빛에 크기와 모양새는 완두 콩만하며 맛은 약간 쓰다. 원주민들은 구아라나 열매를 사람의 눈을 닮았다 하여 '신비의 눈'(secret eyes)라고 부른다. 보통 구아라나 열매를 말려서 가루내어 물에 타 마시면 상쾌한 기분을 느낄 수 있다. 남미원주민들은 한국의 인삼처럼 몸이 튼튼해지고 인체 기능이 향상된다고 믿어왔다.

구아라나 열매는 몸에 잘 흡수돼 미량의 무기질 원소들이 잘 확산되게 하고 그 결과 체내 신진대사를 촉진한다. 구아라나의 알칼로이드(alkaloid:활성형 질소를 함유한 유효물질의 총칭)는 중량들기 운동을 할 때 일정 열량이 소모될 경우 더 많은 힘이 발휘되도록 돕는다고 알려져 있다. 그러나 근육 볼륨이나 근력을 증강시키는 효과는 과학적인 여러 실험결과를 종합하면 별로 신빙성이 없는 것으로 결론이 지어진 상태다.

원두커피 8~10g이 310mg의 카페인을 함유하는 것에 반해 구아라나는 6~8g이 320mg의 카페인을 갖고 있다. 구아라나의 카페인은 커피의 카페인과 구조와 성질이 약간 달라 구아라닌(guaranine)이라고 부르며 이밖에 다른 종류의 수용성 알칼로이드도 함유하고 있다.

구아라나의 약효성분은 구아라나 열매의 섬유질에서 서서히 녹아 나오기 때문에 부드럽게 방출된다. 또 5시간 동안 활력을 주고도 남음이 있다. 이같은 이유로 구아라나는 운동선수, 만성피로와 무기력감을 호소하는 사람, 밤새 파티에서 노는 사람들이 즐겨 찾고 있다.

구아라나는 1980년대 후반에 들어 본격적으로 과학적인 연구가 진행됐는데 활력증강과 근력증강 외에도 걱정, 근심, 스트레스, 초조, 긴장감에서 벗어나게 하고 두통과 생리통을 완화시켜주는 것으로 알려지고 있다. 한마디로 구아라나는 식물성 각성제로서 신진대사를 촉진하며 피로를 덜 느끼게 하는 효과가 어느 정도 인정되고 있다.

구아라나는 분말형태로 차를 만들기 위한 제품으로 팔리기도 하며 콜

라나 코코아 음료에 첨가되기도 한다. 또는 초콜릿이나 각종 건강보조식
품에 들어간다.

〔 **주요제품** 〕 GUARANA NATURALE 및 GUARANA ACTIVE(호주의
GUARANA회사), 슬리민·폴렌파워(내츄로에이스), GFD(헬스캠프넷)

피로를 줄여주는 구연산과 비만을 해소 해주는 수산화구연산

구연산(citric acid)은 웬만한 청량음료나 자양강장음료에는 빠지지 않
고 들어있다. 많은 사람들이 이런 음료수를 먹을 때마다 포장에 쓰여진
구연산을 자주 접하면서 과연 몸에 좋은가 하고 궁금해한다. 수산화구연
산(HCA:hydroxy citric acid)은 구연산에 수산화(OH)기가 붙어있는 물질
로 국내서는 1995년 이후 비만치료식품에 단골로 첨가되고 있다.

구연산

구연산은 매실에 가장 많으며 복숭아, 사과, 살구 등에도 상당히 함유
돼 있다. 구연산은 고교 생물시간이나 대학의 생화학 강의시간에 필수적
으로 배우는 'TCA사이클'(TCA는 Tri Carboxyl Acid의 약자로 구연산을 의
미하며 TCA사이클을 '구연산 회로' 또는 발견한 생화학자의 이름을 따서 '크렙
스(Krebs)회로'라고도 한다)의 주인공으로 인체 전반의 신진대사를 조절
하는데 중요한 역할을 한다.

우리가 먹는 각종 당분은 최종 단계에서 포도당으로 분리되고 이것은
TCA사이클을 거쳐야 에너지를 만든다. 또 지방질에서 분해된 지방산과
단백질로부터 생성된 아미노산도 궁극적으로 TCA사이클을 거친다. 이
로써 우리가 호흡하고 피를 돌리며 걸을 수 있는 것이다. 포도당은 2개

의 피루빈산(piruvic acid)으로 변하고 피루빈산은 TCA사이클 첫 번째 과정에서 구연산으로 변한다.

구연산은 피로회복에 도움이 된다고 알려져 있다. 예컨대 전분은 여러 가지 소화단계를 거쳐 구연산이 되는데 이때 약간의 에너지가 소모된다. 따라서 중간대사과정을 생략하고 직접 구연산을 투입하면 소화 및 대사과정에서 소비되는 에너지를 아끼게 돼 피로가 덜 생기게 되고 속도에 있어서도 구연산 복용 후 아주 빠른 시간 안에 에너지를 얻을 수 있다는 것이다. 아닌게 아니라 일리가 있고 실제로 누구나 구연산 함유음료를 먹으면 피로가 빨리 회복되는 것을 느낄 수 있다.

그러나 전분이 구연산으로 전환되기까지의 과정에서 쓰이는 에너지 소모량은 구연산이 완전히 분해돼 물과 이산화탄소, 에너지를 생산하기까지의 에너지 소모량에 비하면 그리 많지 않다. 따라서 소화로 낭비되는 에너지 소비량을 줄일 수 있다고 지나치게 기대하는 것도 무리가 따를 수 있다.

또 구연산은 주로 탄수화물 대사에만 관련이 있다. 착각해서 구연산을 밥 대신에 먹는다고 가정하면 전체적인 음식 섭취량이 줄어 변비가 올 것이고 다른 단백질, 비타민, 지방질을 섭취하지 못하게 될 것이다.

구연산은 또한 가격이 적잖이 비싸다. 왜냐하면 구연산은 주로 레몬 등 열대과일에서 많이 채취하는데 추출량이 그리 많지 않기 때문이다. 국내서는 매실이나 감귤에서 추출한 제품이 주종이나 생산량이 많은 편이 아니며 중국에서 싼 제품을 사들여 그대로 쓰거나 한번 정제해 사용하고 있다. 특히 중국산은 상당수가 공업용으로 원래 식용이 불가능하나 일부 업체에서는 불법적으로 정제해서 사용하는 경우가 적잖다.

어쨌든 구연산은 피로회복에 좋고 식욕을 돋군다. 청량음료에 같이 첨가하면 청량감을 주기 때문에 감초처럼 거의 빠지지 않고 들어간다. 또 구연산은 일부 연구에 따르면 콜레라, 장티푸스, 인플루엔자, 파라티푸스, 발진티푸스, 이질균 등을 억제하는 효과가 있는 반면 인체에 필요한 대장균은 죽이지 않는 것으로 알려져 있다. 따라서 병원성 식중독의 회복에 좋다. 물론 구연산의 농도가 진해야 하므로 음료수 몇 병 먹는다고 해서 산뜻한 효과를 기대하기는 어렵다.

〔 **주요제품** 〕 영진구론산바몬드(영진약품), 구연산(코탑상사), 등 대부분의 자양강장 드링크나 청량음료에 소량 첨가돼 있다.

수산화구연산

수산화구연산은 유기산의 일종으로 흔히 비만억제물질로 알려졌다. 태국, 말레이시아 등 동남아지역에서 나오는 가르시니아 캄보지아(학명 Garsinia cambogia)라는 열매에 많이 함유되어 있다. 캄보지아 열매의 과피에는 HCA가 건조중량으로 10~30% 함유돼 있다. HCA는 오렌지나 다른 밀감류에 존재하는 구연산과 비슷한 물질로 남부 아시아에서 서식하는 가르시니아 속(屬) 나무의 말린 과일 껍질로부터 추출된다. 이중 HCA를 가장 많이 함유하고 있는 종이 가르시니아 캄보지아이다. 캄보지아 열매 추출물은 오랫동안 돼지고기 및 생선의 양념(souring agent)으로 남인도나 동남아 해안지역에서 사용돼왔다. 다시 말해 이 과일의 조(粗)추출물은 육식할 때 소화를 돕고 보다 많은 음식물을 욕심껏 섭취하기 위해 소화촉진 용도로 첨가돼왔다. 고품질의 HCA를 얻기 위해서는 캄보지아 열매를 단순히 건조시켜 사용하기보다는 표준추출공정을 거쳐야 한다. 열매를 분쇄해서 물과 혼합해 HCA를 추출한 후 농축·건조 과정을 거친다. HCA는 추출물의 50% 이상을 차지해야 품질이 좋고 비만 개선의 효과를 기대할 수 있다.

많은 식물에서 발견되는 구연산과 달리 HCA는 자연계에서 극히 드물게 발견된다. 생약학 전문가들은 1960년대 후반에 HCA의 뛰어난 성질을 인식하기 시작했다. 즉 체내에서 탄수화물이 변화돼 지방을 합성하는 것을 구연산이 억제한다는 사실을 알아냈다. 이어 1970년에는 스위스계 제약회사인 로슈(Roche)사가 HCA의 생리적 효과를 밝혀내 용도특허를 획득했다. 로슈의 연구 결과 HCA는 수산화(OH)기의 위치에 따라 4가지의 이성체를 가지며 이중 가르시니아 캄보지아에 함유되어 있는 HCA가 다이어트에 가장 유리한 효과를 나타내는 이성체인 것으로 밝혀졌다.

HCA의 기능은 여러 가지다. 우선 체내에 HCA가 다량 존재하면 구연산이 분해되거나 지방으로 전환되는 것이 억제된다. 즉 HCA는 구연산을 지방산으로 전환시키는 효소를 저해함으로써 과잉의 지방산이 비만을 유발하는 것을 막는다.

또 HCA는 간과 근육에서 포도당이 글리코겐으로 저장되는 능력을 향상시킨다. 식사를 거르거나 공복 시에는 글리코겐이 우선적으로 에너지로 사용되므로 공복감을 덜 느끼게 되고 식욕이 줄어든다. 이를 통해 간접적인 비만 개선효과를 기대할 수 있다.

아울러 HCA가 존재하면 당질이 지방산으로 변화하지 않고 에너지원인 글리코겐으로 저장됐다가 나중에 열량공급이 부족해지면 먼저 사용된다. 따라서 당질이 고갈됨으로써 단백질(근육)이 에너지원으로 사용되고 이에 따라 체내 구성성분인 단백질이 파괴되는 현상을 막을 수 있다.

끝으로 HCA는 지방의 분해와 합성을 조절하는 특정 효소에 대해 지방분해가 촉진되도록 유도하므로 전체적인 에너지 대사가 활발해진다. 에너지 대사가 증가한다는 것은 열량 소모가 많아져 살찌기가 어렵게 된다는 것을 의미한다.

이처럼 HCA는 비만의 개선에 여러 모로 유용하나 단독으로는 비만을 개선할 수 없다. 반드시 식사요법과 운동요법을 병행해야 체중감량의 효과를 얻을 수 있다.

〔 **주요제품** 〕 일동키토다이어트(일동제약 다이어트사업부), 메타보트림(파마넥스),

퀸다이어트S(종근당건강), 슬림다이어트(한미약품)

연골을 보호해주는 글루코사민, 콘드로이틴, 히알우론산

1998년부터 글루코사민을 주성분으로 하는 건강보조식품이 관절염치
료용으로 잇달아 출시되고 있다.

연골은 글루코사민(glucosamine), 콘드로이틴(chondroitin), 콜라겐
(collagen) 등 중요한 3가지 성분으로 구성된다.

글루코사민은 인체 내에서 자연적으로 생성되며 갑각류와 곤충의 외
피를 이루는 키틴질에 다량 함유돼 있는 천연물질이다. 음식물을 통해
소장에서 흡수되는 글루코사민은 프로테오글리칸(proteoglycan：다당류와
단백질이 공유결합한 물질의 총칭. 연골인대, 피부, 관절낭액 등 세포사이의 膠
質을 구성하는 기초물질)의 구성물질인 동시에 연골세포를 자극하고 정상
화시켜 프로테오글리칸의 생성을 촉진한다. 또 연골세포를 자극해 다른
연골 구성성분인 콜라겐의 생성을 촉진한다.

프로테오글리칸은 다량의 수분과 촘촘히 결합(高度水和)해 탄력있고
건강한 연골이 되도록 유도한다. 콘드로이틴은 이 과정에서 관절안으로
액체를 끌어당겨 연골을 보호하는데 중요한 역할을 하며 콜라겐의 생성
을 촉진한다.

콜라겐은 35%의 글리신과 11%의 알라닌 잔기를 함유한 폴리펩타이
드 혼합물로 피부(가죽), 건(힘줄), 연골, 근육, 뼈 등의 주요 구성성분이
며 동물 전체 단백질의 3분의 1을 차지한다. 형태를 지탱해주고 외부의

충격을 흡수하며 조직의 탄력을 유지해주는 역할을 한다.

글루코사민과 함께 주목받고 있는 히알우론산(hyaluronic acid)은 연골에 있는 단백다당질의 주요성분이다. 콘드로이틴의 단위구성물질인 갈락토사민이 글루코사민으로 치환된 게 히알우론산이다. 히알우론산도 친수성이 강해 물분자를 잘 끌어들인다. 따라서 관절내의 연골과 활액을 구성하면서 무릎에 가해지는 하중 및 충격을 흡수하고 관절연골의 탄력성을 높인다.

미국에서 환자 1200여명에게 글루코사민을 투여한 결과 6~8주 후 94%의 환자에서 통증억제효과가 나타났다. 또 미국 아리조나대 의대 제이슨 테오도사키스 박사는 글루코사민을 하루에 1500mg씩 6개월동안 복용하면 관절염 환자의 60%가 완치단계에 이른다고 주장하고 있다.

요즘 유행하는 관절염 치료용 건강보조식품은 관절의 기능을 향상시켜주고 관절을 유지해준다는 글루코사민과 콘드로이틴, 연골의 충격을 흡수하는 콜라겐이 주성분이다. 연골의 윤활작용을 돕는 히알우론산과 비타민, 미네랄 등이 보조 성분으로 첨가돼있다.

예전에는 소 무릎 연골을 넣고 끓인 도가니탕이나 코뿔소뼈(서각)가 관절염에 좋다고 해서 먹었는데 이런 음식에는 바로 이런 성분이 들어있

━━━ 단백다당질 분자구조에 대한 이해 ━━━

- 히알우론산(hyaluronic acid)은 D-Glucuronate와 N-acetyl-D-glucosamine이 결합한 단위물질로 이뤄진 산성 뮤코다당류다.
- 콘드로이틴(chondroitin)은 D-Glucuronate와 N-acetyl-D-galctosamine이 결합한 단위물질로 이뤄진 산성 뮤코다당류다.
- 키틴(chitin)은 N-acetyl-D-glucosamine의 중합체이며 키토산(chitosan)은 아세틸기가 탈락된 D-glucosamine의 중합체다. 게나 새우껍질은 키틴이 주된 구성물질이며 사이사이를 탄산칼슘이 메우고 있다.

다. 그러나 문제는 흡수다. 이들 성분이 비록 연골을 구성하는 성분이라 지만 몸 속에 들어가 소화효소에 의해 여러 조각으로 분해되면 효과가 줄어들거나 사라진다. 그러나 현재는 이들 성분이 든 음식이나 건강보조 식품 또는 의약품 등을 먹었을 경우 얼마나 흡수돼 연골로 가는지 제대 로 연구된 게 없다.

1999년 4월 미국 정형외과학회에서는 글루코사민의 효과는 과장됐다 며 단순한 건강보조식품일 뿐이라고 지적했다. 어떤 음식을 먹더라도 인 체는 필요한 성분이 적당히 만들어지도록 스스로 조절하므로 관절에 좋 다는 음식이나 약을 맹신하는 것은 큰 오류다. 그저 편식하지 않고 골고 루 먹으면 충분히 관절에 필요한 성분이 만들어질 수 있다는 게 전문의 들의 지적이다. 도가니탕의 경우라면 건강보조식품에 비해 글루코사민 의 함량이 적잖고 값도 싸므로 식사요법 삼아 즐겨보는 것은 나쁘지 않 다.

〔 **주요제품** 〕 조인케어(대상), 글루안(LG생활건강), 조인트캡(서울제약), 조인트코 사민(유한양행), 카트리지포뮬러(파마넥스코리아), 샤크본연질캅셀(환인제약), 죠인트서포트·콘코사민(종근당건강), 엔조인트(태평양), 피앤디조인큐(피앤디헬 스캠프), 콘사민(동화약품)

혈전을 녹여주는 나토키나제와 청국

뇌졸중, 심근경색, 혈전증 등을 식품섭취를 통해 미연에 방지하거나 개선시킬 수 있는 콩의 발효산물인 나토키나제(nattokinase)가 2001년 들어 기능성 식품 소재로서 주목을 끌고 있다.

나토키나제는 콩을 발효시킬 때 '나토균' 이란 미생물이 대두의 영양성분을 섭취, 생육하면서 만들어 내는 혈전용해효소이다. 나토키나제는 비타민B군, 비타민K 및 많은 양의 슈퍼옥사이드디스뮤타제(SOD:항산화효소) 물질을 함유하고 있다. 또한 열에 대한 안전성이 높은 효소로서 65℃에서 30분간 가열해도 활성감소율이 약 2%에 불과하다. 이 효소는 일본의 스미 박사가 1987년 200여종의 식품검색과정 중에 나토(natto:일본식 청국장, 일명 '납두')로부터 발견하여 명명한 것이다.

나토키나제는 분자구조도 명확하게 확인됐고 국제혈전용해학회에서도 혈전용해 기능에 대한 연구결과가 발표되는 등 어느 정도 과학적인 근거가 인정됐다. 나토키나제는 직접적이고 강력한 혈전분해능력과 프로유로키나제(pro-urokinase:오줌에서 추출하는 혈전용해효소인 유로키나제의 전단계 물질) 활성화능력을 갖고 있는 혈전용해효소로서 경구 섭취에 의해서도 효과가 있는 것으로 알려지고 있다.

나토키나제를 성인에게 섭취하게 한 후 혈전분해물(FDP) 농도를 조사한 결과 나토키나제 섭취 후 FDP값은 4시간동안 급격하게 증가하고 6~8시간 후에는 감소하는 것으로 연구됐다. 또 나토키나제 섭취에 의한 FDP의 최고치는 1회 섭취하였을 때에 비해 2회, 3회 계속해서 섭취하게 되면 점차 감소하는 것으로 나타났다.

이는 나토키나제를 섭취하면 수 시간내로 혈전용해효과를 기대할 수 있으며 지속적으로 섭취하게 되면 혈관에 쌓인 혈전의 양이 점차 줄어든다는 것을 의미한다. 따라서 나토키나제는 심근경색이나 뇌경색 등 임상에서 사용되고 있는 혈전용해제인 유로키나제(urokinase)보다 부작용이 없는 저가의 강력한 혈전용해효소로서 관심이 집중되고 있다.

나토키나제 1g은 병원에서 자주 사용되는 혈전용해제인 유로키나제 1600 IU에 상응하며 부작용이 없다는 게 옹호자들의 주장이다. 병원에서 사용하는 혈전용해제는 혈액에 들어가서 작용하는 시간이 4~20분으로 극히 짧으나 나토키나제는 4~8시간으로 장시간 동안 효과가 지속된다고도 한다. 그러나 이런 연구결과는 상당히 부풀려진 것으로 역시 의약품과 같은 강력한 혈전용해 효과를 내는 것은 아니다.

한편 나토키나제의 원료가 대두콩인지라 콜레스테롤을 씻어내는 레시틴(lecithin)이나 혈액을 잘 흐르게 하는 리놀레산(linoleic acid)이 상당량 함유되어 있어 콜레스테롤을 낮출 수 있다. 또 8가지 필수아미노산을 포함한 양질의 단백질을 가지고 있다.

또 나토키나제는 혈압강하 효과도 기대된다. 혈장 중에 있는 안지오텐신(angiotensin)이라는 펩타이드는 혈압이 떨어지면 신장에서 분비되는 레닌(renin)에 의해 안지오텐신I이 되고 이것이 안지오텐신전환효소(Angiotensin Converting Enzyme : ACE)에 의해 안지오텐신Ⅱ로 변하게된다. 안지오텐신Ⅱ는 동맥의 혈관벽 근육을 수축시키는 작용이 있으므로 혈압이 상승하게된다. 그런데 나토키나제는 ACE활성을 강하게 억제하여 혈압상승을 억제한다고 한다.

또 나토키나제나 대두에 함유된 제니스테인(genistein)은 여성 호르몬인 에스트로겐과 유사한 작용을 하기 때문에 피토에스트로겐(phytoestrogen)으로 불리기도 하는데 폐경기 여성의 에스트로겐 결핍으로 인해 유발되는 골다공증의 예방과 진행억제에도 효과가 있는 것으로 알려지고 있다. 뿐만 아니라 나토키나제는 칼슘과 결합해서 뼈를 형성하는 단백질인 오스테오칼신(osteocalcin)이라는 단백질을 만드는 비타민 K_2를 함유하고 있어 골다공증을 예방해준다고 한다.

한국의 청국장과 일본의 나토키나제

청국장은 대두콩을 삶아 소금, 마늘, 고춧가루 등의 양념을 넣고 절구에 찧어 발효시킨 것이다. 된장이 삶은 콩을 말린 후 공기 중에 사는 누룩곰팡이가 달라붙어 발효되는 식품이라면, 청국장은 콩 자체에 있는 청국균(납두균 또는 나토균)을 번식시켜 만든다. 또 된장은 수 개월씩 발효시키지만 청국장은 3일 정도 발효시킨다.

청국장은 원래 청나라에서 들어왔으나 지금은 우리 고유의 국거리이자 조미료로 사랑받고 있다. 대두단백질은 청국균에 의해 일부가 소화분해돼 청국장의 특유한 냄새와 점성물질을 만든다. 특유한 냄새는 발효돼 생긴 암모니아 가스에서 기인한다. 점성물질은 폴리펩타이드와 과당의 중합물인 프룩탄(fructan), 글루탐산(glutamic acid) 등이 혼합된 것이다.

청국균이 풍부한 청국장은 소화제 중에서 최상급이다. 위나 장에서 식품의 흡수를 높이고 혈관 안에 축적된 콜레스테롤을 분해한다. 또 청국장은 비타민B$_1$이 많이 들어있어 간장의 해독기능을 도우므로 술과 담배에 시달린 간을 보호해준다.

일본도 청국장과 비슷한 발효식품인 '나토'에서 효소를 추출해 혈전용해 효과가 있는 건강보조식품으로 활용하고 있다. 따라서 나토키나제 건강식품을 그리 높이 볼일은 아니다. 그러나 상술좋은 일본인들은 이 건강식품이 은행잎 추출물이나 키토산보다 혈전청소 효과가 좋은 것으로 과잉 광고하고 있다.

다만 청국장은 소화·분해된 성분이 많아 열량이 거의 없다. 또 한의학적으로는 음식의 성질이 차서 몸이 차고 소화기능이 나쁘며 설사를 자주 하는 사람에게는 좋지 않다.

〔 **주요제품** 〕 프리맥(사랑의 건강마을), 나토키나제 2050(인터팜), 인블러드(안국약품)

허한 기혈(氣血)을 보해주는 녹용

녹용은 동물 생약 가운데 가장 많이 쓰이는 약재다. 인삼과 함께 대표적인 보약재의 하나로 누구에게 써도 효험이 일정하게 나타난다는 것이 다른 생약보다 월등한 장점이다.

동양에서는 녹용을 보약으로 치지만 미국 등 서구에서는 약으로 인정하지 않고 식품으로 간주해서 건강보조식품에 많이 첨가한다. 서양사람들은 당초 녹용을 거의 버리다시피 했지만 그 효과가 알려지면서 한국 등 아시아에 수출할 뿐만 아니라 이제는 자신들도 즐겨먹는 영양식품으로 인정하고 있다. 그래서 수 년 전부터 서구에서는 녹용분말 또는 추출물을 넣어 만든 사탕, 초콜릿, 캡슐, 비스킷 등이 각광을 받고 있다.

녹용은 전신강장약으로 아주 귀했던 옛날에는 감기를 자주 앓거나 천식으로 골골대는 어린이에게 한 첩만 먹이면 놀랍게 증상이 호전되는 효과를 발휘했다. 일부에서는 어렸을 때 녹용을 먹이면 머리가 나빠진다고 믿고 있다. 그러나 틀린 부분이 있다. 사슴은 원래 한대 지역에서 잘 자라기 때문에 그 성질이 매우 뜨겁다. 따라서 녹용의 뜨거운 열기가 성장기 어린이의 뇌를 손상시킬 수 있는 것으로 믿고 있으나 각종 연구에 의하면 오히려 녹용이 성장을 촉진하고 두뇌발달도 유도하는 것으로 나타나고 있다. 특히 성장기 어린이의 근골격계를 튼튼히 해서 키를 키우며, 성인에서는 성호르몬의 생산을 돕는다는 효과가 과학적으로 입증됐다.

필자는 대체로 녹용의 효과를 믿고 있다. 녹용은 피를 만드는데 아주 유익하고, 양기가 부족해 몸이 허약하고 야위며 자주 어지러운 증상에 좋다. 또 양기부족으로 정력이 약하고, 조루증·몽정·발기부전 등이 나타나며, 오줌을 자주 누거나 오줌발이 약하고, 허리와 무릎이 시리고 맥이 약한데 효과가 뛰어나다. 녹용은 자궁을 수축시키므로 몸이 차서 성 불감증과 자궁출혈로 고생하는 여성에게도 효과가 뛰어나다.

녹용은 열을 올려 사상체질로 나눌 때 태양인, 소양인에게 좋지 않다고 알려져 있다. 사슴은 추운 지방에서 자라기 때문에 열이 많고 따라서 열성 체질인 태양인, 소양인에게 좋지 않다는 것이다. 아울러 혈압이 높은 사람에게 해롭다는 것이다.

하지만 반드시 그런 것만은 아니다. 녹용은 신양(腎陽)기가 허한 사람에게 가장 맞는 보양약이나 체질에 관계없이 무난히 잘 듣는 보약 중의 하나라고 생각한다. 다만 지나치게 열이 많거나 뚱뚱한 사람, 소화불량이나 두통이 심한 사람, 목이 잘 부으며 항상 얼굴이 불그레한 사람, 생후 10개월 미만의 아기는 피하는 게 좋다. 또 하초(배꼽아래)가 지나치게 허한 환자가 지속적으로 녹용을 복용하면 오히려 정력이 감퇴될 수 있다고 한다. 한편 여자들이 어린 나이에 과다 섭취할 경우 음핵이 지나치게 커질 수 있다.

다만 복용에 몇 가지 고려할 점과 주의사항이 있다. 녹용은 수사슴에서만 나는데 단단하게 골화(骨化)되기 이전의 어린 뿔을 절단해 말린 것이다. 사슴뿔은 오래되면 저절로 떨어지는데 이를 녹각이라고 한다. 녹각은 녹용에 비해 약리학적, 영양학적 가치가 크게 떨어진다.

녹용은 산지에 따라 약효 차가 크다고 알려져 있으나 완전히 맞는 얘기는 아니다. 우리나라에 수입되는 녹용의 기원은 우랄알타이 및 뉴질랜드산인 적록(赤鹿), 중국 동북부지역에서 나는 매화록(梅花鹿) 및 마록(馬鹿), 캐나다산인 북미록(北美鹿), 러시아산인 엘크(elk) 등이다. 한국자생의 사슴은 꽃사슴이다. 산지별 수입비율은 대체로 뉴질랜드산이 60%, 중국산 20%, 소련산 10%, 캐나다산이 10%를 이룬다. 흔히 소련과 중국 북부에서 나오는 매화록이 가장 약효가 우수하고, 캐나다산과 뉴질랜드산이 다소 떨어진다고 알려져 있으나 일부 전문가들은 큰 약효차는 없다고 주장하고 있다. 가끔 뉴스에서 접하는 가짜 녹용은 순록의 뿔이 많다. 알래스카산인 순록은 사슴과에 속하나 생물분류상 수입되는 녹용과 속(屬)이 다르고 암수 모두 뿔의 약효를 믿을 수 없다. 사슴과 동물에 속하면서도 마록이나 매화록에 근접한 특성을 지닌 사슴의 뿔만이 제대로 녹용의 약효를 낸다. 일반적으로 자연상태에서 키워진 것이 사육된 것보다 월등 약효가 좋다. 또 온대지역보다는 한대지역에서 자란 게 더 낫다. 나이가 적당히 먹은 사슴(적어도 3년생 이상)에서 채취한 굵은 게 좋다. 해외여행객들이 사들고 오는 손가락 만한 녹용은 2년생미만의 사슴에서 절단한 것으로 약효가 떨어진다.

녹용의 약효를 좌우하는 가장 중요한 것은 녹용의 위치다. 사슴뿔은 위쪽 끝 부분부터 아래쪽으로 분골(암갈색으로 조직이 매끈하며 가장자리가 검은 편), 상대(연갈색으로 조직이 치밀), 중대(적색 또는 갈색으로 아래쪽일수록 구멍이 많음), 하대(구멍이 숭숭 뚫려있고 가장자리가 희다) 순으로 나뉜다. 사슴뿔의 위쪽 끝 부분에서 절단한 것일수록 조직이 조밀하고 약효성분이 잘 우러나와 품질이 좋다. 일반적으로 녹용의 약효 차는 산지보다는 절단위치에 더 크게 좌우된다고 할 수 있다.

주의사항으로 녹용을 복용할 때는 청량음료, 김, 미역 등의 요오드 함유식품은 먹지 않는 것이 좋다. 실험적으로 밝혀지지 않았지만 예전부터 요오드는 녹용의 조혈(造血)작용을 방해한다고 알려져 있다. 녹용은 봄 가을로 일년에 두 차례 나눠 복용하는 게 좋다. 녹용은 다른 한약재와 배합하지 않고 녹용만 달여 먹거나, 말리지 않은 생 녹용을 달여 먹는 것은 바람직하지 않다. 아울러 인삼·녹용 등의 보약을 많이 먹으면 죽을 때 고생한다든가, 여름에 녹용을 먹으면 땀으로 다 빠져나가기 때문에 효력이 없다는 것은 속설에 가깝다.

〔 **주요제품** 〕 인삼녹용엑기스(고제), 뉴질랜드녹용(뉴질랜드양록협회), 사슴녹용증탕(단양축협 소백산관광목장)

비만과 성인병을 예방해주는 녹차 추출물

녹차에는 카페인과 더불어 폴리페놀계 플라보노이드와 카테킨(catechin：탄닌(tannin)의 일종으로 맛이 떫음)이라는 항산화 물질이 공존한다. 항산화 물질은 세포의 과산화적 손상을 억제해준다. 이에 따라 동맥경화, 치매, 당뇨병, 암을 유발하거나 악화시키는 일련의 산화과정 및 세포변성을 막아줄 수 있는 것으로 기대되고 있다. 쥐를 이용한 각종 동물실험에 따르면 녹차는 알코올, 전자기파, 일광 등 유해한 외부자극에 대해서도 방어력을 갖게 해준다. 따라서 술을 마셔도 녹차를 마시면 숙취에서 빠르게 해소되며, 컴퓨터작업을 오래 해도 전자기파의 피해를 덜 입으며, 여름에 과다하게 햇빛에 노출돼도 피부의 산화적 손상이 덜 된다는 얘기다. 이밖에 녹차를 마시면 담배로 인한 폐암 유발, 헬리코박터 파이로리균에 의한 위·십이지장궤양 유발의 위험도가 낮아진다는 연구가 나와 있다.

특히 카테킨은 세포의 돌연변이, 고혈압, 혈전생성, 세균·바이러스 등 병원체, 알레르기 등에 강력히 저항한다. 구체적으로 설명하면 카테킨은 카페인의 혈압상승 작용을 압도하여 혈압을 떨어뜨린다. 또 카테킨은 혈관벽의 콜레스테롤을 간으로 되돌리는 과정에서 인체에 이로운 고밀도지단백(HDL)결합 콜레스테롤을 상승시키는 반면, 몸에 이로운 저밀도지단백(LDL)결합 콜레스테롤을 감소시키는 역할을 한다. 이밖에 항균작용이 있어 식중독을 일으키는 세균을 정화하거나, 구강세균을 소멸해 입냄새를 없애거나, 헬리코박터 파이로리균을 살균해 위궤양을 예방하는 효과도 낸다. 감기나 알레르기를 완화시키는데도 일조한다.

암 발생에도 도움이 된다. 매일 하루 6잔 이상의 녹차를 마시면 잘못된 섭식, 음주나 흡연에 의한 발암요인을 효과적으로 무력화 할 수 있다는 게 일본의 연구결과다.

또 미국 텍사스 의대 암센터는 녹차의 에피갈로카테킨갈레이트 (EGCG：Epigallo Catechin Gallate)가 암세포 전이에 작용하는 유로키나제와 결합, 일단 발생한 암의 전이를 막는다는 연구결과를 발표하기도 했다.

녹차의 카페인은 대뇌를 자극해 머리를 맑게 하고, 정신활동에 있어 지구력 집중력 기억력을 증진시킨다. 마음에 안정을 주기 때문에 수양하는 스님들이 즐기는 이유가 되고있다. 특히 녹차 카페인은 커피나 홍차의 카페인과 분자구조가 다소 다른데다가 여타의 유익물질이 혼합돼 있어 불면증 속쓰림과 같은 부작용이 훨씬 적다. 확실히 녹차는 전통건강식품이며 화장품의 좋은 재료이기도 하다. 요즘 나오는 외국의 체중감량 화장품 또는 건강보조식품 치고 녹차추출물이 안 들어있는 게 별로 없다.

그러나 지나친 맹신은 금물이며 양질의 카페인이라 한들 카페인의 단점이 아주 없는 것은 아니다. 초조해진 사람이 녹차를 즐긴다면 불면증이 가속화 될 수 있다. 아울러 녹차를 너무 많이 마시면 삶의 역동력이 떨어질 수 있다. 차잎을 먹은 소가 콜레스테롤이 적고 육질도 연하다고 해서 인기라는데 따지고 보면 소가 맥이 빠졌다는 얘기일 수도 있다. 또 어떤 이는 녹차를 많이 먹으면 정력이 떨어지고 기가 약해지며 배가 차가워질 수 있다고 주장한다. 아주 무시할 만한 얘기는 아니다.

〔**주요제품**〕 설록차(태평양·국내 점유율65%), 차우린(롯데칠성), 아티그린97(파마넥스코리아), 정식품(예설차녹차)

당뇨병에 좋은 누에가루, 뽕나무잎 분말, 누에고치 분해단백

혈당을 떨어뜨려 당뇨병을 낫게 한다는 민간요법으로는 뽕나무, 누에, 지골피(地骨皮:구기자 뿌리껍질), 괄루근(括樓根:하눌타리 뿌리) 등이 주종을 이루고 있다.

이 가운데 누에의 가루나 분비물(똥과 오줌), 뽕나무잎 분말은 건강보조식품이나 혈당강하음료로 개발돼 이미 일반 대중에게 선을 보이고 있다. 각 식품회사는 이를 이용해 제품을 만들었다가 지금은 거의 철수한 상태며 여러 농촌 잠업협동조합에서는 여전히 이를 상품화해 지역특산물로 판촉하고 있다.

그리고 누에고치를 화학처리해서 소화가 잘 되게 만든 '먹는 실크'는 당뇨병, 고콜레스테롤혈증, 고혈압, 뇌졸중, 정력감퇴 등 성인병 예방에 유익한 식품으로 널리 알려져 있다. 또 상처를 잘 아물게 하고 피부보습 효과를 높이는 외용제로도 활용되고 있다.

누에가루

누에가루는 농촌진흥청, 경희대, 부경대 등이 여러 차례에 걸친 실험 관내(in vitro:살아있는 동물이나 인체가 아닌 생물의 세포나 조직을 떼어다가 실험관에서 검증해보는 실험) 실험과 동물실험을 거쳐 효능을 밝힌바 있다. 농촌진흥청과 경희대가 당뇨병에 걸린 쥐를 대상으로 실험한 결과 누에의 몸체나 오줌의 혈당저하효과는 60%선인 것으로 나타났다.

민간요법에서는 당뇨치료에 5령 3일의 누에를 열풍 건조해 분말로 만든 것을 썼다. 경희대 약대의 연구에 의하면 열풍 건조한 것은 혈당강하효과가 55%인데 비해 냉동건조방식으로 만든 분말은 67%에 달한다고 한다. 누에가루는 또 한번에 830mg씩 식후에 바로 복용해야 혈당강하

효과가 두드러진다고 한다. 이렇게 하면 보통 혈당이 정점에 도달하는 식후 45분께에는 복용하지 않았을 때 보다 약간 낮은 혈당치를 보이고 식후 90분 이후에는 혈당치가 완만하게 상승하거나 하강하는 곡선 패턴을 나타낸다고 한다. 따라서 식사 직후의 고혈당과 식사한 지 한참 지나 공복감과 더불어 나타나는 저혈당을 막을 수 있으므로 이상적인 혈당강하 효과를 기대할 수 있다는 것이다.

이런 누에가루의 혈당강하효과는 다량 함유된 데옥시노지리마이신 (deoxy nojirimycin)덕택인 것으로 밝혀졌다. 데옥시노지리마이신은 한국과 일본에서의 실험결과 인슐린 비의존형 당뇨병환자가 혈중 포도당으로 인해 입게 되는 독성을 낮추고 심장병 등 합병증 발생위험도 줄여주는 것으로 나타났다. 이 성분은 당뇨병의 2차적 치료제인 아카보스 (acarbose)처럼 이당류를 포도당으로 분해시키는 효소인 알파글루코사이다제(α-glucosidase)를 저해하는 역할을 하므로 당분을 먹었을 때 일시에 분해돼 포도당으로 변하는 경향이 크게 둔화된다. 따라서 음식에 있는 당분의 체내 흡수가 지연돼 혈당치의 급상승을 완만하게 조절할 수 있으며 인체가 필요로 하는 당분을 꾸준히 지속적으로 공급할 수 있다. 또 약성이 완화하므로 먹는 당뇨병치료제를 장기간 복용했을 때 나타날 수 있는 근육 신장 간장의 독성도 거의 없다. 이는 누에분말의 비교우위에 속한다. 당뇨병약이 췌장세포를 자극해 인슐린 분비를 유도하는 것에 비해 누에분말은 혈당의 상승속도를 조절한다는 점에서도 약리기전(藥理機轉:약효가 발휘되는 과정이나 원리)이 다르다. 데옥시노지리마이신은 뽕잎과 누에에 두루 퍼져 존재하는데 누에가 뽕잎을 먹고 사는 까닭에 더 높은 농도로 축적돼 있는게 관련 전문가의 설명이다.

누에가루는 혈당강하 효능뿐만 아니라 성인병의 원인 물질인 콜레스테롤을 억제하고 동맥경화를 예방하는 효과도 있는 것으로 동물실험결과 밝혀졌다.

누에의 분비물도 약효를 기대할 수 있다. 예부터 누에의 똥과 오줌은 기름에 볶아 당뇨병, 심장병, 뇌졸중 등에 썼다. 데옥시노지리마이신, 파고민, 아라비노스(arabinose) 등 혈당강하성분이 미량 함유돼 있는 것으로 알려져 있다.

누에가루나 누에분비물은 적잖은 혈당효과가 있지만 균일한 약리적 효과를 갖지 않아 사람이 먹었을 때는 효과가 떨어지거나 불규칙하게 나타날 수 있는게 단점이다. 경제성을 따져도 누에나 뽕잎 제품은 너무 비싸서 기존 약제와 비교되지 않는다. 현재 의사들이 처방하고 있는 설포닐우레아(sulfonyl urea) 계열의 먹는 당뇨병치료제는 50년 이상 임상을 통해 약리작용이 과학적으로 입증된 안전하고 경제적인 약품이다. 누에가루나 뽕나무잎은 한 달분이 40만원인데 비해 당뇨병치료제는 10만원을 넘지 않는다. 따라서 현명한 소비자의 판단이 요구된다.

이밖에도 옛날 민간요법을 살펴보면 병에 걸려 죽은 하얗게 곰팡이가 핀 '백강잠'은 중풍으로 어지럽고 코가 막히고 피부가 가려울 때, 또 두통과 구토가 생기고 입과 눈이 삐뚤어질 때 사용했다. 파상풍에도 썼다.

수컷 누에나방(원잠아:原蠶蛾)은 유정(遺精), 몽설(夢泄) 등 자기도 모르게 정액이 새어나가는 증상에 정기를 보하고 설정(泄精)을 그치게 하는데 사용했다. 누에나방은 대개 구워서 가루나 환으로 복용했다. 2001년 9월에는 누에나방을 이용한 정력증강제인 근화제약 '누에그라'가 선보였다.

뽕나무잎 분말

뽕잎도 당뇨병 치료제로서 드링크나 다류(茶類) 제품으로 상품화돼 있다. 농촌진흥청 잠사곤충연구소가 청정 고순도 뽕잎을 당뇨병에 걸린 쥐에 먹여 혈당변화를 측정한 결과 뽕잎이 혈당강하효과가 83%나 돼서 당뇨약인 아카보스보다 21%나 높다는 실험결과를 내놓았다. 신빙성이 확고한 실험으로 여겨지지는 않지만 혈당강하효과가 상당한 것은 사실이다. 연구팀은 또 납 0.1ppm과 카드뮴 0.5ppm이 녹아있는 물에 뽕잎을 넣은 결과 납은 98%, 카드뮴은 94%가 제거된 것으로 분석됐다고 밝혔다.

뽕잎은 공기 중에서 산화되면 약효가 떨어지므로 신선한 것을 쓰는게 좋다. 가격면에서 뽕나무 분말은 냉동 누에가루의 10분의 1수준으로 저렴하다. 이밖에 뽕나무는 열매인 오디, 상지차(가지를 차로 만든 것), 상근백피(뿌리의 껍질을 말린 것) 등을 당뇨병치료 또는 갈증해소에 사용하는 유용한 약용식물이다.

〔 주요제품 〕 누에가루와 뽕나무잎 분말은 대한잠사회와 각 지역 잠업조합, 영농조합, 양잠조합 등에서 생산하고 있다. 디어케어(내츄로에이스)

누에고치 분해단백

누에고치는 베타케라탄(β-keratan) 형태의 물에 잘 녹지 않고 가수분해되지 않는 고분자단백질이다. 이를 화학처리해서 소화와 흡수가 용이하게 만든게 '먹는 실크'로 당뇨병 등 각종 성인병을 예방할 수 있는 식품으로 널리 알려져 있다.

먹는 실크에 들어있는 실크아미노산 및 올리고펩타이드는 대략 글리신, 알라닌, 세린, 글루타민 등 18종의 천연활성 아미노산으로 구성돼 있다. 따라서 이런 순수한 아미노산 덕택으로 먹는 실크를 복용하면 근육, 피부, 혈액, 효소, 호르몬 등을 생산하는데 효과가 있다고 한다. 또 하나는 당뇨병환자는 단백질이 부족하므로 몸에 흡수가 잘 되는 아미노산을 섭취하게 되면 당뇨가 쉽게 회복된다는 것이다. 특히 알라닌은 간장의 기능을 활성화해 숙취예방 및 해독에 좋고 체내 인슐린 분비를 촉진해 혈당치를 낮추는 효과가 있는 것으로 알려져 있다. 누에고치분해단백은 치매 예방에도 좋고 칼슘 섭취를 도와 어린이 성장발육에 도움을 준다고 한다.

그러나 이런 주장이나 연구결과는 근거가 미약하고 과학적 논리로서 결과가 맞지 않는다. 우선 알라닌이 필수아미노산이기는 하나 효능이 너무 터무니없이 묘사됐다. 또 누에고치단백이 치매예방에 어떻게 좋은지, 칼슘을 잘 흡수시키기 위해 어떤 역할을 하는지에 대해서도 아무런 이론적 배경이 없는 상태다.

실크라는 하나의 질긴 고분자 단백질을 가수분해해서 먹기 쉬운 아미노산으로 만들었다고 해서 뭐 그리 대단한 효능이 기대되는지는 이해가 가지 않는다. 흡수가 잘 되는 아미노산이 풍부한 식품을 찾으려면 얼마든지 찾을 수 있다. 따라서 먹는 실크를 소화흡수율이 90% 이상 되게끔 올리고 펩타이드 형태로 만들 필요도 없는 것이다.

생화학적 관점에서 보면 머리카락이나 양모는 알파케라틴(α-keratin) 결합을 하고 있으며 명주나 거미줄은 베타케라틴(β-keratin) 결합을 하고 있다. 알파케라틴은 철사줄를 감싸고 올라가는 나팔꽃처럼 아미노산이 말려 있는 고분자물질로 수소결합과 황-황(S-S)결합으로 서로 다른 분자가 견고하게 결합해 연결돼 있다. 물에 대해 반발하는 소수성 아미노산 잔기들이 외곽에 포진해있어 물에 녹지 않는다.

이에 반해 베타케라틴은 아미노산이 여러 개 연결된 가닥이 평행선을 이루며 서로 수소결합을 통해 약하게 결합하고 있으며 역시 소수성 아미노산 잔기들이 외곽에 존재하면서 물을 배척하고 있다. 알파케라틴의 주요 구성아미노산이 페닐알라닌, 이소로이신, 발린, 메치오닌, 알라닌 등인데 반해 베타케라틴은 글리신과 알라닌이 주종이다. 특히 베타케라틴에는 글리신이 아미노산 사슬 중 하나 걸러 하나씩 들어있을 정도로 흔하다. 결국 먹는 실크는 평범한 올리고펩타이드 식품의 하나에 불과하며 글리신, 알라닌을 집중적으로 섭취할 필요가 있을 때 유용한 것이다. 그러나 이 두 가지 아미노산을 다량 섭취해야 하는 경우는 극히 드물다. 실크단백은 오히려 피부미용이나 상처치료용으로 훨씬 효용성이 높다는 게 전문가들의 의견이다.

〔 **주요제품** 〕 한불실크아미노(일진제약), 코쿤 파워D(샘스텍), 실크락(쎌바이오텍), 실크아미노산(청해식품연구소)

병후 회복에 좋은 먹는 '알부민' 단백분해식품

계란 흰자, 우유, 대두, 어패류, 육류, 견과류 등의 단백질을 단백분해효소나 자가분해효소로 분해하여 얻은 것이다.

단백분해식품은 오랜 투병생활로 단백질이 대량 유실되고 소화기능이 많이 떨어져있는 사람에게 권장되며 약리학적 치료효과는 없다. 장기간의 질병으로 극도로 수척해진 사람이 단백질 보충을 위해 아미노산 주사를 맞는 것과 비교하면 비용이 적게 드는 대신 흡수율은 매우 떨어진다고 보면 크게 틀리지 않는다. 흔히 단백분해식품은 '○○알부민' 이라는 상품명으로 팔리는데 인체의 혈액단백질인 알부민과 아미노산이 조성이 비슷한 올리고펩타이드이기는 하나 물리화학적 성질이나 기능은 완전히 다르다. 병원에서 주사로 맞는 알부민 수액제 주사와는 천양지차가 있다.

박상철 서울대 의대 교수는 "모든 음식물은 생체 안으로 들어가면 위와 장에서 철저하게 소화돼 생체분자의 기본 구조인 당 아미노산 지방산으로 분해된 다음에 흡수된다"며 "흡수된 이들 분자는 다시 각 조직에서 필요한 만큼 필요한 때에 인체가 요구하는 생체물질로 재구성되고 나머

지는 몸밖으로 배출되거나 지방이나 글리코겐 형태로 저장된다"고 말한
다. 따라서 단백분해식품도 이같은 맥락에서 보면 일반적인 단백질 식품
보다 썩 나을 것이 없으며 더욱이 단백질이 분해돼 생기는 아미노산은
소량을 제외하고는 체내에 저장되지 않음을 명심해야 한다.

〔 **주요제품** 〕 NUTRI-PROTEIN(한국암웨이·20%), SYNERPROTEIN(네이처스
선샤인코리아·11%), 상일알부민골드(상일제약 식품사업부·7%), 해삼원(IY-
PNF·5%), 광동알부골드(광동제약·4.6%), 유한알부정캅셀(유한양행), 한미알
부노민(한미약품)

당뇨병과 관절염에 잘 듣는 달맞이꽃 기름

당뇨병환자에서 지방산 대사의 이상은 인슐린 저항성(인슐린은 정상적
으로 분비되나 인슐린 수용체에서 이를 효과적으로 받아들이지 못해 혈당강하
효과가 제대로 나타나지 않는 것)을 상승시킨다. 이로 인해 동맥경화에 의
한 심혈관계질환, 당뇨병성 신경합병증이 유발된다.

정상적인 사람에서 필수지방산인 리놀레인산(리놀레산과 같은 말)은 감
마리놀레인산→감마리놀렌산→디호모감마리놀렌산→아라키돈산→프로
스타글란딘(PG)계열 생체물질 등으로 변환된다. 그런데 당뇨환자에서
는 감마리놀레인산이 감마리놀렌산으로 전환할 때 이중결합을 만들어
주는 δ-6 탈포화효소의 기능이 온전치 못해 아라키돈산과 PG에서 유래
되는 생리조절물질이 생성되지 않아 신체에 많은 문제를 일으키게 된다.

당뇨병으로 인슐린이 부족하거나, 인체에 필수적인 비타민·무기질·멜
라토닌이 결핍되거나, 알코올을 과음하거나, 방사선에 과잉 피폭됐거나,
포화지방산 및 콜레스테롤을 과다 섭취하면 이처럼 지방산 대사에 문제

가 생긴다. 따라서 탈포화효소의 기능을 온전하게 해주기 위해 비타민과 무기질의 섭취가 권장되며 저지방식단과 절주가 요구된다.

나아가 이런 지방산 대사 이상을 보다 직접적으로 해결하기 위해 감마리놀렌산을 인체에 투여하는 방안을 모색할 수 있다. 감마리놀렌산은 주로 동물성 식품에 들어 있으며 식물성 식품 중에서 달맞이꽃(월견초) 종자유에 많이 들어있다.

상당수의 연구결과에서 감마리놀렌산은 염증을 가라앉히고 당뇨병으로 인한 신경합병증(냉온감각, 지각신경, 운동신경 등이 무감각해짐)을 개선하거나 악화를 방지하는 것으로 알려져 있다. 이는 감마리놀렌산이 대사돼 혈관확장, 혈소판응집억제, 염증완화 등의 효과를 나타내는 프로스타글란딘E_1(PGE$_1$)을 만들어내기 때문이다. 영국에서 연구결과 하루 480mg의 감마리놀렌산을 복용하면 당뇨성 신경합병증이 크게 개선된 것으로 나타났다. 또 당뇨병과 심장병에 걸린 환자들의 혈중 지질의 구성이 비슷하게 비정상적인 모습을 띠는데 감마리놀렌산을 섭취하면 콜레스테롤 수치가 떨어지는 등 긍정적인 방향으로 개선되는 것으로 연구돼 있다.

그래서 달맞이꽃 기름이 당뇨병, 동맥경화, 고혈압, 심장병, 관절염, 월경전 증후군(PMS) 등의 환자에게 권장되고 있다. 프로스타글란딘E_1과 항산화비타민제인 비타민E를 같이 투여하기도 한다.

달맞이꽃종자유(감마리놀렌산식품) 시판품은 감마리놀렌산이 4.75%, 리놀레산이 57.0% 이상이어야 한다. 그러나 복용시 문제점으로 구역질, 무른 변, 복통 등의 소화기 증상과 두통이 발생할 수 있다.

아직도 감마리놀렌산은 과학적으로 왜 치료에 도움을 주는지에 대한 원리연구가 부족하기 때문에 치료를 확신하고 복용할 것은 못 된다. 한편 한방에서는 달맞이꽃 기름의 성질이 뜨겁기 때문에 소양인·태양인 같은 열체질에는 권하지 않고 있다.

〔 **주요제품** 〕 생그린력골드(생그린·32.7%), 한불실크아미노(일진제약·14.4%),
GLANDOL(HEALTH-ONE·10.4%), 대원월견유(대원생명과학·8.0%), 에피
놀(온누리내츄럴웨이·6.0%), EveningPrimorse(파마넥스코리아), GLA블렌드
(한국암웨이), 휘메일서포트(내츄로에이스)

자궁을 따뜻하게 해주는 부인병 생약 당귀 추출물

당귀는 한국, 일본, 중국, 유럽 등지에서 두루 자생하며 혈액순환촉진,
진통, 경련억제, 대장운동촉진, 변비개선, 어혈제거, 혈압강하 등의 효과
가 있는 따스한 성질의 생약이다. 동양 뿐만 아니라 서양인들도 당귀의
이런 효과에 관심을 가지고 있으며 여성의 갱년기 증후군을 개선하는 건
강보조식품에 당귀를 첨가하고 있다. 당귀는 무엇보다 여성에게 좋은 산
부인과 생약이다. 피가 잘 돌게 해서 생리불순과 생리통을 없애 준다. 지
혈작용이 있어 자궁의 출혈이나 코피를 멈추게 해준다.

당귀(當歸)라는 이름은 다음에서 유래했다. 약초 캐러 간 남편이 3년
째 돌아오지 않자 남은 부인은 가세가 기울었고 다른 남자에게 시집을
갔다. 그 후 부인은 병이 들었고 거의 다 죽어갈 무렵 전 남편이 이름 모
를 약초를 캐어서 다시 나타났다. 부인은 이 약초를 먹고 회생했지만 이
미 재가한 뒤라 전 남편은 눈물을 흘리며 떠나야 했다. 그는 떠나며 "마
땅이 돌아와야 했다" 즉, 장부당귀(丈夫當歸)란 말을 남겨 당귀란 이름이
붙었다는 고사다.

당귀는 참당귀(한국당귀), 일본당귀, 당당귀(중국당귀), 유럽당귀 등으
로 나뉜다. 참당귀에는 데쿠르신(decrusin)과 데쿠르시놀(decrusinol), 일
본당귀에는 리쿠스틸라이드(liqustilide), 당당귀에는 부틸라이덴프탈라

이드(butylidenphthalide), 유럽당귀에는 트리데카놀라이드(tridecanolide) 라는 성분이 들어있어 차별화된다. 공통물질로 베타시토스테롤(β-sitosterol)이 있다.

당귀는 화끈한 약리작용은 없으나 완만하게 앞서 열거한 효능을 발휘하는 것으로 보인다. 또 엽산이나 나이아신과 같은 비타민류도 적잖이 들어 있고 설탕도 상당량 함유돼 달다.

〔 **주요제품** 〕 노벨큐(이지바이오시스템), 유한골접산(유한양행)

풍부한 단백질을 자랑하는 식물성 여성호르몬 대두 가공식품

콩은 양질의 단백질, 지방질, 무기질, 비타민, 섬유소가 풍부한 영양의 보고다. 게다가 콩에 들어있는 사포닌, 이소플라본, 섬유소, 올리고당, 피틴산 등은 항산화 작용을 나타내고 콜레스테롤을 낮추는 것으로 알려지고 있다.

콩은 무엇보다 우수한 단백질 공급원이다. 품종에 따라 다르지만 콩은 전체 중량의 30~40%가 단백질이다. 특히 국산 대두 콩의 단백질 함량이 가장 높아 41.3%나 된다.

콩에는 20%나 되는 지방질이 들어 있다. 이 가운데 중성지방은 96%나 된다. 중성지방 중에서는 불포화지방산과 포화지방산이 대략 4대 1의 비율로 섞여 있다. 불포화지방산은 콜레스테롤과 결합하는 양이 적고 콜레스테롤을 만드는데 덜 기여하므로 포화지방산에 비해 건강에 유익하다. 불포화지방산으로는 올레산(올레인산) 25%, 리놀레산(리놀레인산) 50%, 리놀렌산 5%가량 들어 있고 나머지는 포화지방산이다. 리놀레산이 유익하지만 많이 먹으면 비만, 고지혈증 등이 우려되므로 적절한 섭취가 필요하다.

콩은 무기질과 비타민도 많다. 비타민B_1과 E를 많이 함유하고 있으며 나머지 수용성 및 지용성 비타민도 비교적 고루 들어 있다. 주요 무기질로서는 칼슘, 칼륨, 마그네슘 등이 있고 나머지 미량 원소들이 존재한다. 암을 예방하고 변비를 없애는 섬유질로는 펙틴, 만난 등이 풍부하다.

정작 콩이 기능적으로 좋다는 것은 이소플라본(isoflavone), 사포닌(saponin), 피탄산(phytic acid) 성분 때문이다. 이소플라본은 식물성 색소의 하나로 C_6(벤젠핵)-C_3-C_3를 기본구조로 하는 페놀계 화합물에 당이 결합한 배당체(配糖體)다. 콩의 식물성 에스트로겐(phytoestrogen)이라는 것도 따지고 보면 이들 배당체성분이다.

콩에는 3가지 이소플라본이 존재하는데 제니스테인(genistein), 다이드제인(daidzein), 글라이시테인(glycitein)이다. 이 중 중요한 게 제니스테인(0.15%)와 다이드제인(0.007%)으로서 이소플라본계 배당체에서 포도당이 떨어져 나가면서 활성화된다. 다이드제인은 제니스테인보다 떫은 맛이 강한데 베타글루코사이다제(β-glucosidase)라는 가수분해효소에 의해 분해되면 떫은 맛이 더욱 강해진다.

이소플라본은 여성호르몬의 하나인 에스트로겐처럼 작용하면서 폐경 이후 여성의 갱년기 증후군을 완화시킨다고 알려져 있다. 이에 따라 갱년기 이후 급속하게 발병위험이 높아지는 여성의 골다공증, 심장질환 등의 예방에 도움을 준다는 것이다. 옹호론자의 주장에 따르면 콩은 약하지만 부작용이 없는 여성호르몬처럼 작용한다는 것이다. 나아가 합성한 여성호르몬제 의약품이 초래할 수 있는 유방암, 자궁내막암, 두통, 체중증가, 가슴울렁거림, 불안증 등의 부작용이 없어 충분히 복용하면 여성호르몬 대체요법을 받을 필요가 없다고 강조한다.

이들은 콩의 식물성 호르몬이 인체내에서 분비되는 원래의 여성호르몬과 경쟁하면서 또는 여성호르몬 수용체에 결합하면서 유방암 유발 등과 같은 여성호르몬의 부작용을 없앨 수 있다고 주장한다. 이처럼 콩에는 식물성 에스트로겐이 들어있어 여성호르몬인 에스트로겐의 좋은 면을 부각시키고 나쁜 면은 억제한다는 주장이 오래 전부터 존속해왔다.

이밖에도 콩의 이소플라본은 대장암의 발생률을 줄이고 종양의 성장을 억제하며 간암, 폐암, 식도암 등 각종 암을 억제하는데도 큰 효과가 있는 것으로 알려져 있다.

콩의 대두 사포닌(DDMP)도 암유발인자의 성장을 억제하고 이미 자라고 있는 암세포의 성장을 저해한다는 연구결과가 나와 있다. 그 근거로는 사포닌이 항산화 작용을 해서 세포의 암화(癌化)나 돌연변이를 방지하고 암이 발생되는 과정에서 비정상 변이 DNA가 길어지는 것을 억제한다는 것이다. 또 사포닌이 아플라톡신(aflatoxine : 곰팡이가 분비하는 발암성 독성물질)과 같은 발암물질을 해독하고 암세포막과 결합해 암세포의 활동을 저해한다는 것이다. 이로써 결장암, 전립선암, 구강암 등이 예방될 수 있다는 주장도 있다.

또 콩에는 단백질 가수분해효소(protease)의 일종인 트립신을 저해하는 성분(trypsin inhibitor)이 들어있다. 이 효소는 단백질의 원활한 분해를 방해해 날콩으로 먹을 경우 콩이 잘 소화되지 않게 하는 중요한 역할을 한다. 이 성분은 발아하기 전까지 콩이 온전한 모습을 유지할 수 있게 만든다.

그러나 가열하면 트립신 저해제의 활성이 크게 죽어 소화에 큰 지장이 없게 된다. 이 저해제는 정상세포가 암으로 전환하는데 필요한 특정 단백질 가수분해효소를 억제하므로 암을 억제할 것으로 예상되고 있다. 그렇다면 날콩이 암 예방에 좋다는 얘기인가? 아직은 더 검증이 필요하며 소화가 안될 경우 배탈만 나고 기진맥진해질 수 있다.

또 콩에 함유된 렉틴(lectin)이라는 적혈구 응집물질은 적혈구를 뭉치게 하기 때문에 좋지 않은 물질로 인정됐으나 최근에는 항암물질로 논의되고 있다.

콩이 해로울 수도 있다는 주장들

약 10년전부터 서양사람들은 콩을 최고의 영양식품으로 받들면서 콩을 이용한 식사요법을 '대체의학'으로 등장시켰다. 한국과 일본에서는 일찍이 콩으로 콩밥, 콩떡, 콩국수, 콩자반, 콩나물, 콩고물, 두부, 두유, 된장, 청국장을 만들어 먹었기에 콩이 낯설지 않지만 서구인들에게는 대단한 영양식으로 대접받고 있다. 이에 따라 서양에서는 두부, 콩과자, 콩고기 등을 즐겨 먹는 사람이 크게 늘고 있다.

특히 광우병과 기타 육류와 관련된 건강 위협으로 영국에서는 콩 관련 제품의 매출이 급증하고 있다. 두부, 두유 뿐만 아니라 소시지, 생선튀김, 샐러드크림, 시리얼 등에도 콩이 주성분으로 들어가는 추세다.

이처럼 서양에서 콩이 인기를 얻게 된 발단은 콩을 많이 먹는 일본 사람들이 서구인에 비해 암 발생률이 적다는데서 시작됐다. 하지만 요즘은 콩을 대량 생산하는 미국 등지에서 콩의 수출 길을 열기 위해 지나치게 콩의 효과를 미화하는 것이 아닌지 하는 생각이 들 정도로 콩의 좋은 측면만이 부각되고 있는 것도 사실이다.

콩의 유익성에 대해 비난할 생각은 없으나 지나친 미화가 거슬리기에 몇 가지 사항을 점검해볼 필요는 있다. 다음은 콩에 대한 중립적 또는 부정적 견해다.

◎ 한 동물실험에서 난소를 제거한 흰쥐를 대상으로 실험한 결과 콩의

이소플라본 및 단백질을 함유한 사료를 먹은 쥐는 우유의 카제인 단백질을 섭취한 쥐보다 요추부의 골밀도 및 골함량이 의의있게 높았으나 다른 뼈에서는 별 의미있는 결과가 나타나지 않았다.

◎ 임승길 연세대 의대 신촌세브란스병원 내분비내과 교수가 1999년 한국의 여성골다공증환자를 대상으로 조사한 결과 콩을 먹으면 여성의 골밀도가 높아진다는 것은 단정하기 힘들다고 밝혔다. 여러 가지 검사수치가 일관성이 없어 콩을 상식하면 골밀도가 높아지기도 하고 낮아질 수도 있다는 내용이다.

◎ 또 하나 영국의 '옵서버'는 2000년 8월 당초 알려진 것과는 달리 콩이 여성에게는 유방암, 남성에게는 뇌손상, 유아에게는 기형의 위험을 증가시킬 수도 있는 것으로 드러났다고 보도했다. 이 신문은 미국 식품의약국(FDA) 과학자들이 1999년 FDA가 콩이 심장병 위험을 감소시킨다는 결정을 내린 데 대해 반대하는 내부 항의서한을 공개했다. 이에 따르면 과학자들이 내놓은 28개의 연구 결과는 콩의 독성적 측면을 경고하고 있다.

항의서한을 작성한 과학자들 중 한 명인 대니얼 도어지는 옵서버와의 인터뷰를 통해 "우리는 식품업계가 FDA의 결정을 마치 콩이 건강에 긍정적인 효과만 있는 것으로 왜곡할 것을 우려한다"며 "우리들의 많은 연구결과는 콩이 인간에게 역효과를 낼 가능성이 명백히 있음을 보여주고 있다"고 말했다.

도어지와 그의 동료 연구원 대니얼 시한은 이소플라본이라는 콩의 유효성분이 여성호르몬인 에스트로겐과 비슷한 효과를 낸다는 점을 우려하고 있다. 이소플라본 가운데 제니스테인과 다이드제인은 콜레스테롤 상승 등을 방지하는데 도움을 줄 수도 있으나 환경호르몬처럼 작용해 태아의 성 발달에 변화를 줄 수 있고 갑상선 기능에 이상을 초래할 수 있다고 지적하고 있다.

또 콩은 유방암을 방지하는 것으로 알려져 있으나 어떤 연구결과에 의하면 제니스테인이 에스트로겐과 거의 유사하게 유방암의 성장을 도울 수도 있다는 것이다.

이들은 아기들에게 두유를 먹이는 것은 이미 동물실험에서 역효과가 나타난 각종 콩 성분을 아이들에게 다시 노출시키는 것이며 아이들을 실험대상으로 만드는 것과 같다고 주장했다. 이에 대해 미국의 콩 관련 식품업계는 대부분의 연구결과는 콩이 건강에 미치는 긍정적인 가치가 위험성보다 큰 것으로 나타났으며 동물에서 나타난 역효과는 인간에게는 적용되지 않는다고 주장하고 있다. 아마 이같은 논란은 확고한 과학적 입증이 이뤄지지 않는 한 끝이 나지 않을 것으로 보인다.

콩에 대한 종합적인 평가

그동안 많은 의학자들이 콩을 여성의 폐경기 이후 나타나는 골다공증, 심장병 등을 치료할 수 있는 천연 식물성 에스트로겐으로 부각시켰으나 반론도 상당하기 때문에 맹목적으로 많이 먹는 데는 부담이 따른다.

찬반 양론을 종합해보면 일단 콩의 골다공증 및 심장병 예방효과는 긍정적인 것으로 받아들여진다. 그러나 암 예방효과는 더 두고 봐야 할 것 같다. 특히 1999년과 2000년에 걸쳐 환경호르몬이 큰 문제가 됐을 때 환경호르몬과 유사한 작용을 할 수도 있다는 논의가 제기됐다. 즉 콩이 암 예방에 효과가 없다거나 거꾸로 콩의 식물성 에스트로겐이 사이비 여성호르몬으로 작용하면서 유방암, 자궁내막암 등을 유발할 수 있다는 비판론이 만만찮게 제기됐다. 비판론자들은 폐경 이후의 여성과 성장기 어린이들의 콩 섭취는 적당량으로 자제될 필요가 있다고 주장하고 있다.

[**주요제품**] 소이플라본(사랑의 건강마을), 피앤디우먼큐(피앤디헬스캠프), 레이디 플라본-S(보령제약), E.플라본(대원제약), 플라보닌(태평양). 식품업체로는 정식 품, 삼육재단이 각각 베지밀과 삼육두유를 생산하고 있다.

십 년을 묵으면 인삼보다 나은가 도라지와 더덕

십 년 넘은 도라지가 산삼보다 낫다는 얘기가 있다. 초롱꽃과의 다년 생 식물인 도라지(학명 Platycodon grandiflorum)의 평균 수명은 3년 정 도. 보통 3~4년이 지나면 뿌리가 썩어 더 이상 재배하기 힘들다. 이는 인삼의 수명이 6년, 장뇌(야산에서 재배한 인삼)가 12~18년, 산삼 50년 이상 등인 것에 비해 매우 짧은 것인데 그만큼 땅에서 많은 영분을 빨아 먹는다는 얘기다.

따라서 10년 이상된 장생(長生) 도라지를 얻으려면 3년 주기로 적어도 3번 이상 재배지를 옮겨줘야 한다. 그래서 천연 장생도라지는 희귀하기 짝이 없는데 타고난 약효에 땅기운까지 받아들였다고 해서 극진한 대접 을 받는다. 경상남도 진주와 마산 일대는 장생도라지의 산지로 유명하고 이를 특산물로 내놓고 있다.

도라지는 한국, 중국, 일본 등의 산과 들에 자생하며 줄기는 40~80cm 높이로 곧게 서고 가지를 거의 치지 않는다. 길쭉한 타원형의 잎 뒷면은 흰 가루를 쓰고 있는 것처럼 보인다. 7~9월에 피는 꽃은 짙은 하늘빛이 며 드물게 흰 꽃도 핀다. 길경, 도랏, 길경채, 백약, 질경채, 산도라지라고 도 불린다. 생약명인 길경(桔梗)은 뿌리의 껍질을 벗기거나 그대로 말린 것이며 한방에서는 고열과 염증, 폐열(肺熱), 편도염, 설사 등에 사용한다.

도라지로 만들 수 있는 한약의 종류는 동의보감에 기록된 것만 무려 278종. 그 만큼 약효가 뛰어나다는 증거다. 예부터 길경은 진해 및 거담 작용이 인정돼 감기, 해수, 천식, 편도선염, 급만성기관지염, 인후염, 폐결핵, 늑막염 등의 호흡기 질환에 광범위하게 사용돼왔다. 호흡기내 점막의 점액 분비량을 두드러지게 증가시켜주기 때문에 가래를 삭히는 효능이 우수하다. 재배종보다 야생종이, 흰 꽃보다 보라색 꽃을 피우는 품종이 약효가 더 좋고 겉껍질을 벗기지 않고 쓰는 편이 낫다.

도라지는 고름을 빼주는 약으로도 유명하다. 호흡기계통의 염증을 완화시킬 뿐만 아니라 피부에 난 종기나 여드름을 줄여주는 작용을 한다. 감기·기침이 심하거나, 폐결핵·이질이 오래 되어 피고름이 나오는 폐농양의 농독(膿毒)을 다스리는 긴요한 치료제가 된다.

감기에 걸렸을 경우 어린이들에게 약을 먹이자니 독한 약인지 맹물약인지 왠지 꺼림직하다. 임산부들은 태아 걱정에 약을 먹을 수 없다. 이럴 경우 도라지를 즐겨먹으면 증상개선을 기대할 수 있다. 쓰리고 아린 맛을 내는 사포닌의 일종인 플라티코딘(platycodin)이 도라지의 주된 약효성분이다. 이 사포닌은 기관지의 분비기능을 향상시켜 가래를 삭이고 목이 아픈 것을 가라앉힌다. 인체에 독성이 없을 뿐만 아니라 중추신경을 억제해 우수한 진정, 진통, 해열 작용을 나타낸다.

감기로 인해 음식물을 삼킬 수 없을 정도로 목구멍이 붓고 열과 통증이 계속될 때 도라지와 감초를 같은 용량으로 달여 마시면 증상을 호전시킬 수 있다. 입안에 물고 있다가 서서히 삼키는 게 복용 요령. 나아가 여기에 꿀을 타서 마시면 주독을 푸는데도 도움이 된다.

기관지천식으로 숨을 몰아쉬고 숨쉴 때마다 목에서 쌕쌕거리는 소리가 나면 도라지 60g을 잘게 썰어 달인 물을 마시면 된다. 백일해, 만성해수에도 효험이 있다. 감기를 앓고 난 뒤 가슴이 답답하고 옆구리가 심하게 결리며 숨쉴 때 통증이 가시지 않는 증상에는 탱자와 도라지를 같은 용량으로 달여 마시면 좋다.

또 암세포의 전이를 억제시키는데 도움이 되는 이눌린(inulin)과 진통효과가 뛰어난 플라티코딘이 같이 들어있어 말기 암환자에게 도움이 될 수 있다. 이밖에도 도라지는 다른 약재와 함께 당뇨병, 안구충혈, 염증, 신경통 등의 치료제로 폭넓게 쓰인다.

도라지는 말린 길경을 써도 좋고 생것을 반찬으로 해먹어도 상관없다. 식품으로서의 도라지는 탄수화물, 섬유질, 칼슘, 철분 등이 풍부하게 들어있는 알칼리성 식품으로 더덕과 함께 나물의 으뜸으로 꼽힌다. 도라지를 약으로 쓸 때 돼지고기나 굴을 함께 먹으면 부작용이 일어날 수 있기 때문에 주의해야 한다. 또 얼굴이 달아올라 상기되는 징후가 나타나면 절대 복용해선 안된다.

산삼에 버금간다는 더덕

더덕은 산삼에 버금가는 뛰어난 약효가 있다고 해서 예부터 사삼(沙蔘)이라 불렸다. 만삼(蔓蔘), 양유근(羊乳根), 양각삼(洋角蔘), 토당삼(土黨蔘)이라는 별칭도 갖고 있다.

그러나 더덕은 야생의 잔대를 식용으로 먹기 위해 순화시킨 작물로 사삼으로 혼동해 부르는 것은 잘못된 것이며 만삼과도 상당한 식물학적 차이가 있다. 원래 사삼은 별도의 생약식물로 인삼(人蔘), 현삼(玄蔘), 단삼(丹蔘), 고삼(苦蔘) 등과 더불어 오삼(五蔘)이라 불릴 정도로 우수한 약효를 지니고 있다.

더덕에는 인삼, 도라지와 마찬가지로 사포닌과 이눌린이 풍부하다. 이밖에 파이토데린(phytoderin), 레오이친(leoithin), 펜토산(pentosan) 등 진해,

거담, 최유(催乳) 작용을 갖는 유효성분도 들어 있다.

더덕은 성질이 차서 폐기운을 돋워주고 고름을 빨아들이며 가래를 없애주는데 효과가 뛰어나다. 이 때문에 예부터 기관지염, 기침, 가래, 천식, 인후염, 편도선염 등 각종 호흡기질환 치료에 애용돼 왔다. 담배를 많이 피고 가래가 많은 사람에게 권장된다. 또 소화기에 좋아 위장보호, 비위허약, 식욕부진, 변비 등에 우수한 효과를 발휘한다. 혈압을 내리고 콜레스테롤 수치를 떨어뜨리며 혈색소를 증가시키는 것으로 알려지고 있다.

더덕은 자르면 흰색의 즙이 나는데 젖 분비가 적을 경우 더덕을 먹으면 젖이 늘어나는 것으로 믿어져 왔다. 부인들의 유선염(乳腺炎)이나 산후 조리에도 효과가 있다. 뱀에 물렸을 때는 해독제로 사용했다.

더덕은 더위에 약해 해발 300m가 넘는 산악지대에서 잘 자란다. 주로 2월과 8월에 채취한 것을 말려서 쓰는데 뿌리가 희고 굵으며 쭉 뻗은 것이 좋다. 재배한 것은 3년생이 가장 품질이 좋다.

고추장을 발라 구운 더덕구이를 비롯해 더덕무침, 더덕장아찌 등은 일반 가정에서도 많이 해먹는 요리. 더덕으로 요리를 할 때는 대개 더덕의 껍질을 벗기고 절구에서 자근자근 찧은 다음 죽죽 찢어야 하는데 이렇게 더덕을 찧을 때 생기는 진이나 즙은 버리지 말고 술에 넣거나 찬물에 타서 마시면 좋다.

〔**주요제품**〕 도라지엑기스목청(내츄로에이스)

중국 등소평의 장수비결 동충하초

동충하초(冬蟲夏草)가 관심을 끌게 된 것은 1994년 히로시마 아시안게

임 때 중국의 육상대표 선수들이 이를 복용한 뒤 세계적인 기록을 마구 쏟아내면서부터다. 중국 선수들은 엄청난 파워와 근육질로 성난 말처럼 잘 뛰었는데 하도 의심스러워 도핑 테스트까지 받았다. 그러나 아무 이상이 없었으며 당시 육상 코치였던 마준렌은 선수들이 동충하초차를 복용했기 때문에 피로회복이 빨랐고 체력이 수월하게 증강될 수 있었다고 말해 세상에 동충하초의 효과가 알려지기 시작했다. 여기에 중국의 지도자 등소평이 상시 복용한 것으로 전해져 더욱 관심을 끌었다.

1999년 남양유업이 '위풍당당 동충하초'를 시판한 이후 현재 30여곳이 넘는 곳에서 동충하초를 원료로 한 건강보조식품을 쏟아내고 있다. 또 화장품도 나오고 있다. 그러나 경쟁적으로 내놓다보니 문제가 많다. 약 절반에 해당하는 생산업체들이 함량이 부족한 제품을 내다팔거나, 유통기한을 넘겨팔거나, 특정 질병에 대단한 예방 및 치료효과가 있는 것처럼 과대광고하다가 적발되기도 했다. 또 어떤 업체는 동충하초와 비슷한 효과가 있을 것으로 생각되는 뽕나무껍질 등을 식품의약품안전청의 허가도 받지 않고 무단으로 첨가하다 발각되기도 했다.

동충하초는 겨울에는 벌레로 있다가 여름이 되면 버섯처럼 된다고 해서 이같은 이름이 붙여졌다. 그런데 엄밀히 말하면 토양에 함유된 곰팡이의 하나다. 동충하초 포자는 곤충의 호흡기, 소화기, 관절을 통해 곤충의 몸속으로 들어가 영양분을 섭취하고 발육 증식한다. 그러다 곤충이 죽으면 자실체를 곤충의 표피에 피운다. 감염된 곤충은 버섯이 나오기 전까지는 부패하지 않고, 죽었어도 미이라처럼 형태를 유지하기 때문에 동충하초라 부르는 것이다. 그 이유는 동충하초가 항균물질을 분비해내기 때문인데 이런 바탕에서 동충하초균을 이용해 무공해 생물농약을 개발하려는 움직임도 일고 있다.

동충하초는 다시 말해 동충하초 곰팡이(균주)가 숙주인 누에, 나방, 땅

강아지, 거미, 매미, 벌, 개미, 잠자리, 나비, 매미, 노린재, 파리, 딱정벌레 등의 성충이나 유충, 또는 이것의 알이나 번데기의 몸 속으로 들어가 기생하다가 때가 되면 버섯처럼 몸밖으로 피어나는 것을 말한다. 이렇게 핀 꽃은 붉은색, 노란색, 자색, 녹색, 검은색, 흰색, 오렌지색, 올리브색 등 다양하고 아름다운 빛깔을 낸다.

동충하초의 종류는 세계적으로 300종에 이른다. 국내서는 80여종이 발견됐다. 이중 대표적인 것으로는 중국동충하초(Cordyceps chinensis), 번데기동충하초(Cordyceps militaris), 눈꽃동충하초(Paecilomyces japonicus 또는 Paecilomyces tenuipes), 눈꽃봉형동충하초(Paecilomyces farinosa) 등이 있다.

이중 가장 먼저 의학적인 효능이 인정된 것은 중국동충하초다. 박쥐나방의 유충에 기생하는 이 품종은 예부터 불로장생의 약으로 알려져 왔고 등소평이 애용한 바로 그 품종이다. 국내서 재배돼 건강보조식품에 첨가되고 있는 것은 대부분 번데기동충하초(별명은 용충초)와 눈꽃동충하초다. 이밖에 균핵동충하초(Cordyceps ophioglossoides), 매미다발동충하초(Cordyceps soborifera), 유충흙색다발동충하초(Cordyceps martialis) 등이 있으며 백강잠(누에에 기생해 누에가 죽으면 하얗게 균사와 분생포자가 몸을 덮고 있는 것)도 넓은 의미에서는 동충하초로 간주하기도 한다.

국내서는 농촌진흥청 잠사진흥연구소 병해충연구실이 국내에 자생하는 야생 동충하초를 채집해 눈꽃동충하초, 눈꽃봉형 동충하초, 번데기 동충하초, j-300(신품종) 동충하초 등 4종의 균주를 순수 분리했다. 이들 품종의 숙주로는 산누에(야잠), 집누에(가잠), 박쥐나방유충, 박가시나방, 산누에나방 등이 이용된다.

동충하초는 순수한 균주를 분리 배양한 후 이를 누에에 대량 접종하는 방법이 재배과정의 핵심이다. 이 동충하초를 원료로 대한잠사회, 남양유업 등에서 차, 분말, 드링크 등의 형태로 제품을 생산하고 있다.

국내에 수입되는 중국동충하초는 중국의 사천성, 운남성, 티벳 등지와 네팔에서 생산된 동충하초를 원료로 하고 있다. 중국동충하초는 박쥐나 방유충에 기생하고 해발 3000m 이상의 청정고원지대에서 생산돼 약효가 국내보다 더 우수하다고 해당 회사들은 주장하고 있다.

국산은 재배된 것이고 중국산은 야생에서 직접 채취한 것이 대부분이다. 당연히 중국산이 더 비싸다. 중국동충하초는 다른 동충하초보다 연구된 게 많아 약효가 더 많이 입증됐다. 그러나 국내 전문가들은 중국산과 한국산의 약효는 거의 대등하며 야생이라고 해서 특별히 약효가 좋다고 볼 수 없다고 말하고 있다.

대표적 국산인 번데기동충하초는 나비, 나방의 번데기 또는 유충에 기생한다. 코르디세핀(cordycepin)이 항균·항암성분으로 작용한다. 번데기동충하초는 면역기능을 강화하고 이물질을 잡아먹는 대식세포의 기능을 증강시키며 자양강장 효과가 있는 것으로 연구돼 있다.

눈꽃동충하초도 나비 또는 나방의 번데기나 유충에 기생하는데 재배종은 집누에를 숙주로 한다. 동충하초의 모양이 하얀 눈꽃과 같다고 해서 이같은 이름이 붙여졌다. 농촌진흥청 잠사연구소나 서울대 천연물과학연구소 이은방, 신국현 교수팀이 연구한 결과에 따르면 눈꽃누에동충하초는 항암, 혈당강하, 면역력증강, 피로회복, 스트레스감소 등의 효과가 다른 종류의 동충하초에 못지 않게 우수한 것으로 나타나고 있다.

특히 항암효과의 경우 복수암에 걸린 쥐에게 동충하초 추출물을 15일간 복강 내에 투여했더니 생존일수가 36일로 투여하지 않은 쥐보다 18.2일 오래 사는 것으로 나타났다. 또 고형암에 대한 억제율이 84%에 달했으며 대식세포의 활성이 증강된 것으로 확인됐다. 지구력도 동충하초 추출물을 3일간 복용한 쥐가 그렇지 않은 쥐보다 1.5배나 높았다.

이밖에 일반적으로 동충하초는 GOT, GPT 등 간염증 수치를 낮추고 지질이 과산화되는 것을 억제해 노화를 늦추며 암을 억제하는 것으로 국내의 동물시험이나 중국의 임상시험에서 입증되고 있다. 따라서 당뇨병, 심장병, 간질환 등의 예방에 큰 도움이 되는 것으로 기대된다. 또 신장기능장애를 개선하고 신장이식 후 나타나는 면역거부반응을 억제하며 성기능장애, 폐결핵, 천식, 비염, 귀울림증, 류마티스 관절염, 마약중독 등을 개선할 수 있다는 연구결과가 나오고 있다.

하지만 동충하초는 아직도 국제적으로 효과가 공인되지 못하고 있다. 특히 항암효과는 동물실험결과가 대부분이고 아직도 규명할 점이 많으므로 과신해서는 안된다. 동충하초의 성분도 코르디세핀을 제외하면 다당류, 에르고스테롤(비타민 D의 일종), 마니톨 등이 알려진 전부여서 더 많은 연구가 필요하다. 한편 김하원 서울시립대교수는 2001년 6월 동충하초에서 항암물질인 아세톡시시르펜올(acetoxy scirpenol)과 에르고스테롤퍼옥사이드(ergosterol peroxide)를 발견했다고 발표해 눈길을 끈다.

균주별로 어떤 종류의 동충하초가 더 효과가 있는지도 비교실험이 이뤄지지 않은 상태다. 이와 함께 가격이 너무 비싸다는 것이 문제다. 소포장 한 상자에 20만원을 훌쩍 뛰어넘는다. 따라서 동충하초를 지나친 신비감으로 접근하기보다는 합리적 정신을 갖고 제품구입에 신중을 기하는 것이 바람직하다.

〔 **주요제품** 〕 농진동충하초 (대한잠사회 및 농촌진흥청), 위풍당당동충하초(남양유업), 지령동충하초(우일컨설팅·티벳산), 코디맥스(파마넥스·티벳산), 동충하초(내츄로에이스), 동화동충하초(동화약품)

혈압과 콜레스테롤치를 떨어뜨리는 두충

두충(杜沖)은 최근 2~3년새 오가피 복분자와 함께 인기를 끌고 있는 대표적 생약 건강보조식품 원료다. 중국 호북성이 원산지인 두충은 한국과 일본에서도 재배가 성하다. 중국에서 들어온 데다가 일부 한자를 잘 못 읽는 사람이 있어 '당두중' 이라고 불리기도 한다.

두충은 주로 나무껍질을 약으로 쓴다. 뿌리의 껍질과 잎사귀도 쓴다. 소나무 껍질처럼 생겼지만 고무질이 많아 끈기가 있는 가는 은백색 수지(樹脂)의 실이 있어 잘 분쇄되지 않는 특징을 지닌다. 구타 페르카(Gutta Percha)라는 이 물질은 수렴성(收斂性) 탄닌(tannin) 성분과 함께 위벽을 보호한다.

두충은 대단히 많은 약리효과를 나타내는 것으로 알려져 있다. 가장 입증된 효과는 혈압강하 효과다. 두충에 함유된 사포닌류의 알칼로이드(alkaloid:활성 질소를 함유한 유효생약물질의 총칭) 물질은 심장의 관상동맥을 확장시키는 것으로 밝혀졌다. 중국 남경의 한 의과대학에서 이뤄진 실험결과에 따르면 9개월간 두충추출물을 복용했더니 고혈압 환자의 53%에서 현저하게 또는 완만하게 혈압이 떨어지는 효과가 났다.

혈액 속의 콜레스테롤 수치를 낮추는 것도 어느 정도는 인정된 사실이다. 두충차는 콜레스테롤을 낮추는 효과가 상당해 중국인들이 차와 함께 즐긴다. 그러나 혈압과 콜레스테롤을 내리는데 두충의 어떤 성분이 작용하는지는 명확히 밝혀져 있지 않다.

한방의 전통적인 시각으로는 간과 신장의 기능을 좋게 한다. 신기(腎氣)가 허해서 허리와 무릎이 약하고 소변배설이 어려운 사람에게 좋다고 알려져 있다. 신기가 좋으면 배뇨기능이 원활해지고 정력이 증강된다는 게 한의학적 설명인데 실제 상당한 효과가 있다. 쥐를 이용한 실험에서는 두충 추출물을 먹은 쥐의 성(性) 행동이 그렇지 않은 쥐보다 50%가량 적극성을 띠는 것으로 나타나고 있다.

두충 판매업자들은 이밖에 두충이 비만개선, 치매 및 기억력감퇴 예방, 숙취해소, 요통 등 근골격계 질환의 개선, 각종 신경정신증 개선 등의 효과가 있다고 광고하고 있다.

비만개선 효과는 한방에서 비만을 습(濕)의 정체로 보는 데서 비롯된다. 한의학에서 두충은 습을 제거하고 심장의 혈액순환을 좋게 하므로 비만에도 효과가 있다고 보고 있다. 더욱이 두충이 간과 신장의 기능을 높여 노폐물의 배설과 지방질대사를 촉진하고 콜레스테롤치도 낮춘다면 비만을 개선할 수 있다는 설명이다. 하지만 어디까지나 한의학적 관점에 국한된 것이다.

두충의 피노레시놀(pinoresinol), 게니포사이드(geniposide), 게니핀(genipin) 성분은 기억력 감퇴를 예방하는 것으로 추측되지만 결정적으로 입증된 게 아니다. 오히려 필자가 생각하기는 두충이 혈액순환을 원활하게 해서 뇌졸중 등의 잠재적 위험을 가라앉히므로 치매나 기억력 감퇴를 예방하는 효과를 기대할 수 있으리라고 본다.

오히려 게니포사이드와 게니핀은 치자에 많이 들어있는 성분으로 원래는 담즙 배설을 촉진해 황달을 개선하는 것으로 알려져 있다. 즉 간의 신진대사를 촉진하고 윤택하게 만드는 효과가 주가 된다. 따라서 두충의 이같은 성분이 기억력 감퇴를 예방한다는 주장은 확대 해석에 해당한다.

숙취해소 효과는 두충이 간기능을 개선할 수 있다는 한의학적 관점에서 보면 일리가 있다. 쥐를 이용한 동물실험결과 두충을 26주간 복용한 쥐는 간염증지수인 GOT, GPT가 그렇지 않은 쥐보다 현저하게 낮은 것으로 나타나고 있다. 또 한가지 측면은 두충이 배뇨를 촉진하고 두충의 알칼로이드성 성분이 뇌를 각성시켜 숙취를 방지한다는 것이다. 두충차가 숙취해소에 어느 정도 도움이 되리라 믿어진다.

　한방에서는 두충이 뼈와 근육을 튼튼하게 해준다고 인식한다. 따라서 요통을 비롯한 허리디스크, 골다공증, 교통사고후유증, 퇴행성골관절염 등의 근골격계 질환에 좋다는 것이다. 운동선수들이 복용한 결과 근력이 증강됐다는 간이실험 결과도 나와있다. 예부터 두충은 각종 한의서에 전신 강장(强壯)의 효과가 인정됐으므로 이 정도 선에서 효과를 기대해 볼 수 있다.

　두충은 신경정신질환에도 상당한 도움이 된다는 주장이 많다. 정신을 평안하게 해서 스트레스를 줄여준다는 것이다. 기존 한의학 이론이 이를 뒷받침해주고 있다. 아닌게 아니라 두충차가 홍차와 맛이 비슷해 머리를 맑고 평안하게 한다고 말하는 사람이 많다. 혈압이 내려가면서 과도한 스트레스로 인한 현기증과 이명현상이 개선됐다고 말하는 사람도 상당 수 있다. 신경안정 효과를 내는 알칼로이드 유효성분이 있다는 연구도 나오고 있다. 어느 정도 신빙성을 갖고 있다.

　이밖에 염증을 완화시키므로 기관지염에 좋고 폐결핵으로 기침이 계속되고 열이 날 때 좋은 것으로 알려지고 있다.

　종합적으로 말해 두충은 완전히 입증된 것은 아니지만 다양한 효과가 있을 것으로 기대되는 생약이다. 임산부를 제외한 모든 연령층에 적합하다. 특히 기력이 허약한 어린이, 수험생, 중년남성(다만 몸이 열이 나면서 정력이 약한 사람은 제외)에 좋다고 한다. 다만 두충은 약효가 미지근해서 약효가 빨리 나타나지 않는다고 한다. 적어도 2~3개월은 꾸준히 복용해야 한다는 게 전문가들의 조언이다.

〔**주요제품**〕　롱키드(지엔케이), 두충차(다사랑), 두충진액(제일금강농산), 롱커드 (안국약품), 하이키점프(헤드플러스)

지능발달을 돕는 DHA와 관절염을 낮게 하는 EPA

이들 다가불포화지방산은 오메가-3(ω-3)계 지방산으로 고등어, 청어, 꽁치, 연어, 송어, 정어리 등과 같은 등푸른 생선에 많다. 이들 생선에는 100g당 0.5~1.0g의 ω-3계 지방산이 들어있다. 반면 농어, 메기, 대구, 넙치, 참치 등에는 상대적으로 적은 0.3~0.4g의 ω-3계 지방산이 함유돼 있다. 난류성 어류인 참치를 제외하고 대부분 이들 생선은 찬물의 깊은 바다에서 플랑크톤을 주로 먹고 산다.

이들 생선에서 짜낸 어유 가운데 DHA(Docosa Hexaenoic Acid)는 뇌 내 인지질조직, 생식선, 망막 등에 존재하는 필수 구성 성분이다. 특히 DHA는 인간의 뇌세포를 구성하는 지방산의 10%를 차지한다. 이 물질 이 부족하면 뇌세포를 보호하는 뇌세포막을 만들 수 없어 뇌세포가 죽고 뇌의 기능이 약해진다는 연구결과가 나와있다. 또 DHA는 기억력을 관 장하는 뇌내 해마세포의 25%를 차지한다. 따라서 DHA가 부족하면 기 억력, 판단력, 집중력이 떨어지는 것으로 알려져 있다. 이밖에 DHA가 눈의 시력개선과 정력증진에도 도움이 된다는 의견이 제시돼있다.

그래서 사람들은 흔히 고등어나 참치와 같이 등푸른 생선을 먹으면 머 리가 좋아진다고 이해하고 있다. 모 우유회사의 '아인슈타인 우유'나 어 린이들의 두뇌발달을 돕는 건강보조식품에는 DHA가 어김없이 들어있 는 것도 이런 주장에 근거한다.

그러나 DHA를 다량 섭취한다고 해서 뇌세포와 뇌세포막이 기대만큼 증식하는지는 의문이다. 뇌는 근본적으로 학습을 통한 훈련과정에서 뇌 의 크기가 커지고 뇌신경세포들이 서로 가지를 쳐서 인지체계를 고도화 해나간다. 단순히 뇌 구성물질을 듬뿍 먹는다고 해서 머리가 좋아진다고 보장할 수 없다.

EPA(Eicosa Pentaenoic Acid)는 류마티스관절염 등에 좋은 것으로 연구돼 권장되고 있다. 사람이 육류, 가금류나 계란노른자 등을 많이 먹으면 이런 음식에 많이 들어있는 아라키돈산(arachidonic acid:탄소수가 20개이며 이중결합이 4개인 다가불포화지방산)의 섭취량이 늘어난다. 아라키돈산은 체내에서 변환돼 아이코사노이드(eicosanoid:탄소수가 20개인 다가불포화지방이면서 이중결합이 여러 개인 생체활성물질)의 생성을 촉진한다. 아이코사노이드 중에는 염증을 일으키는 물질, 붓고 열이 나게 하는 물질, 혈소판이 잘 뭉치게 하는 물질들이 있다. 따라서 류마티스 및 퇴행성 관절염, 동맥경화, 아토피성 피부염 및 각종 알레르기질환 등을 유발할 수 있다. 이밖에 루푸스, 당뇨병, 대장염, 건선, 종양질환, 천식 등도 아이코사노이드로 인해 생길 수 있다는 가정이다.

EPA를 다량으로 섭취하면서 육류, 가금류 및 계란노른자의 섭취를 줄이고 채식을 하면 아이코사노이드의 생성이 줄어들어 이같은 질환이 호전된다는 많은 연구결과가 나와 있다. 특히 생선 어유 복용으로 관절의 통증 및 부종, 아침에 일어났을 때의 뻣뻣함(早朝强直)이 개선되는 정도가 뚜렷한 것으로 알려져 있다.

그러나 문제는 EPA를 염증완화 목적으로 섭취할 경우 상당히 많은 양의 어유를 먹어야 한다는 것이다. 물론 이를 해결하기 위해 캅셀제품이 나와 있다. 그렇다 하더라도 효과를 보려면 적잖은 양을 먹어야 하기 때문에(관절염의 경우 하루 5g) 이럴 경우 웬만한 사람들은 너무 많은 기름기 때문에 설사, 메스꺼움 등의 부작용을 일으키게 된다는 것이다. 즉 소화 흡수가 어려운데다가 관절부위에 도달하는 비율도 예상하는 것보다 적은 만큼 효과를 거두기가 그리 용이하지 않다고 생각해볼 수 있는 것이다. 또 효과는 아주 서서히 나타나기 때문에 참을성 없는 사람들은 수개월에서 수 년간 이를 복용할 여지가 그리 많지 않아 보인다. 따라서 어떤 의사들은 도움이 될 뿐 거의 효과가 없다는 반론을 제기하고 있다.

EPA든 DHA든 둘 다 공기에 노출될 경우 산화가 돼서 오히려 몸에 유독한 과산화물이 생길 수 있다. 가격은 비싸더라도 캡셀 등에 담긴 제품을 먹는 것이 좋고 보관을 잘 해야 하며 다른 항산화제(비타민C나 E)를 같이 복용하는 게 바람직하다. 시판품 중에 'DHA함유식품' 이나 'EPA함유식품' 으로 표시된 것은 각각 DHA와 EPA를 12%이상 함유해야 한다.

〔 주요제품 〕 SALMONOMEGA-3(한국암웨이·20.2%), 세모스무스(세모·10.2%), 골드킹(원경제약·6.2%), 빌베리DHA(한국암웨이·5.2%), 화진에이코키트(우리식산·5.0%), 옵티멈 오메가(파마넥스코리아), 피앤디혈맥큐(피앤디헬스캠프), 써키론·해구유골드·해구유엣센스·브레인아이(종근당건강), 브라이트·뉴로케어(내츄로에이스), 보령DHA(보령제약), 뇌활력(대원제약)

과연 회춘의 샘인가 DHEA

DHEA(Dehydroepiandrosterone)는 1996년 하반기 보따리장수나 국제우편을 통해 불티나게 팔렸다. 이후 보건복지부가 효능이나 부작용이 불분명하다는 이유로 판매금지조치를 내렸는데 현재도 '신비의 불로초' 로 호평 받으며 여전히 찾는 사람이 많다.

DHEA는 1996년 9월 뉴스위크, USA투데이, CNN, NBC 등에 대서특필되면서 젊음을 되찾게 해주는 '수퍼호르몬' 으로 선풍적인 인기를 몰았다. 특히 70대를 넘긴 노인들이 DHEA를 복용하면서 삶의 활력을 되찾고 잠자리에서의 성기능이 되살아났다는 증언을 잇달아 내놓자 많은 '실버 인생들' 이 DHEA에 푹 빠지게 됐다.

DHEA는 양측 신장 옆에 달린 부신(副腎)이라는 곳에서 분비되는 성

DHEA의 혈중농도에 따른 건강상태 (단위 μg/dl)

	남자	여자
대단히 좋음	1000~1250	800~1000
좋음	800~900	600~700
보통	500~700	350~500
낮음	300~400	200~300
지극히 낮은 상태	175~200	130~175

식호르몬이다. 성호르몬은 부신에서 콜레스테롤을 원료로 시작해 프레그네놀론(pregnenolone), 안드로스텐디온(androstendione) 등으로 변해간다. DHEA는 나중에 부신피질호르몬인 코르티손, 남성에서는 남성호르몬의 일종인 테스토스테론으로, 여성은 여성호르몬의 하나인 에스트로겐 등으로 변화한다. 그렇다고 DHEA가 이런 호르몬의 전단계 물질에 불과한 것은 아니고 따로 수용체를 갖고 있기 때문에 엄연히 별개의 생리적 효능을 나타낸다.

DHEA는 젊었을 때는 하루 15~30mg이 분비되다 50대 중반이 넘으면 분비량이 반감한다. 여자는 남자보다 나이 듦에 따라 더 많이 줄어든다. 일부는 대사과정에서 소변으로 배출되기도 한다.

우리 체내의 DHEA수치는 남자가 750μg/dl이상, 여자는 550μg/dl이상이면 정상이며 그 이하로 내려갈 때는 보충해주는 것이 좋다고 옹호자들은 설득한다.

외국의 많은 연구논문을 인용하면 DHEA는 동맥경화억제, 식욕억제와 체내 대사 활성화를 통한 체중감소, 바이러스에 대한 저항력 증가, 면역증강, 성욕증진과 정력강화, 관절염 환자의 통증완화 및 기분개선, 치매예방 등의 효과가 있는 것으로 밝혀지고 있다. 또 근육강화, 당뇨병의 예방 및 증상호전, 암 발생억제, 골다공증 예방, 류마티스관절염·루푸스·다발성경화증과 같은 자가면역질환 개선 등의 효과가 거론됐다. 뿐만 아니라 스트레스와 불면증이 사라져 편안한 마음을 가지게 되고 숙면을 취할 수 있는 것으로 알려졌다. 정말 만병통치약처럼 느껴지는 대목이다.

그러나 이들 대부분의 연구결과는 동물실험이나 소수의 인체 대상 임상시험을 통해 단기간에 나왔으며 과학적 근거 또한 희박한 게 많다. 예컨대 루푸스를 앓고 있는 57명의 여자 환자에게 6개월간 DHEA를 하루 50mg씩 투여한 결과 3분의 2에서 발진, 관절통, 두통, 피로감 등이 호전된 것으로 나타났다는 연구결과로 DHEA가 루푸스에 직접적인 특효가 있다는 주장은 지나치다. 앞으로 훨씬 많은 환자를 대상으로 장기적인 추가 임상시험이 필요하며 자가면역반응이 완화됐는지도 살펴볼 일이다.

과학적으로 파고들면 우선 노화지연에 효과가 있다는 근거에도 결함이 있다. 옹호자들은 나이가 들면서 DHEA 분비량이 줄기 때문에 이를 보충해주면 된다는 배경설명을 하고 있다. 이처럼 나이가 들면서 줄어드는 호르몬의 종류로는 성장호르몬, 남성호르몬, 여성호르몬, 멜라토닌, 프레그네놀론 등이 있다. 그래서 내분비내과 전문의들은 이들 호르몬을 보충해서 노화를 지연시키고 갱년기장애 증후군을 치료하려고 노력하고 있다. 이중에서 성장호르몬과 남성호르몬의 효과가 일부 밝혀져 있으나 완전한 효과는 입증되지 않았고 장기적인 연구결과와 부작용에 대한 모니터링이 필요한 상황이다.

DHEA의 다양한 효과는 여러 가지 근거로 설명된다. 우선 DHEA는 우리 몸의 기능이 갑자기 활발해져 핵산, 지방, 호르몬 등이 과잉 생산되는 것을 저지한다고 알려져 있다. 또 DHEA는 지방세포의 숫자를 감소기키고 식욕을 저하시키기 때문에 비만해소에 좋고, 몸에 이로운 HDL-콜레스테롤은 높이고, 몸에 해로운 LDL-콜레스테롤은 낮춰서 심장병 및 동맥경화의 위험성을 상당히 낮춘다는 설명이다.

자세히 살펴보면 동맥경화 억제효과는 미국에서의 실험결과 토끼에만 국한돼 나타났고 사람을 대상으로 7년간 추적 조사한 결과는 그렇지 않았다. 비만감소 효과도 쥐를 대상으로 한 동물실험에서 나타났을 뿐 사람에게는 유효한 임상실험결과가 나타나지 않았다.

또 치매예방에 효과가 있다고 주장하는 근거는 여성 알츠하이머성 치매환자의 경우 뇌의 DHEA 농도가 희박하다는 것이다. 또 하나의 정황증거로 명상을 하면 40세 이상의 남자는 DHEA 혈중 농도가 23%가량, 여자는 47%가량 명상을 하지 않는 그룹에 비해 높은 것으로 나타나 DHEA가 뇌기능에 분명히 긍정적으로 작용할 것으로 유추된다.

따라서 DHEA를 보충하면 치매예방 효과를 기대할 수 있다는 것. 그러나 이렇게 함으로써 치매가 예방된다고 주장하는 것은 논리적이지 않다. 특히 남성 치매환자는 통계상 뇌내 DHEA 농도와 무관한 것으로 나타나고 있다.

면역증강 효과는 65세노인이 DHEA를 복용할 경우 인플루엔자(독감)바이러스에 대한 항체가 4배 이상 증가한다는 연구결과가 나와 있으나 다른 병원체에 대한 면역력시험은 아직 이렇다할 데이터가 나와 있지 않다. 심지어 에이즈환자가 에이즈바이러스(HIV)를 이겨낼 수 있도록 도움을 준다는 주장은 이만저만 과장된 게 아닌 것 같다.

1996년 연말 연세대 내과 임승길 교수가 50~80세의 남녀 24명을 대상으로 하루에 DHEA 25mg을 3주간 투여하고 가짜약을 투여한 사람과 비교한 결과 성욕증가, 기분상승, 숙면유도, 피로회복 등에서 눈에 띄는 차이를 발견하지 못했다고 밝혔다.

그러나 옹호자들의 반론도 만만찮다. 분당차병원 노인병클리닉 배철영 소장은 "DHEA는 별다른 부작용이 없다"며 "정밀검사를 통해 DHEA

농도가 낮거나, 별다른 건강장애가 없는 노인에게 투여하면 이롭다"고 반박했다. 또 "사람을 대상으로 한 실험결과는 대부분 단기간의 임상조사에 의한 것으로 5~10년 가량의 추적조사할 경우 긍정적인 효과가 기대된다"고 주장했다.

DHEA는 1996년 미국에서 선풍적인 인기를 몰고 오기 전까지만 해도 '오남용 우려 의약품'으로 지정돼 처방이 있어야만 구입할 수 있었던 호르몬이었다. 그러나 어찌된 영문인지 이 해에 식품원료로 풀리면서 갑자기 인기가 폭발했다. 지금에 와서야 생각이지만 필자는 건강보조식품업자들의 어떤 조직적인 로비와 홍보활동에 의해서 DHEA가 바람몰이를 했을 수도 있다는 가정을 해보곤 한다. DHEA가 멜라토닌과 함께 건강보조식품으로 팔리고 있는 것은 결국 약리작용이 검증되지 않았기 때문이다. 부작용도 그리 경미한 편은 아니라고 본다.

과량 복용하면 문제가 생길 수 있다. 과량의 DHEA는 에스트로겐과 테스토스테론으로 전환되기 때문에 각각 유방암과 전립선암의 발병위험을 높일 수 있다. 간장장애를 유발할 수도 있다. 또 여성의 경우는 테스토스테론의 영향으로 얼굴에 솜털이 증가하면서 피부에 기름기가 넘치고 여드름이 생길 수 있다. 이밖에 정서적으로 불안정하거나 감정변화가 무뎌지고 공격적인 성향을 보일 수 있다. 이럴 때는 복용을 중지해야 한다.

아울러 멜라토닌은 아미노산 유도체로 체내에서 분해되면 깨끗이 없어지지만 DHEA는 스테로이드의 일종으로 체내에 축적될 가능성이 높다. 따라서 DHEA는 여느 호르몬제제보다 더 신중하게 사용돼야 한다는 지적이다.

그럼에도 불구하고 40대 이후에 DHEA가 부족하다면 한번 사용해볼 만하다. 다만 복용 전에 혈중 DHEA농도를 재보는 것이 필요하다. DHEA의 권장량은 하루 25~50mg이다. DHEA는 생리적인 리듬에 맞추기 위해 아침에 복용하는 것이 좋고 저녁에 사용하면 불면증이 올 수 있다. 지용성이기 때문에 식사와 같이 먹어야 음식물의 지질에 잘 녹고 몸에서 더 많은 양이 흡수될 수 있다.

DHEA는 얌(yam:마과에 속하는 북미 자생의 덩굴식물에 난 고구마 형태의 뿌리줄기)에서 추출한 디오스제닌(diogenin)을 화학적으로 변화시킨 것을 시판품에 넣는다. 그러나 일부 회사는 가공하지 않은 단순한 얌 추출물을 DHEA라고 우긴다. 그러나 후자는 체내에서 DHEA로 전환되지 않으므로 쓸모가 없다고 한다.

〔 **주요제품** 〕 안전성 문제로 국내서는 식품이나 의약품으로 허가되지 않았으며 소량씩 해외여행자에 의해 반입되고 있는 실정.

세포막에서 기름과 물을 섞어주는 레시틴

뇌는 인지질(phospholipid), 당지질(glycolipid), 콜레스테롤 등의 지질로 구성돼있다. 이중 인지질은 뇌의 막을 이루는 지방질로 phosphoglyceride(한글 용어로는 인지질 또는 인산지방질), sphingolipid(스핑고지방질), ganglioside(강글리오사이드:스핑고리피드의 하나로 분류하기도 하며 당지질로 보기도 함) 등으로 나뉜다.

phosphoglyceride 가운데 대표적인 게 레시틴(lecithin)이다. 화학명이자 실질적인 유효성분은 포스파티딜콜린(phosphatidylcholine)이다. 건강보조식품 성분으로 자주 애용되는 레시틴은 계란노른자(난황)나 대두를 효소로 분해시켜 추출한 것이다. 시판품은 대두레시틴이든 난황레시틴이든 60%이상 함유해야 한다. 난황레시틴이 대두레시틴보다 6배가량 포스파티딜콜린 함량이 높다.

레시틴은 글리세롤, 인산, 콜린, 포화지방산, 불포화지방산 등이 각각

1분자씩 결합된 복합지질이다. 레시틴은 콜린 부분이 극성의 친수성(親水性)을 띠는 반면 지방산 부분이 비극성의 소수성(疏水性)을 띠기 때문에 극성 용매나 비극성 용매에서 두루 잘 녹는 특성을 가진다. 즉 비누가 물에도 잘 녹고 기름때도 잘 녹이듯 레시틴은 뇌세포막에서 비누같은 계면활성제 역할을 하는 것이다.

레시틴은 모든 생체막에 존재하나 특히 뇌 세포막에 많이 존재한다. 레시틴은 뇌내 지질에 존재하면서 과잉의 지방과 콜레스테롤을 분해시키고 부족한 것은 운반해와 보충하는 역할을 한다. 만약 레시틴이 없다면 지방과 콜레스테롤이 원활하게 이동하지 않고 혈관에 부착해 동맥경화를 초래하며 혈액순환이 나빠지게 될 것이다. 이렇게 된다면 뇌의 산소 요구량이 증가하고, 뇌내 혈류가 나빠지며 결국 심장에 부담을 주게된다. 이에 따라 혈전증, 혈소판응집증, 혈압상승 등이 초래된다. 교통흐름으로 보자면 서울시청 앞 광장이 막히면 신촌사거리도 막히는 것과 같은 이치다. 이같은 역할에 의해 레시틴은 혈압을 내리고 동맥경화를 예방하며 담석을 녹인다. 또 지용성 비타민의 흡수를 촉진해 신체가 이를 잘 이용하도록 도와준다. 폐 표면에 활성물질을 촉진해 폐 세포가 접히지 않게 하고 적당한 습도에서 호흡이 제대로 이뤄지도록 한다.

레시틴은 확실히 체내에서 중요한 역할을 한다. 그래서 레시틴을 먹으면 심혈관이 막히는 순환기질환, 간에 지방이 쌓이는 지방간, 고혈압, 뇌졸중, 동맥경화, 고지혈증 등에 좋다고 식품회사들은 광고한다. 특히 뇌의 지질대사와 혈액순환을 촉진하기 때문에 어린이들의 두뇌발달에 결정적인 역할을 한다고 선전한다.

최근에는 식품회사들이 레시틴이 뇌내 주요한 신경전달물질인 아세틸콜린의 원료가 되므로 치매의 예방과 치료에 도움이 된다고 선전하고 있다. 치매는 노화에 따라 아세틸콜린이 고갈되는 것이 한 원인이므로 레시틴의 보충으로 치매를 예방할 수 있다는 것이다.

그러나 고려할 점은 신체는 내버려둬도 레시틴이 결핍되는 경우가 거의 없다는 것이다. 메치오닌(콜린의 전단계 물질로 아미노산의 일종), 글리세롤, 인산, 지방산 등이 흡수되면 저절로 효소에 의해 레시틴이 생성되고 넘치면 다시 효소에 의해 분해되는 과정을 반복한다. 따라서 레시틴이 부족하지 않으려면 메치오닌의 섭취가 필수다. 그러나 병이 생길 정도로 메치오닌이 부족한 경우는 매우 드문 일이다. 설령 메치오닌이 부족하다 해도 인체는 비상시스템을 가동해 식물성 음식에 있는 콜린이 그대로 레시틴 합성의 원료로 사용되도록 유도한다.

물론 나이가 들면서 필수지방산의 섭취가 부족해질 수 있고 레시틴의 체내 존재량이 줄어들 수 있다. 그러나 균형 잡힌 식단을 유지해온 사람에게는 큰 무리가 없을 것으로 본다. 특히 콩과 계란의 섭취가 어느 정도 필요하다. 아울러 레시틴이나 아세틸콜린의 합성과 작용에 있어 비타민B군(특히 B_{12})이 활성효소로서 매우 중요한 역할을 함을 알아두자.

〔**주요제품**〕 고센난유(에그월드·29.3%), 온누리레시틴(온누리내츄럴웨이·18.6%), LECITHIN(네이처스선샤인코리아·16.1%), RAPHA-LECITHIN(라파사이언스·11.3%), 라파레시틴(동서약품 건강사업부·7.8%), 시코린(동성제약), 뉴로케어·브레이시틴(내츄로에이스), 번개Q(보령제약)

신속한 탄수화물의 보급로 벌꿀과 여왕벌만의 성찬 로얄젤리

빠른 당분공급으로 피로회복을 돕는 벌꿀

벌꿀의 빛깔과 향기, 맛과 성분은 벌이나 꽃의 종류에 따라 다르지만 일반적으로 수분이 17%(식품공전규격은 21% 이하)를 차지하고 비중 1.41로 물에 부으면 가라앉는다. 고형분의 대부분(83%)은 당분으로서 거의 같은 양의 과당(fructose)과 포도당(glucose)으로 되어 있으며 설탕(이당류의 하나로 한자로는 蔗糖, 영어로는 sucrose)이 전체의 약 2%(식품공전규격은 7% 이하)를 차지한다.

벌꿀은 꽃의 씨방 주변에서 분비되는 설탕 성분(꽃꿀 또는 화밀(花蜜))을 꿀벌이 혀로 빨아 꿀주머니에 저장, 토해내는 과정에서 꿀벌 뱃속의 전화효소와 어금니에서 분비된 파로틴(parotin:성장촉진호르몬이자 암 억제물질)이 첨가돼 포도당과 과당(일명 전화당(轉化糖)으로서 식품공전규격은 65% 이상)으로 전화된 것을 말한다. 이처럼 변화된 단당류는 흡수가 쉽고 속효성 에너지원으로 작용한다. 또 특수한 풍미를 가지고 있으므로 꿀술이나 제과원료로 이용되기도 하며 예로부터 약용으로 귀중하게 사용되어 왔다. 여기에 더해 벌꿀 중에 함유된 꽃가루의 영양가치도 인정되고 있다.

벌꿀의 빛깔과 풍미는 원료인 꽃의 종류에 따라 다르다. 밀원이 되는 식물로서는 유채, 메밀, 싸리나무, 아카시아, 밤나무, 감나무, 밀감나무, 클로버, 자주개자리 등이 있다. 꽃이 만발하고 벌의 활동이 왕성할 때 꿀을 채취한다.

1kg의 꿀을 얻기 위해 벌은 560만 개의 꽃을 찾으며 한 개의 벌통에서 10~13kg의 꿀이 생산된다고 한다. 순수한 꿀은 대부분 거의 투명하고 미황색이지만 하등품이 될수록 황적색 또는 암색을 띤다. 아카시아꿀은 연한 백황색을 띠며 상당히 달고, 밤꿀은 흑갈색을 띠고 약간 쓴맛을 낸다. 잡화꿀은 말 그대로 여러 가지 야생화에서 채밀한 꿀로 주로 연한 갈색을 띤다. 화채나 미수 등 전통 청량음료에 넣으려면 싸리꿀, 아카시아꿀, 유채꿀 같이 색깔이 옅은 게 좋다.

중국에서 가장 오래된 의학서인 신농본초경에는 벌꿀이 상약(上藥), 즉 치료 효과가 높고 부작용이 없는 약으로 기록돼 있으며 명나라 때 쓰여진 본초강목에는 변비, 설사, 화상, 궤양 등의 치료에 벌꿀을 사용하는 방법이 적혀 있다. 또한 고대 이집트에서는 벌꿀이 왕의 전유물이었다는 기록이 있다. 흔히 신혼을 허니문(honeymoon:蜜月)이라고 하는데 이는 스칸디나비아에서 신혼 부부에게 한 달 동안 꿀로 만든 술을 마신 데에서 유래했다.

벌꿀은 흡수가 빠른 포도당과 과당이 주성분이기 때문에 피로회복에 좋고 숙취제거 효과가 뛰어나다. 소화기능을 개선하는 효과도 다양해서 위를 편안하게 해주고 변비해소에 효과적이다. 장의 연동운동을 도와 정장작용을 해주고 유익한 유산균인 비피더스균은 증식시키고 유해한 대장균은 억제시킨다. 이질이나 장티푸스균도 벌꿀 원액 속에서는 몇 시간 생존하지 못하므로 급성장염으로 고생할 때에는 다른 음식은 끊고 벌꿀만 먹는 것이 도움이 될 수 있다.

벌꿀에 함유된 각종 철분과 무기질은 빈혈을 예방하고 치료한다. 또 비타민B군과 C, 칼륨·아연·칼슘 등의 무기질은 흡수되기 쉬운 상태로 함유돼 있어 신진대사를 원활하게 해준다. 또 마그네슘 성분은 진정작용이 있어 신경통에 효과가 있다고 한다.

이밖에 입안이 헐었거나 물집이 생겼을 때 꿀을 바르면서 먹으면 빨리 치료되며 생꿀 한 컵만 마셔도 감기가 낫고 꿀을 우유에 타서 유아에게 먹이면 모유와 다름없는 저항력을 키워준다고 알려져 있다.

성인은 1인당 하루에 25~30g(큰 숟갈로 하나) 정도가 적당하며 어린이나 아기에게는 5~10g 정도가 적당하다. 꿀은 너무 뜨거운 물에 타 마시면 유익한 효소들이 파괴되므로 삼가고 찬물 또는 카페인, 탄닌 등이 함유되지 않은 보리차나 허브차에 타 마시는 게 권장된다.

예부터 우리나라는 화채, 미수, 원소병, 떡수단 등에 꿀, 오미자물, 과일, 꽃잎, 잣을 썰어 넣거나 띄워 청량음료로 즐겨 마셨는데 여름을 이기는 건강의 지혜가 듬뿍 담겨 있다.

벌꿀과 인삼을 함께 복용하려면 건삼과 수삼을 따로 구분해 재워야 한다. 수삼은 잘 씻어 2~3일 정도 건조시킨 다음 잘게 썰어 재운다. 인삼(특히 수삼)에 재웠으면 되도록 짧은 시일 내에 먹도록 하고 필요한 만큼씩 만드는 게 좋다. 여름철에 입맛을 잃은 사람들이 복용하면 더욱 좋다. 마른 빵에 버터를 발라먹지만 버터 대신 벌꿀을 이용하면 부드럽고 촉촉한 느낌의 달콤한 빵을 즐길 수 있다. 또 고기요리를 할 때 벌꿀로 재우면 고기가 더욱 부드러워진다.

일반적으로 당뇨병에는 꿀이 금기식품이지만 비쩍 마르고 당분 요구량이 많은 당뇨병 환자에게는 도움이 될 수도 있다.

여왕벌의 왕성한 번식력을 이끄는 로얄젤리

여왕벌은 태어나지 않고 만들어진다. 로얄젤리(royal jelly)는 일벌의 침샘에서 분비되는 하얀색 또는 우유빛을 나타내는 크림 타입의 액체로 여왕벌은 일벌이 갖다 주는 로얄젤리만 먹고 산다.

이 특별 영양식이 없이는 여왕벌로 성장할 수 없기 때문에 로얄젤리는 신비의 식품으로 여겨지고 있다. 여왕벌은 오로지 로얄젤리만 먹고 살기 때문에 엄청나게 크고 장수한다고 한다. 여왕벌은 일벌보다 사이즈는 평균 42% 더 크며, 몸무게는 평균 60% 더 나간다. 또 여왕벌은 7년을 사는 반면 일벌은 7주 밖에 살지 못한다고 한다. 야생에서 여왕벌은 하루에 2000개의 알을 낳는데 이는 자기 몸무게의 2.5배에 달하는 양이다.

로얄젤리는 우수한 영양공급원이다. 탄수화물(15%), 단백질(18%), 지방질(5~6%), 수분(50~60%)이 고농도로 균형있게 들어있다. 비타민은 A, B, C, D, E가 고루 들어있는데 특히 B_1, B_2, B_6, B_{12}, 비오틴, 엽산, 이노시톨과 같은 비타민B군 복합체가 다량 함유돼 있다. 로얄제리의 비타민B군과 각종 무기질은 피로회복 및 스트레스해소에 도움을 줄 수 있다.

이밖에 필수아미노산과 필수지방산, 신경전달물질인 아세틸콜린이 풍부하다. 면역체계를 자극하여 감염균을 퇴치하는 것으로 알려진 감마글로불린도 들어있다. 따라서 만성병으로 쇠약해진 건강을 회복하는데 좋고 소화기능이 약해진 사람, 발육이 늦은 어린이, 산후조리중인 임산부 등에 유익하다. 내분비기관을 활성화시키고 위장관을 따뜻하게 해서 소화기능을 회복시킨다. 또 아세틸콜린의 분비를 촉진시켜 치매를 예방해 준다는 주장도 있다.

미국의 연구가들은 로얄젤리가 생식기관과 관련된 내분비기관을 자극해 남성과 여성의 생식기능을 정상화시킨다는 주장을 펴고 있다. 동물실험에서는 병아리, 돼지, 수탉들이 로얄젤리를 먹은 후에 더 크게 자라고 더 오래 살며 생식력이 왕성한 것으로 나타나기도 했다.

이밖에 로얄젤리는 콜라겐이 풍부해 피부미용에 좋고 불안, 불면증, 우울증, 기억력감퇴를 완화시키는 것으로 알려져 있다.

그러나 로얄젤리가 단순히 고영양식품이라 이런 효과를 내는지, 아니면 신비의 성분이 함유돼 있는지는 분명치 않다. 연구자들은 알려지지 않은 미지의 신비로운 성분을 일컬어 'R'이라고 명명하고 있다. 로얄젤리는 앞서 열거한 효과말고도 간염, 관절염, 암, 백혈병 등에도 효과가 있는 것으로 선전돼 과연 만병통치약처럼 여겨진다.

이런 생각의 밑바탕에는 '여왕벌의 식사'를 신비화하려는 로얄제리 생산자들의 의도가 깔려 있다. 발전된 현대과학으로 약효를 내는 구체적 성분을 찾지 못하고 '신비의 R'이라고 명명한 것도 믿음이 가지 않는다.

미국, 캐나다, 브라질 등이 로얄젤리와 프로폴리스의 주요 수출국으로서 자신들의 제품을 용이하게 팔기 위해 로얄젤리의 신화를 만들어낸 게 아닐까하는 생각이 든다.

〔 **주요제품** 〕 세모로얄제리(세모·13.6%), 알제리(한미약품·13.0%), FRESH ROYAL JELLY(웅천무역·6.1%), NATURES QUEEN ROYAL JELLY(쌍봉 ·6.1%), 대웅해지용황정(대웅제약·5.7%), 로얄폴리스(종근당건강)

성인병과 암을 예방해주는 스태미너 증강제 **마늘 추출물**

마늘은 고대 이집트의 피라미드 비문에도 남아 있을 정도로 스태미너를 강화하는 강력한 강정제다. 최근에는 혈액순환개선, 정력증진, 피로회복 등의 효능을 내는 의약품 또는 건강보조식품으로 널리 사용되고 있다. 서구인들은 마늘의 효과는 인정하면서도 마늘을 먹으면 자극적이고 입냄새가 나기 때문에 약이나 건강식품으로 먹기를 선호한다.

마늘에 들어있는 성분은 대개 황 화합물이다. 이 때문에 특유의 냄새가 나고 항산화작용으로 세포노화와 암 발생을 예방하는 효과를 기대할 수 있다. 근거는 확고하지는 않으나 마늘을 갈았을 때 생성되는 휘발성 황화합물(aryl sulfide 계통)은 암 예방에 효과가 있으며 가열했을 때 2차적으로 생성되는 아호엔(ahoen)이라는 물질은 동맥경화 예방에 유효하다고 한다. 마늘은 알린(alline), 알리신(allicine), 황화알린(allin sulfide), 아릴메틸트리설파이드(aryl methyl trisulfide), 디아릴설파이드(diaryl sulfide), 디아릴펜타설파이드(diaryl pentasulfide), 아릴엘캅탄(aryl-l-captane) 등의 황화합물을 갖고 있는데 양파, 파 등과 비교할 때 월등히 다양하고 많은 양의 황 화합물을 갖고 있다.

알린이라는 성분은 마늘을 다질 때 자가분해효소작용에 의해서 알리신으로 변한다. 이들 물질은 마늘의 가장 중요한 성분이자 냄새의 원인이다. 마늘의 알리신과 다른 식품에서 나온 비타민B$_1$(thiamine)과 결합되면 체내 흡수율이 높은 알리티아민(allithiamie)이 된다. 이것은 보통의 비타민B$_1$과 달리 많이 먹어도 곧 몸 밖으로 배설되지 않는다. 알리티아민은 창자 안에 살고 있는 세균이 갖고 있는 비타민B 분해효소인 아네우리나제(aneurinase)의 작용을 받지 않기 때문이다. 우리나라 사람처럼 도정한 흰쌀을 주식으로 하면 비타민B군이 부족해 식욕감퇴, 소화불량, 각기병 등에 걸리기 쉽다. 따라서 마늘을 즐기는 식사습관은 권할 만하다. 알리티아민은 높은 농도로 체내에서 유지되면서 피로회복 정력증진의 효과를 발휘한다. 주지하다시피 비타민B$_1$은 '피로회복 비타민'의 대명사가 아닌가.

또 다른 마늘 함유성분인 디아릴펜타설파이드(diallylpentasulfide)는 황화합물로 발암물질의 독성을 제거하는 해독효소를 활성화한다고 알려져 있다. 역시 황화합물인 메틸시스테인(methyl cysteine)은 간기능을 개선하고 간암 대장암을 억제한다고 한다. 마늘에는 셀레늄 함량도 높은데 역시 강력한 항산화물질로 알려져 있다.

마늘의 황화합물과 테르펜(terpene)계열의 성분 및 셀레늄 등은 강한 항암 성분이다. 미국 의학계도 이를 인정하고 있다. 중국에서 실시된 역학조사결과 연간 1.5kg씩 마늘을 먹는 사람은 거의 먹지 않는 사람보다 위암에 걸릴 확률이 50％나 밑도는 것으로 나타났다. 동물실험결과 마늘 추출물은 암세포의 성장을 저해하고 발암속도를 늦추는 것으로 나타나고 있다.

스코르디닌(scordinine)이라는 성분은 신진대사촉진, 말초혈관확장을 통한 혈액순환 개선, 몸에 좋은 고밀도지단백(HDL)과 결합한 콜레스테롤의 증가를 통한 동맥경화예방 등의 효과를 발휘한다고 한다. 또 쥐를 이용한 동물실험결과 스코르디닌은 정자를 증식하고 음경해면체 혈관의 확장을 유도해 발기를 촉진하며 4시간 이상 수영해도 지치지 않는 스태미너를 길러주는 것으로 나타난 바 있다.

마늘의 효과로는 대표적인 게 혈액순환촉진이다. 마늘은 성질이 뜨거워 신체 구석구석을 따뜻하게 해주고 말초혈관을 확장시켜 혈압을 내려준다. 따라서 손발과 아랫배가 찬 사람이 먹으면 좋다. 마늘즙은 혈중 콜레스테롤치를 내려 동맥경화를 예방한다. 혈관을 막는 혈전이 쌓이거나 혈전덩어리가 커지는 것을 막는다. 또 마늘의 지용성 성분이 혈당과 혈중 지질을 낮춰 당뇨치료에 도움이 된다는 연구도 있다.

사람들이 가장 관심있게 생각하는 것은 강장 및 강정효과다. 마늘의 알리신과 셀레늄, 비타민E를 혼합해 복용하면 불임증도 막고 노쇠한 모세혈관이 젊어져 생식기에 피가 잘 돈다는 연구보고도 있다. 또 니코틴에 중독돼 호흡능력이 떨어진 쥐에게 마늘의 지용성 추출물을 투여했더니 정상에 가깝게 회복됐다는 보고도 있다.

마늘은 살균효과도 낸다. 마늘을 썰거나 다질 때 자가효소에 분해돼 생성되는 황화알린은 강력한 살균력을 갖고 있는데 소독약으로 널리 쓰이는 석탄산보다 약 15배나 강한 살균력 및 항균력을 갖고 있다고 한다. 따라서 음식을 마늘 즙에 재워두면 대장균, 티푸스균, 콜레라균이 사멸되는 효과가 난다. 간접적으로 기생충을 구제하고 치질도 개선한다.

위액의 분비를 촉진하고 위안의 세균을 정화하므로 정장(淨腸) 및 위장기능촉진의 효능이 기대된다. 최근에는 위·십이지장궤양의 원인균인 헬리코박터 파이로리균(Helicobacter pylori)의 감염을 예방한다는 보고도 있다. 곽란과 복통을 멎게 하는 효과도 있다.

민간요법의 관점에서는 종기(腫氣)와 풍기(風氣)를 예방하고 백일해 폐결핵 등에도 효과가 있는 것으로 알려져 있다. 마늘을 재(灰)에 구워서 아침과 저녁으로 네 쪽씩 복용하면 기관지염 기관지천식 등에 효과가 있다고 전해진다. 또 마늘 삶은 물은 외용약으로 효과가 있어 자궁내막염등의 치료에 사용한다.

마늘은 이처럼 우수한 약효를 지닌 훌륭한 건강식품이다. 그러나 마늘은 자극적이고 강하며 성질이 뜨겁다. 한방에서는 몸에 열이 많아 얼굴이 자주 달아오르거나 눈, 혀, 목, 입 등에 염증이 자주 나는 사람에게는 좋지 않다고 얘기한다. 또 공복에 먹으면 위를 자극 또는 손상시킬 수 있으므로 피한다. 이밖에도 마늘을 지나치게 많이 먹으면 빈혈이 생기거나 피부가 거칠어질 수 있다. 정장작용을 해주는 유익한 대장균을 죽일 수도 있다.

그래서 마늘을 많이 먹었던 조상들은 고기요리나 생선요리에 넣어 마늘의 극렬한 성질을 줄이고 특유의 냄새나는 성분이 고기나 생선의 단백질과 결합하도록 해서 노린내가 없어지도록 했던 것이다. 이로써 생마늘과 동등한 약리효과와 한결 나은 요리맛을 얻을 수 있다. 그래서 약용보다는 식용으로 애용해 온 것이며 파, 생강, 양파 등과 함께 보편적인 향신료로 첨가되고 있는 것이다.

따라서 마늘은 공복에 먹는 것은 피하고 매일 섭취하려면 생것으로 한두 쪽(5g), 삶은 것으로는 서너 쪽 정도가 적당하다. 어린이는 표준량의 절반 이하가 적당하다. 마늘 추출물 건강식품은 마늘의 유효성분을 농축한 것으로 음식으로 먹는 것보다 유용한 점은 별로 없다. 가격을 고려한다면 일부러 사먹는 것은 합리적이지 않다. 평소에 접할 때마다 즐기는 습관을 들이면 딱 좋다.

마늘의 적정한 요리법은 무얼까

마늘이 건강식품인지는 알겠는데 마늘을 생으로 먹는 게 좋은지, 구워

먹는 게 좋은지를 몰라 궁금해하는 사람이 많다. 아직도 연구가 미진하고 논란이 많지만 결론부터 말해 아무래도 생 마늘이 가열한 마늘보다 약효가 강하다. 마늘의 황 화합물은 열로 인해 약간의 변화를 겪음으로써 효능이 떨어질 수 있다.

생마늘의 경우 통마늘이 아무래도 으깬 마늘보다 효과가 낫다. 으깨서 오래 보관했다가 김치에 섞어 넣으면 효과는 떨어질 수밖에 없다. 또 마늘을 칼로 여러 조각으로 쪼갠 다음 오래 두거나 물에 담가 써도 약리적 효과가 떨어지게 마련이다. 마늘을 절단하고 으깨는 과정에서 유효성분이 산화되는 경향이 커지기 때문이다. 이에 비해 생마늘을 식초나 약간 덜 짠 간장에 넣어서 절이는 것은 비교적 괜찮은 방법이다.

마늘을 가열했을 때 생마늘과 효능이 거의 같다는 주장과 약간 떨어진다는 주장이 아직도 상반되고 있다. 한국인은 생마늘도 잘 먹기 때문에 크게 따질 문제는 아니지만 서양인들은 입냄새 때문에 마늘을 가열해 요리한다. 익히면 마늘의 독특한 냄새를 없애면서 맛을 부드럽게 할 수 있기 때문에 굽거나 볶거나 튀긴다. 약간의 약효성분이나 영양소 손실이 따른다. 그러나 뜨거운 물에 푹 삶으면 마늘 고유의 효능을 기대하기 힘들다.

1998년 11월 미국 펜실베이니아 주립대학 영양학과의 존 밀너 교수팀은 마늘을 가열해 조리했을 때 마늘의 약리학적 효능이 어떻게 차이가 나는지 실험을 통해 증명했고 미국 암연구소로부터 공식인증을 받았다.

연구팀은 여러 형태로 가공된 마늘을 실험쥐들에게 먹인 뒤 유방암을 유발하는 인자를 주입, 다음과 같은 연구결과를 얻었다. 이에 따르면 전자레인지의 마이크로파로 마늘을 가열할 경우엔 1분만에, 오븐으로 구울 경우엔 45분만에 마늘의 항암효능이 완전 파괴됐다.

그러나 마늘을 다지거나 분쇄한 뒤 10분간 그대로 두었다가 열을 가하지 않고 요리하면 항암효능은 보존됐다. 반면 막 다져놓은 마늘을 다른 재료에 넣고 가열하면 항암효능은 거의 사라졌다.

밀너 박사는 "마늘을 다지면 마늘세포의 효소가 밖으로 드러나면서 이 효소가 항암성분인 알릴황화합물(allyl sulfur compounds)이 생성되도록 다른 마늘 세포에도 작용한다"고 말했다. 하지만 마늘을 다진 후 바로 가열하면 이 효소가 작용을 못하고 열에 의해 날아가 버려 항암성분이 만들어지지 못한다고 설명했다.

〔 주요제품 〕 써큐란(동아제약), 두리방(초당약품), 옵티멈 오메가(파마넥스), Garlic(파마넥스)

장염에 좋은 구연산의 보고 매실 가공식품

매실즙을 원료로 한 건강음료가 2000년 여름부터 인기를 끌고 있다. 이해 가을에는 매실음료를 만드느라 매실이 품귀현상을 빚을 정도였다.

예부터 입안에 진액이 고이면서 얼굴이 창백해지는 한설(寒泄)이나 배가 차고 냉하면서 복통, 설사, 구역질 등이 심한 경우에는 매실을 써왔다. 매실은 강한 구충효과가 있어 회충 등 기생충으로 몸이 쇠약해졌을 때 매실즙을 사용했다. 매실즙은 살균효과도 나타내 콜레라균은 5분, 장티푸스와 인플루엔자는 10분, 파라티푸스는 20분, 발진티푸스는 30분, 이질균 및 일반 식중독균은 60분 이내에 살멸할 수 있는 것으로 연구돼 있다. 그러나 인체에 필요한 대장 서식균은 죽이지 않는다고 한다. 이는 구연산 등 매실에 함유된 유기산의 효과에 의한 것으로 추정되는데, 여름에 약간 상한 음식을 먹고난 후 배가 살살 아프고 설사가 날 때 매실즙을 먹으면 증상이 수월하게 가라앉는다.

한의학적 관점에서 매실의 시고 매운 맛은 폐기운을 순환시키므로 기침, 해수, 기관지염, 인후염 등에 좋은 효과를 낸다. 또 가슴 위의 끓어오르는 기를 내려 열과 가슴앓이를 가라앉힌다. 이는 매실즙을 사용해 본 사람들이 공통적으로 표현하는 효과로 어느 정도 공감을 갖게 한다.

이밖에 갈증을 멈추게 하고 근육과 맥박에 활기를 띠게 하며 마음을 편하게 하고 각종 통증이 사라진다는 문헌도 있다. 반신불수와 죽은 피부를 되살린다고 하는 기록도 있으나 적잖은 허풍이 있는 것 같다.

매실에는 구연산이 다량 함유돼 있다. 복숭아, 사과, 살구보다 30~40배나 많다. 구연산의 약리학적 효과는 앞서 언급했듯이 신진대사촉진, 피로회복, 식욕증진, 살균효과 등이다. 구연산과 함께 사과산(malic acid), 호박산(succinic acid), 카테킨산(catechin acid) 등은 간, 호흡기, 대장 등의 기능을 촉진해 간장회복, 피로회복, 식욕증진 등의 효과를 상승시킨다. 매실의 떫은 맛을 내는 성분은 지혈효과를 낸다. 매실이 자궁이나 대장의 출혈을 멎게 하는 효과를 내는 것도 이 때문이다.

한국 야생매실은 한국 땅에 뿌리박은 지 2000년의 역사를 자랑하는 순수 토종 매실로 식물학적으로 볼 때 체질이 매우 강인하다. 이 매실은 주성분인 구연산의 함량이 다른 품종에 비해 많으나 씨앗(핵)이 크고 과육이 적어 주스나 가공식품 등을 만드는데 문제가 많았다. 이 때문에 개량종이나 전남 광양 일대의 송광설중매(松光雪中梅)를 쓰는데 과육이 풍부하고 육질이 좋아 손색이 없다. 그러나 요즘에는 중국산 매실이 다량 수입돼 토종의 약효를 기대하기가 상당히 어렵게 됐다.

매실이 유익하다고 과다하게 먹는 것은 금물이다. 매실은 열이 많은 음식이므로 평소 열이 많고 위산과다로 고생하는 사람은 삼가는 게 바람직하다. 한방에서도 매실의 다양한 효과와 함께 독성을 인정하고 있다. 주로 시안산 화합물(cyanate)에 의한 독성이다. 이 물질은 조금 먹으면 체질을 긍정적인 방향으로 개선하지만 장기간 많이 먹으면 독이 된다.

따라서 단기간에 집중적으로, 고농도의 추출액 또는 발효액을 일정 시간 간격을 두고 복용하는 게 바람직하고 장기간에 걸쳐 상시 복용하는 것은 권장되지 않는다.

매실추출물은 매실농축물로 고형분 20% 이상이어야 하며 고형분 중 구연산 함량이 4.5% 이상이어야 한다. 매실추출물 가공식품은 매실추출물이 50% 이상 함유돼야 한다.

〔**주요제품**〕 매단골드(풀무원테크·33.1%), 매실농축액(임실과수영농조합 ·10.4%), 보해매실농축액(보해식품·10.2%), 보해매실단(보해식품·각각 수입품은 9.4%, 국산은 8.4%), 매실화이바(동화약품) 등. 식품으로는 초록매실(웅진식품), 참매실(해태음료) 등이 많이 팔리고 있다.

비행시차를 덜어주는 소프트 랜딩 수면제 멜라토닌

1995년 미국에서는 멜라토닌(melatonin)이 노화방지와 비행시차 극복에 효과가 높다고 해서 '현대판 불로초'로 부상했다. 지금도 멜라토닌은 비행기 여행으로 생기는 제트-래그(Zet-lag)를 완화시키는 유효한 약으로 종종 쓰이고 있다.

멜라토닌은 뇌의 송과선에서 분비되는 호르몬이며, 정상적인 체내에서는 1pg(1pg는 1조분의 1g)밖에 분비되지 않아 가장 적게 분비되는 호르몬 가운데 하나다. 눈의 망막에 도달하는 빛의 양이 적을수록 이 호르몬의 분비량이 증가하면서 수면을 유도한다. 어두워지면 잠을 청하게 되는 것은 이때문이다. 한편 밤에 불을 켜고 자면 멜라토닌 분비량이 적어지고 멜라토닌의 항암효과가 떨어져 암에 걸릴 위험이 높아진다고 주장하는 학자도 있다.

미국 텍사스대 러셀 라이터교수는 멜라토닌이 독성화학물질, 자외선, 산화, 공기오염으로부터 우리의 몸을 보호해줌으로써 노화를 지연할 수 있고 각종 질병을 예방할 수 있다고 주장해왔다. 라이터 박사는 젊은 나이에는 멜라토닌이 많이 분비되지만 나이를 먹으면 멜라토닌의 분비량이 줄기 때문에 세포의 손상이 증가하고 결국에는 암, 알츠하이머병, 파킨슨씨병, 동맥경화 등 퇴행성 질환이 발생하게 된다고 말한다.

그러나 나이들어 몸속에 분비량이 줄어드는 물질이 어디 한두 가지 인가. 성장호르몬, 성(性)호르몬, 티모신(thymosin:면역기능을 적절히 조절하는 흉선(胸腺)호르몬) 등도 멜라토닌과 마찬가지로 나이를 먹으면서 감소되는 호르몬이다. 그래서 이런 물질을 인공합성해 체내에 추가 투입하면 노화가 지연될 수 있다는 주장이 자주 제기되고 있다. 하지만 이들 호르몬에 대한 연구는 미완의 상태로 부작용과 안전성에 문제가 많은 것으로 지적된다.

미국 의학계는 멜라토닌을 둘러싸고 의학적 효능과 안전성에 대해 열띤 논쟁을 벌였으나 현재는 노화지연효과는 거의 없고 시차극복에는 상당한 효과가 있다는 쪽으로 결론을 내렸다.

내분비계에 관한 문제가 항상 그렇듯이 신체에 자연스럽게 발생 분비되는 멜라토닌 외에 다른 동물에서 인위적으로 추출한 멜라토닌을 추가로 투여할 경우 인체의 항상성이 깨지지 않을까 하는 우려가 있다. 또 뇌내 수용체에 직접 작용하는 멜라토닌을 먹는다고 해서 온전히 뇌까지 파괴되지 않고 도달할 수 있느냐는 문제도 있다.

서울대 의대 정홍근 교수는 "멜라토닌의 수없이 많은 효능 가운데 숙면을 유도하고 해외여행시 나타나는 비행시차를 극복하는데는 상당한 도움이 되는 것으로 믿을 만하다"며 그러나 "원래부터 멜라토닌 수용체가 적은 사람이 많아 이들에게는 멜라토닌이 유익하겠지만 모든 사람에게 효과를 발휘할 것이라고 보는 것은 잘못"이라고 말했다. 또 "인체는 자연적으로 항상성을 이루게 돼있는데 부작용과 안전성이 확인되지 않은 호르몬을 인위적으로 추가 투여하는 것은 바람직하지 않다"고 설명했다.

적정 복용량은 아직까지 확고하게 정해져 있지 않다. 라이터 교수는 나름의 연구결과를 토대로 불면증엔 하루에 0.2~10mg, 시차적응에는 1~10mg, 노화방지에는 0.1~3mg을 복용을 권하고 있지만 과학적 근거자료가 충분하지 못한 실정이다.

실제로 동물실험결과 멜라토닌으로 생식기가 위축됐다는 보고가 있었고 암을 유발할 수 있다는 부정론이 제기됐다. 특히 멜라토닌은 주로 가열하지 않은 동물의 뇌에서 추출해 만들기 때문에 광우병 같은 희귀성 위험질환을 일으킬 수 있다는 우려도 제기되고 있다.

또 많은 의학자들은 과거에 발표된 멜라토닌의 효능을 입증하는 자료는 대부분 쥐를 대상으로 나온 실험결과로서 쥐에 효과가 있다고 해서 사람도 똑같이 효과를 볼 것이라고 장담할 수 없다는 냉소적인 반응을 보이고 있다.

〔 **주요제품** 〕 안전성 문제로 국내서는 식품이나 의약품으로 허가되지 않았으며 소량씩 해외여행자에 의해 반입되고 있는 실정.

흰 쌀밥만 먹는 사람에게 필요한 토코페롤 금싸라기 배아 가공식품

배아가공식품은 밀배아, 쌀배아를 분리해 그대로 또는 기름을 추출해 식용에 적합하도록 가공한 것이다. 경우에 따라 식물성 천연 토코페롤을 첨가하기도 한다. 곡류의 배아에는 비타민E인 토코페롤과 활력증강성분의 하나로 알려진 감마오리자놀(γ-oryzanol)이 풍부하다. 밀배아에는 토코페롤만 있고 감마오리자놀이 없다.

시판되는 '밀배아식품'과 '쌀배아식품'은 각각 순수정제한 밀배아 및 쌀배아 100% 함유한 것이다. '밀배아가공식품'과 '쌀배아가공식품'은 각각 밀배아와 쌀배아를 50% 이상 함유한 것이다. 밀배아와 쌀배아는 토코페롤을 각각 25mg/100g 이상 함유해야 한다. 쌀배아는 감마오리자놀을 80mg/100g 이상 갖고 있어야 한다.

현미는 볍씨의 겉껍질을 벗긴 것으로 미강층(米糠層:쌀겨층), 배유(胚乳:쌀의 속살로 씨앗이 싹틀 때에 영양분이 되는 물질), 배아(胚芽:씨눈과 같은 말로 싹이 되는 조직) 등이 각각 6:92:2로 구성돼 있다. 이에 비해 백미는 도정할 때 미강층과 배아를 제거한 것으로 100%가 배유다. 7분도미(分度米)는 쌀겨층의 70%만을 제거한 것으로 배아가 상당 부분 떨어져나간다. 따라서 씨눈의 영양소를 섭취하려면 현미를 섭취하거나 배아를 따로 모은 배아가공식품의 섭취가 권장된다.

게다가 씨눈과 쌀겨에는 다양한 종류의 비타민과 칼슘, 인, 철분 등의 무기질이 다량으로 함유돼 있고 식생활에서 부족하기 쉬운 양질의 식물성 단백질이나 지방도 풍부하며 소화를 촉진시키는 효소작용도 활발하다.

대부분의 사람들이 먹고 있는 백미는 씨눈이 없으므로 토코페롤과 감마오리자놀의 섭취가 부족하다. 또 현미 옹호자들은 현미는 생기를 지닌데 비해 백미는 생기가 없다고 단정한다. 즉 물을 넣은 접시에 백미와 현미를 따로 담고 수일간 방치해두면 백미는 썩고 현미는 싹을 틔운다는 것이다. 이는 싹을 틔우는 씨눈이 있고 없음에 차이를 반영하는 것이지 지나치게 확대 해석할 것까지는 없다.

그러나 유기농법으로 재배된 현미가 아니라면 현미의 외피가 농약 등에 오염돼 있음을 감안해야 한다. 또 현미는 백미처럼 물을 잘 머금지 않아 소화가 어렵기 때문에 소화기능이 크게 떨어져 있는 사람이라면 현미를 먹는 것은 한번 더 생각해봐야 한다.

어쨌든 토코페롤과 감마오리자놀은 삶에 활력을 주고 갱년기증후군을 개선하며 심장질환을 예방하는데 도움을 준다. 또 피부를 윤택하게 해서 자반증(紫斑症)을 완화시키고 생식기능을 향상시키며 세포막을 보호하는 역할을 하므로 매우 유익한 영양소다.

[**주요제품**] 맥오리알골드(아주식품·16.1%), 엔돌피아큐(개풍양행·13.2%), 알브레인(남양알로에·12.3%), 한맥알부민(한일양행·10.4%), 선유정골드(한나식품·9.4%), 디톡스서포트(내츄로에이스)

항암효과와 고지혈증 예방의 대명사 버섯 가공식품

영지버섯(만년버섯 또는 영지초, 지초석이라 불림), 운지버섯(구름버섯), 상황버섯(말굽버섯과 중 하나), 아가리쿠스버섯(신령버섯 또는 흰들버섯) 등 각종 버섯류 등이 시차를 두고 최근 수 년새 항암건강보조식품으로 부상해 왔다. 이밖에 잘 알려지지 않은 나도팽나무버섯, 말굽버섯, 치마버섯, 만가닥버섯 등도 항암성이 있는 것으로 부각되고 있다. 이같은 버섯말고도 식용으로 익숙한 표고버섯이나 송이버섯도 일찍이 항암성이 인정돼왔다.

각 버섯의 대표적인 항암성분으로는 렌티난(lentinan:표고버섯), 시조피란(schizopyran:치마버섯), 크레스틴(crestine:운지버섯), D-프랑크션(말굽버섯) 등 여러 가지 기능성 다당류가 있다. 송이버섯에는 암세포만을 선택적으로 공격하는 항종양 단백질인 'MAP'가 들어있다. 이 단백질은 항암효과가 우수하다고 하는데 송이버섯은 재배가 안 돼 매우 고가이므로 다른 버섯들이 주로 건강식품원료로 쓰인다. 이밖에 모든 버섯에는 함량의 차이는 있으나 베타글루칸(β-glucan)이라는 다당류가 공통적으로 들어있고 식이섬유와 비타민D가 암을 예방하는 성분으로 기여하고 있다.

1999년에는 AHCC(Active Hexose Correlated Compound)치료가 부작용 없는 항암 면역치료의 하나로 거론됐다. 이 AHCC야말로 지나치게 상업적으로 흐르는 경향이 컸다. AHCC는 담자균(버섯류)을 영양액으로 채운 대형 배양조에서 배양해 이곳에서 균사체를 추출한 것이다. 이 물질은 단일 성분이 아닌 복합물이라 생약처럼 다양한 생리활성을 갖는다는 게 판매업자들의 주장이다. 그러나 따지고 보면 베타글루칸, 크레스틴, 렌티난 등의 다당류를 일컫는 말인 것 같다.

일본의 또다른 연구결과는 AHCC는 분자량이 5000 정도인 미지(未知)의 고분자 화합물로 이들 다당류가 생체에 잘 침투되고 강한 생리활성을 내도록 보좌한다는 주장을 펴고 있다. 하지만 미지의 고분자 화합물이 과학적으로 입증된 것은 아니며 두말할 나위 없이 허구에 가깝다.

AHCC는 NK(Natural Killer:자연살해)세포를 활성화시켜 암세포를 공격하도록 유도하고 면역조절물질인 인터루킨(interleukine)-12를 유도해 부작용이 전혀 없이 염증과 통증을 없앰으로써 만성 간염이나 알레르기성 비염에 효과가 있는 것으로 광고됐었다. 이처럼 면역체계를 들먹이며 항암효과를 거론하는 것은 항암효과를 자랑하는 건강보조식품들이 단골로 사용하는 메뉴다. 하지만 일반인들로부터 신통치 않은 반응을 얻자 1년도 못돼 시장에서 퇴출됐다.

이보다 다소 앞서 판매업자들이 지나치게 악덕 상혼을 발휘한 버섯은 아가리쿠스와 상황버섯이다. 아가리쿠스 버섯의 경우 버섯류에 들어있는 베타글루칸이 무려 90%가량의 환자에서 항암효과를 발휘한다는 선전을 해오면서 붐을 일으켰다. '쥐를 대상으로 실험한 결과 아가리쿠스 추출물을 10일간 투여했더니 32마리중 28마리에서 암세포가 완전히 사라졌다' 는 등의 항암효과를 부각시키려는 연구결과가 잇달아 보도됐다. 이런 연구결과들은 주로 일본에서 동물실험을 통해 나온 것들이었다. 일본인들은 특유의 상술적 행위로 돈을 벌었고 한국도 이를 본땄다.

아가리쿠스 버섯은 브라질 등 남미 열대가 원산지로 국내 도입 초기에는 재배가 어렵고 채취한 즉시 부패가 진행돼 생산과 가공이 어렵다는 이유로 매우 비싸게 팔렸다. 이 때문에 일본 제품을 들여와 외화낭비도 대단했다. 국내재배가 이뤄지고 일시적 유행이 가라앉은 후에야 가격이 내려갔다. 그리고 잊혀져가고 있다.

버섯류에 공통적으로 들어있는 베타글루칸은 D-글루코스가 $\beta(1\rightarrow4)$결합한 것으로 크게 보면 키틴, 이눌린, 셀룰로오스 등 세포를 둘러싸는 외막물질들과 비슷한 분자구조를 가지고 있다. 베타글루칸은 영양소로는 의미가 거의 없으며 소화가 잘 되지 않는 일종의 섬유질이다. 반면 우리가 먹는 전분은 대표적인 알파글루칸으로 긴 사슬부위는 $\alpha(1\rightarrow4)$결합, 사슬부위에서 가지를 쳐 뻗어나가는 부위는 $\alpha(1\rightarrow6)$결합으로 돼있다. 두 가지 결합을 분해하는 각각의 효소가 협동함으로써 소화가 잘 이뤄지고 열량을 내게 돼 있다.

일반적으로 건강보조식품을 판매하는 업계에서는 키틴(키토산의 원료물질)이나 베타글루칸이 암세포 주변의 대식세포(大食細胞:암세포 등 이물질을 잡아먹는 면역세포)를 활성화시키거나 암세포의 성장을 억제한다는 이론을 펴고 있다. 그러나 이런 결과는 어디까지나 실험실적인 연구결과이며 사람에게도 동일한 효과를 미치는 것은 아니다.

기본적으로 버섯류는 섬유질의 일종인 베타글루칸, 피속의 콜레스테롤을 떨어뜨리는 구아닐산(guanilic acid), 혈전생성을 억제하는 불포화지방산 등이 풍부하기 때문에 성인병에 이롭다. 특히 표고버섯에는 콜레스테롤을 낮추는 에리다데린(eridaderin)과 간염에서 간암으로 악화되는 것을 예방하는 렌티난과 에르고스테린(ergosterin) 등이 들어있다고 한다. 따라서 유익한 것으로 알려진 버섯류는 혈당, 혈압, 혈중 콜레스테롤 등을 정상화하는 효과를 기대할 수 있다. 성분과 함량에서 다소 우열이 있을 망정 효능에서 큰 차이는 없다.

식품업자가 주장하는 것처럼 모든 버섯은 상당한 수준의 약성을 지니고 있는 셈이다. 문제는 특정버섯의 항암효과를 침소봉대하고 치료효과가 절대적인 것처럼 호도하는데 있다. 특히 항암효과의 강도를 측정할 때 생산업자나 연구하는 학자나 서로들 자기와 관련 있는 버섯이 최고라고 우겨서 누구의 말을 믿어야 할지 모를 지경이다.

예로부터 버섯은 성인병을 예방하는 중요한 식품으로 애용돼왔다. 적어도 버섯은 당뇨병, 고지혈증, 동맥경화, 고혈압, 소화기궤양, 기관지염, 신부전 등에 효과 있는 식품으로 인정돼왔다. 따라서 버섯가공식품은 성인병 예방을 통해 전신건강의 증진을 기대할 수 있는 식품이다. 그렇다고 결정적인 항암효과가 있는 성분이 들어있는 것은 아니다.

식품공전에 따르면 버섯가공식품은 자실체 가공식품의 경우 자실체 건조분말을 전체중량의 30% 이상, 균사체 가공식품의 경우 균사체추출물분말로서 50% 이상 함유해야 한다. 그런데 버섯의 종류와 연구한 학자에 따라 가장 약효가 높은 버섯의 부위가 달라지는 경우가 많아 일반인들이 유효성분의 기능성을 가늠하기란 극히 어려운 일이다.

〔 **주요제품** 〕 풀무원트롬보큐(풀무원테크·27.3%), 징코프러스(종근당건강·7.2%), 영지아쿠스(서흥캅셀·7.0%), 풀무원맥청(풀무원테크·6.7%), 헤파징(고려인삼연구·4.8%), Reishi(파마넥스·영지버섯), 화인아가리쿠스골드·신령버섯차(내츄로에이스), 징코마린·징코포르테징코플러스(종근당건강), 피앤디혈맥큐·피앤디리버큐(피앤디헬스캠프)등. 식품으로는 영비천(일양약품), 운지천(광동제약) 등이 많이 팔리고 있다.

나무 산딸기가 눈을 밝게 하고 장수를 돕는다 베리 추출물

철쭉과의 식물인 베리는 여러 종류가 있지만 빌베리(bil berry), 블루베리(blue berry), 베어베리(bear berry), 크랜베리(cran berry), 래즈베리(rasp berry) 등이 주요한 약용식물 또는 건강보조식품의 원료로 쓰인다. 국내서는 야생 산딸기의 하나인 복분자가 정력증강, 혈액순환개선 등의 효과를 인정받고 있지만 미국서는 이들 나무 산딸기가 노화지연, 시력개선을 위한 건강보조식품으로 폭발적인 인기를 끌고 있다.

빌베리

유럽, 서아시아, 북미동부 산악지대에서 볼 수 있는 작은 관목으로 유럽에서 과일은 잼, 잎은 차로 애용돼왔다. 16세기부터 잎은 염증을 가라앉히고 세균을 억제하며 상처를 아물게 하는 용도로 쓰였다. 괴혈병으로 인한 출혈치료에도 사용했다.

세계 2차대전 당시 영국 왕립 비행단이 빌베리가 야맹증을 개선한다고 보고해 본격적인 연구가 시작됐다. 이후 당뇨병으로 인한 망막출혈증에도 좋은 것으로도 밝혀졌다.

이런 효과를 내는 성분은 안토시아노사이드(anthocyanoside)로 지목되고 있다. 이 성분은 외부에서 눈으로 들어오는 빛의 양에 따라 적정량의 빛이 망막에 도달하도록 조절하는 망막색소(rhodopsin, retinal 등)의 생성을 돕는 것으로 알려지고 있다. 또 유해활성산소로부터 세포의 손상을 방어하는 항산화작용이 인정되고 있다.

이밖에 빌베리는 설사를 완화시키며 모세혈관이 잘 터져 멍이 드는 증상을 개선하는 용도로 섭취되고 있다. 또 혈액순환을 개선하기 때문에 동맥경화, 하지정맥류, 치질 등에 쓰이고 있다. 세균을 억제하고 상처를 아물게 하므로 설사에 쓰고 염증을 가라앉히기 때문에 인후염, 구순염 등에도 사용한다.

블루베리

북아메리카 원산으로 20여 종이 알려져 있다. 우리나라의 정금나무, 산앵두나무 등과 거의 유사한 품종이며 주로 열매를 식용한다. 원예용으로도 각광받는데 높이가 5m 안팎인 하이 부시(high bush)와 30cm 내외인 로 부시(low bush)로 나누기도 한다. 후자는 특히 미국 북동부에서 많이 재배하고 3년마다 불로 태우면서 화전(火田)한다.

열매는 거의 둥글고 1개가 1~1.5g이며 포도와 가까운 적자색 열매를 맺는다. 이밖에 짙은 하늘색, 붉은빛을 띤 갈색, 검은색 등 다양한 색깔을 띤다. 달고 신맛이 약간 있기 때문에 날것으로 먹기도 하고 잼, 주스, 통조림 등을 만든다. 한국에서 자라는 정금나무는 개체에 따라 열매가 큰 것이 있기 때문에 식용으로 쓰면 보기에도 좋고 먹기에도 훌륭하다.

블루베리 추출물은 빌베리보다 더 많은 안토시아노사이드를 함유하고 있어서 눈의 피로회복에 좋은 것으로 알려지고 있다.

크랜베리

미국 북부지역에서 생산되는 붉은색에 레몬맛을 지닌 포도모양의 열매다. 주스나 칵테일로 만들어 먹으면 비뇨기계 질환을 치료할 수 있는 것으로 인정되고 있다. 최근에는 위·십이지장궤양을 초래하는 헬리코박터 파이로리균을 없애는 효과도 있는 것으로 기대돼 세인의 관심을 끌고 있다.

미국 하버드 약대의 제리 아론 박사가 153명의 비뇨기질환 환자를 대상으로 임상시험한 연구결과에 따르면 매일 1~2잔의 크랜베리 주스를 마시면 박테리아가 살균돼 비뇨기계 감염성 질환을 치료할 수 있다.

아론 박사의 설명에 따르면 크랜베리 주스에 있는 특정 성분이 비뇨기계 표면조직에 박테리아가 붙을 공간을 차지해버려 방광, 요도 등에 비뇨기계 질환을 일으키는 박테리아의 침투를 초기에 억제한다는 이론이다. 이같은 원리에 의해 헬리코박터 파이로리균도 위장 내에서 발 붙일 수 없으며 충치를 일으키는 구강안의 세균도 박멸될 수 있다는 주장이다. 여기에 크랜베리의 암모니아성 성분도 비뇨기에 있는 대장균을 살멸하는데 한몫 거든다는 것이다. 대장균은 비뇨기계 감염질환을 유발하는 원인의 80~90%를 차지하고 있다.

아론 박사는 또 크랜베리 주스가 결석증의 예방과 치료에 효과가 있다고 주장하고 있다. 주스 속의 산성 성분이 결석을 촉진하는 수산칼슘(calcium oxalate)을 녹여내기 때문이라는 것이다. 인체에 이로울 정도의 크랜베리 주스는 하루 3~4잔 정도라고 한다.

베어베리(일명 우바우르시)

지구 북반구의 한랭지대에 사는 키작은 상록 관목으로 예부터 잎을 비뇨기계 감염성질환에 썼다. 철쭉과 식물인 월귤엽과 우바우르시(uva ursi)엽은 대표적인 비뇨기계 감염성질환을 치료하는 생약으로 살균 방부기능이 뛰어난 것으로 알려져 왔다.

이같은 베리류 식물에 대한 효과 중에서 필자가 보기에 빌베리와 블루베리의 시력개선 및 혈액순환 개선효과는 어느 정도 인정되는 것으로 평가된다. 그러나 의약품처럼 극명하게 효과가 나타나 결정적으로 질병을 치료할 수 있는 정도는 결코 아니다.

또 크랜베리와 베어베리의 비뇨기계 살균효과도 예부터 인정돼왔기 때문에 이견을 제기할만한 구석이 없다. 그러나 크랜베리가 비뇨기계 감염세균 이외에 다른 종류의 세균까지 폭넓게 사멸시킬 수 있다는 주장이나 이론은 추가적인 연구가 필요하다. 결석을 녹일 수 있다는 주장도 그다지 설득력이 없을 것 같다. 어떤 산성성분인지 알 수 없으며 결석이 특정 약물이나 식품으로 인해 드라마틱하게 녹는 법은 별로 없다. 결석은 환자의 유전성 및 생활습관과 더 깊은 관계가 있다.

끝으로 베리류는 정력증강, 노화지연 등의 효과가 있을 것으로 여겨져 서구에서 한때 대단한 인기를 모았으나 특정 성분이 없는 것으로 밝혀지자 학계나 일반인들이 크게 실망했었다. 만인이 기대하는 불로초는 세상에 아직 없다.

〔 **주요제품** 〕 빌베리DHA(한국암웨이), 크랜베리(파마넥스코리아), 알로에-MX(파마넥스코리아), 옵티-브라이트(내츄로에이스), 크렌베리(한국유나이티드), 피앤디혈맥큐(피앤디헬스캠프)

태양이 보낸 울긋불긋한 식물 색소를 먹어라 베타카로틴식품

베타카로틴은 이 책의 비타민편 중에서 '비타민A와 카로티노이드'를 참고하면 상세하게 나와있다.

베타카로틴 제품은 보통 카로티노이드가 주성분으로 비타민C와 E를 보조적으로 함유한다. 베타카로틴은 해조류나 민물조류(藻類)에서 주로 채취하거나 인공합성한 것을 쓴다. 아주 좋은 제품은 당근에서 직접 추출한 것을 넣는다. 녹색채소나 과일 종자에서 뽑아낸 것도 있다. 시판품은 베타카로틴 함량이 2~50mg/g의 범주에 있어야 한다.

리코펜은 토마토 분말, 루테인은 마리골드(금잔화)꽃잎 추출물을 원료로 삼는다. 비타민C는 아세로라체리나 조류, 또는 인공합성한 것을 쓴다. 비타민E는 식물성 기름으로부터 얻은 다양한 토코페롤 이성체의 혼합물이나 인공합성한 것을 넣는다. 이른바 천연 제품들은 이밖에 알팔파, 물냉이, 파슬리, 시금치, 레몬 등에서 비타민 추출물을 농축, 동결건조하는 방식으로 뽑아내 체내 흡수율을 높이고 있다.

〔 **주요제품** 〕 MULTICAROTENE(한국암웨이·19.7%), 알로당(남양알로에·18.9%), BETA CAROTENE(한국암웨이·18.4%), BB정(한국신약 건강사업부·14.6%), 멜라파인(남양알로에·6.9%), 더블엑스(한국암웨이), 라이프팩(파마넥스코리아), 유나이티드비저너(한국유나이티드)

세찬 오줌발에 요강이 뒤집어지는 정력제 복분자 추출물

복분자(覆盆子)는 말린 산딸기로서 유래부터가 재미있다. 옛날에 금실 좋은 노부부가 살았는데 아이가 없는 것이 늘 허전했다. 어느 봄날 나물을 캐러 산에 올라간 노부부는 그만 길을 잃고 헤매게 됐다. 배가 고파 지천으로 널려 있는 복분자를 실컷 따 먹고 찬찬히 집을 찾아 돌아온 그 날 밤. 드디어 일이 터졌다. 할아버지가 소변을 보자 요강(盆)이 뒤엎어 질(覆) 정도로 오줌발이 강해졌고 할머니가 태기가 생겨 아기도 갖게 됐다. 이렇게 해서 복분자라는 이름이 붙었다.

동의보감 등 한의서에 따르면 복분자는 남성의 경우 신기(腎氣)허약에 의한 발기부전·조루증·유정(遺精:저절로 정액이 새는 증상)에 효과가 있을 뿐만 아니라 소변량이 적거나 밤에 소변을 자주 볼 때, 허리와 무릎의 관절이 아프거나 시릴 때, 사타구니가 축축할 때, 기운이 소진돼 무기력하고 눈이 침침할 때 좋다고 한다. 여자의 경우 자궁 등 생식기를 따뜻하게 하고 임신을 도우며 피부를 곱게 만든다고 한다. 오줌싸개 아이에게도 치료효과를 갖고 있다. 또 검은 깨, 하수오와 같이 복용하면 머리가 빨리 희어지는 것도 지연시킬 수 있다고 한다. 이같은 효능은 신기를 보하고 혈액순환을 촉진해 생식기의 기능을 돕는데서 유래한다. 특히 양기를 보하면서 음기를 손상시키지 않고 성질이 따스하지만 장기의 생기가 말라 비틀어지지 않게 해서 더욱 좋다고 한다.

복분자는 건재약국에서 구해 하루에 20g씩을 물 500ml에 붓고 끓여 차처럼 마셔도 좋고 혹은 신선한 산딸기 300g을 제철에 구해 소주 1.8l를 붓고 1개월 가량 숙성시켜 약주로 마셔도 좋다. 복분자는 전북 고창과 정읍 등에서 대량 재배되고 있으며 지난 1998년께부터 술이나 차로 가공돼 차츰 인기를 얻어가고 있다. 판매업자들은 복분자를 '토종 비아그라' 라고 내세우고 있다. 복용자들의 말에 따르면 한 달쯤 마시고 나면 점차 손발이 따뜻해지고, 생식기 쪽으로 온감이 느껴지며, 성욕도 올라간다고 한다. 부작용은 전혀 없다고 전한다.

복분자는 목본식물에서 나는 딸기로서 주로 약용으로 쓴다. 우리가 흔히 먹는 딸기는 밭에서 나는 다년생 초본에서 따는 덩굴딸기로 주로 식용한다. 복분자에 대한 약리학적 연구는 별로 없다. 그래서 복분자는 서양의 빌베리와 우리가 흔히 먹는 밭딸기의 효능을 중용해서 가졌을 것이라고 판단할 수밖에 없다.

딸기는 귤보다도 비타민C 함량이 높다. 100g당 80~100mg의 비타민C가 들어있어 귤의 35mg에 비해 월등히 많다. 비타민C는 여러 가지 호르몬을 조절하는 부신피질의 기능을 활발하게 하므로 피로회복, 체력증강, 면역력 증강의 효과를 보인다. 딸기의 빨간 색소는 안토시아닌(anthocyanin)으로 유해산소로 인한 세포노화를 예방하고 시력을 개선하는 효과를 보인다.

복분자는 완전히 과숙한 것을 쓰면 약효가 떨어지므로 절반 정도 익었을 때 약간 빨간 빛깔이 돌려고 할 때 딴 것을 써야 한다고 한다. 신맛이 강한 것일수록 좋고 설탕을 쳐서 먹으면 효과가 떨어진다고 한다.

〔**주요제품**〕 한사모 산딸기차(한사모), 젤센N40(앤드로메딕스). 고창영농조합과 정읍영농조합에서 복분자술을 제조하고 있다.

혈액순환을 돕고 고혈압을 낮추는 산사자 추출물

산사자(山査子)는 장미과의 산사자나무 열매로 지름이 1cm 안팎이다. 과실을 횡단면으로 보면 5개의 방으로 구분되고 각 방에는 한 개의 씨앗이 들어있다. 산사자는 한국 산사자(학명 Crataegus pinnatifida)가 있고 중국, 일본의 산사자는 각각 남산사, 북산사로 나뉜다. 유럽 북아프리가 서아시아의 산사자로는 Crataegus oxycantha와 Crataegus monogyna가 있다. 유럽에서는 산사자를 호손베리(hawthorn berry)라고도 부른다.

산사자는 혈액순환개선제의 한 성분으로 들어가면서 국내서도 널리 알려져 있다. 한국산사자는 카로틴, 비타민C와 B_2가 풍부하고 당분이 많다. 주로 소화를 돕고 위를 건강하게 하는 약재로 쓰인다. 이밖에 한의학에서는 산사자를 식중독, 요통, 산후의 복통 및 과다 출혈, 수렴, 진통의 목적으로 써왔다.

반면 서양산사자는 프로안토시아니딘(proanthocyanidine) 등과 같은 플라보노이드(flavonoid)가 풍부한 것으로 알려져 있는데 주로 순환기계 질환에 쓰인다. 이에 따라 서양산사자는 노령이나 급성감염증으로 심근이 쇠약해졌을 때 심근강화제로 쓰며 협심증, 심장판막장애, 심계항진 등을 개선할 수 있다. 서양산사자는 다른 생약에 비해 플로보노이드 함량이 많고 효과도 더 강력할 것으로 판단된다. 그러나 더 구체적 연구가 필요할 것으로 보인다.

더 중요한 것으로 서양산사자는 말초혈관의 저항을 낮춰줌으로써 고혈압을 내리고 동맥경화를 개선한다. 고혈압이 본태성(나이가 들거나 유전성 체질적인 이유로 원인을 알 수 없이 생김)이든 속발성(다른 질병증의 합병증으로 생김)이든 두루 잘 듣는다. 이같은 효능은 산사자 추출물을 고농도로 투여했을 때 대표적인 고혈압 약제인 캅토프릴(captopril)과 동등한 효과를 내는 것으로 간이임상시험 결과 입증됐다.

〔 **주요제품** 〕 써큐란(동아제약), 카디알(부광약품), 써클베리(일양약품)

쇠약한 정기와 혈을 보해주는 산수유 추출물

서러운 서른 살, 나의 이마에
불현듯 아버지의 서느란 옷자락을 느끼는 것은
눈 속에 따오신 산수유 붉은 알알이
아직도 내 혈액 속에 녹아 흐르는 까닭일까.

고등학교 교과서에 실린 김종길 시인의 '성탄제' 란 시의 일부다. 이 시속의 산수유가 2000년부터 자양강장 및 정력증진의 효과를 발휘하는 기능성 식품으로 널리 시판되고 있다.

산수유(山茱萸:학명 Cornus officinalis)는 주로 국내 남부지방의 산지에 자생하며 특히 구례군 산동면 일대가 집산지로 유명하다. 이밖에 남원, 이천, 포천(광릉)이 산수유가 많이 자생하고 있는 지역 중의 하나다. 산수유의 각종 효능이 알려지면서 재배하는 농가가 차츰 늘고 있다.

층층나무과의 활엽수인 산수유는 높이가 4~7m에 이르며 3~4월에 잎이 나기 전에 노란색의 꽃을 피운다. 20~30개의 꽃이 우산모양으로 달린다. 열매는 가운데 딱딱한 씨가 있는 핵과로서 타원형이며 윤이 나고 8~10월에 붉게 익는다. 10월 중순 상강(霜降)후에 수확하는데 맛은 떫고 강한 신맛에 약간 따뜻한 성질을 갖고 있다. 약용작물로 심었으나 최근에는 관상용으로 더 많이 가꾸고 있다.

한방에서는 과육을 주로 약용한다. 자양강장, 보혈, 정력증강, 수렴 등의 효능이 있는 것으로 알려져 있다. 이에 따라 신경쇠약, 현기증, 월경과다, 자궁출혈 등의 증상을 보일 때 많이 쓰인다.

최근 산수유가 복분자 및 구기자와 함께 정력증강식품에 자주 첨가되고 있다. 산수유는 간과 신장을 보호하고 원기를 올리고 몸을 깐깐하게 한다. 한의학에서 신맛은 근육의 수축력을 높여주고 방광의 조절능력을 향상시키므로 어린아이들의 야뇨증과 노인들의 요실금에 효과를 발휘한다. 야뇨증 및 요실금에는 인삼, 오미자, 진피, 익지인을 함께 쓴다. 허리가 아픈 경우 산수유에 두충, 우슬, 지황, 마 등을 배합해 가루 내어 먹는다.

산수유의 가장 큰 약리작용은 원기를 올려주고 허약한 신장의 기운을 강화하는 것이다. 따라서 정력증강 및 생리기능강화의 효과를 기대할 수 있다. 복용자의 경험에 따르면 산수유를 장기간 먹을 경우 몸이 가벼워질 뿐만 아니라 과다한 정력소모 및 수음으로 인한 집중력저하, 정신산만, 요통, 무기력증 등을 해소할 수 있다고 한다. 조루증, 발기부전, 몽정 등의 개선에도 좋은 효과를 발휘한다고 한다. 또 옛 한의서에는 조로현상, 이명현상 등에 유익한 것으로 기술돼 있다. 옹호자들은 정자수의 부족으로 임신이 안 될 때 장기간 복용하면 치료효과가 있다고 주장하고 있다.

육미지황탕(六味地黃湯)은 십전대보탕에 못지 않게 널리 애용되는 보약이다. 이 처방에 들어가는 6가지 약재 가운데 핵심 약재로 산수유가 들어간다. 보혈(補血) 및 보음(補陰) 효과를 발휘하기 때문이다. 산수유는 오래 두고 먹어도 부작용이 없으며 독특한 향기와 단맛을 지니고 있어 부담없이 차로 끓여 마시기에도 좋다. 다른 약재와 섞어 차로 끓여 장기간 마셔도 유익하다.

인삼·당귀와 배합하면 보기(補氣) 및 보혈할 수 있고, 오미자·만삼과 배합하면 땀이 헛되이 줄줄 흘러내리는 것을 그치게 할 수 있다. 복분자와 같이 쓰면 빈뇨증 개선, 복령·생지황과 배합하면 보음하고 열을 끄는 사화(瀉火)작용을 기대할 수 있다. 다만 산수유는 도라지, 방풍, 방기 등과는 같이 쓰지 않는 게 좋다.

산수유차 고유의 맛과 향을 즐기기 위해서는 잘 익은 산수유 과실을 채취하여 깨끗이 잘 씻고 씨를 제거한 다음 1차로 햇볕에 약 70%정도 말린다. 이를 술에 며칠 담갔다가 다시 햇볕에 완전히 말려 사용하면 산수유 특유의 효능을 즐길 수 있다.

산수유차는 물 600cc에 산수유 6~12g을 넣고 중불로 달여 하루에 2~3잔으로 나눠 마신다. 산수유에는 다량의 당분이 함유되어 있으나 첫맛이 약간 떫으므로 맛내기를 할 때에는 벌꿀을 조금 첨가하는 것이 좋다.

산수유에는 코르닌(cornin) 로가닌(loganin) 사포닌(saponin) 등의 배당체, 몰식자산(gallic acid: 탄닌 구성성분의 하나로 수렴작용이 있다) 포도산(tartaric acid) 사과산(malic acid) 등의 유기산이 들어있다. 수렴성분인 탄닌(tannin)과 비타민A도 풍부하다. 종자의 지방유에는 팔미틴산, 올레인산, 리놀레인산 등이 함유되어 있다. 코르닌은 부교감신경을 흥분시키고 로가닌은 약간의 중추신경흥분 작용이 있는 것으로 알려져 있지만 구체적인 약리연구가 별로 돼 있지 않기 때문에 이들 성분이 어떤 효과를 내는지는 뚜렷하지 않다.

[**주요제품**] 산수유마을(산동마을영농조합), 산수유100(천호식품), 젤센N40(앤드로메딕스)

항암효과와 관절염 치료를 내세우는 상어연골

상어연골은 스쿠알렌과 함께 상어에서 나온 건강식품이다. 상어연골은 암의 전이를 막는 것으로 알려져 주목을 받고 있다. 처음 상어연골에 주목하게 된 것은 강력한 발암물질을 고농도로 농축시킨 수족관에서 상어를 사육한 결과 암이 거의 발생하지 않았기 때문이다.

상어는 뼈의 약 70%가 연골이다. 뼈는 혈관이 있으나 연골은 혈관이 없고 인접한 혈관으로부터 삼투압 차에 의해 흘러나오는 고농도의 영양분을 공급받는다. 그런데 상어연골 옹호자들은 연골에는 혈관이 형성되는 것을 억제하는 성분이 들어있으며 이 때문에 암세포 영양분을 공급하는 보급로가 끊겨 전이되지 않는다는 논리를 펴고 있다. 또 상어연골 성분의 일부가 암세포를 직접 공격해 죽인다거나 암 주위에 섬유조직을 증식시켜 종양을 고립시킨다는 주장을 펴는 이도 있다.

1996년 8월 상어연골의 생산지인 뉴질랜드에서는 이같은 내용의 연구논문을 밝혔는데 상어연골의 산지에서 나온 논문이라 상어연골에 대해 호의적으로 연구했으며 과학적인 증거가 미약한 게 사실이다.

뉴질랜드 웰링턴의과대학의 폴 데이비스 박사는 흉상어의 연골을 쥐에게 투여한 결과 비정상조직의 혈관생성이 70%까지 억제되는 것으로 나타났다고 발표했다. 데이비스 박사는 이는 예비단계의 실험결과에 불과한 것으로 상어연골이 암을 완치할 수 있는 치료제라는 것을 증명하려면 앞으로 상당기간의 연구가 더 필요하겠지만 최소한 암세포의 확산을 지연시키는 효과가 있는 것으로 믿어진다고 말했다. 데이비스 박사는 현재 암세포의 확산을 막기 위한 방법으로 쓰이고 있는 화학요법이나 방사선요법 대신 상어의 연골을 이용해볼 만하다고 말하고 적어도 암세포의 전이를 억제할 수 있다면 암세포 자체를 죽이려는 노력은 한결 쉬워질 것이라고 밝혔다.

또 미국의 연구보고에 따르면 수술이 불가능할 정도로 종양이 거대하고 단단한 환자에게 상어연골을 투여했더니 6주 후에는 종양이 부드러워졌고 16주 후에는 종양이 20%가량 축소됐다. 이 환자는 암을 절제할 때 보니 암과 연결되는 혈관이 단절돼 피도 별로 나지 않았다고 한다. 그래서 자궁근종 같은 양성(良性)종양의 수술에도 상어연골의 섭취를 권할 만하다고 주장했다.

이밖에 상어연골은 류마티스 관절염의 환부에서 모세혈관이 비정상적으로 증식하는 것을 효과적으로 막음으로써 관절염을 치료할 수 있는 식품으로 선전되고 있다.

상어연골은 오래 전부터 관절염과 종양을 치료하는 민간요법으로 이용돼왔다. 성분을 보면 칼슘을 비롯한 각종 무기질과 콘드로이틴과 같은 뮤코다당체(mucopolysaccharide), 그리고 특이한 단백질이 풍부하게 들어 있다.

콘드로이틴은 글루코사민과 마찬가지로 관절염에 특효가 있는 성분이다. 또 면역활성작용이 있어 암 억제효과를 내고 더욱이 활성형 비타민D와 함께 복용하면 신생혈관 저해작용이 한층 향상되는 것으로 알려져 있다. 그러나 이같은 암에 대한 억제기능은 과학적 근거가 마련돼 있지 않다.

이밖에도 미국, 벨기에, 체코슬로바키아 등의 학자들은 여러 유전병의 치료에 상어연골이 놀라운 효과를 나타낸다고 발표했다. 골다공증, 류마티스 관절염, 백선 등에 의한 마른 버짐, 습진 등을 안전하고 효과적으로 개선한다고 주장하고 있다. 신빙성이 별로 없는 얘기다.

상어연골은 연골을 아주 작은 입자로 분쇄한 후 분말 하나하나를 코팅처리하는 마이크로캡슐 방식으로 상품화한다. 따라서 특유의 비린내를 최소화할 수 있다. 상어연골은 하루에 체중 1kg당 1g 정도를 섭취하도록 권장되고 있다. 결론을 내리자면 상어연골은 관절염 치료에는 도움을 줄 수 있으나 암 억제효과는 믿을만한 것이 못된다.

샥스핀

상어지느러미인 샥스핀은 등지느러미가 가장 낫고 꼬리지느러미와 가슴지느러미 순으로 좋다고 한다. 연골과 피부 등의 성분이 되는 콘드로이틴과 콜라겐이 풍부하다는 얘기다. 샥스핀은 귀해서 비싼 것이지 맛 자체로는 대단하게 없으며 결국 요리법에 의해 맛이 좌우된다고 볼수 있다.

2001년 8월 미국의 환경단체인 'Wild aid'는 태국산 샥스핀에서 수은이 기준치의 42배에 해당하는 중금속이 나왔다고 보도했다. 그러나 미국이나 한국 등에서는 상어나 고래, 참치 같은 심해성 어류에 대한 중금속 함량 제한기준이 없다. 다만 일반 어류의 기준인 0.5ppm(mg/kg) 이하를 준용하고 있을 뿐이다. 심해성 어류는 일반적으로 먹이사슬에 가장 높은 단계에 있고 심해의 중금속오염이 더 심하고 갈수록 바다오염이 가중되고 있어 일반 어류나 곡류 또는 육류에 비해 중금속 오염이 높은게 사실이다.

이에 대해 식품의약품안전청과 국립수산물품질검사원은 국내서는 샥스핀을 홍콩, 필리핀, 인도네시아 등지에서만 수입하고 있으며 태국산은 없으며 수거검사결과 모두 0.5ppm 이하였다고 해명했다. 태국정부도 뒤늦게 하루에 샥스핀 1백개를 먹더라도 수은중독의 위험이 전혀 없다며 문제를 일으킨 미국 환경단체에 대한 소송을 검토한 바 있다. 한편 고래나 상어의 포획이 금지되면 작은 물고기가 수난을 당해 생태계가 파괴된다며 최근 들어서는 적절히 허용돼야 한다는 주장이 차츰 대두되고 있다.

〔 **주요제품** 〕 샥크본(환인제약), 베타샥과립(사랑의 건강마을), 보령샥스칼골드(보령제약), 코사렉스(내츄로에이스), 콘코사민(종근당건강), 엔조인트(태평양), 한미콘드로칼(한미약품). 호주 및 뉴질랜드 수입품이 인터넷 쇼핑몰이나 케이블 홈쇼핑 채널에서 수시로 소량씩 판매되고 있다.

초기 감기약이자 천연 소염진통제인 생강 추출물

서양인들이 마늘에 이어 생강에도 비상한 관심을 갖기 시작했다. 동양에서는 흔한 먹거리에 불과한 생강이 약리학적 효능을 몇 가지 입증하면서 바야흐로 건강보조식품의 대열에 끼고 있다.

한의학적으로 볼 때 생강은 성질이 뜨겁고 맛이 맵다. 열을 발산하게 하고 땀이 나게 하며 혈액순환을 촉진한다. 소화기를 따뜻하게 데우고 위산 분비를 촉진하고 식욕을 증진시키며 위내 세균을 억제하는 효과도 있다.

한기(寒氣)에 의해 감기가 생기고 구토가 심해지며 침이 절로 새는 데에 효과적이다. 또 술안주로 설탕이나 꿀에 잰 생강 말린 것을 먹으면 냉한 술기운을 중화시키므로 좋고 과음으로 인해 속이 더부룩해지는 것도 완화시킬 수 있다. 좀 더 극찬한 한의서에는 생강이 오장을 보하고 풍습한열(風濕寒熱)을 해소한다고 적혀 있다.

생강의 껍질은 성질이 차기 때문에 몸을 덥게 할 요량이면 껍질을 벗겨 쓰고 그렇게 하지 않으려면 그냥 쓴다. 보통 식용으로나 약용으로나 벗겨서 쓰는 게 상례며 열이 많아 더위를 참지 못하는 사람은 생강이 좋지 않다.

생강에는 4-Hydroxy-3-methoxyphenyl(HMP)기가 있는 활성성분으로 징게론(zingerone), 징게롤(zingerol), 징게디올(zingediol), 징게디론(zingedirone), 쇼가올(shogaol), 디하이드로징게롤(dihydro zingerol) 등이 들어있다. 한국 생강은 학명이 Zingiber officinale이고 중국 생강(양강)은 Alpina officinarum이다. 유럽 생강은 Alpina galanga다. 이중 약효성분이 가장 높은 게 한국 생강이지만 유럽 생강 중에 한국 생강에 없는 일부 약용 성분이 들어있다고 해서 유럽에서 나오는 건강보조식품의 재료로는 한국 생강과 유럽 생강이 같이 쓰인다.

유럽 덴마크의 유로비타라는 회사에서 연구한 바에 따르면 생강은 소염·진통 효과가 우수해 류마티스 및 퇴행성 관절염 치료제로 손색이 없다는 것이다. 생강추출물은 TNF(Tissue Necrosis Factor：조직괴사인자)-α와 Interleukine(인터루킨)-1β 및 Interleukine-6 등 사이토카인(cytokine：면역조절물질)의 생성을 막아 통증을 경감하고 연골파괴를 막는다고 한다.

생강은 또 통증을 유발하는 체내물질인 프로스타글란딘(Prostaglandin：약어로 PG)E$_2$의 생성을 저해해 통증과 염증을 없앤다. 소염·해열·진통의 기초적 약리이론을 보면 PGE$_2$는 아라키돈산으로부터 생성된다. 이때 작용하는 효소로는 사이클로옥시저나제(Cyclooxygenase：약어로 COX. COX-1과 COX-2 두가지)가 있다. COX-1에 의해 매개되는 프로스타글란딘은 위점막을 보호하고 혈소판 응집작용을 나타내는 반면 COX-2에 의해 매개되는 프로스타글란딘은 통증, 염증, 고열을 유발한다.

아스피린, 부루펜, 피록시캄과 같은 대부분의 소염진통제는 두 효소를 다 억제하기 하기 때문에 통증, 염증, 고열이 가라앉지만 장기간 복용하면 속이 쓰리다. 그러나 COX-2만 선택적으로 억제하면 속이 쓰리는 증상없이 소염·해열·진통 효과를 볼 수 있다. 그런데 생강의 추출물은 COX-2만 억제하는 기능을 갖는다는 것이다.

또 생강은 아라키돈산이 염증을 일으키는 류코트리엔(Leucotriene：약어로 LT)-B$_4$로 변하는 것을 억제하기도 한다는 것이다. 이에 따라 유로비타라는 회사는 생강추출물을 속쓰림 없는 소염진통제로 개발해놓았다.

기존처럼 식품으로 먹을 경우 생강의 이런 약효를 기대하기 힘들지만 이 회사의 제품처럼 유효성분만을 추출 농축한 후 리포셀(lipo cell)로 이를 감싸면 리포셀 밖으로 서서히 약물이 빠져나온다고 한다. 이에 따라 속이 쓰리지도 않으며 약효도 지속적으로 나타나고 원하던 소염·해열·진통 효과를 기대할 수 있다는 설명이다. 이 회사가 56명의 환자를 대상으로 부루펜, 가짜약, 생강추출물로 비교실험한 결과 생강의 약효가 부루펜에는 미치지 못했으나 가짜약보다는 높았다. 그 이유로 유로비타 측은 생약은 오랜 시간이 흐른 뒤에야 효과가 나는 경우가 일반적이며 통상적으로 2개월 이상 지나야 최고효과를 발휘할 것이라고 해명하고 있다. 생강의 약리적 효과에 대한 설명은 대단한 것 같은데 실험치는 기대에 못 미치는 셈이다.

〔**주요제품**〕 엑소민(대원제약)

여성호르몬이 넘치는 폐경기 증후군 개선제 **석류 추출물**

최근 1년새 시판되는 국내외 여성 갱년기 증후군 건강보조식품들에는 석류추출물이 종종 함유돼 있다. 주로 석류씨를 추출한 것 또는 통째로 말려서 분쇄한 것을 원료로 쓴다.

석류의 씨 부분엔 여성호르몬의 일종인 에스트론(estrone)과 에스트라디올(estradiol)이 다량 포함돼 있는 것으로 밝혀졌다. 미국, 이집트, 일본 등의 연구에 따르면 석류의 씨 1kg중엔 10~17mg의 여성호르몬이 포함돼 있는 것으로 나타나고 있다. 이는 대추, 야자꽃가루 등이 3.3mg 안팎의 여성호르몬을 함유하고 있는 것보다 월등히 많은 것이다. 현재 유통되고 있는 석류는 미국 캘리포니아산과 이란산이 대부분인데 이란산의 경우 14%가 씨로 돼 있기 때문에 1개가 300g나가는 석류라면 여성호르몬이 0.3mg이상 들어있는 셈이다.

따라서 석류추출물은 폐경후 여성의 건강을 지켜줄 수 있다. 그렇다면 여성호르몬의 역할을 살펴보자. 혈관이 확장돼 원활한 혈액순환이 이뤄지려면 산화질소(NO)가 매개돼 내인성(內因性) 혈관확장물질로 작용해야 한다. 그런데 갱년기에 여성호르몬의 분비가 줄어들거나 극단적인 절식이나 편식을 하면 산화질소의 생성량이 줄어든다. 이에 따라 혈관확장 작용이 약해지면서 혈관이 수축하고 좁아지는 동맥경화 상태가 일어날 수 있다. 여성호르몬은 산화질소의 합성을 도우므로 폐경 후의 혈액순환 장애를 개선한다.

여성호르몬은 나아가 혈압이나 콜레스테롤치의 상승을 막고 동맥경화를 예방하는 등의 작용을 한다. 갱년기에 여성호르몬의 분비량이 줄어들면 이러한 작용도 약해지기 때문에 갱년기 이후엔 고혈압이나 고지혈증 동맥경화 등이 생기기 쉽다.

여성호르몬은 또한 체내에서 카테콜-에스트로겐(catechol-estrogne)이란 물질로 변하여 혈관수축을 억제하는 작용을 한다. 즉 카테콜-에스트로겐은 혈관을 수축시키는 작용을 하는 카테콜아민(catecholamine)을 억제한다. 흔히 폐경기에 얼굴에 홍조가 일면서 온몸이 더워지는 것은 카테콜아민이 뇌내 체온중추를 자극해 생기는데 여성호르몬은 카테콜-에스트로겐으로 변신해 혈관수축과 안면홍조 증상을 막아준다.

따라서 여성호르몬을 보충하는 것이 절실한데 석류씨 추출물은 천연 여성호르몬으로 이같은 역할을 미약하나마 대신할 수 있는 것이다. 더구나 합성한 여성호르몬에 비해 부작용이 없는 것이 장점이다.

이밖에 석류추출물은 여성호르몬처럼 피부를 젊게 유지하고 싱싱하게 하는 콜라겐의 합성을 돕는다. 나이를 먹어 여성호르몬의 분비가 줄어들면 콜라겐의 합성능력이 떨어져 진피(眞皮)에 새로운 콜라겐을 공급되지 못한다. 이에 따라 피부의 탄력성과 윤기를 잃게 되고 건조해지며 기미나 주름살이 늘어나고 유방도 늘어지는 등 피부의 노화현상이 나타난다. 따라서 폐경 이후 기미, 주름살 등의 피부노화에 신경을 쓰는 사람들은 콜라겐 합성에 도움을 주는 석류를 먹는 게 좋다. 더욱이 석류엔 여성호르몬 이외에도 피부를 희게 하는 작용이 있는 에라그산(탄닌의 일종인 에

라디탄닌의 분해산물)이나 비타민C까지 덤으로 들어 있어 피부의 회춘에 유효할 것으로 기대된다.

여성호르몬은 두피의 혈액순환을 개선하여 머리카락에 영양을 원활하게 공급하기 때문에 발모촉진, 백발억제 등의 효과도 기대할 수 있다. 또 폐경 후 자주 나타나는 빈뇨(頻尿), 요실금, 질내(膣內)감염 등을 예방하거나 개선한다. 기억력을 개선하고 뇌졸중 및 치매를 예방하는 효과도 있다. 석류씨가 이같은 여성호르몬의 장점을 모두 닮는다면 갱년기증후군에 그지없이 좋은 활력소가 되겠다.

석류 열매는 생각만 해도 입안이 침이 괼 정도로 신맛이 강하다. 단맛이 강한 것은 주로 식용으로 쓰고 신맛이 많은 것은 약용한다. 한의학적으로 약성이 따뜻하기 때문에 근육과 뼈가 아프고 허리와 다리가 약해서 걷지 못할 때 쓴다. 또 각종 한의서에는 여성들이 갱년기에 접어들어 갑자기 대량 하혈하거나 질 속의 세균에 대한 면역력이 약화돼 병적 분비물을 다량 분비할 때(냉대하증)에도 효과가 있다고 씌어있다. 아울러 갱년기 증후군으로 얼굴에 붉게 열이 오르는 안면홍조증과 목이 타는 갈증이 생길 때도 효과가 있다고 적혀있다. 이처럼 한의학적인 측면에서도 석류는 여성 갱년기 개선식품으로 손꼽히고 있다.

그러나 아직은 석류추출물이 여성호르몬처럼 작용하는 양상이나 효과의 강도가 명확히 밝혀져 있지 않다. 또 전체 생약학적 연구분량을 따지면 석류 열매에 대한 약리학적 연구는 그리 많지 않고 기존 학계에서는 주로 석류 나무의 껍질과 뿌리의 껍질에 대해서만 연구해왔다. 나무껍질과 뿌리껍질에는 펠레티에린(pelletierine), 이소펠레티에린(iso-pelletierine), 슈도펠레티에린(pseudo-pelletierine), 메틸펠레티에린(methyl pelletierine) 등이 들어 있어 촌충의 구충제로 쓴다. 이들 성분의 0.01%용액을 복용하면 촌충의 운동신경이 마비돼 대변과 함께 배설된다. 이질 등에 의한 세균성 설사, 만성설사, 피부진균증 등에도 효과가 있다.

석류나무 껍질을 쓸 때에는 기름기 있는 음식은 가급적 먹지 않도록 해야 한다. 껍질에 있는 다소 유독한 알칼로이드(alkaloid:활성 질소를 함유한 생약 약효 성분의 총칭)성 유효물질이 기름기에 의해 녹아나오면서 일시적으로 신경이 마비되는 것과 같은 중독현상을 일으킬 수도 있다. 또 껍질의 신맛은 위 점막을 자극할 수 있으므로 위염 환자는 먹지 않는 게 좋다. 설사를 치료할 목적으로는 껍질을 말려 가루 낸 후 미음으로 먹는 게 좋다.

이밖에 석류의 나무껍질, 뿌리껍질, 열매껍질 등은 감초를 조금 넣어 달여 감기, 천식, 백일해 등의 치료제로 사용한다. 석류꽃은 차로도 사용하며 정장(淨腸), 지사(止瀉), 변비개선의 효과가 기대된다.

〔 **주요제품** 〕 피앤디우먼큐(피앤디헬스캠프), E-플라본(대원제약)

우울증을 극복한다
성 요한의 풀(St John's wort flower) 추출물

성 요한의 풀(학명 Hypericum perforatum) 추출물이 외국에서는 우울증을 개선하는 건강보조식품 또는 일반의약품으로 선보이고 있다. 국내서도 한독약품, 유유산업 등이 일반의약품으로 이들 제품을 내놓았다. 우울증 치료제는 모두 전문의약품이기 때문에 의약분업을 앞두고 약국시장을 노린 제약사의 야심작이기도 하다.

국내서는 성인의 10~20%가 평생에 한 번 이상 우울증을 경험하고 있다는 통계다. 그런데 우울증이 있다고 환자가 느끼기 어려울 뿐만 아니라 환자 스스로 증상이 있다고 확신해도 정신과를 찾기는 선뜻 내키지 않는 일이다. 게다가 우울증 치료제라는 것도 플루옥세틴, 서트랄린, 파록세틴 등의 기존 제품은 입마름, 근육풀림, 졸림, 무기력증 등의 부작용을 나타나는 것으로 알려졌다. 따라서 성 요한의 풀과 같은 생약추출물을 부담 없이 써 볼만하다는 게 관련 제약사들의 주장이다.

이 생약성분(hyperici 추출물)은 우울증, 불안증, 초조감 등을 개선하는 효과가 뛰어나면서도 알코올과 상호작용이 없고 운전에 영향을 주지 않는 등 일상생활에 지장을 줄만한 부작용을 거의 유발하지 않아 서구인들 사이에 인기다. 더욱이 이 식물은 이미 유럽에서 2000년 이상 민간요법으로 전해내려 온데다가 유럽인들의 생약에 대한 관심이 커서 동양보다 독일 등을 중심으로 인기를 얻고 있다.

히페리시 추출물에는 약 15종의 활성물질이 들어있다. 이중에서 우수한 약리효과를 나타내는 성분으로는 히페리쿰(hypericum), 슈도히페리쿰(pseudohypericum), 프로토히페리쿰(protohypericum) 등이 있다. 우울증은 뇌내 신경전달물질인 도파민(dopamine), 세로토닌(serotonin), 노르에피네프린(norepinephrine) 등의 부족으로 생기는데 히페리시 유효물질은 이들 신경물질의 고갈을 막는 것으로 연구되고 있다. 그래서 국내외 제약업계 및 건강보조식품업체들은 히페리시 추출물이 '정신질환의 비타민' 처럼 애용될 것으로 기대를 걸고 있다.

그러나 외국의 언론이나 미국 식품의약국(FDA)에서 이 생약성분에 대한 부작용을 제기해서 판매량의 증가추세가 한풀 꺾였다. 이 생약에 과민한 사람은 알레르기성 피부반응이 나타날 수 있으며 이 약을 먹고 강한 햇볕을 받을 경우 광(光)과민 반응이 일어날 수 있으므로 광과민성이 있거나 피부가 흰 사람은 조심해야 한다는 것이다. 이 약에 대한 광과민성이 우려되는 사람은 햇볕노출 및 외출시간을 줄이고 자외선 차단크림을 받아야 한다.

또 임산부 및 수유부, 12세 미만의 소아들은 이 생약에 대한 임상자료가 충분하지 않아 매우 주의 깊게 복용해야 한다는 지적이다.

이밖에 드물지만 정신적인 피로, 불안 등이 나타날 수 있으며 소화기 위장관에 문제를 일으킬 수도 있다. 그리고 피가 잘 굳지 않게 하는 항응혈효과가 있으므로 쿠마린(coumarin) 같은 뇌졸중·심장병 치료제와 같이 복용할 때는 약효의 지나친 상승으로 인한 부작용이 우려되고 있다.

종합하면 히페리시 추출물은 우울증을 완화시키는 효과가 기대되나 건강보조식품 성분으로 쓰이기에는 약효나 부작용이 강한 편이다. 또 히페리시 추출물에 대한 연구가 미흡하며 그동안 사용한 임상경험이 부족해 임산부, 소아들이 쓰기에는 문제가 있다.

〔 **주요제품** 〕 야르신(한독약품), 노이로민(유유산업), Bio St John's(파마넥스코리아), 내츄로앙띠레스(내츄로에이스). 국내서는 주로 일반의약품으로 판매되나 외국에서는 일반약 또는 건강보조식품으로 유통됨.

남성 전립선 비대증 치료제
소오 팔메토(Saw palmetto) 추출물

소오 팔메토(학명 Serenoa serrulata, Serenoa repens)는 전립선 비대증 치료제로 미국에서 엄청난 인기를 몰고 있다. 전립선 비대증은 남성호르몬인 테스토스테론이 전립선 조직 안에서 디하이드로테스토스테론(DHT)로 변화돼 강력한 남성호르몬으로 변하면서 전립선을 두텁게 만들어 일어난다.

전립선 비대증은 소변줄기가 약해지거나 오줌이 똑똑 떨어지며 소변이 잘 나오지 않거나 보고 나서도 찜찜한 잔뇨감이 있다. 빈뇨, 야간뇨,

급박뇨 등의 증상도 보인다.

한국MSD가 내놓은 전립선 치료제 프로스카(성분명 finasteride)는 전립선 조직에서 DHT의 생성을 억제함으로써 비후된 전립선을 위축시키고 요류를 개선한다. 프로스카는 최소 6개월 이상 꾸준히 사용하여야 하며 성욕감퇴, 발기불능, 사정액의 감소 등이 나타날 수 있다.

소오 팔메토는 프로스카처럼 DHT수용체에서 DHT가 작용하지 못하도록 억제하는 효능이 있다는 연구결과가 발표되면서 중년 남성들의 관심을 끌고 있다. 더욱이 미국에서는 약값이 대체로 비싼 편인데 소오 팔메토는 가격이 프로스카의 3분의 1 수준인데다가 성욕감퇴, 발기불능, 사정액감소 같은 부작용이 없다고 해서 많은 전립선 비대증 환자들이 찾고 있다.

이 생약은 세이벌(sabal)이란 별명을 갖고 있으며 북미 대서양 연안에 자생하는데 키 작은 야자나무처럼 생겼다. 상당히 크고 검붉은 구형의 과일로서 아메리카 인디언은 영양을 보충하고 식욕을 돋우기 위해 애용했다. 근육과 근력이 증가하고 소화가 촉진된다는 효과를 믿었다. 또 남자들의 발기부전, 성욕부진, 고환의 무영양증, 전립선의 염증에 썼다. 야뇨증, 빈뇨증에도 사용했다. 여자들은 불임과 생리통의 개선, 수유촉진을 위해 사용했다. 이밖에 민간요법으로 기관지 점막의 가래를 제거하는 거담제로서 감기, 기관지염, 천식 등에 써왔으며 갑상선 기능저하증에도 활용돼 왔다.

소오 팔메토에는 카프릭산(capric acid), 카프릴릭산(caprylic acid), 카프로익산(caproic acid), 로릭산(lauric acid), 팔미틴산(palmitic acid) 등 다양한 지방산이 들어있다. 약효성분으로 베타시토스테롤(β-sitosterol), 스티그마스테롤(stigmasterol), 사이클로아테놀(cycloatenol), 루페올(lupeol), 루페논(lupenone), 메틸사이클로아테놀(24-methyl cycloatenol) 등이 함유돼 있다. 지용성 추출물을 하루 320mg 사용하도록 권장되며 이렇다할 부작용은 아직 보고되지 않았다.

〔**주요제품**〕 Saw Palmetto(파마넥스코리아), Saw Palmetto(Saw Palmetto Harvesting Company·미국). 국내서 머지 않아 이 성분의 제품이 들어와 활성화될 것으로 예상됨.

머리를 맑게 하고 기관지를 보호하는 솔잎 추출물

소나무는 잎에서부터 가지, 줄기, 뿌리, 꽃가루, 열매, 송진, 속껍질에 이르기까지 약용으로 쓰이지 않는 것이 별로 없다. 뿌리에 자라는 기생성 균체인 복령과 송이버섯까지 합하면 매우 중요한 약용작물이며 한국인에게 가장 사랑받는 나무로 꼽힌다. 가축에 비한다면 고기는 물론 내장, 가죽, 뿔, 선지까지 이용하는 소처럼 내버릴게 없다.

솔잎은 채취가 쉽고 조제도 간편하여 가장 널리 이용되고 있다. 실제로 솔잎은 소나무의 축소판이라고 할 수 있을 정도로 중요한 성분은 모두 함유하고 있다. 그 성분은 매우 다양하고 아직 밝혀지지 않은 성분도 많다. 밝혀진 성분 가운데서도 몇 가지만 빼고는 정확히 어떤 작용을 하는지 규명되지 않았다.

소나무에는 22종의 아미노산이 있고 이 중 알라닌, 글리신, 로이신, 쓰레오닌, 아스파라긴산, 글루타민, 세린, 프롤린 등 8가지는 성인에게 필수적인 아미노산이다. 또 성장기의 어린이에게 유용한 10가지의 아미노산도 들어있다.

솔잎추출물은 항균작용을 지닌 방향성분을 비롯해 유익한 불포화지방산, 약효성 정유(精油)성분, 플라보노이드, 알칼로이드, 탄닌, 각종 비타민과 철분이 다량 들어 있다. 이같은 성분구성은 솔잎이 혈액순환을 촉진하고 피를 맑게 해주며 콜레스테롤을 억제하는 등 각종 성인병의 예방과 치료에 유익하게 작용한다. 예부터 스님들은 솔잎을 선식 재료로 이용함으로써 이같은 효과를 얻었고 정신을 맑게 하려 했다. 이런 배경 아래 롯데칠성음료, 동화약품 등이 머리를 맑게 한다는 솔잎추출물 건강음료를 생산하고 있다.

뿐만 아니라 기관지를 보호하는 기능을 가지고 있다. 한방 고서들을 보면 솔잎은 염증과 부기를 가라앉히고 기관지천식을 예방하는 효과가 있는 것으로 나와 있다. 이런 효과를 노려 유럽에서는 솔잎추출물로 호흡기 보호용 캔디를 만들고 있다.

소나무의 속껍질은 송피(松皮) 또는 소나무의 피부라는 뜻에서 송기(松肌)라고 한다. 겉껍질은 거의 이용하지 않았고 속껍질을 식용 또는 약용으로 써왔다. 속껍질은 소나무의 부위 중에서 전분이 가장 많이 들어 있고 탄닌이라는 떫은 성분도 많다. 탄닌은 지혈·지사 작용을 한다. 각종 향기 성분들은 항균·방부 작용이 있으므로 오랜 이질, 설사, 상처에 잘 듣는다.

솔마디는 줄기나 가지에 있는 송진이 밴 마디로서 흔히 '옹이'라고 부르는 부분이다. 맛은 쓰고 성질은 따뜻하다. 심장, 폐, 신장에 작용하며 풍습(風濕)을 없애고 경련을 멈추며 경락을 통하게 한다. 솔가지의 옹이는 아주 단단하므로 뼈와 관절에 좋다는 상징적인 의미도 갖는다. 이에 따라 류마티스성 관절염, 뼈마디 쑤심, 경련, 각기, 타박상 등에 쓴다.

솔꽃가루를 송화(松花) 또는 송황(松黃)이라고 한다. 대체로 꽃가루는 고혈압, 동맥경화, 빈혈 등에 좋은 것으로 밝혀져 있다. 이에 더해 송화가루는 부신(副腎) 활동을 자극해 인슐린의 활동을 촉진시키므로 당뇨병에 좋다고 알려져 있다. 솔꽃가루는 솔잎에는 없는 비타민B군과 몇가지 무기질을 지니고 있기 때문에 솔잎과 함께 복용하면 인체가 필요로 하는 거의 모든 성분을 얻을 수 있다. 솔꽃가루는 맛이 달고 따뜻하며 독이 없다. 심폐의 기운을 돕고 심폐에 쌓인 풍을 제거해 피가 잘 돌게 한다. 몸이 허약한 체질에 좋고 감기, 두통, 상처출혈, 곪은 상처 등에 쓴다. 가루를 그대로 먹거나 술에 우려서 먹으며 외용약으로 쓸 때는 가루를 그냥 뿌리기도 한다. 소아 습진에도 쓰인다.

송진(松津)은 본초강목에 송고(松膏), 송방(松肪), 송향(松香)으로도 적혀있다. 송진은 맛이 쓰고 달며 성질은 따뜻하다. 경락 가운데 폐경(肺經)과 위경(胃經)에 작용한다. 송진에 들어 있는 향기성분은 피부자극, 항균, 염증 제거 등의 작용을 한다. 전에는 폐결핵, 폐농양, 위궤양 등에 먹었으나 지금은 주로 촌충 및 회충의 구제, 마른 기침·류마티스·신경통·옴 등의 개선, 변비 완화를 위한 관장 등의 목적으로 먹거나 바른다. 일단 물에 끓여낸 뒤 굳혀서 필요할 때 가루를 내어 쓴다. 그래야만 독성을 제거할 수 있다. 송진에는 탄닌이 많고 상온에서 굳는 수지 성분이 들어 있어 많이 먹으면 위장 장애나 변비 등이 초래될 수 있음을 주의해야 한다.

솔방울은 송구(松球), 송과(松果)라고도 한다. 솔방울의 성미는 달고 따스하며 독이 없다. 허증으로 인한 변비와 요붕증(尿崩症)을 치료한다. 얼굴에 윤기가 흐르게 하고 죽은 살을 제거한다. 기침을 멎게 하고 어지럼증을 치료한다. 최근에는 덜 익은 열매를 사용하여 솔방울술을 담가 마신다. 덜 익은 열매는 테르핀(terpene)이 풍부해 솔잎술처럼 고혈압과 동맥경화를 예방하는 효과를 나타낸다.

[**주요제품**]　솔의 눈(롯데칠성음료), 청송꿀차(제주자연식품), 오행솔잎생강차(오행생식), 솔의 향기(동화약품), 솔의 신비(종근당건강), 솔잎엑기스청솔(내츄로에이스)

깊은 바닷속의 상어 뭔가 특별한 게 있나
스쿠알렌과 알콕시글리세롤

심해상어 간유에 풍부한 스쿠알렌(squalene)과 알콕시글리세롤(alkoxy glycerol)은 중요한 유지계(油脂系) 건강보조식품이다.

심해상어

수심 600~1000m에 살면서 높은 수압과 빛이 없고 산소도 희박한 환경을 견디며 살아가기 때문에 체내대사를 관장하는 간과 순환기능을 담당하는 심장의 기능이 탁월하다. 이 때문에 상어의 간을 먹으면 간속에 고농도로 농축돼 있던 산소가 대량으로 세포에 침투해 세포의 생명력이 증강되는 것으로 사람들은 믿고 있다. 즉 세포가 젊어지고 몸속의 피가 정화돼 신체의 전반적인 기능이 좋아진다고 알고 있다. 그리고 심해상어의 간에서 추출한 스쿠알렌이 그 비밀의 열쇠를 갖고 있는 것으로 철석같이 확신하고 있다. 과연 그럴까.

심해상어는 일반인이 알고 있는 상어처럼 몇 m나 되는 큰 게 아니고 대략 어른 팔뚝 만하다. 이 상어의 간은 무게가 체중의 약 25%에 이르며 60% 이상이 지용성 성분이다. 지용성 성분 중 85% 이상이 스쿠알렌으로 이뤄져 있다.

시판품 가운데 '스쿠알렌식품'은 순수 스쿠알렌을 98% 이상 함유한 것이다. '스쿠알렌가공식품'은 60~98%의 스쿠알렌이 들어 있어야 한다.

스쿠알렌

세포의 노화를 촉진하는 유해활성산소와 결합해 이를 제거시키는 항산화작용을 갖고 있다. 또 중금속과 같은 체내에 낀 공해물질을 배출시키는 작용이 우수한 것으로 알려지고 있다.

스쿠알렌에 대한 연구는 일본에서 20세기 초반부터 시작됐다. 이후 스쿠알렌은 항암제나 암 치료용 방사선의 독성을 감소시키며 당뇨병, 피부병, 알레르기, 천식, 습진, 각종피부병, 만성피로, 전염병의 예방과 병후회복에 상당한 효과가 있다는 연구결과가 줄을 이었다. 이밖에 각종 육체통증을 완화하고 체내 중금속 배출을 촉진하며 잔주름을 예방하는 효과가 있는 것으로 최근 밝혀지고 있다. 거의 전부는 쥐를 이용한 동물 실험의 결과다.

그러나 실상 스쿠알렌을 생화학적인 측면에서 하나의 물질로 보면 그리 대단한 것도 아니다. 스쿠알렌은 생물체 속에서 만들어진 고도 불포화 탄화수소다. 스쿠알렌은 인체 내에서도 생성되어 소량이 전신에 분포돼 있다. 특히 사람의 피부표층 지방은 약 12%가 스쿠알렌으로 구성돼 있어 인체와 상당히 친밀하다. 인체에 존재하는 스쿠알렌은 상당량이 간에서 생성되어 스테로이드계 호르몬이나 담즙산을 만드는데 쓰인다.

식물 중에도 스쿠알렌을 함유한 것이 있는데 그 중에 올리브유가 약 6.8%로 비교적 많이 함유하고 있다. 예로부터 중동지방에서는 이 올리브유를 식품이나 상처회복을 위한 외용제로 민간에서 널리 사용해 왔다. 실제로 화상에 스쿠알렌을 먹고 바르면 상처회복이 좋아지는 효과가 나타난다.

현재 우리가 식용하는 스쿠알렌은 심해상어의 간유에서 추출해 고순도로 정제한 건강보조식품이다. 스쿠알렌의 효과를 옹호하는 사람들은 인공적으로 합성한 것이나, 올리브유 또는 근해상어에서 추출한 것은 생체에 대한 활성효능이 별로 없다는 보고서들을 내놓고 있다. 심해 상어의 간유에서 추출한 스쿠알렌만이 고유의 효용가치를 인정할 수 있다는 것이다.

그러나 이를 그대로 받아들이기에는 문제가 많다. 인체와 자연계에 널려 있고 사실상 특정한 생리활성을 주지 못하는 물질이 심해상어의 간에서 추출됐다고 해서 특별한 효과가 있을 거라고는 보지 않는다. 심해상어에 대한 지나친 미화가 스쿠알렌의 효과를 과장하는 근거가 되는 것으로 느껴진다.

〔 **주요제품** 〕 세모스쿠알렌(세모·55.3%), 한화스쿠알렌(서흥캅셀·6.5%), 한미스쿠알렌(한미양행·5.5%), 개풍스쿠알렌(개풍양행·4.8%), 교정(일진제약·4.7%), 스쿠알렌(종근당건강), 스쿠알렌프러스(한미약품)

알콕시글리세롤

(심해)상어의 간유 성분중 15%가량을 차지한다. 이 물질은 중성지방의 주종인 트리글리세라이드와 유사하나 글리세롤 분자의 첫 번째 수산화(OH)기와 지방산(RCOOH)이 에테르 결합(-RC=O)해서 지방분해효소에 의해 분해되지 않는 특징을 가진다.

사람과 같은 포유동물에는 골수, 간장, 비장과 같은 조혈기관이나 림프조직 등에 소량의 알콕시글리세롤이 주로 존재한다. 어류, 특히 상어 같은 연골어류의 간에 상당량 분포돼 있으며 심해상어의 간유 속에는 다른 생물체에 비해 함유량이 매우 높다. 사람의 초유에는 우유의 10배가 넘는 알콕시글리세롤이 들어 있다.

알콕시글리세롤의 대표적인 기능은 골수조직의 모세포 분화를 촉진함으로써 조혈작용을 돕는 것이다. 이에 따라 적혈구, 백혈구, 혈소판 등이 풍부하게 만들어질 수 있다. 이런 기능이 사실대로 발휘된다면 빈혈이 사라지고 활력이 넘칠 것이다. 또 늘어난 백혈구가 암세포나 병원체를 탐식해서 없앨 것이므로 면역력이 증가하고 암을 억제하는 효과가 기대된다.

스웨덴에서 30여 년간 진행된 임상시험 결과 방사선의 피해를 경감시키는 효과가 있는 것으로 나타났다. 방사선치료를 받는 자궁경부암 환자에게 심해상어에서 추출한 알콕시글리세롤을 복용시킨 결과 5년간 생존율이 그렇지 않은 환자보다 15% 증가했다. 암환자는 스쿠알렌 복용으로 혈액 중 백혈구와 혈소판의 수치가 높아지면서 면역기능이 향상됐다. 이와 함께 알콕시글리세롤을 장기복용하면 T임파구와 B임파구, 면역글로불린 등이 증가해 면역기능이 2배 이상 향상된다는 보고도 있다.

그러나 이렇게 좋은 효과를 낸다면 왜 의약품으로 팔리지 않는지 의문이다. 이 성분의 제품은 보통 스쿠알렌을 만드는 회사가 같이 만든다. 심해상어의 간에서 스쿠알렌을 추출해 팔면서 알콕시글리세롤도 끼워파는 경향이 눈에 띈다. 알콕시글리세롤의 효능을 그럴듯하게 포장해 스쿠알렌의 부산물도 알뜰하게 팔아먹자는 속셈이 보인다.

정보가 부족해 섣불리 이 식품의 기능을 거론하기 힘들다. 하지만 스쿠알렌의 효과가 비과학적이라고 판단했듯이 알콕시글리세롤도 이같은 판단의 범주에서 크게 벗어나지 못할 것으로 생각된다. 시판품 가운데 '알콕시글리세롤식품'은 알콕시글리세롤을 18% 이상 함유해야 한다.

〔**주요제품**〕 세모알콕시글리세롤(세모)

양질의 단백질, 식물성 플랑크톤 스피루리나와 클로렐라

스피루리나와 클로렐라는 식물성 조류(藻類)로 필수 고단백에 무기질, 비타민의 함량이 높아 병후 허약한 환자의 회복을 돕는데 유용하다. 특히 단백질은 함량이 높고 필수 아미노산이 고루 갖춰져 있으며 소화가 잘 된다. 이들은 원말(原末)로는 95% 이상, 조류가공식품은 원말을 50~95% 함유해야 한다.

스피루리나

스피루리나(spirulina)는 아프리카 중남미 등 열대지방의 염분이 많아 물이 짠 호수에서 자라는 다세포 조류의 일종이다. 약 40억 년전 지구상에 제일 먼저 출현한 생명체인 식물성 플랑크톤의 하나다. 식품에는 이 조류를 인공적으로 배양, 가열해서 소화가 잘 되도록 가공·건조한 것을 쓴다.

스피루리나는 고단백식품으로 단백질이 균체의 70%가량을 차지하며 칼륨, 칼슘, 인, 마그네슘, 철 등의 미네랄과 베타카로틴 및 비타민B군과 E, 판토텐산, 이노시톨, 니코틴산 등의 비타민이 풍부히 함유돼 있다. 피코시아닌 성분이 암의 증식을 억제한다는 주장도 있으나 근거가 미약하다.

고단백에 무기질과 비타민이 풍부해 간으로 영양을 보급, 간기능 증진 효과를 기대할 수 있다. 이밖에 인슐린의 생성을 촉진해 당뇨병을 개선하고 위장질환의 호전과 빈혈예방에 효과가 있다고 알려져 있다. 어떤 약리작용이 있다기 보다는 고영양·고기능성 식품 정도로 이해하면 좋을 것 같다.

〔 **주요제품** 〕 보령스피라캅셀(보령제약), DIC EARTH SPIRULINA(한국와이피)

클로렐라

클로렐라(chlorella)는 담수에서 살고있는 식물성 플랑크톤의 한 종류다. 직경 2~10㎛ 크기의 구형 단세포 녹조류로서 운동성이 없다. 1890년 네덜란드의 바이엘링 박사가 발견했다. 그리스어로 '녹색'을 의미하는 '클로로스(chloros)' 라는 말과 라틴어의 '작은 것'을 의미하는 '엘라(ella)' 를 붙여서 '클로렐라' 라고 이름지어졌다.

클로렐라는 강한 알칼리성 식품으로 체액이 산성일 경우 알칼리화 하는데 큰 도움이 된다. 많은 변수가 있지만 칼슘 대비 인의 비율을 따져 단순 비교한다면 김, 미역, 다시마 등에 비해 혈액의 알칼리화에 기여하는 정도가 2~3배에 달한다. 인은 산성화, 칼슘은 알칼리화에 각각 기여하는데 클로렐라는 칼슘의 함량이 인의 함량에 비해 압도적으로 높다. 수치로 나타내면 칼슘이 100이면 인은 14정도 들어있다.

물론 체액의 산-알칼리성은 특정한 음식으로 크게 좌우되지는 않는다. 인체는 수소이온농도(pH)가 0.1정도만 변해도 큰 이상을 느끼며 이를 최적으로 완충시키기 위한 비상 시스템을 작동시킨다. 하지만 클로렐라가 알칼리성 식품인 것만은 확실하기 때문에 패스트푸드나 가공식품으로 산성화돼 가는 현대인들에게는 적잖은 도움이 될 수 있다.

이 때문에 일본에서는 한때 클로렐라가 '아들 낳는 기적의 식품'으로 선전됐다. 이는 여성의 질과 자궁이 알칼리성을 띠어야 아들이 되는 Y정자의 활동이 촉진됨으로써 남자아이를 갖게 된다는 속설에 따른 것이다. 그러나 이것은 의학적 정설이 아니다. 보통 Y정자는 딸이 되는 X정자에 비해 운동성이 강하고 빠르지만 크기가 작고 수명이 하루에 불과하다. 반면 X정자는 2~3일이나 생존한다. 이렇게 X정자와 Y정자의 차이를 구분할 수 있을 뿐 체액의 차이에 따른 생존의 우열을 따지기는 어렵다.

클로렐라는 영양학적으로 볼 때 단백질이 55~67%나 들어있으며 칼륨, 칼슘, 마그네슘, 철, 인, 요오드 등과 같은 무기질이 풍부하고 비타민A의 전단계 물질인 베타카로틴과 비타민C가 특히 많다. 이밖에도 비타민E, B_1, B_2, B_6, B_{12} 등과 나이아신, 이노시톨, 콜린 등이 많고 엽록소와 핵산도 풍부하기 때문에 건강보조식품의 재료로는 손색이 없다고 평가된다.

클로렐라에 대한 연구는 1차 세계대전 중 식량난 해결을 위해 시작됐고 2차 세계대전 후 독일 하더 박사 등에 의해 본격적으로 이뤄졌다. 종전 후에는 식량문제해결과 더불어 미국과 소련의 팽팽한 우주경쟁에서 우주인의 식량개발 차원에서 연구가 가열됐다. 영양소가 고루 많이 들어

있음에도 불구하고 음식을 먹게 되면 거의 완전 소화가 돼서 변이 적게 나온다는 이유에서 우주인 식품으로 개발됐다. 이런 갖가지 찬양에 힘입어 1970년대 후반부터 1980년대 초반까지 일본에서 오랫동안 건강식품 가운데 1위를 유지할 정도로 많은 사람들이 애용했다.

클로렐라의 단백질 함량은 소고기나 생선의 두 배를 넘는다. 비타민과 무기질 등도 풍부하므로 고단백식이 필요한 성장기의 자녀, 고된 업무와 스트레스에 지친 직장인이나 수험생, 몸이 허약해진 노인, 다이어트로 영양의 심각한 불균형이 염려되는 사람에게 유익하다.

이밖에도 클로렐라는 함유된 생리활성물질(CGF) 덕택에 변비, 위궤양, 췌장염 등을 효과적으로 치료하는데 도움을 준다. 또 위산이 많이 나오는 고산증 환자에게 클로렐라를 투여한 결과 산도가 156에서 86으로 45%나 감소하는 것으로 나타났다.아울러 클로렐라를 5g씩 3개월이상 투여하면 아무리 높은 콜레스테롤 수치를 가진 환자라도 정상수치로 떨어지거나 정상보다 약간 높은 수치로 내려간다는 간이 임상시험 결과가 나와 있다.

골다공증 치료와 예방에 효과가 있다는 연구결과도 나와 있다. 인제대 임상병리학과 김용호 교수팀이 2000년초부터 폐경기 이후 여성 40명을 대상으로 4~12개월간 클로렐라 섭취케했더니 골 형성율(뼈의 생성율)이 높아지고 골 흡수율(뼈의 감소율)이 낮아져 골밀도가 현저히 증가한 것으로 나타났다고 밝혔다.

연구결과 골다공증으로 진단된 비율은 고관절(엉덩이관절)의 경우 클로렐라를 복용하지 않은 그룹은 47.6%, 복용한 그룹은 45.5%, 1년간 섭취한 그룹은 38.9%로 나타났다. 척추뼈에서는 미(未)복용 그룹이 86.4%, 4개월 복용군이 77.3%, 1년간 복용군은 0%로 집계됐다. 척추에서 더 큰 효과가 있는 것으로 나타났다.

국내서는 (주)대상만이 연간 1000t 가량의 클로렐라를 발효조에서 배양, 분말과 완제품을 생산하고 있다. 특수한 발효기술로 소화흡수율을 83.2%로 높였다고 한다.

〔**주요제품**〕 대상클로렐라(서흥캅셀·약 80%), 에스엘클로렐라(세모·약 15%), 내츄로클로렐라(내츄로에이스), 퀸스피아-F·스피엠플러스(종근당건강), 하이키점프(헤드플러스)

심신을 이완시켜주는 안정제 시계꽃(Passion flower) 추출물

이 생약 추출물은 성요한의 풀(St John's wort flower), 카바 카바(Kava Kava) 등과 함께 우울증, 불면증을 완화시켜주는 제품이다.

시계꽃은 일명 메이팝(May pop)으로 불리며 덩굴이나 레몬같은 열매를 약용으로 쓴다. 주로 미국 동남부와 브라질, 아르헨티나에 서식한다.

시계꽃 추출물은 온화한 신경안정작용과 항우울효과를 낸다. 그래서 이미 1930년대부터 가장 안정적인 수면유도제로 쓰여왔으면서도 탐닉성이 없고 심신을 잘 이완 시켜주는 것으로 알려져 왔다. 그 동안의 연구에 따르면 중추신경계에서 이같은 작용을 하는 것으로 추정되며 위장관을 비롯한 신체 각 곳의 평활근에 영향을 미쳐 경련을 진정시키는 효과도 있는 것으로 보인다.

권장 용량 이내에서는 어떤 부작용도 없으나 다만 임산부나 2세 이하의 어린이에게는 위험할 수 있어 사용이 권장되지 않는다.

〔**주요제품**〕 Passiflora(Saw Palmetto Harvesting Company 미국). 국내서 머지 않아 이 성분의 제품이 들어와 활성화될 것으로 예상됨.

정력을 증강시키고 감기도 치료하는 아연 화합물

한국에서는 별 인기가 없지만 미국과 일본에서는 아연화합물이 감기의 특효약이자 건강보조식품으로 나름대로 인기를 얻고 있다. 최근 잇달아 감기백신, 감기인플루엔자의 세포 침투를 억제하는 약들이 시판되고 있지만 그동안 감기에 대한 특별한 약이 없는 상황에서 아연화합물은 적잖은 사람에게 어필돼왔다. 아연은 또 정력증강, 발기부전, 당뇨치료에 이로운 무기질로 각광받고 있다.

아연 정제에는 아연에 아미노산을 붙인 것과 아연에 아세트산을 붙인 것 등 여러 가지가 있다. 아미노화아연의 경우에는 1정당 50mg의 아연이 들어있다. 아연의 하루 섭취 권장량은 25~50mg이다. 감기의 예방 및 치료목적으로는 50mg짜리 아미노화아연을 하루에 3번, 7일간 집중 복용한다.

아연아세테이트는 감기의 예방 및 치료 목적으로 약 7일간 30mg씩을 하루에 4~5회 복용한다. 또는 1주일간 12.8mg씩을 잠잘 때를 제외하고 2~3시간마다(하루 6~7회) 복용하는 것이 권장된다. 후자의 방법으로 임상시험한 결과 아연정제를 복용한 환자들은 감기증상 지속기간이 평균 4.5일이었으나 그렇지 않은 환자는 8일에 달했다. 또 복용자들은 인후통, 콧물, 재채기, 기침, 근육통증, 두통, 고열 등이 크게 완화됐다. 부작용으로는 환자 일부에서 변비와 목마름 등이 나타났으나 비교적 경미한 것이었다.

미국 미시간주 디트로이트에 있는 웨인주립대의 아난다 프라사드 박사는 아연을 3일간 복용해도 증상의 호전이 없을 경우에는 감기 이외의 기도(氣道)질환을 앓고 있다고 봐도 무방하다고 강력하게 주장했다. 그러나 그는 아연의 항(抗)바이러스 작용이 왜 일어나는지는 구체적인 연구가 뒤따라야 한다고 덧붙였다.

아연은 이런 방법들보다 많이 또는 장기간 투여할 경우에는 아연의 체내 농축에 의한 위험성이 우려된다. 아연은 구리와 경쟁하므로 아연 섭취량이 늘면 체내 구리의 활성이 떨어져 구리가 보조효소로 참여하는 정상적인 성장 및 대사과정이 장애를 받기 쉽다.

아연은 발기부전개선 및 정력증강에도 좋은 효과가 있는 것으로 알려져 있다. 미국의 한 재향군인병원에서 신장투석환자 가운데 발기력이 약화된 사람을 조사해보니 혈중 아연 농도가 떨어져 있음을 발견했고 이에 따라 투석액에 아연을 혼합해 정맥 주사한 결과 발기력이 강해졌다는 연구결과가 나와 있다. 몸속에서 아연이 가장 많은 곳은 정액을 만드는 전립선이며 정액은 1g당 7mg의 아연이 들어있다. 따라서 아연이 정액의 구성물질이자 정액 생산에 일익을 담당하는 것으로 추정되는 것이다.

또 아연은 인슐린 생성에도 필수적이어서 당뇨치료에 큰 도움을 주는 것으로 알려져 있다. 염증을 가라앉히는 효과도 있다고 해서 여드름, 알레르기 치료에도 응용되고 있다.

원래 아연은 곡류에 포함된 것만으로도 충분하다. 그러나 식품에 농약 잔류물과 인공첨가물이 다량 들어있어 간이 이를 해독해내는 과정에서 아연을 많이 소모하게 되고, 현대인은 만성적인 아연 결핍 상태에 놓인다는 주장을 제기하는 사람도 있다. 하지만 이런 내용은 과학적으로나 수치상으로 살펴볼 때 엉성한 면이 있다. 어떤 학자는 우리가 일상 생활에서 접하는 맥주캔, 주스캔 등에서 아연이 녹아나와 오히려 아연 중독에 걸릴 수 있다고 주장하기도 한다.

아연은 의학적 효능이 입증이 덜 돼있고 장기간 다량 복용할 경우 분명히 체내에 축적돼 각종 신진대사를 저해하는 게 명백하다. 따라서 자신의 혈중 아연 농도가 부족한지 과잉인지도 알지 못하고 무턱대고 아연을 복용하는 것은 위험할 수 있다. 그러나 식품으로 아연을 섭취하면 인체가 충분히 조절할 수 있으므로 이런 위험성은 배제할 수 있다. 식품 중에는 굴, 뱀장어, 부추, 밀기울, 소간에 많이 함유돼 있다.

〔 **주요제품** 〕 국내서는 종합비타민제에 함유돼 있는 정도지만 머지 않아 이 성분의 제품이 들어와 활성화될 것으로 예상됨. 야후(www.yahoo.com) 등 영문 검색 사이트에 들어가 'zinc' 와 'cold' 를 치면 다양한 제품이 나온다.

몸이 차가운 사람은 피하세요. 먹고 바르면 몸에 좋은 알로에

알로에(aloe)가 만병통치약 같은 건강보조식품으로 선전되고 있다. 하지만 식품이나 약재로서의 사용범위가 그리 넓은게 아니다. 어쩌면 외용제로 해서 바를 때 유용한 점이 더 많을 것이다.

알로에의 원산지는 아프리카 아리비아지역이다. 전세계적으로 500여종이 분포돼 있으며 이 가운데 대표적인 3가지가 약용이나 식용으로 쓰인다.

알로에 베라(학명 Aloe barbadensis, Aloe vera, Aloe ferox 등으로 통용. 베라는 라틴어로 진실)는 가장 많이 퍼져 있는데 잎이 크고 두껍고 쓴맛이 비교적 약하며 예부터 약용식물로 가장 많이 애용돼왔다.

알로에 아보레센스(학명 Aloe aborescens. 아보레센스는 라틴어로 작은 나무)는 잎이 가늘고 길며 줄기가 올라가면서 층층이 잎을 뻗친다. 오래되고 햇볕을 충분히 받은 것일수록 맛이 쓰고 약효가 높다.

알로에 사포나리아(학명 Aloe saponaria)는 줄기가 짧고 잎이 땅바닥으로 넓게 처져 있으며 잎의 가시가 더 뾰족하다. 잎에 반점이 있어 약용보다는 관상용으로 많이 쓰이고 상큼한 맛이 난다.

이들 알로에는 잎속에 있는 젤리 형태를 그냥 먹거나 주스로 갈아먹거나 설탕, 요구르트 등에 타서 먹는 방법이 권장되고 있다. 캡슐제로 만들어지거나 음식첨가물로도 사용된다.

알로에의 성분은 크게 안쓰론(anthrone)계열과 크로몬(chromone)계열로 나뉜다. 안쓰론은 완하작용이 있어 변비를 개선해주고 장을 깨끗하게 해준다. 소화기에서 항균작용을 보인다. 크로몬은 자외선을 차단해 피부를 희게 하며 피부의 진균을 제압하는 효과가 있는 것으로 알려져 있다. 이런 내용은 학술적으로 상당히 인정된 것이다.

그러나 이외에 연구된 것에 따르면 알로에는 거의 만병통치약인 것 같다. 알로에는 간암, 피부암, 백혈병 등을 억제한다. 간세포 성장과 혈관 생성을 촉진한다. 알레르기를 치료한다. 이밖에 뇌졸중, 당뇨병, 치질, 소화기궤양, 관절염, 결핵, 월경장애, 기관지천식, 건선, 신경통, 질염, 기미, 신부전증 등에 효과가 있다는 연구결과가 나와 있다.

그러나 필자는 이런 열거된 효과 중 변비개선, 항균작용, 피부미백효과, 외상치유 등의 효과를 인정하고 나머지는 선을 넘어선 과장이라고 믿고 있다. 알로에는 성질이 매우 차서 한방에서는 열이 많은 체질에 적합하다고 한다. 열대 건조 지대에서 잘 자라려면 더위를 견디기 위해 냉한 성질을 품고 있을 것이고 실제 먹어봐도 그 느낌을 알 수 있다. 그래서 한방에서 '노회'라는 약재로 불리는 알로에는 체내에 열이 쌓여 어지럼증, 두통, 가슴답답함, 불면, 월경중단 등의 증상을 보이는 사람에게 효과를 보인다고 기술돼 있다.

거꾸로 속이 차고 설사를 자주 하는 사람, 생리 중이어서 기운이 잠시 떨어진 여성, 임산부 및 수유부, 노약자, 혈우병환자, 뇌출혈환자, 손발이 찬 사람은 먹지 않는 게 좋다. 알로에는 절대로 체질이 냉하거나 기력이 약하거나 혈압이 낮거나 자극에 민감한 사람에게 권해서는 안 된다.

또 어떤 사람에게는 알로에가 알레르기, 기미, 주근깨, 여드름 등의 피부트러블을 다스리는데 큰 도움이 되지만 어떤 사람에게는 피부의 민감성을 자극해 긁어 부스럼을 만드는 경우도 많다. 사람마다 체질을 알아서 써야 한다.

바르는 용도로는 좋은 점이 많다. 세포를 되살리고 궤양을 아물게 하는 효능도 있어 외상, 화상, 궤양성 상처 등의 치료에 안성맞춤이다. 항균·항바이러스 작용이 있어 습진, 진균감염, 유행성결막염 등에도 효과가 있다. 피부를 부드럽고 팽팽하게 만들어 주고 머리결에 윤기가 돌게 만드는 데도 도움을 준다. 알로에를 소량 먹으면 위·십이지장궤양에 좋다는 사람도 많이 있다.

나머지 효과는 별로 공감이 되지 않는다. 쥐를 이용한 동물실험이 많은데다가 사람을 대상으로 한 임상시험에서 나온 결과라 하더라도 근거자료가 단기간이거나 일회성에 불과한 경우가 태반이기 때문이다.

〔 **주요제품** 〕 허벌알로에드링크(일진제약·35.3%), 알로에엑스골드((주)남·7.6%), 알렌(알로에마임·6.7%), 남양931(남양알로에·5.6%), 알로주스(알로에마임·4.0%), 알보렌S·퀸스보렌F(종근당건강), 스피락스(일동제약), 로얄알로에베라겔(한국유나이티드), 프리미엄알로에베라(한미약품)

피부를 맑게 하고 독을 배출하는 약 메밀 어성초

어성초는 체내 독소를 배설하고 피부미용에 좋은 생약성분으로 알려져 있다. 이 때문에 어성초를 '해독초' '미용초'라는 별명으로 부르기도 한다.

어성초(학명 Houttuynia cordata)는 삼백초과에 속하는 다년생 초본으로 일반인이 흔히 부르는 이름은 '약모밀'이다. 삼백초(三白草)와 동일시하는 사람도 있으나 삼백초의 학명은 Saururus chinensis로 분명히 다르다. 어성초는 아시아 동남부와 (특히 일본에서는 전국적으로) 많이 분포하며 우리나라는 산 속 그늘지고 물기가 많은 곳에서 주로 서식한다.

중국에서 붙은 어성초(漁腥草)라는 이름은 '비린내가 심하게 나는' 데서 유래했다. 일본이름은 도꾸다미(毒橋)로 독을 교정(해독)하는 능력이 얼마나 강한가를 알 수 있다. 이 생약은 대단한 해독능력으로 환경오염과 일상생활 속의 각종 독에 절어있는 현대인을 독성물질로부터 벗어나게 하는데 큰 기여를 할 것으로 기대된다. 재배자들은 어성초의 강한 해독 및 살균 능력 덕분에 재배지 30m이내에는 벌레가 접근하지 못하며 농약을 사용하지 않아도 왕성하게 자란다고 입을 모은다.

어성초는 0.0049%의 휘발성 정유(精油)성분이 함유돼있다. 정유 중에는 데카노일아세트알데하이드(decanoil acetaldehyde), 메틸린노닐케톤(methyln nonylketone), 미르센(myrcene), 로릭알데하이드(lauric aldehyde), 카프릭알데하이드(capric aldehyde) 등이 있다.

이중 데카노일아세트알데하이드는 어성초를 천연 항생제의 왕자로 군림케 해주는 비린내나는 성분이다. 이 성분으로 인해 어성초는 광범위한 항균작용을 나타낸다고 한다. 대장균, 티푸스균, 파라티푸스균, 적리균, 임균, 포도상구균, 사상균, 백선균, 무좀균뿐만 아니라 비(非)병원성 세균에도 항균작용을 발휘한다. 그러나 약학적으로 입증된 사실은 아니다.

어성초에는 또 퀘르시트린(quercitrin), 퀘르세틴(quercetin), 이소퀘르시트린(isoquercitrin), 레이노우트린(reynoutrin), 히페린(hyperine) 등의 플라보노이드 물질이 들어있다. 이들 플라보노이드 성분은 은행잎보다는 못하지만 상당한 혈액정화 작용을 나타내는 것으로 평가된다.

퀘르시트린은 이밖에 강한 이뇨 및 강심작용을 나타낸다. 10만 배로 희석해도 이뇨작용을 나타내고 모세혈관을 강화한다. 이소퀘르시트린도 비슷한 작용을 한다.

어성초는 혈압을 조절해 주는 칼륨염의 보고이며 비타민B_1은 인삼의 25배, B_2는 3배, 나이아신은 1.4배가 들어있다. 또 알칼리성 식품이어서 혈액을 알칼리화하는 능력이 레몬의 10배, 포도주의 12배에 달한다.

일본 도꾸지마 약대의 연구결과에 따르면 어성초가 두통, 축농증, 알레르기성비염, 기침, 천식, 당뇨병, 신장병, 방광염, 위장병, 복통, 위통, 변비, 설사, 임질, 고혈압, 타박통, 숙취, 피부병, 두드러기, 땀띠, 습진, 부종, 파상풍, 화상, 감기 등을 개선 또는 완화시키는데 좋다고 한다. 경희대, 원광대 등 국내 대학에서의 연구논문은 어성초가 돌연변이를 억제함으로써 암을 예방하는 효과도 기대된다고 결론짓고 있다.

어성초의 우수성은 먹어도 좋고 발라도 좋아 부작용이 없으면서도 기대 이상의 해독작용을 나타낸다는데 있다.

본초강목에는 해열작용과 함께 종기, 독, 탈항(脫肛:항문이 밖으로 탈출돼 나온 것)을 없애는 작용을 한다고 적혀있다. 중약대사전에는 피를 맑게 해주고 염증을 없애며 소변배출을 돕는다고 씌어있다. 의림찬요에는 더위 먹은데, 벌레 물린데, 악성종기 등을 개선하고 수분대사를 이롭게 한다고 기술돼 있다. 민간요법에서는 피부염증, 협심증, 가래, 중이염, 장염, 농양 등을 개선한다고 전해지고 있어 피를 맑게 하고 염증을 없애며 각종 독을 제거하는 것으로 믿어지고 있다.

어성초의 이런 특징 때문에 건강보조식품에는 피부미용, 체중감량, 체내독소제거, 염증완화 등의 목적으로 첨가되고 있다. 어성초의 플라보노이드 물질들은 시너지를 일으켜 모세혈관을 확장시키고 신진대사를 촉진한다. 이 때문에 피가 맑아지며 살결 속의 독이 제거되므로 어성초를 먹으면 살결이 희어지고 피부트러블이 사라지는 효과를 기대할 수 있다는 것이다. 그래서 어성초는 먹는 화장품으로 팔리기도 하고 비누, 화장수, 연고 등 바르는 미용제로도 시판되고 있다.

어성초를 상복하면 대장벽의 모세혈관이 부활되어 장속이 깨끗해져 변비와 설사를 정상화시키는 것으로 나타나고 있다. 또 대장 속의 유해 세균을 없애 줌으로써 상대적으로 유익 세균을 보호하게 되어 장의 기능을 활발히 한다.

또 어성초에 풍부한 칼륨과 플라보노이드 성분은 수분 대사를 촉진하므로 소변이 시원스럽게 나오게 하고 소변 색깔도 맑게 한다. 어성초는 염증과 부종을 제거하는 효능이 인정되고 있으므로 평소 잘 붓고 종기가 잘 생기는 사람에게 권장할 만하다.

원자폭탄을 맞은 일본 히로시마에 제일 먼저 소생한 풀이 쑥과 어성초라고 하는데 강한 어성초의 생명력 탓인지 원폭으로 상한 사람들이 이를 이용해 많은 도움을 받았다. 먹거나 바르면 세포재생과 상한 조직의 회복이 촉진된다고 한다.

국내서도 건강보조식품과 화장품에 어성초가 많이 첨가되고 있다. 그러나 앞서 연구된 효과들은 기초연구에 의해 나온 것들이므로 맹신은 곤란하다. 한편 성분으로 볼 때 일반적인 메밀과 어성초에 어떤 차이가 있는지는 분명치 않으며 좀 더 깊은 연구가 필요하다.

〔 **주요제품** 〕 다시마콤·헤파징·폴킹·키드니원(종근당건강)

요로 생식기염에 잘 듣는 천연 항생제 에키나세(Echinaceae)

에키나세(학명 Echinaceae angustifolia, Echinaceae pallida, Echinaceae purpurea 등 Echinaceae속(屬)의 생약)는 천연 항생제로 서구에서 각광받고 있는 건강보조식품이다. 1995~1998년 이 생약은 미국 전체 생약 건강보조식품 시장의 9.6%를 점유, 1등 자리를 차지하기도 했다. 미국에서는 의약분업이 완벽하므로 항생제 처방받기를 귀찮아하거나 의료보험 혜택을 못 받는 사람들이 이 제품을 애용하고 있다.

에키나세 중에서는 Echinaceae angustifolia가 가장 약효가 강한 것으로 판명되고 있으며 건강보조식품의 원료로 주로 사용되고 있다. 하지만 미국에서는 Echinaceae purpurea가 주위에서 더 찾아보기 쉬워 일반인에게 친근감이 있다. 생약의 학명을 잘 알지 못하는 사람들은 세 가지 품종을 뭉뚱그려 일반명처럼 '에키나세'라고 부른다.

약용으로 주로 쓰이는 Echinaceae angustifolia는 일명 'Kansas snake root'(뱀에 물린 데 바르면 상처가 낫는다는 풀)이나 'Narrow leaf echinaceae'로 불린다. 잎과 가지 등을 약재로 쓰기도 하나 확실한 약효가 입증되지 않아 뿌리를 주로 약용한다. 하지만 잎과 전초를 원료로 만든 신선한 주스도 최근에는 약효가 있는 것으로 인정해 주는 추세다. 아울러 야생 인디고(학명 Baptisia tinctoria)와 아버 비태(학명 Thuja occidentalis. 일반명 arbor vitae)를 첨가해 항생효과를 더 높인 제품도 나와 있다.

독일에서는 이미 1900년대부터 에키나세에 대한 연구를 해왔다. 에키나세는 비(非) 특이적 세포면역 시스템을 강화시킴으로써 각종 세균이나 바이러스로부터 인체를 방어할 수 있는 것으로 나타나고 있다.

에키나세에 함유된 카페인산 유도체(대표적 물질은 cichoric acid), 에키나코사이드(echinacoside·함량은 0.3~1.7%로서 대표적 물질은 cynarin), 알카아미드(alkamide·함량은 0.1%) 등이 이런 역할을 하는 것으로 분석돼 있다. 이밖에 당단백인 글루코사민(glucosamine·6%), 다당류인 이눌린(inulin·5.9%)과 프룩탄(fructan) 등이 들어 있다.

에키나세는 감기나 독감(상기도 감염), 하기도 감염 등에 잘 듣는 천연 항생물질로 인식돼왔다. 독일에서 1992년 감기나 독감에 걸린 180명을 세 그룹으로 나눠 한 그룹은 가짜약, 다른 그룹은 에키나세 에탄올 추출물을 하루 450mg, 또 다른 그룹은 하루 900mg을 각각 복용시켰더니 증상의 경감이나 상병(傷病)기간의 단축이 후자일수록 의미있게 개선되는 것으로 나타났다. 아울러 기관지염과 인후염 등에 감염될 수 있는 감수성을 낮춰준다는 연구보고도 나와 있다.

또 같은 해 독일에서 6개월에 3번이상 비뇨기계가 감염된 환자 108명을 대상으로 신선한 에키나세 주스를 하루에 8ml씩 8주간 들게 했더니 주스 복용자 가운데 36%는 더 이상 감염되지 않았거나, 발병하기까지 걸리는 시간이 연장됐거나, 상병기간이 줄었다는 연구도 나왔다. 하지만 최근의 연구에 따르면 하기도 감염에는 효과가 있다는 것을 입증할 결정적 증거가 부족하다는 반론이 제기되기도 했다.

이밖에 여러 가지 연구를 거쳐 에키나세는 화농성 상처, 종기, 옹(癰), 초기 족부 궤양, 단순포진, 관절염 등의 항균물질로 쓸 수 있도록 개발됐으며 발한제, 두통개선제, 대사교란개선제 등으로도 응용되고 있다. 그러나 결핵과 에이즈, 다발성경화증이나 류마티스 같은 교원병 또는 자가면역질환, 백혈병 등에는 권장되지 않고 있다.

부작용으로는 단기간에 걸쳐 오한, 구토, 고열 등이 발생할 수 있으나 경미하다. 극히 드물지만 알레르기가 유발될 수 있으므로 주의하고 당뇨병약을 복용하는 사람은 에키나세로 인해 약효가 떨어질 수 있음을 알고 대비해야 한다. 임신·수유중인 여성에게 특별히 제한할 것은 없다.

〔 **주요제품** 〕 에키나세(부광약품), Echinacea(파마넥스), Echinacin(Madaus AG of Cologne독일), Esberitox(Schaper and Brümer 독일), Echinaforce(Bioforce 스위스)

식물이 갖고 있는 '녹색의 혈액'인가 엽록소 함유식품

식물의 잎을 세척하여 분쇄·건조하거나 어린 잎에서 즙을 내어 공중으로 분무해 순간 건조한 것이다. 분말형태로 엽록소, 단백질, 비타민, 무기질, 식이섬유, 탄수화물 등이 주성분이다. 따라서 일상의 식생활에서 녹황색 야채의 섭취가 부족한 사람에게 유효하다. 특히 미국 일본 등에서는 녹황색 야채식품의 섭취 기회가 적은 도시직장인들에게 자주 먹도록 권장하고 있다. 우리나라의 도시인들도 한번쯤 검토해봐야 할 사항이다.

일본의 건강보조식품에 관한 지침은 1일 7g 이상의 엽록소 함유식품을 먹도록 권장하고 있다. 국내 엽록소 함유식품의 기준은 다음과 같은 가공식품의 원재료가 50% 이상이어야 한다.

우선 '맥류약엽 가공식품'은 보리, 밀, 귀리의 어린 싹 또는 어린 이삭이 형성되기 전의 것을 채취하여 잎의 전부 또는 일부를 그대로 분쇄하거나 또는 즙을 내어 건조분말로 만든 것이다. 보리 어린 잎을 그냥 먹으면 거친 섬유질이라 소화가 잘 안 된다. 즙을 내어 먹으면 효소가 나와서 영양분을 자가 분해시키기 때문에 사람이 먹어서 별로 이로울 게 없다. 따라서 업체들은 방금 으갠 것을 상온에서 순간 건조시켜 영양분의 파괴를 막는다. 이런 가공식품은 단백질, 탄수화물과 함께 비타민, 무기질도 풍부하다. 100g당 120mg 이상의 엽록소(chlorophyll)가 함유돼야 한다.

'알팔파 가공식품'은 중남미 대륙의 초원에서 식용 또는 사료용으로 자생하는 알팔파(alfalfa)의 성숙한 잎, 잎 꼭지, 줄기의 전부 또는 일부를 그대로 또는 즙을 내어 분말로 건조시킨 것이다. 알팔파 자체야 흔한 식물이지만 비타민, 무기질, 엽록소의 함유량이 높은 것으로 평가받고 있다. 100g당 30mg 이상의 엽록소가 들어있어야 한다.

'해조류가공식품'은 식용 해조류를 채취하여 전부 또는 일부를 건조해 분말로 만든 것이다. 100g당 60mg 이상의 엽록소가 있어야 한다. 이 밖에 케일 등이 엽록소 함유식품의 원료로 쓰인다.

엽록소 함유식품은 기능적으로 유해활성산소 방어, 조혈, 염증완화, 혈압강하, 혈중 콜레스테롤치 저하, 소화기 궤양억제, 항암, 혈액정화, 장운동 촉진, 변비개선 등의 효과를 나타내는 것으로 알려져 있다. 이같은 효과를 기대할 수 있는 것은 지방을 제외한 다양한 영양소가 풍부하게 들어있기 때문이다. 특히 어린 보리 잎과 알팔파의 경우 비타민과 무기질의 보고다. 또 어린 보리 잎은 유해활성산소를 제거하는 각종 효소가 적잖다.

다만 새롭게 짚고 넘어가야 할 것은 엽록소의 기능에 관한 문제다. 엽록소는 빛을 받아 이산화탄소와 물을 탄수화물과 산소로 변환시키는 광합성 작용을 한다. 엽록소의 중요한 색소는 클로로필로서 햇볕을 고루 받기 위해 중간 파장의 빛인 녹색을 띤다. 클로로필은 태양 빛을 잘 흡수하기 위한 색소의 하나일 뿐 영양학적으로 대단히 의미있는 효과를 낸다고는 기대하기 어렵다. 이밖에 카로틴, 크산토필 등 수많은 보조색소가 존재한다.

흔히 엽록소를 '녹색의 혈액'으로 칭송하는데 인간이 마시면 혈액이 될 것이라고 믿는 사람도 있다. 실제로 적혈구의 산소운반기능을 수행하는 헤모글로빈의 뼈대와 클로로필의 뼈대는 비슷한 점이 많다. 헤모글로빈은 중심에 철분이 있는 적색 착화합물인 반면 클로로필은 중심에 마그네슘이 있는 녹색 착화합물이다. 그러나 식물과 동물의 차이는 존재할 것이며 사람이 엽록소를 섭취한다고 기대하는 만큼 혈액이 만들어지지 않을 것이다.

여러 동물실험에서 엽록소는 항산화 작용이 인정돼 유전자 손상을 방지하고 암 발생을 억제할 것으로 입증됐다. 따라서 채식이 장수를 돕는다는 믿음에 하나의 증거가 된다고 볼 수 있다. 또 엽록소는 상처, 궤양, 염증 등을 효과적으로 가라앉혀 주는 것으로 기대된다. 속 쓰릴 때 나물 삶은 물을 먹거나 산행할 때 다쳤을 때 부드러운 풀을 으깨어 바르면 쉽게 나아지는 것은 일상생활에서 쉽게 볼 수 있는 일이다. 하지만 전반적으로 볼 때 엽록소 단독으로 대단한 생리활성 기능을 나타낸다고 볼수는 없다.

〔 **주요제품** 〕 유로쎌(태림제약·26.2%), 앤디피아(IY-PNF·17.4%), 삼진신선초(일진제약·9.8%), 미네비타 Ⅲ 단계(고제·7.2%), 레디센스(IY-PNF·5.2%), 생맥초유(종근당건강), 내츄로이소본(내츄로에이스)

인삼에 견줄만한 자양강장제 오가피 추출물

인삼에 비할 만하다 해서 천삼(天蔘)으로 불러달라는 가시오갈피는 풍습(風濕)을 없애고 근육과 골격을 튼튼히 하고 의지를 강하게 해준다는 생약재다. 예부터 관절염, 신경통, 근육통, 근육경련 등에 썼고 어린이나 노인이 다리 힘이 약해 잘 걷지 못하면 오가피(五加皮)를 복용시켜 걸을 수 있게 했다. 또 혈액순환을 촉진하는 효과가 크다고 해서 타박상에 사용해 뭉친 피가 풀어지도록 유도했다.

인삼과 오가피는 같은 오갈피나무과(두릅나무과)에 속한다. 나무라는 이름이 뒤에 붙을 때 '○○오갈피나무' 라고 부르지만 생약재로 명명할 때에는 '오가피' 라 부르는 게 일반적이다. 국내 오갈피 품종은 20여종에 달한다고 하나 현재 경쟁상태에 있는 것은 크게 두 가지다. 오가피(학명 Acanthopanax sessiliflorum)와 가시오가피(학명 Acanthopanax senticosus Harm 또는 Eleutherococcus senticosus)다.

오가피는 낙엽관목으로 높이는 3~4m이고 뿌리 근처에서 가지가 많이 갈라진다. 털이 없으며 가시도 거의 없다. 국내서는 전라도, 충청도, 경기도, 강원도 지역에 두루 자생한다. 국내 오가피 식물 중 80% 이상을 이 품종이 점령하고 있다.

가시오가피는 강원도 산간지방의 해발 600m 이상의 돌 많은 곳에 자생하며 전북 덕유산에는 1000m 이상의 고지대에서만 분포한다. 높이는 2~3m로 오가피보다 작지만 잎맥 위에 약간 털이 있고 전체적으로 가시가 많이 나 있다. 원래는 서늘한 고랭지에서만 재배가 가능했으나 요즘은 두충 같은 키 큰 나무의 그늘 아래 같이 재배함으로써 이같은 한계를 극복해내고 있다. 또 휘묻이로만 번식이 가능했으나 최근에는 열매로 증식하는 방법이 개발됐으며 나무의 키도 더 높여 열매를 손쉽게 채취할 수 있도록 종자가 개량돼가고 있다.

외국에서 가시오가피는 중국 연변과 러시아 우수리강 유역의 한랭지대에서 대량 재배되고 있다. 요즘엔 이곳에 직접 약초재배단지를 조성해 계약재배 하거나 수입해오고 있다. 일반적으로 가시오가피는 오가피 보다 맛이 쓰고 약성이 강렬한 것으로 알려져 있다. 최근 수년새 국내에 나오는 건강보조식품의 원료로는 가시오가피가 주로 사용되고 있다. 가시오갈피의 유사종에는 왕가시오갈피, 민가시오갈피가 있다.

가시오갈피는 원래 나무껍질만 약재로 써왔다. 이 껍질에는 Acanthoside A, B, C, D 등 리그난 계열의 복합배당체가 들어 있다. 이보다 늦게 발견된 Eleutheroside A, B, C, D…K, L, M 등의 배당체도 있다.

Acanthoside B와 D는 탄수화물과 지방질의 대사를 촉진하는 것으로 알려지고 있다. 이에 따라 알코올의 해독, 식욕증진, 혈액순환개선에 의한 동맥경화 및 뇌졸중 완화, 체온보온, 관절염, 신경통 완화, 변비, 비만

개선 등의 효과가 있는 것으로 나타나고 있다. Acanthoside A와 C는 골수가 적혈구, 백혈구를 만드는 것을 최적으로 조절해 면역력과 저항력을 향상시키는 것으로 연구되고 있다. 따라서 면역시스템의 교란으로 생기는 알레르기성 질환을 개선하고 암 절제술, 방사선치료 등 암 치료 후의 빠른 회복을 도우며 추가적인 암의 전이도 방지하는 효과를 기대할 수 있다는 것이다. 특히 방사선 피폭에 의한 세포의 손상을 적절하게 방어 회복시키는 효과가 있다는 게 판매업자들의 설명이다. 무좀, 습진을 빨리 낫게 한다는 주장도 있다.

Eleutheroside B, E, I, K, L, M 등은 인식능력, 집중력을 향상시켜 무기력증과 정서불안, 긴장, 초조 등의 정신증상을 해소한다고 한다. 또 근육에 젖산이 쌓여 피로가 오는 과정을 신속하게 돌려놔 피로회복에 좋다고 한다.

최근에는 열매에서 Chisanoside가 대량으로 함유돼 있으며 이 성분이 소염 및 진통, 혈당강하, 지방간 개선 등의 효과가 큰 것으로 밝혀지면서 열매 추출물을 원료로 한 제품이 나오고 있다. 이밖에 가시오가피는 혈중 콜레스테롤 감소, 류마티스성 관절염 개선, 심장박동 촉진, 혈관의 노폐물 청소 등의 효과가 있는 것으로 예상되고 있다.

오가피는 1970년대 구 소련 과학아카데미의 브레크만 박사가 고려인삼을 능가하는 약효가 있다고 발표해 세계인의 주목을 끌었다. 하지만 거꾸로 생각하면 서양인들이 신비하게 생각하는 인삼과 견줄 만한 것이 러시아에서는 오가피였기 때문에 이같은 연구를 시행했던 것으로 짐작된다. 특히 동양에서는 오갈피의 나무껍질을 약재로 썼지만 서양에서는 열매를 따서 잼, 넥타, 술, 주스, 젤리 등을 만들어 식용했다는 것에서 약리학적 개념 차가 있다.

오가피의 많은 효과 중에서 정통 약학계에서 인정하고 있는 것은 피로와 스트레스를 현저하게 완화시켜준다는 것이다. 이로써 정신적, 육체적 집중력과 지구력이 크게 향상되므로 운동선수나 수험생에게 이롭다는 설명이다. 하지만 오가피는 인삼에 비한다면 약효검증이 이뤄진 게 매우 적어 추가적인 연구가 보완돼야 인삼의 반열에 들 수 있을 것이다.

〔 **주요제품** 〕 고려오가피열매(바이오젠코리아), 수신오가피(수신물산), 하이키점프 (헤드플러스)

철새들이 수천km를 단번에 날아가는 힘의 원천 옥타코사놀

옥타코사놀(octacosanol)은 소맥 배아유, 밀의 잎, 과일의 껍질 등에서 소량으로 발견되는 고급(탄소사슬이 긴) 지방 알코올의 하나다. 옥타코사놀은 하루 3.85mg가량 섭취하는 것이 권장되는데 시판제품은 하루 10~20mg정도가 함유돼 있다.

철새들의 장거리 이동시 강인한 체력과 지구력의 에너지원이 되는 것으로 알려져 있다. 철새들이 하루도 쉬지 않고 수천 km를 단번에 비행할 수 있는 힘이 바로 옥타코사놀에서 나온다는 것이다. 이에 따라 옥타코사놀은 스태미너, 지구력, 순발력 등 체력증진에 효과가 있는 건강식품으로 팔리고 있다. 이를 옹호하는 학자들에 따르면 옥타코사놀은 체내의 주된 에너지원의 하나인 글리코겐의 저장량을 증가시켜 이같은 효과를 낸다는 것이다. 또 심장기능을 북돋아 피로감을 개선하는 데도 유용하다고 주장하고 있다.

이 성분은 섭취 후 30~120분 사이에 빠르게 소화된다. 주로 간으로 흡수돼 콜레스테롤 합성에 관여해 몸에 해로운 저밀도지단백(LDL)결합 콜레스테롤의 수치를 감소시키고, 몸에 이로운 고밀도지단백(HDL)결합 콜레스테롤은 증가시킨다고 한다. 이같은 효과는 동물실험과 사람을 대상으로 한 간단한 시험에서 밝혀지고 있다.

판매업자들은 이같은 혈중 지질 조절효과는 같은 양의 콜레스테롤 저하제(로바스타틴, 심바스타틴, 프라바스타틴) 등과 비교해도 효과가 떨어지지 않으며 안전하고 부작용이 없다고 주장하고 있다. 또 옥타코사놀이 혈소판 응집을 억제해 피가 굳지 않게 하므로 동맥경화, 혈전증, 협심증 예방에 좋다고 홍보하고 있다. 이밖에 스트레스 감소, 성호르몬 분비 촉진, 혈압조절 등의 작용을 한다고 알려져 있다.

몇몇 동물실험 결과자료가 다양한 옥타코사놀의 효과를 뒷받침하고 있으나 과학적인 근거는 빈약한 것으로 판단된다. 일단 근거 자료의 숫자가 절대적으로 부족하다. 또 철새의 강인한 스태미너의 원인을 연구한 미국의 일리노이스 대학 T.K. 크레튼 박사가 철새의 먹이를 살펴보니 옥타코사놀이 미량 함유돼 있다는 사실에서 착안했다는 자체도 그 근거가 부실하다. 철새가 들판에 떨어진 곡식 낱알이나 과일 부스러기가 아니면 무얼 먹겠는가. 시판품에 '옥타코사놀식품'은 옥타코사놀이 1%이상, '옥타코사놀가공식품'은 0.5%이상 들어있다.

〔주요제품〕 옥타파워알바트로스(종근당건강·48.3%), 맨파워(남양알로에·26.6%)

유익한 유산균의 먹이, 장을 깨끗이 하는 올리고당

올리고당은 화학적인 분류의 개념으로 2개 이상의 단당이 하나의 사슬로 묶여져 있는 탄수화물이다. 엄밀히 말해 설탕(sucrose:포도당＋과당이 결합한 것으로 蔗糖이라고도 부름), 엿당(maltose:포도당＋포도당), 젖당

(lactose：포도당＋갈락토오스이 결합한 것으로 乳糖이라고도 함)과 같은 이당류도 올리고당에 속한다. 하지만 일반적으로 올리고당은 적어도 3개 이상에서 수십 개의 당이 하나의 사슬로 연결된 당류라고 보면 된다.

참고로 덱스트로스(dextrose)는 우선당(右旋糖)이라는 의미로 포도당과 같은 말이며, 덱스트린(dextrin)은 전분이 분해되어 가수분해되는 과정에서 나타나는 중간 산물의 혼합물로 호정(糊精) 또는 호당(糊糖)이라 불리고 녹말풀처럼 끈기가 있다.

올리고당은 설탕을 대체하는 감미료로 알려지면서 충치예방을 위해, 당분으로 인한 열량섭취를 줄이기 위해 각종 건강음료나 건강보조식품에 거의 빠지지 않고 첨가되고 있다.

올리고당은 복합다당체를 효소로 분해시킬 때 나온다. 설탕을 효소분해하면 프락토올리고당, 전분은 말토올리고당 또는 이소말토올리고당, 유당은 갈락토올리고당, 자일란은 자일로올리고당이 각각 된다. 한편 요즘 각광받는 키토산(chitosan)은 글루코사민(glucosamine)의 중합체로 이뤄진 복합다당체다. 키토산에 키토사나제(chitosanase)와 리소짐(lysozyme)이라는 효소를 투입하면 글루코사민이 3개에서 수십 개로 연결된 상태의 키토산 올리고당이 나온다. 6개 짜리 키토산 올리고당이 항암효과가 가장 낫다는 주장도 있다. 어쨌든 전분, 키토산, 셀룰로오스와 같은 복합다당체에 이와 비슷한 조작을 가하면 올리고당이 우수수 떨어져 나오게 된다.

올리고당은 당도가 설탕의 10~30%선에 불과하고 열량도 훨씬 낮다. 따라서 충치예방과 비만억제에 좋은 효과를 기대할 수 있다. 또 유산균 가운데 비피더스균의 성장을 촉진하는 효과를 발휘한다. 따라서 올리고당을 충분히 섭취하면 비피더스균의 생육이 활발해지면서 이 균이 장내의 다른 유해균의 증식을 제지하면서 장을 깨끗하게 청소하는 효과를 기대할 수 있다. 당연히 변비도 사라질 수 있을 것이다. 이런 올리고당의 효과를 놓고 키토올리고당이 우수하다느니 대두올리고당이 낫다느니 서로 논쟁이 많은데 구체적으로 연구된 게 없다.

올리고당의 이런 효과는 충분히 인정할 수 있으나 우리가 매일 먹는 전분, 채소나 해조류의 섬유질, 게 껍데기(키토산의 원료) 등이 소화돼 분해되면 상당량의 올리고당이 만들어지게 돼 있다. 기능성 식품으로서의 올리고당을 먹는 것은 일반식품보다 더 많은 올리고당을 공급하고 소화기관의 수고로움을 다소 덜어주는데 그친다고 볼 수 있다.

〔 **주요제품** 〕 제일제당, 삼양제넥스, 두산종합식품, 세원 등이 올리고당 원료를 만드는 주요 회사이다. 헬씨올리고(현대약품), 영키토키토산올리고당(내츄로에이스), 콜레스톨(한미약품), 메디키토(내츄로에이스)

대장과 위장을 청소해주는 소화기질환의 리더 유산균 함유식품

유산균 음료는 상당히 경기를 많이 타는 건강식품 중의 하나다. 경기가 나쁘면 금세 10% 매출이 감소하고, 좋아져도 금세 10% 증가하는 식품이다. 유산균은 워낙 좋다는 기사와 이론이 많아 적어도 소화기질환으로 생기는 모든 문제점을 해결하는 데 유산균을 당할 식품이 없는 것처럼 보여진다. 특히 최근에는 '장의 건강'을 지켜준다는 유산균이 위염·위궤양을 유발하는 헬리코박터 파이로리 세균까지 물리쳐 '위의 건강'까지 지켜준다는 등의 캠페인성 광고까지 등장하고 있는 실정이다.

하지만 김치 속에도 유산균이 충분한데 과연 추가로 유산균 음료를 먹을 필요가 있느냐, 어린이에게 요구르트를 먹이니까 어렸을 때부터 충치가 생기는 것 아니냐, 빈속에 먹으면 유산균이 다 죽어서 효과가 없다는

데 사실이냐는 등등의 질문이 쏟아진다. 유산균은 음료, 농축분말, 건강
보조식품이나 의약품으로 사용되고 있는데, 의약학적인 치료효과는 아
직 확고하게 검증된 것이 아니다.

유산균의 개요

유산균은 젖당(乳糖)이나 포도당 같은 탄수화물을 분해해서 젖산(乳酸)
이나 초산(醋酸) 같은 유기산을 만드는 균이다. 발효과정을 거쳐 우유나 어
란을 요구르트, 치즈, 캐비어(철갑상어의 알젓) 등의 발효식품으로 만든다.

장에는 100여종에 달하는 1백조 마리 이상, 무게로는 1.5kg의 세균이
살고 있다. 이중에는 건강유지에 유익한 세균도 있고, 인체에 해로운 세
균도 있다. 유산균은 장에서 터를 닦고 살면서 유해세균이 득세하지 못
하게 한다. 즉 장벽에 달라붙지 못하게 하고 신속히 배출되도록 유도한
다. .

유산균에는 수십 가지의 균종이 있다. 락토바실러스 속(屬)에는 락토
바실러스 애시도필러스(Lactobacillus acidophilus), 락토바실러스 카제이
(Lactobacillus casei), 락토바실러스 불가리쿠스(Lactobacillus bulgaricus)
등이 있다. 스트렙토코커스 속(屬)에는 스트렙토코커스 써머필러스
(Streptococcus thermophilus), 스트렙토코커스 락티스(Streptococcus
lactis), 스트렙토코커스 카제이(Streptococcus casei) 등이 있다. 이중에서
락토바실러스 3종과 스트렙토코커스 써머필러스가 유산균 음료 생산에
많이 쓰인다.

비피더스균(Bifidobacterium longum) 중에는 한국인의 장에 가장 많이
존재하며 위산에 강한 것으로 알려진 HY8001이 한국야쿠르트에 의해
1995년 개발돼 현재 이를 이용한 음료가 많이 나오고 있다.

이밖에 바실러스 서브틸리스(Bacillus subtilis), 스트렙토코커스 페칼

리스(Streptococcus faecalis), 락토바실러스 비피더스(Lactobacillus bifidus), 미야이리균(Clostrium butyricum miyairi Ⅱ) 등이 설사를 멈추고 장을 청소해주는 지사정장제로 사용되고 있다.

각기 모양이 다르고 고온과 위산, 담즙산을 견디는 힘에서 차이가 난다는 특성이 있다. 예컨대 락토바실러스 애시도필러스는 내산성(耐酸性)이 강하고 신맛을 낸다. 비피더스균은 산, 빛, 산소 등에 대한 내성과 항균성이 더욱 강하다. 스트렙토코커스 써머필러스는 50℃ 이상의 고온에서 생육할 정도로 내열성이 뛰어나므로 가온공정이 필요한 식품생산에 유리하다.

유산균 제품의 우열

유산균 음료 생산업체들은 균마다 효능 차이가 크게 난다고 광고한다. 자사제품이 새로운 균 또는 제조방법을 도입해 월등히 타사 제품을 능가한다는 것이다. 그러나 업계 관계자들의 속내를 들어보면 몸에 나쁜 유산균은 사실상 없으며, 균종 간의 효능 차이는 미미해서 결국 마케팅 능력의 차이에 의해 시장지배력의 우열이 가려진다고 한다.

서너 차례에 걸쳐 유산균 음료업계에서는 캡슐이냐 비(非)캡슐이냐는 논쟁이 일어났다. 1999년 10월 8일 열린 유산균 학술세미나에서 송인성 서울대병원 소화기내과 교수는 28명을 2개군으로 나눠 유산균 발효유를 아침 공복과 식사 후에 섭취케 한 결과, 장내 생존하는 유산균수는 큰 차이가 없다고 밝혔다. 이는 그동안 공복에 먹으면 강한 위산에 의해 유산균이 파괴된다는 상식을 뒤엎는 것이었다. 송교수는 유산균 자체가 장내 수소이온농도(pH)의 급격한 변화를 막는 완충작용을 갖기 때문에 식사 여부에 관계없이 유산균 발효유를 마셔도 된다고 설명했다. 즉 식사 후에 요구르트를 먹으나 공복에 먹으나 장내 pH는 4.4로 동일하다는 것이다.

하지만 이 연구는 유산균이 장까지 안전하게 도달하려면 유산균을 코팅하거나 유산균에 캡슐을 씌운 제품이 좋다는 빙그레사의 전략에 맞서려는 한국야쿠르트의 의도가 반영된 것이다. 한국야쿠르트는 자사제품인 HY8001은 위산을 통과한 뒤 장내 도달률이 60%에 이르므로 캡슐보호막이 필요하지 않으며, 복용하는 시기와도 별 상관이 없다고 주장하고 있다. 이 회사는 내산성이 강한 것을 여러번 계대(繼代)배양해 최종 선발된 균주를 엄선했기 때문에 문제가 없다고 설명하고 있다.

이에 반해 한국야쿠르트의 경쟁사들은 아무리 좋은 유산균인들 위산 때문에 그냥 사라진다면 무슨 소용이 있겠냐며 지방성분 등으로 보호막을 씌운 캡슐 요구르트는 유산균의 장내 생존율을 100% 가까이 올린다고 반박했다. 어느 측의 주장도 믿을 수 없지만 유산균이 자체적으로 살아남기 위해 내성을 만들고 완충작용을 해나갈 것이라는데는 상당 부분 공감이 간다. 지나치게 위산에 약한 균도 존재하지만 그동안 시행착오를 거쳐 내산성이 입증된 제품이라면 캡슐이 그리 중요하지는 않다고 본다. 돌이켜보면 '캡슐논쟁'은 소비자를 혼란시켰고, 이로 인한 언쟁의 비용은 고스란히 소비자에게 전가한 꼴이 됐다.

유산균 음료의 유익성

유산균 음료에는 우유와 마찬가지로 양질의 단백질과 칼슘, 비타민B군이 풍부하다. 우유나 포도당이 분해돼 생성된 유산과 초산은 소화를 촉진하고 장내 비정상적인 발효를 억제한다. 특히 유산균 발효유는 유산균에 의해 유당이 30%이상 분해된 상태이기 때문에 유당분해효소가 없거나 이 효소의 기능이 떨어져 우유를 소화시키지 못하고 설사하는 사람(乳糖不耐症)에게 좋다.

생산업체의 주장에 따르면 유산균은 소장에서는 음식물의 통과속도를 늦춰 영양분의 충분한 흡수를 돕고, 대장에서는 유산 또는 초산이 반대로 음식물의 통과를 빠르게 함으로써 대장에서의 수분이 과다하게 재흡수 되는 것과 유해물질이 장속에서 오래 머무르는 것을 저지한다. 따라서 변비를 개선하고 대장암 등을 예방할 수 있다는 것이다. 그러나 실제로 유산균이 음식물의 장내 연동(통과)속도를 완벽하게 조절할 수 있는지 의문이다.

유산균은 웰치균, 대장균 등 식중독을 일으키고 단백질을 분해해서 발암물질 등의 유해물질을 생성하는 유해균과 싸워 이긴다고 한다. 그래서 식중독이나 소화불량으로 인해 복부에 가스가 차거나, 장을 청소하고 설사를 멈추게 하는 데 쓰인다. 또 동물성 지방을 다량 섭취하면 소화를 시키기 위해 다량의 담즙산이 나오는데, 유산균은 담즙산을 발암물질로 만드는 세균을 억제한다고 한다. 이는 상당히 긍정적인 효과로 평가된다.

이밖에 다음과 같은 효능을 내세우는데 과학적인 근거가 미약하거나, 허약한 논리를 비약시킨 것으로 보인다. 우선 위점막을 보호해 위암을 억제한다는 효과다. 짜게 먹는 한국 전통의 식사는 식염이 위 점막을 보호하는 뮤탄을 용해시켜 보호막을 잃어버린 발암물질의 전면 공격을 받기 쉽게 한다. 따라서 우유나 요구르트 섭취를 늘리면 그 속에 함유된 기능성 단백질이 위점막을 보호한다는 것인데 의외로 우유나 요구르트를 먹고 속이 더 쓰리다는 사람도 많다. 왜냐하면 우유나 요구르트를 공복에 먹으면 함유돼 있는 칼슘이 위산분비를 촉진하기 때문이다. 물론 이런 생리현상이 누구에게 나타나는 것은 아니고 의식을 하지 않으면 문제가 되지 않는 사람도 많다. 그럼에도 불구하고 결코 우유칼슘의 위산분비 촉진 기능을 무시할 수 없다.

또 하나는 유산균이 대표적인 사이토카인(면역조절물질)인 인터페론-감마의 분비를 촉진해 유방암, 신장암, 결장암 등과 바이러스성 설사, 알레르기질환의 예방과 치료에 좋다는 것이다. 이런 연구대로라면 유산균에 의해 촉진되는 인터페론-감마는 임파구 Th_2(T조력세포의 일종) 세포를 활성화시키고, NK(자연살해)세포를 자극해 암세포가 파괴되도록 도울 수 있다. 또 인터페론-감마가 인터루킨-4의 합성을 억제해 알레르기성 염증을 감소시킬 수 있다. 이런 연구는 인간을 대상으로 한 소규모 임상 비교실험에서 입증됐다. 따라서 틀리다고 단정할 수 없으나 면역체계의 복잡성에 비춰보면 확신할 수도 없는 문제다.

최근에는 유산균 음료에 들어있는 효소가 유전자 돌연변이를 유도하는 니트로퀴놀린옥사이드, 아미노플루렌 등 강력한 발암물질의 활성부위를 파괴함으로써 항암효과를 발휘한다는 주장이 제기됐다. 이를 연구한 일본 신슈우대 아키유시 호소노 교수는 유산균을 장기간 배양할수록 이런 효과가 증대된다고 보고했다. 그는 암세포의 발생을 촉진하는 이니시에이터(initiator)와 일단 발생한 암세포를 자극해 증식을 유도하는 프로모터(promotor)가 유산균에 의해 무력화된다고 강조했다. 즉 정상세포의 돌연변이로 암세포화가 일어나는 것이 유산균 음료로 교정될 수 있다고 주장하지만, 아직 확증된 사실은 아니다.

이같은 주장을 종합하면 유산균은 장을 깨끗이 하고 장운동을 조절해 변비, 설사, 식중독, 발암물질활성 등을 어느 정도 억제할 수 있으리라고 기대할 수 있다.

김치에도 유산균이 풍부한데…

김치면 됐지 유산균 음료를 추가적으로 복용할 필요가 있는가. 부산대 식품영양학과 박건영 교수는 김치를 3%의 염도로 섭씨 5℃에서 3주 정도 발효시키면 항암성과 항돌연변이성이 높아진다는 실험결과를 발표한 바 있다. 유산균의 항암성과 항돌연변이 기능이 과학적으로 확증된 것은 아니나, 김치도 유산균 발효유와 견줄만한 유산균의 효능을 갖고 있는 것으로 볼 수 있다는 연구였다.

이에 대해 유산균 음료업체는 유산균 발효유는 수십 년간의 연구를 통해 내산성과 내담즙성(耐膽汁性), 장내정착능력(腸內定着能力) 등이 검증된 균주만을 모은 것인데 반해, 김치의 유산균은 자연 증식한 것으로 그 조성이 균일하지 않고 산이나 담즙에 단련되지 않은 것이라고 부정하고 있다.

또 하나는 장에는 정상세균총(normal flora)이 형성돼 100여종의 균이 인체의 환경에 맞게 조화와 균형을 이루며 살아가는데, 인위적으로 특정 유산균을 투입함으로써 인체의 자정능력을 훼손할 필요가 있느냐는 것이다. 특정 유산균을 자주 먹거나 지나치게 많이 복용하면 기존에 있던 장내 세균과 외부에서 유입된 신종 세균 간의 이질성이 생겨 장내 유익균 분포도에 이상만 초래할 것이라는 반론이다. 특히 어린이들은 유산균의 양이 많고 기능성이 우수하므로 외부로부터 유산균을 많이 받을수록 오히려 유산균의 자연 생성량이 줄어들 수도 있다는 것이다.

한편 어린이들이 지나치게 달고 당분이 치아에 점착하는 정도가 큰 요구르트를 자주 먹고 있어 충치가 쉽게 생길 수 있다는 우려도 있다. 그래서 유산균은 어린이보다는 나이들어 유익균을 만드는 능력이 떨어지는 중장년층에게 필요하다는 주장을 펴는 이가 적잖다.

유산균 제품의 개념과 종합적 평가

유산균 발효유에 다양한 것을 첨가하고 먹는 형태도 달리한 여러 가지 제품이 나와 있다. 먼저 유산균 발효유는 ml당 1천만개 가량의 유산균이 들어있는 일반 발효유와 1억개 이상 들어있는 농후 발효유로 나뉜다. 생산회사들은 변비, 설사가 심하면 농후 발효유를 먹어야 한다고 주장하고 있다. 더욱이 농후 발효유는 원유의 영양분이 높고 유산균 밀도가 높으며 다양한 균주가 조화를 이루고 있기 때문에 효과가 훨씬 좋다고 한다. 건강보조식품 가운데 '유산균함유식품'은 1g당 1억개 이상의 유산균이 함유된 것이다.

한편 정장·지사제, 변비치료제로 쓰이는 유산균 제제는 한 캡슐에 약 1~3억개의 유산균이 들어있다. 하루에 10억개(3~4캡슐)의 유산균을 섭취하면 치료에 필요한 요구량을 충족한다.

따라서 소화기능이 정상인 사람은 기능성이 강해서 약에 가까운 농후 발효유를 매일 먹는 것이 꼭 맞다고 볼 수는 없다. 가격도 농후 발효유는 일반 발효유보다 대략 5배 가량 비싼 편이다.

요구르트는 우유나 탈지유를 그대로 발효시켜 무가당으로 만든 것(플레인 요구르트)이 효능과 가격을 고려할 때 가장 효과적이다. 이밖에 드링크 요구르트(당분을 첨가한 요구르트), 소프트 요구르트(발효시켜 굳은 것을 휘저어 만든 크림 형태), 하드 요구르트(한천이나 젤라틴으로 굳힌 푸딩 형태), 후로즌 요구르트(크림형태를 살짝 냉동시킨 아이스크림형태) 등이 있으나, 기능상으로는 별반 차이가 없다. 오히려 가공과정이 많을수록 유산균에 기능적인 저하가 생길 우려가 있다.

기능성을 추구하기 위해 요구르트에는 타우린(피로회복), 콜라겐(피부미용), 올리고당(유산균의 먹이가 됨으로써 변비개선), DHA(두뇌발달), 글루메이트(쌀눈 및 대두 발효추출물로 숙취해소), 유당분해효소(유당불내증 개선), 비타민, 과일즙, 식이섬유, 천연칼슘 등이 첨가되고 있다. 이런 기능성 첨가물질의 효과는 이 책 곳곳에 설명돼 있다.

〔주요제품〕 장수원2000(쎌바이오텍·11.8%), 아기락(쎌바이오텍·8.3%), VITADOPHILUS(썬라이더코리아·6.5%), 바이오락토(쎌바이오텍·5.6%), 우리대장뉴비피더스(세모·4.1%), 지근억비피더스·유비피더스·유홀로라플러스(내츄로

에이스), 요구르팅파우다(한미약품). 식품으로는 윌(한국야쿠르트), GG요구르트(매일유업), 불가리스(남양유업), 닥터캡슐(빙그레), 짜요짜요(서울우유) 등이 요즘 유행하는 기능성 유산균 음료다. 의약품으로는 메디락(한미약품), 미야리산(한독약품), 앤디락(일양약품), 비피나텐(동화약품), 스피락스(일동제약) 등이 있다.

물살이 걱정되십니까, 짝 빼주는 율무

물살을 빼주는 율무는 검은 갈색의 씨방 속에 있는 씨앗을 약으로 쓴다. 생약명으로 의이인(薏苡仁)이라고 하며 중국 원산의 귀화식물로서 차로 즐기거나 약용 또는 식용한다.

율무는 이뇨, 진통, 진경, 강장 작용이 있으며 부종, 설사, 신경통, 류마티즘, 요로결석 등에 약재로 쓴다. 뿌리는 황달과 신경통에 쓰며 줄기에 달린 잎은 사료로도 쓴다.

율무는 성질이 차지만 부드럽고 완만하게 작용하며 몸안의 습기를 없애주는 효능이 강하다. 따라서 비습(肥濕)한 사람들이 살을 빼거나, 습(濕)이 많아서 오는 근육통이나 무릎관절의 통증을 완화시켜주는데 좋다. 또 고혈압, 당뇨병, 동맥경화, 중풍 등의 만성질환에도 좋다.

특히 율무는 피속의 콜레스테롤을 떨어뜨리는 효과가 인정되고 있다. 율무는 습을 제거할 뿐만 아니라 식욕을 억제하는 효과가 있기 때문에 살빼는 식품이나 한방 비만클리닉에서는 어김없이 율무를 다량 사용한다.

율무는 이뇨효과가 뛰어나므로 체내 대사가 안 돼 노폐물이 축적되고 이로 인해 물살이 찌는 비만에 좋다. 또 이뇨효과가 좋으면 염증물질도 같이 배출되므로 소염작용이 우수하며 기미, 주근깨, 여드름 등이 예방되는 효과를 기대할 수 있다. 따라서 피부미용에도 그만이다.

예부터 율무를 먹여 키운 말들이 날렵하고 강해서 병들지 않는다고 했다. 이처럼 율무는 우수한 자양강장제이며 피로회복에도 도움을 준다. 율무는 코이키세놀라이드(coixenolide) 등이 항암작용을 나타낸다고 한다. 또 뿌리에 함유된 코익솔(coixol)은 진통·진정·해열 효과가 인정된다.

그러나 율무는 체내 수분을 말리므로 몸에 열이 많아 갈증이 심하거나 두통·불면증·변비 등을 보이거나, 평소 소변량이 적은 사람에게는 권장되지 않는다. 아울러 임산부가 먹으면 태아의 발육이 억제되므로 삼가야 한다.

율무가루는 탄수화물이 50~70%정도이며 단백질은 5~17%, 지방은 4~13%에 달한다. 나머지는 풍부한 섬유질, 비타민 B_1과 B_2, 칼슘·칼륨·철분 등의 무기질로 채워진다.

〔 **주요제품** 〕 율무는 거의 모든 다이어트 식품과 피부미용 식품에 약방의 감초처럼 들어간다.

혈액순환이 잘 돼 손발까지 따뜻해진다 은행잎 추출물

은행잎 추출물은 기억력을 향상시키고, 치매를 예방하며 말초혈관의 혈액순환을 개선한다고 해서 많은 사람이 애용하는 제품의 하나가 됐다. 하지만 최근에는 혈액응고를 지나치게 억제해 출혈을 일으킬 수 있는 것으로 밝혀져 주의가 요망된다.

은행잎 제제의 대체적인 효과

은행잎 추출물은 혈관내피세포확장인자(EDRF)와 프로스타글란딘 $I_2(PGI_2)$의 활성을 증가시켜 혈관을 확장시킨다. 또 혈소판응집인자(PAF)의 길항제로 작용해 혈액의 점도를 낮추기 때문에 혈액의 유동성을 증가시키고 잘 굳지 않게 한다. 또 유해활성산소가 세포를 산화시키고 적혈구의 기능을 떨어뜨리는 것을 방어한다.

이같은 세 가지 작용은 허혈성(虛血性:혈액공급 부족에 의한) 심장병 및 당뇨병으로 인해 피가 굳어지고 흐름이 막혀 혈관과 조직에서 괴사가 일어나는 것을 방지하는 것으로 밝혀지고 있다. 특히 은행잎 제제의 혈전 억제효과는 아스피린에 견주어도 손색이 없고, 혈관을 이완시키며, 허혈된 조직에서 유해산소를 포획해 세포의 2차적 파괴를 막아주므로 효과적인 혈류개선제로 인정받는다.

나아가 뇌내 말초혈관의 혈액흐름을 개선함으로써 어지럼증(眩氣症), 귀울림(耳鳴), 기억력감퇴, 집중력장애, 우울감, 치매초기증상 등을 수반하는 각종 기질성(器質性:조직과 세포의 변화로 인한) 뇌기능 장애에 효과가 있는 것으로 기대되고 있다. 그러나 이명의 경우 원인이 혈액순환장애가 아니라면 효과를 기대할 수 없다. 말초동맥이 막혀 사지에 혈액순환이 원만하지 못하고 운동신경이 손상돼 종종 '之' 걸음을 걷는 간헐성 파행증(間歇性 跛行症)의 치료에도 유익한 것으로 연구되고 있다.

이같은 다면적인 효능은 뇌졸중, 말초동맥폐쇄증, 당뇨합병증, 고지혈증, 동맥경화증 등에 기본적인 치료제로 써도 부족함이 없다는 게 생산업체들의 주장이다. 특히 노인환자나 만성질환자가 1년 이상 장기 복용해도 탁월한 안전성을 보인다는 것이다.

새롭게 알려진 은행잎 제제의 부작용

미국에서 70세의 한 환자가 은행잎 추출물 제제를 복용한지 1주일만에 눈에 출혈이 일어난 사례가 보고됐다. 또 33세의 한 여자 환자는 오랫동안 은행잎 제제를 복용한 끝에 혈액이 응고되는 시간이 길어지고 뇌출혈의 일종인 경막하혈종(硬膜下血腫)이 일어났다. 이는 은행잎 성분 중

강력한 혈소판 억제작용을 하는 징코라이드(ginkgolide B) 때문이라는 것이 밝혀졌다.

물론 은행잎 제제는 혈액이 잘 굳지 않게 하는 쿠마린이나 혈전이 생기지 않도록 억제하는 아스피린에 비해 안전한 제제다. 쿠마린의 부작용인 출혈 위험, 아스피린의 부작용인 경미한 출혈 및 위장관 손상 등의 위험이 거의 없다. 그러나 미국 70세 노인의 사례처럼 은행잎 제제는 완벽하게 출혈 위험이 없는 것은 아니므로 중증 뇌졸중 환자나 심장병 환자는 주의가 필요하다.

또한 은행잎에는 모노아민산화효소(MAO:Mono Amine Oxidase)를 억제하는 물질이 들어있다. 모노아민은 아드레날린, 에피네프린, 노르에피네프린처럼 벤젠핵에 아민(NH_2)기가 하나 연결된 물질로 자율신경계 교감신경을 흥분시킨다. MAO는 모노아민을 산화시킴으로써 교감신경 흥분작용을 감소시킨다.

따라서 은행잎 제제를 장기 복용하면 MAO의 기능이 약화됨으로써 교감신경 흥분물질(모노아민)의 기능이 지나치게 활성화되고 이에 따라 혈압상승, 심장박동촉진 등이 초래될 수 있다. 따라서 은행잎 제제와 에피네프린, 노르에피네프린, 프로파놀라민 등과 같은 교감신경흥분제를 복용하면 교감신경이 극도로 흥분돼 혈압상승 등 어떤 사고가 날지 모른다. 참고로 티라민(tyramine)이 함유된 와인이나 특정 치즈제품은 MAO를 억제하는 효과가 있어 모노아민의 계열의 약을 복용하거나, MAO를 억제하는 우울증약을 먹거나, 교감신경이 평소 흥분돼 있는 사람에게는 치즈가 권장되지 않는다. 서양 의사들은 은행잎 제제의 무분별한 사용을 두려워하고 못마땅하게 생각한다. 그러나 환자들이 임의로 복용하는 것을 일일이 간섭할 수 없기 때문에 사실상 제지할 방법은 없다.

은행잎 제제에 대한 평가

은행잎 추출물은 독일의 슈바베사와 한국의 SK제약과 동방제약이 원료를 자체 합성하고 있다. 이 제품이 처음 나왔던 1980년대 초반에는 슈바베사가 우리나라 은행잎을 수입해 유효성분을 추출한 후 다시 한국 등 여러 나라에 완제의약품으로 수출했다. 이후 동방제약이 이를 '징코민'이라는 상품명으로 국산화했고, 나중에 SK제약이 '기넥신'을 내놓으면서 시장에 끼어 들었다. 유유산업 등 많은 국내회사는 슈바베 원료를 들여다 쓰고 있고, 또 다른 일부 국내 업체는 값싼 중국산 원료로 제품을 만들고 있다.

SK제약은 '징코민' 파동을 일으켜 메탄올로 유효성분을 추출하면 독성이 있다며 동방제약을 몰아세웠다. SK제약은 에탄올로 추출하기 때문에 인체에 안전한 반면, 동방제약은 실명과 간(肝)독성의 위험이 있는 메탄올로 추출하기 때문에 장기적으로 봤을 때 독성을 띨 수 있다고 주장했다. 이후 동방제약은 언론의 마녀사냥에 의해 거의 파산의 지경에 이르렀다가 4년여 전에 회생했으나 잃어버린 신뢰를 회복하지 못하고 있다.

SK제약에 따르면 SK제약, 슈바베사, 징코민 순으로 유효성분인 징코플라보노이드(ginkgoflavonoid) 함량이 높다고 한다. 각각 40mg중 SK 9.61mg(24.1%), 슈바베 7.68mg(19.2%), 징코민 7.39mg(18.6%)의 Ginkgoflavonoid를 함유하고 있다고 한다. 이유는 슈바베사가 국산 은행잎을 쓰지 않거나 국산 은행잎을 선적해 독일로 가져가는 순간 약효의 감소가 일어나며, 동방제약은 추출기술이 떨어진다는 것이다. 또 기넥신은 이중의 세척과정을 거쳐 약효를 내지 않는 물질은 내버리기 때문에 단위 무게당 유효성분 함유율이 높다는 것이다. 이런 수치는 한국과학기술연구원에 의뢰한 분석결과라고 하는데, 아전인수에 빠지기 쉬운 연구결과다. 굳이 품질시비를 건다면 3개 업체가 당당히 공개실험을 통해 우열을 가려야 하지 않을까 싶다.

〔 주요제품 〕 기넥신-에프(SK제약·36%), 타나민(유유산업·34%), 징코민(동방제약·10%), 타나칸(대웅제약·10%) 등. 국내서는 은행잎 추출물이 주로 의약품으로만 허가돼 있다. 건강식품으로는 Bio Ginkgo(파마넥스), 뉴로케어(내츄로에이스) 등이 있다.

한국이 자랑할 만한 세계적인 자양강장제 인삼

인삼은 한국이 세계에 자랑할 만한 생약이자 건강식품으로 지금도 국가에서 거의 전매하다시피 하고 있다.

한의학에서는 인삼을 쇠약해진 몸을 강화하고 활력을 불어넣은 온화한 약재로 대접하고 있다. 통상적으로 인삼은 두통, 피로, 현기증, 배멀미, 천식, 발기부전 등을 개선하고 소화기관을 튼튼히 하며 정신력을 증진시키는 효과가 확고부동하게 인정받고 있다.

인삼의 개요

인삼은 세계적으로 미국인삼(花旗蔘 또는 廣東蔘), 일본삼(竹節蔘), 희말라야인삼, 중국삼(三七蔘) 등이 있으나 약효면으로는 우리나라의 고려인삼(高麗人蔘)을 최고로 쳐준다. 고려인삼은 사포닌의 함량이 미국인삼보다 적지만 약효성분인 진세노사이드(ginsenoside)가 3~4배나 많다. 다른 종류의 삼들은 고려인삼에 비하면 약효가 너무나 떨어져 비교대상이 안 된다.

원래 인삼은 산에서 자생했으나 16세기에 접어들면서 과다한 채취로 고갈되자 재배가 이뤄지기 시작했다. 기온상으로 북위 36~38℃에 위치한 중부지방이 사계절이 뚜렷해 인삼경작에 알맞다. 그래서 개성과 강화에서 인삼이 많이 재배됐다. 그러다가 1960~1980년대에는 충남 금산이, 1990년대 이후에는 전북 진안이 대표적 산지로 각광받고 있다. 개성인삼은 뿌리가 반듯한 직삼(直蔘)인데 금산삼은 구부러진 곡삼(曲蔘)이다.

인삼은 보통 4~6년째가 약효가 가장 높으므로 이때에 채굴하게 된다. 막 캔 것이 수삼(水蔘)으로 수분이 75% 안팎이라서 오래 보관할 수 없으므로 말리게 되는데 이것이 백삼(白蔘)이다. 홍삼(紅蔘)은 6년근 수삼을 껍질을 벗기지 않은 채 증기로 쪄서 건조시킨 맑은 황갈색 삼이다. 백삼으로 홍삼을 만들면 단순히 장기보관에만 도움되는 것이 아니라 제조공정 중에서 몸에 유익한 생리활성 성분이 생성된다고 한다. 그러나 홍삼의 효과를 밝히는 논문은 많지만, 그 효과가 양적으로 얼마나 개선되었는지 밝혀놓은 자료는 찾아보기 힘들다.

인삼의 효과

정부가 투자한 연구소에서 많은 공을 들여 효과를 입증하고 있다. 그러나 기초 연구가 이미 독일, 소련, 일본 등에서 어느 정도 이뤄진 것을 우리가 답습하는 식이어서 고려인삼의 나라라고 자부하기가 부끄러운 게 사실이다.

보약에 인삼이 거의 들어가는데 인삼은 누구에게나 무난히 흡수되며 약효가 훌륭하다. 그러나 열이 지나치게 많은 사람에게는 좋지 않을 수도 있다. 한의학 이론 가운데 사상체질을 중시하는 한의사들은 인삼을 절대 열성체질에 먹여서는 좋지 않다고 주장한다. 실제로 예민한 사람이 인삼을 복용하면 혈압은 올라가고 카페인을 마신 것처럼 심장이 두근거리며 흥분이 유발될 수 있다. 하지만 필자는 인삼은 거의 누구에게나 잘 맞는 생약이라는데 비중을 두고 싶다. 대부분의 사람들은 자꾸 먹다보면 인삼의 부작용은 점점 줄어들고 유익한 측면이 부각되는 경향이 나타난다.

인삼의 효과는 알려진 게 많은데 가장 확실한 것은 소화기능을 촉진한다는 점이다. 식욕을 자극하기 때문에 병후에 식욕을 잃었거나 기력이 쇠했을 때 좋다.

기력을 증진시키고 성적욕구를 회복시킨다. 발기부전에도 효과가 있다. 뇌기능을 강화해 학습능력을 향상시킨다. 콜레스테롤의 상승을 억제하며 혈관을 깨끗이 청소해주고 혈압을 알맞게 조절해 심장병을 예방한다. 이런 효과는 결국 인삼이 혈액순환을 촉진하는 것에서 비롯되는데 뇌에 피가 잘 도니까 두뇌회전이 좋아지는 것이고, 막힌 음경혈관을 청소해주니 음경으로 피가 잘 돌아 발기부전이 개선되는 것이다.

당뇨병에 효과가 좋다는 것도 어느 정도 인정되는 사실이다. 인삼이 인슐린을 분비하는 췌장세포를 자극함으로써 혈당을 효과적으로 떨어뜨린다는 것이다. 또 인삼은 피로와 스트레스를 풀어주고 면역기능을 강화해 잔병에 잘 걸리지 않게 도와준다. 적혈구와 혈소판의 증가를 유도해 빈혈을 개선한다. 이밖에 인삼이 방사선 피해에 대한 방어효과가 있고 노화억제에 도움을 준다는 사실이 알려져 있다.

인삼의 새로운 부작용

인삼을 약이 아니라 건강보조식품 쯤으로 여기는 미국인들은 인삼의 부작용을 발견하고 새삼스레 놀라와 했다. 인삼은 약의 범주에 속할만큼 강한 약리작용을 나타낸다. 아울러 이에 버금갈만한 부작용도 있으며 다음의 2가지 사례를 참고해 볼만 하다.

2000년 미국의 한 저널에 실린 임상관찰 논문에 따르면, 한 남자 환자가 심장판막 교환수술 후에 피가 굳지 않게 하는 와파린을 계속 복용, INR(혈액응고계수: 수치가 높을수록 혈액이 묽고 혈액응고에 걸리는 시간이 오래 걸려 출혈경향이 높아짐. 정상인은 1이 최적의 수치지만 혈액응고 위험이 높은 사람은 2~3을 유지해야 함)이 여러 달째 2.5~3.5로 안정됐다. 혈액이 잘 굳지 않게 유지됐다는 얘기다. 그러나 건강보조식품 상점에서 인삼제품을 사서 복용하기 시작한 후 INR이 1.8로 떨어졌다. 인삼제품의 복용을 중단하자 INR은 다시 3.1로 올라갔고 와파린의 용량을 그 전처럼 유지해도 이상이 없었다. 결국 인삼은 중증 심장질환이 있는 사람에 한해 피를 끈끈하게 할 수 있다는 얘기다.

또 다른 남자 환자의 경우에도 몇 년 동안 심장박동을 촉진하는 디곡신을 복용하고 있었는데 갑자기 디곡신 혈중농도가 올라갔다. 이유는 이 환자가 인삼을 복용했기 때문인데 인삼이 혈액순환 또는 심장박동을 촉진함으로써 잉여분의 디곡신이 혈액에 남아 혈중농도가 상승한 것이다. 인삼복용을 중단시킨 결과 디곡신의 혈중농도가 정상으로 떨어졌다. 얼마 후 이 환자가 다시 인삼을 복용하자 디곡신 레벨이 다시 상승했다. 인삼이 디곡신이나 와파린과 상호작용해 약효의 변화를 가져올 수 있음을 명백하게 보여주는 사례다.

종합적인 평가

극단적인 인삼 옹호자들은 인삼을 장기간 복용하면 이같은 다소의 결점도 인삼의 사필귀정(事必歸正)과도 같은 인체교정능력으로 반드시 좋은 방향으로 개선된다고 믿고 있다. 즉 인삼이 우리 몸을 바람직한 방향으로 유도하고 인체도 인삼의 약리학적 기능에 맞게 적응해가는 과정에서 인체의 전반적인 기능이 향상된다는 것이다.

필자는 진한 인삼농축액을 다량 집중적으로 복용하면 당뇨병에 효과가 있다는 광적인 옹호자를 만난 바 있다. 인삼의 사포닌이 췌장에서 인슐린을 분비하는 베타도(島)세포를 자극하거나 도세포에 구멍을 내어 인슐린이 나오게 한다는 주장이었다. 일리가 있어 보이나 뚜렷한 과학적 증거 없이 미화한다는 생각이 들었다.

인삼은 우리가 세계에 자랑할 만한 건강식품으로 다른 제품은 우리나라가 국제시장에서 덤핑을 치고 저가공세를 펼치지만, 인삼만은 자존심을 갖고 높은 가격과 시장점유율을 유지하고 있다. 우리가 일상에서 느끼듯이 인삼은 피로회복, 식욕증진, 소화불량개선에 놀라운 효과를 발휘한다. 또 술꾼들이 아침마다 꿀에 잰 인삼분말이나 인삼 으깬 것을 타서 마시는데 숙취해소에 최고라고 소개하는 얘기를 자주 듣고 있다.

그러나 인삼이 별로 맞지 않은 사람은 호흡과 맥박이 빨라지는 경우가 적잖다. 이는 카페인에 예민한 사람이 커피 한잔을 들고 밤새도록 잠을 이루지 못하는 것에 비할 수 있다. 한편 인삼옹호자의 주장처럼 처음에는 신통한 효과를 얻지 못했으나 수 년간 장기복용해서 이제는 인삼 없이는 건강유지가 힘들다고 주장하는 사람도 많다.

인삼은 혈액순환을 촉진하는 순기능도 있지만 혈액을 끈끈하게 하거나 심장박동을 빠르게 하는 역기능도 있다. 따라서 중증 순환기계 질환을 앓고 있는 사람 가운데 특히 약물을 복용하는 경우에는 어떤 주의가 필요할 것으로 생각된다. 그러나 인삼은 아주 오래 전부터 사용해온 안전한 생약임에 틀림없으므로 지나치게 부작용을 의식할 필요가 없다.

〔 **주요제품** 〕 정관장 홍삼원(제조원 담배인삼공사. 판매원 제일제당), 고제인삼세트(고제), 진사나(한국베링거인겔하임), Panax Ginseng(파마넥스), 동화홍삼골드(동화약품), 지넬릭스(내츄로에이스), 홈타민진생레드(한국유나이티드)

간 질환에 좋은 인진쑥(茵蔯蒿)과 위장병 고치는 약쑥(艾葉)

쑥은 위궤양, 과민성대장증상, 만성간염에 좋다고 해서 민간요법에서 두루 애용되고 있다.

단군신화에서 곰이 쑥 한 자루로 100일동안 굴속에서 견딘 후 웅녀로 환생한 대목이 나와 쑥은 그지없이 친숙한 존재다. 2차대전 당시 히로시마가 원자폭탄을 맞고 잿더미로 변했지만 가장 먼저 녹색 잎을 내민 것이 쑥이었을 만큼 쑥은 강인한 생명력을 타고났다.

쑥은 효능이 무척 많으며 종류에 따라 약효가 차별화된다. 약용 쑥은 위장병과 부인병에 사용되는 약쑥과 참쑥, 간장병에 좋은 인진쑥과 사철쑥으로 나뉜다.

약쑥과 참쑥

약쑥은 길이가 60cm로 크며 털이 많다. 잎 뒷면이 희어 전체적으로 백색이 돌고 냄새가 강하다. 위장병과 부인병, 그리고 쑥찜에 주로 사용된다. 참쑥은 키가 20cm 이하로 털이 거의 없고 섬유질이 많다. 먹기에 부드럽고 약효성분이 적어 약용보다는 식용으로 적합하다.

약쑥은 참쑥보다 약효성분이 많다. 따라서 약용이나 쑥찜용으로는 반드시 약쑥을 써야 한다. 쑥 증기는 기관지염, 감기, 천식에 효과가 있다. 약효차는 있지만 약쑥이든 참쑥이든 위염, 위궤양, 과민성대장증상 등에 좋다. 여성의 피가 탁해지거나 산후 피가 멎지 않을 때도 효과적이다. 조혈을 돕고 몸을 데우므로 여성이 상복하면 월경불순, 빈혈, 자궁출혈, 수족냉증 등의 증상에 좋은 효과를 얻을 수 있다.

최근에는 쑥잎(한약명 艾葉)에서 추출한 유파틸린(eupatilin)의 유도체가 대장염의 치료제로 개발되고 있다. 동아제약과 서울대병원에서 개발중인 이 약은 쥐를 대상으로 실험한 결과 염증을 매개하는 류코트리엔B_4(LTB$_4$) 수치를 현저하게 낮추는 것으로 나타났다. 대표적인 스테로이드 계열의 소염진통제인 프레드니솔론과 비슷한 약효가 나왔는데, 스테로이드를 장

기간 복용할 때 면역기능이 떨어지거나 당뇨병이나 골다공증 등이 일어
나는 부작용이 생기지 않을 것으로 기대를 모으고 있다.

인진쑥과 사철쑥

인진쑥(일명 더위지기:학명 Artemisia messer-schmidtiana)과 사철쑥(학
명 Artemisia capillaris)은 같은 생약명으로 인진호(茵蔯蒿)라 불리며 효과
도 비슷하다.

한의학이 원래 중국에서부터 발달한 것이기에 인진호라는 약재는 원
래 중국의 사철쑥(草本식물)을 말한다. 그러나 한국에서는 사철쑥이 자생
하지 않아 인진쑥(木本식물)으로 대체하게 됐다.

그러므로 한국의 인진쑥이나 중국과 일본에 자생하는 사철쑥이나 똑
같이 인진호라는 약재로 통용된다. 둘 다 성분과 효능이 비슷하다고 평
가되나 간기능 개선에 있어서는 인진쑥이 사철쑥보다 효과가 크다는게
국내 한의학계 입장이다. 인진쑥은 갈색의 줄기에 세로 주름이 규칙적으
로 많이 들어서 있으며 잎의 맛은 쓰고 장뇌(樟腦:녹나무의 가지를 증류해
서 말린 강심 흥분제)와 비슷한 냄새가 난다.

인진쑥 가운데서도 해변지역 모래땅에서 자라는 게 약효가 높아 그 일
종인 '강화사자발쑥'이 대접을 받고 있다. 특히 쑥잎을 채취한 후 3년 이
상 해풍과 해무를 맞히면서 건조·발효시켜 약성이 더욱 높다고 한다.

인진쑥은 3년여 전부터 지방간, 만성간염, 위장병, 변비, 신경통 등에
좋다고 해서 꾸준한 인기를 모으고 있다. 특히 인진쑥은 알코올 분해와
지방축적 억제 등의 작용이 있는 것으로 밝혀져 애주가와 간질환 환자의
치료보조제로 인정받고 있다. 또 적혈구가 파괴돼 빌리루빈이 과잉 생성
되면 혈액과 안구에 빌리루빈이 넘쳐 황달현상이 오는데, 예로부터 인진
호를 치료제로 써왔다. 민간요법에서는 이런 질환들에 대해 하루 12g의

인진쑥을 묽게 달여 수시로 먹기를 권해왔다. 인진호는 열을 내리고 습은 날려보내며 담즙분비를 촉진함으로써 이런 효과를 내는 것으로 분석된다.

인진호는 또 콜레스테롤을 낮춰 지방간에도 좋고 피부를 맑고 윤택하게 해주는 효과도 어느 정도 인정받고 있다. 소염, 이뇨, 담석억제 등의 효과도 어느 정도 입증되고 있다.

이밖에 한방에서는 얼굴이 누렇게 뜨고 만사가 귀찮거나, 목이 마르고 마음이 조급하며 불안하거나, 소변이 매끄럽게 나오지 않을 때 인진호를 쓴다. 간기능이 약해 헛배가 부를 때에는 인진쑥 8g을 물 500ml에 넣고 끓여 하루 동안 절반씩 나눠 마신다.

참고할 사항

인진쑥이나 보통 쑥이나 속병에 좋은 것은 마찬가지이나 인진쑥차는 성질이 약간 냉한 약재요, 쑥차는 성질이 더운 약재이므로 자신이 열성인지 냉성인지를 가려 복용할 필요가 있다.

약쑥이나 참쑥은 치네올(chineol)이란 성분이 독특한 향기를 내며 유효성분으로 작용하지만 인진쑥은 에스쿨레틴(esculetin-6-methylether와 esculetin-7-methylether)이 유효성분이다. 또 쑥은 비타민A와 C, 칼슘과 철분이 매우 풍부하며 단오날 해뜨기 전에 수다를 떨지 않고 뜯은 것이 양기가 가장 약효가 뛰어나다는 속설이 전해온다.

〔 **주요제품** 〕　강화사자발쑥(강화영농조합), 쑥정원(종근당건강). 농협매장에 가면 각지에서 생산된 인진쑥을 쉽게 구할 수 있다.

세계를 제패한 중국 육상선수
마군단(馬軍團)의 비결 자라가공식품

1988년 서울올림픽 게임을 제패한 중국의 여자 육상 선수단을 마군단(馬軍團)이라고 불렀다. 마준렌 코치는 여자선수들이 아침에 일어나자마자 준비운동도 없이 트랙을 몇 바퀴씩 돌리곤 했다. 그리고 보양식으로 자라수프를 먹였다. 그 결과 마군단은 수차례 금메달을 따서 개인과 나라의 영광을 세계에 빛냈다. 그래서 한국에서도 이 즈음 보양식품으로 자라가 인기를 끌었다.

단백질과 지방질의 보고 '자라'

양식한 자라를 식용에 적합하도록 가공한 것 또는 이를 주원료로 해서 섭취하기 용이하도록 가공한 식품을 말한다.

'자라분말'은 조단백질(粗蛋白質: 대충의 실험으로 단백질인 것으로 추정되는 단백)의 함량이 동결 건조품은 48~58%, 열풍 건조품은 50~70%인 것을 말한다. '자라분말 가공식품'은 자라분말이 30% 이상 들어있고, 조단백질 함량이 동결건조품은 14% 이상, 열풍 건조품은 15% 이상이어야 한다. '자라유 가공식품'은 자라유 98% 이상, 조지방(粗脂肪: 대충의 실험으로 지방질인 것으로 추정되는 지방) 95% 이상이라고 규정돼 있다.

자라는 그야말로 양질의 단백질과 지방질의 보고다. 자라분말의 경우 단백질은 53.3%, 지방질 24.9%, 무기질 16.6% 등이 들어있고 수분은 2.2%미만이며 다양한 비타민이 듬뿍 들어있다. 따라서 장기간의 투병과 공부에 지친 환자나 수험생에게 좋다.

단백질 중에는 황을 포함하고 있는 아미노산인 메치오닌, 글루타치온,

타우린 등이 풍부하다. 함황(含黃) 아미노산은 대체로 간기능 개선에 이롭다. 이밖에 아르기닌, 라이신, 히스티딘, 페닐알라닌, 로이신, 이소로이신, 쓰레오닌, 메치오닌, 트립토판, 발린 등의 총 10가지 필수 아미노산이 모두 들어있다.

지방산 중에는 오메가-3(ω-3)계 지방산인 DHA와 EPA가 전체 지방산의 5.3%, 10.0%를 각각 차지하고 있다. 따라서 혈중 콜레스테롤치를 낮추고 혈전생성을 저하시켜 혈액순환이 개선되는 효과를 기대할 수 있다. 올레인산과 팔미트올레인산 등도 비교적 많이 함유돼 있다. 이들 두 지방산은 체내의 총 혈중 콜레스테롤 수치는 낮추지 않지만, 몸에 유익한 고밀도지단백(HDL) 결합 콜레스테롤이 감소되지 않게 한다.

무기질 중에는 칼슘과 인이 전체 자라 성분 중에 각각 6.96%, 3.14%씩 들어있다. 칼슘과 인의 구성비는 2:1일 때 가장 잘 흡수되는데 자라가 바로 이런 황금비율을 갖고 있다. 또 자라 속의 칼슘은 같이 들어있는 비타민D_3와 기능성 펩타이드의 도움으로 더욱 잘 흡수된다.

칼슘 외에는 철, 아연, 구리, 코발트, 망간, 마그네슘 등 인체의 대사에 효소로 작용하는 무기질이 풍부하며 더욱이 기능성 펩타이드와 결합돼 있어 활성도가 높다. 특히 인체 내에서 흡수가 잘 되는 적혈구 구조(헴 형태)의 철분이 풍부하다.

비타민으로는 헴(hem) 구조의 철분 흡수를 돕는 비타민B_{12}와 B_6, 엽산, 비타민E가 풍부하므로 빈혈 예방에 강점이 있다. 비타민A와 B_1도 매우 풍부하고 비타민D_3, 나이아신, 판토텐산, 비오틴, 이노시톨 등도 적잖게 들어있다.

자라의 탄수화물은 미미해서 비만이나 고혈당을 결코 유도할 수 없는 양이다.

정력증강과 불로장생의 상징

예로부터 중국에서는 영양가가 뛰어난 자라를 수어(水魚)라 칭하고 수산물의 대표로 여겨왔다. 이에 비해 일본 사람은 자라보다 도미를 영양가 있는 어류의 대표로 여겨왔다. 한의학적 관점에서 볼 때 자라는 양기가 실하고 음기가 허한 사람에게 권장돼왔다. 예컨대 몸에 열이 많으면서 입안이 마르고 설사를 자주 하는 사람은 자라고기로 곰국을 끓어 먹임으로써 튼튼하게 했다.

자라는 무엇보다 정력증강과 불로장생의 상징으로, 또 혈액순환촉진과 보온효과가 탁월한 음식으로서 인정받아왔다. 그리고 성질이 차고 맛이 달며 독이 없기 때문에 심장과 복부의 마비증상을 개선하고 위로 치솟는 열을 내리는 데 써왔다.

용봉탕은 보양식의 대명사로서 자라(龍: 자라가 없으면 잉어)와 꿩(鳳: 꿩이 없으면 닭)을 함께 넣어 삶은 것이다. 자라고기를 대여섯 쪽으로 잘라 청주와 생강을 넣고 물씬하게 찌면 심한 비린내가 사라진다. 여기에 육종용이나 용안육 같은 약재를 소량 섞고 고아 국물만 마시기도 하고 고기를 같이 먹기도 한다. 자라구이는 자라 껍데기를 벗기고 나머지만 기름종이에 싸서 짚불에 구워 식용했다.

자라는 먹는 부위마다 쓰임새가 구별된다. 자라 등껍질(鱉甲)은 음을 보충하므로 열성 질환(폐결핵, 산후풍, 폐경후 발열 등)을 개선하고, 기가 하강하며 뭉치는 질환(치핵, 치질, 소아들의 硬結 등)을 풀어주고 간장을 편하게 해주는 데 쓴다.

자라 머리는 산후에 자궁이 늘어진 것을 회복하거나 생식기에 종기가 났을 때 쓴다. 자라고기는 양기를 왕성히 하고 음기가 부족할 때 섭취한다. 부인의 냉대하와 수척함에 쓰면 좋다. 자라기름과 자라피는 자양강장제로 썼다. 자라피는 결핵이나 여성들의 산후 발열이나 출혈에 주로 썼으며 술에 섞어 강정제로 먹기도 했다.

자라식품에 대한 종합적 평가

자라는 영양학적으로 매우 우수한 양질의 단백질 공급원이다. 따라서 스태미너 증강, 만성 간염 및 간경변 개선, 피로회복, 빈혈의 예방 및 치료 등의 효과를 인정하고도 남음이 있다.

이밖에 동물실험과 약효검증방법에 따른 현대적 실험론적 연구에 의하면 자라는 혈압 및 체열 강하, 혈액순환개선, 만성 화농성질환(종기나 부스럼) 완화, 초조·불면·스트레스 완화 등의 효과가 있는 것으로 인정되고 있다.

자라가공식품은 동결분쇄법과 열풍건조법으로 만든 두가지가 있다. 동결분쇄법은 액체질소를 이용해 자라를 순간적으로 영하 196℃로 얼린 다음 파쇄시켜 살균처리하고 진공 상태에서 단기간에 건조시키면서 수분을 말리는 것이다. 이렇게 하면 산화되기 쉬운 불포화지방산의 변질을 막을 수 있다. 다음 젤라틴 막으로 캡셀을 만들어 자라분말이 공기 중에서 산화되지 않도록 한다.

열풍건조법은 자라 전체가 아니라 가공이 용이한 부분만을 채취해 열풍으로 건조한 후 분쇄해서 가루를 만드는 방법이므로 영양소 손실이 많고 모든 부위를 다 먹을 수 없는 게 단점이다.

〔 **주요제품** 〕 스템엑스(풀무원테크·24.2%), 스포타민-F연질캡셀(유유산업·12.5%), 별자원(김정문알로에·9.1%), 생동원(풀무원테크·8.4%), 자라의 힘(서흥캅셀·7.4%), 보령자라보(보령제약), 자베론골드·별맥원S(종근당건강)

졸음을 몰아내고 가슴 답답함을 뚫어주는 자소엽

한방에서 자소엽(紫蘇葉)이라 불리는 차조기는 맛이 약간 맵고 향기가 좋다. 소화력이 약한 사람이나 땀이 잘 나지 않는 허약한 사람이 먹으면 소화력이 증진되고 땀이 유도돼 병을 치료하는데 도움이 된다. 꿀풀과 식물로 학명은 Perilla frutescens var. acuta Kudo이다. 원산지는 남중 국이며 잎이 자색이고 연한 자색 꽃이 핀다.

자소엽과 구분되는 청소엽(靑蘇葉)은 역시 꿀풀과의 식물로 남중국이 원산지며 학명은 Perilla frutescens var. viridis Mak이다. 잎이 청색이 고 백색 꽃이 핀다.

자소엽은 언뜻 보면 들깻잎과 비슷하게 생겼다. 그러나 잎이 자주빛을 띠며 더 연약하고, 향기는 들깻잎보다 품위있고 그윽한 향을 낸다. 자소 엽은 주로 날 것으로 양념장에 찍어 먹고 더러 뜨거운 물에 데쳐 먹기도 한다. 여린 살결과 특유한 향기는 여름철 다른 야채들과 섞어 먹으면 잘 어울리면서도 확실히 튄다. 청량감을 주므로 소화불량이 생겼을 때 소화 를 돕고 생선회나 구운 고기를 먹을 때, 가슴이나 복부가 답답할 때 좋다.

자소엽은 또 말렸다가 녹차 마시듯 우려 먹으면 졸음을 쫓아낸다. 소 주에 담가 차조기 술을 만들어 소량씩 마셔도 좋다. 옛날에는 가을에 차 조기 씨앗을 받아 기름을 짜서 이용하기도 했다.

차조기는 귀찮을 정도로 번식력이 강한 한해살이 풀로서 베타카로틴 이 풍부하다. 따라서 암 발생을 억제하고 노화를 지연시키며 면역기능 증진과 동맥경화를 방지하는 효과를 기대할 수 있다. 이밖에 알레르기를 줄여주는 효과가 있으며 초기 감기에 좋고 향기요법에 자주 사용된다.

자소엽은 소화촉진, 감기예방, 기분전환, 피부미용 등의 용도로 건강 보조식품에 종종 첨가된다.

충치예방에 좋은 대체 감미료 자일리톨

포도당, 설탕, 과당, 젖당 등 식품으로 섭취되는 대부분의 당분은 모두 이런 충치유발 효과가 있다. 그래서 단맛을 내면서도 충치를 유발하지 않는 대체 화학물질을 개발했는데 이중 요즘 각광받는 게 자일리톨 (xylitol)이다.

효소화학의 발달에 따라 개발된 대체감미료로는 먼저 파라티노스 (palatinose), 트레할로스(trehalose) 등의 이당류가 있다. 탄소수가 각각 4개, 5개, 6개인 에리스리톨(erythritol), 자일리톨, 솔비톨(sorbitol) 등 환원성 알코올 단당류도 있다. 이중 자일리톨은 자일로스(xylose)의 알데하이드($-C{<}^O_H$) 결합이 수소로 환원되면서 알코올($-CH_2OH$)결합으로 바뀌어져 나오는 산물이다.

자일리톨은 자두나 딸기 등에 소량 함유돼 있다. 산업적으로는 자작나무 껍질이나 옥수수 속대에 들어있는 자일란(자일로스로 구성된 헤미셀룰로오스의 일종:hemicellilose는 단당류가 불완전한 형태로 중합한 물질)을 산으로 가수분해하고, 이를 고순도 정제하여 수소첨가반응으로 환원시킴으로써 대량 생산한다.

자일리톨은 물에 잘 용해되고 감미도가 설탕과 비슷하며 입안에서 청량감을 느끼게 하기 때문에 식품으로 만들기 쉽다. 그러나 단맛을 느끼는 시간이 설탕에 비해 상대적으로 짧으며 한꺼번에 많이 복용하면 설사나 무른 변을 볼 수 있고 복부 팽만감이 생길 수 있다.

자일리톨껌의 경우 롯데제과 제품이 2001년 들어 9월말까지 640억원

어치가 팔려 국내 제과업계 사상 최고의 매출을 올릴 정도로 충치예방식품으로서 선풍적인 인기를 몰고 있다. 이왕이면 자일리톨이 들어있는 껌을 씹겠다는 소비자 심리가 몰리면서 2001년 상반기에는 일부 동네슈퍼에서 구하기조차 힘들 정도였다.

이처럼 자일리톨 껌에 대한 맹신은 대단해서 자칫 잘못된 치과상식이 형성될 지경이다. 그중 하나가 "음식을 먹고 나서 가글 또는 양치질을 한 후에 자일리톨 껌을 씹으면 충치예방효과가 더 높아진다"는 것이다.

충치가 생기는 이유는 여러 가지로 설명된다. 그중 하나인 화학세균설에 의하면 구강에 기생하는 미생물이 산을 생성시켜서 이것이 칼슘 등 무기질로 이뤄진 치아의 경(硬)조직을 부식시켜서 충치를 유발한다. 구강에는 스트렙토코커스 뮤탄스(Streptococcus mutans)와 스트렙토코커스 소브리누스(Streptococcus sobrinus) 등의 충치유발세균이 산다.

일부 연구자들은 자일리톨이 이들 세균을 지치게 해서 쇠잔하게 만든다고 주장하고 있다. 충치유발세균은 포도당, 과당, 젖당같은 육탄당을 먹고 젖산을 만들어 치아를 부식시킬 뿐만 아니라 끈적거리는 불용성 다당체인 글루칸을 합성해 치아표면에 플라크 형성을 촉진함으로써 충치를 유발한다. 그런데 오탄당인 자일리톨은 충치유발세균 속으로 일단 들어갔다가 흡수·대사되지 않고 다시 배출되기 때문에 충치유발세균이 '소화불량'에 '설사'를 일으켜 기진맥진하게 된다는 것이다.

자일리톨의 효과를 증명하는 사례로 핀란드를 들 수 있다. 1972년 핀란드는 설탕소비량이 많았던 탓에 어린이 충치율이 90%에 육박했으나 범국민적인 구강보건법을 제정해 실시한 결과 5분의 1 수준으로 줄었다. 이에 크게 이바지한 게 음료 및 과자 제조업체에 대해 설탕세를 부과하고 설탕을 대체감미료인 자일리톨로 전환한 덕택이었다는 설명이다. 그러나 이게 어디 자일리톨 하나만으로 될 일인가.

자일리톨의 충치예방 효과는 더 검토가 필요하다. 즉 자일리톨이 들어 있는 껌을 열심히 씹는다고 해서 충치가 유발되지 않는 것은 아니라는 점이다. 문혁수 서울대 치대 교수는 "충치예방에는 식후에 이를 닦는 습관이 가장 중요하며 자일리톨은 충치세균의 밥이 되지 않는 여러 가지 대체당 가운데 가장 나은 것 일뿐"이라고 말했다. 그는 "양치질 후에 자일리톨 껌을 씹는 습관은 권할만한 게 아니다"고 지적하면서 "어떤 껌이든 당분만 적다면 오래 씹는 과정에서 타액이 나와 젖산을 희석시킴으로써 상당한 충치예방효과를 발휘하게 된다"고 설명했다. 또 "젖산을 희석시키고 흡착하는 섬유소(야채나 과일)처럼 평소 먹는 음식 가운데 충치를 예방하는 식품의 역할도 중요하다"고 덧붙였다.

또 충치는 세균화학적 요인 뿐만 아니라 타액의 분비량, 치열의 형태, 치아의 화학적 조성, 음식 먹는 횟수, 음식의 성분, 구강세균에 저항하는 유전자 등 수많은 요인에 의해 발생빈도가 좌우된다. 따라서 자일리톨이 충치를 완전하게 예방해줄 수 있다는 생각은 지나치다는 지적이다.

한편 자일리톨은 급격한 혈당상승을 초래하지 않고 대사될 때 인슐린을 소모시키는 경향이 적기 때문에 당뇨병 환자에 적합한 감미료로 손꼽히고 있다. 또 구강세균을 억제하기 때문에 부모로부터 아기에게 전염되는 충치감염과 유스타키오관(耳管)을 통해 구강세균이 귀로 번져 생기는 중이염의 발생빈도를 낮춰주는 것으로 연구돼 있다.

〔 **주요제품** 〕 자일리톨껌은 롯데제과가 선두주자로 절대적인 시장을 점유하고 있으며 동양제과와 해태제과 등이 후발제품을 내놓고 추격하고 있다.

만성변비와 설사에 특효 차전자피

차전자(車前子:학명 Plantago asiatica)는 질경이, 왕질경이, 털질경이 등 질경이과 식물의 종자를 말한다. 질경이씨 껍질(車前子皮·psyllium husk)은 반(半)수용성의 양질의 섬유소로 함수성이 높아 자신의 무게보다 40배나 많은 물을 흡수할 수 있는 섬유소다. 이에 따라 변비치료제 및 대장암 등의 개선제로 쓰이고 있다.

변비는 급성과 만성으로 나뉘는데 만성은 장관의 긴장이 증가되거나 감소돼 일어난다. 장관의 긴장이 올라가는 경우는 장관벽의 신경이 예민하거나 장관벽이 경련할 때다. 장관의 긴장이 감소되는 경우는 찌꺼기가 적은 식사를 하거나, 장기입원 등으로 운동이 부족한 경우, 임신으로 인해 복막의 압력이 줄었을 때다.

변비치료제는 대장을 자극해 배변을 강제적으로 유도하는 자극성 완하제(緩下劑)와 국소 자극없이 대변의 함습도를 높여주고 배변량을 늘려주는 팽창성 완하제로 나뉜다. 알로에, 센나, 카스카라사그라다 같은 생약이나 비사코딜 같은 유기화학물질은 자극성 완하제로서 장기간 사용할 경우 대장의 운동력이 약화되고 대장 내벽의 주름이 펴지는 등 부작용이 생긴다. 또 자극성 완하제는 소장에서 흡수돼 골반신경절을 자극, 유산을 초래할 수 있으므로 임신중이거나 생리중인 여성은 피해야 한다.

그러나 차전자피 같은 팽창성 완하제는 수분을 다량 함유하므로 장에 자극을 주지 않고 S상 결장과 직장의 압력을 감소시킨다. 이에 따라 장관벽의 긴장이 올라가거나 예민해져 있는 과민성대장증후군이나 결장에 염증이 생기고 축 늘어져 있는 대장게실에 효과적이다. 더욱이 노인성 변비환자는 혈압이 올라가 있는데 차전자피는 변을 무르게 하고 배변을 촉진함으로써 혈압을 효과적으로 떨어뜨려준다.

이밖에도 섬유질은 혈중 콜레스테롤을 떨어뜨리고 활성유해산소를 방어하며 당분의 원활한 배출을 유도하고 중금속을 흡착하므로 차전자피는 여러 모로 유익한 작용을 갖고 있다 하겠다.

차전자피는 이런 섬유질의 우수한 효과가 십분 발휘되도록 함습력을 높이고 소화 흡수가 용이하도록 가공한 식품이다. 특히 고혈압환자, 노인성 변비환자, 임산부 등에게 안전하게 사용할 수 있고 변비를 유발하는 고혈압약, 철분함유제제, 제산제, 항진균제, 항히스타민제, 부교감신경억제제 등과 함께 복용하면 변비가 잘 생기지 않게 도와준다.

〔 **주요제품** 〕 무타실산(일양약품), 플란실(내츄로에이스), 퀸다이어트S(종근당건강), 슬림다이어트(한미약품), 보령클린화이바(보령제약)

모체로부터 선물 받은 타고난 면역력 초유

초유는 모든 질병의 80%가 침투된다는 점액질막에서 세균을 방어한다.

미국 웨스트 버지니아 의과 및 약학대학에서 1990년대 중반 실시된 연구에 따르면, 대부분의 전염병은 점액질막을 통해 감염이 이뤄진다고 했다. 이 대학 연구팀은 우리 몸의 가장 큰 점액질막이 있는 장에는 페이어(Peyer) 반점이 있어 전체 항체 가운데 70% 이상을 생산하며 장 점막을 통해 폐와 기관지로 감염이 확산되는 경우를 무시할 수 없다는 학설을 제기했다. 물론 이것이 절대적으로 옳다고는 볼 수 없지만 그동안 너무 무시해왔다는 게 이 학설을 옹호하는 학자들의 생각이다.

초유 속에는 면역글로불린(Ig:Immuno globuline), 락토페린(lactoferrin : 철과 결합하는 단백질인 트랜스페린(transferrin)의 일종으로 면역체계를 조절함), 상피세포성장인자(EGF:Epidermal Growth Factor), 성장인자(GH: Growth

Hormone), 인슐린양(樣) 성장인자(IGF: Insuline-like Growth Factor) 등이 들어있다.

면역글로불린(IgA, IgG, IgM 등)은 페이어 반점에서 항체 생산을 촉진함으로써 조직을 보호하고 세균, 독소, 알레르기 유발물질 등을 파괴한다. 자극성 장증후군, 만성피로증후군, 화학약품 민감성, 알코올 중독, 소장 및 결장 감염, 여드름, 일반적 피부염, 결절성 건선상 피부염 등은 장 점막에서의 투수(透水)가 증가하고 이로 인해 세균, 독소, 알레르기 유발물질 등이 장 점막을 자주 넘나들기 때문에 생긴다. 따라서 초유를 먹어야 이들 질환에 걸릴 위험이 줄어든다는 주장이다.

락토페린은 강력한 면역억제물질인 이소페린을 억제함으로써 상실된 면역능력을 다시 일으켜 세운다. 이소페린은 에이즈, 임파종, 백혈병, 신장병, 암 등에 걸리거나 방사선 피폭을 당했을 때 증가한다.

상피세포성장인자는 장의 방어막 세포를 보수해 세포 간격을 치밀하게 하고, 염증을 완화시키며, 심한 장 투수 현상을 중단시킨다.

또 성장인자가 들어있어 상처치유를 돕고 심장근육과 혈관의 재생을 촉진한다. 아울러 성장인자는 인슐린에 의해 지방합성이 촉진되는 것을 거꾸로 돌려 오히려 지방의 연소량을 48%에서 71%로 올리므로 장기적으로 보면 비만과 당뇨병에 도움이 된다.

인슐린양 성장인자의 하나인 IGF-1은 정상인보다 당뇨병 환자에 부족하다. IGF-1은 당뇨병 환자의 근육으로 2배의 포도당을 보내 연소시키는 것으로 입증되고 있다. 따라서 IGF-1이 함유된 초유를 당뇨병 환자에게 먹이면 치료에 유익할 것으로 기대되는 것이다.

종합하면 초유는 각종 감염질환에 대한 면역력을 높이며 포도당과 지방질의 대사를 당뇨병 치료에 유익하도록 개선하며 종양, 외상, 수술, 방사선 피폭 등으로 상해를 입은 조직을 조속하게 회복시킨다. 또 핵산이 풍부하므로 비정상적인 유전자의 보수에 이롭다고 주장하는 학자도 있다.

그러나 초유는 신비화된 측면이 많다. 우선 젖소의 초유에 들어있는 성분이 일반적인 조제분유나 우유에 들어있는 것과 크게 다를 바 없다는 것이다. 또 송아지를 갓 분만한 젖소만을 따로 분리, 초유를 대량 채취한다는 것부터가 현실적으로 불가능하며 설령 초유 성분이 일부 함유됐다 하더라도 사람의 모유와 같은 효능이 있는 것은 아니라는 것이다.

즉 사람과 소는 기본적으로 면역체계가 판이한데다가 우유와 모유에 함유된 면역 글로불린 역시 우유는 IgG, 모유는 IgA가 주성분으로 각각 다르다는 것이다. 따라서 젖소 초유가 무조건 사람에게도 이롭다고 보기는 어렵다는 것이다.

과학적으로 안전성이 검증되지 않은 것을 면역력이 약한 신생아한테 먹이는 것은 무리라는 지적도 있다. 현재 국내 축산물가공처리법에 따르면 출산한 지 5일간 젖소에서 우유 채취를 못하도록 한 것도 이 때문이다.

건강보조식품으로서 초유는 빈혈과 골다공증을 개선하고, 어린이 성장 발육을 촉진하는 식품에 첨가되고 있다. 모유의 초유야 그 장점이 의학적으로 널리 알려져 있지만 우유의 초유가, 그것도 가공 추출한 것이 제대로 효과를 낼지, 특히 면역력을 강화하는데 도움이 될지는 의문시된다. 아직까지는 젖소의 초유 성분이 일반 우유보다 낫다는 확증이 없다.

〔 **주요제품** 〕 마미락·초유락·이뮨케어(한미약품), 풀무원스톨레큐(풀무원테크), 피앤디헴큐(피앤디헬스캠프)

체내 지질대사를 촉진하는 필수적 비타민 **카르니틴**

카르니틴(carnitine)은 사람의 간과 신장에서 합성되며 육류, 어류, 유가

공제품에 다량 함유돼 있다. 서구인의 식사에는 다량 함유돼 있으나 채식 위주의 아시아 인종은 음식물에 의한 섭취량이 적은 것으로 알려져 있다. 최근 '박카스' 같은 자양강장드링크와 고지혈증 등 성인병을 예방하는 식품에 많이 첨가되고 있는데 체내 지질대사에 필수적인 비타민의 하나다.

카르니틴은 세포 내 미토콘드리아에서 지방산을 산화시켜 에너지를 만드는 비타민의 일종이다. 근육에서 카르니틴은 지방대사를 촉진해 근육에 원활한 에너지를 공급하고, 근육 내 피로유발물질인 젖산의 축적을 줄여주며, 운동할 때 호흡의 효율을 향상시킨다. 이러한 다양한 작용에 의해 근력과 지구력이 향상되고 혈중 중성지방의 농도가 낮아진다.

간과 혈액에서도 지질대사를 촉진해 혈중 지질 농도를 감소시키므로 지방간, 심장질환, 당뇨병 등에 이롭다. 체중이 감소되고 심장질환 위험이 줄어드는 효과가 기대된다. 위에서는 위액 분비를 촉진하고 위장의 운동성을 증가시킨다. 이에 따라 식욕부진, 복통, 복부팽만, 오심 등의 증세를 호전시키는 효과를 기대할 수 있다.

이밖에 노인성 우울증, 간헐성 파행증, 만성 폐색성 폐질환, 알츠하이머형 치매, 만성피로증후군 등에 도움이 될 것으로 분석되고 있다.

임산부의 경우 혈중 카르니틴의 수치가 매우 낮게 나타난다. 이는 태아에 의해 카르니틴 필요량이 증가하기 때문이다. 따라서 카르니틴을 완전하게 합성하지 못하는 태아를 위해 산모는 충분히 카르니틴을 섭취할 필요가 있다. 조산아인 경우 카르니틴을 투여하면 몸무게 증가와 성장에 상당한 효과를 기대할 수 있다.

카르니틴이 결핍되면 피로감, 심부전, 근육약화, 망상 등을 초래할 수 있다. 특히 급성 심근경색으로 사망한 사람의 심장에는 카르니틴이 결핍돼 있는 것으로 알려져 있다. 또 혈중 지방산의 대사가 억제돼 발생하는 산혈증(酸血症:acidemia), 심장근육에 대한 에너지 공급장애가 생겨 발생하는 여러가지 심장질환, 저혈당, 케톤혈증 등이 카르니틴 부족으로 나타난다. 결핍이 심할 경우 뇌성 혼수를 보이는 레이 증후군(Reye's syndrome)이 나타날 수도 있다.

카르니틴은 다른 카이랄(chiral:광학적 이성질체)화합물과 마찬가지로 l체와 d체가 있으나 생리적으로 활성을 나타내는 것은 l체다. 생체내에서 l-카르니틴을 합성하기 위해서는 라이신, 메치오닌 등 두 개의 아미노산과 보조효소로서 비타민C와 B_6, 나이아신, 철분 등이 필요하다.

육류는 카르니틴의 좋은 공급원이다. 옥수수, 쌀, 밀 등에는 약간 함유돼 있으나 미약하다. 반면 콩, 감자, 오렌지는 전혀 포함돼 있지 않아 일반적으로 채식주의자는 음식을 통한 카르니틴 섭취량이 크게 부족하다.

정상적으로 식사를 하는 경우 하루 동안 약 200mg의 l-카르니틴을 섭취할 수 있다. 한 임상시험 결과에 따르면 적극적인 건강증진 차원에서는 하루 2~3g을 섭취하는 게 좋은 것으로 나타나고 있다.

〔 **주요제품** 〕 박카스-F(동아제약), 엘간(일동제약), 카니틸(한미약품), 슬리민(내츄로에이스). 국내서는 삼성정밀화학에서 원료를 대량 합성하고 있다.

성병과 우울증을 동시에 개선하는 **카바 카바**(Kava Kava)

카바 카바는 후추과의 대형 초본 식물로서 뿌리의 껍질을 벗긴 것을 약용한다. 폴로네시아 및 호주 식민지 지역에 주로 자생한다. 학명은 Piper methysticum이며 보통 아바 페퍼(Ava pepper)나 카바 카바(Kava Kava) 또는 그냥 카바(Kava)로 불린다.

카바의 뿌리껍질은 씹을 경우 확 타오르는 듯하며 혀를 얼얼하게 마취시킨다. 카바에는 향기를 내는 카와인(kawine), 얀고닌(yangonine) 등의 알칼로이드, 임질 등을 죽인다는 고노산(gonosan), 우울증을 개선해주는 카바락톤(kava lactone)과 다량의 전분이 함유돼 있다.

이에 따라 카바는 비뇨생식기계의 감염상태를 해결해준다. 급만성 임질, 질염, 여성 생식기의 효모균 감염증, 야간 요실금 등에 효과가 있다. 또 공포감과 함께 많은 걱정이 수반되는 우울증, 불면증을 개선해준다고 한다. 이밖에 피로를 덜어주고 활력을 불어넣으며 류마티스, 천식, 기생충감염, 비만, 화상, 동상, 두통, 피부진균감염증, 나병 등을 개선하는 효과가 기대된다고 한다.

최근 미국에서는 우울증, 불면증을 완화시키는 기능성 건강보조식품으로 주로 판촉되고 있다. 특히 카바에 시호, 인삼, 산조인, 복령, 작약, 석창포, 지모 등의 생약재를 넣은 제품이 대중화돼가고 있다. 첨가되는 약재들은 이미 한국 등 아시아에서 정신 및 두뇌 건강에 좋은 것으로 알려진 약재들이다.

카바는 한 걸음 더 나아가 여행의 피로와 근심을 덜어주고 폐경기 증후군을 완화시켜주며 금연 및 금주에 유용한 치료보조제로 개발되고 있다.

〔**주요제품**〕 Kava Kava(파마넥스), Kava Kava(Planet herbs 미국). 국내서 머지 않아 이 성분의 제품이 들어와 활성화될 것으로 예상됨.

소화되기 쉽게 만든 우유 단백질 카제인포스펩타이드(CPP)

우유 속에 들어 있는 단백질인 베타카제인(β-casein)에 산 또는 효소인 트립신이 가해져 생기는 1차분해된 펩타이드가 카제인포스펩타이드(Casein PhosPeptide:CPP)다. 우유의 베타카제인은 분자량이 2만3천6백 정도이며 S(황)-S(황) 결합이 없고 고분자 단백질이지만 머리카락처럼 꼬불꼬불 치밀하게 말려져 있지 않다. 카제인은 불규칙하고 엉성하게 말려진 코일과 같다. 물에 반발하는 힘이 약하므로 어느 정도는 물에 녹아 있고 어느 정도는 물에 둥둥 떠있는 상태와 같다.

카제인은 인산기와 결합한 상태이며, 이 인산기는 음전하를 띠기 때문에 양이온에 대해 강한 흡수력을 지닌다. 따라서 위장관 내에서 양이온인 칼슘이온과 결합하여 칼슘의 체내 흡수를 촉진시켜 주는 역할을 한다. 역시 양이온을 띠는 철분의 흡수율을 높여주는 효과도 있다.

원래 우유의 단백질인 카제인은 단단한 덩어리라 소화가 잘 안 된다. 따라서 분해효소인 트립신을 가해서 소화되기에 용이하도록 만든 것이 카제인포스펩타이드다. 따라서 카제인포스펩타이드는 갱년기여성의 골다공증치료와 성장발육이 부진한 어린이를 위한 성분으로 유용하게 사용할 수 있다.

참고할 사항은 대부분의 우유 가공식품은 고열 처리하는 과정에서 단백질에 변화가 와서 영양학적으로 질이 떨어지게 마련이라는 점이다. 그러나 생우유로 먹을 경우 단백질 덩어리가 커서 소화가 안되고 잡균이 섞여 식중독 등을 일으킬 수 있으므로 균질화(우유 알갱이를 잘게 부숨)와 가열처리(멸균)를 거치게 된다. 반면 모유의 유청(乳淸)단백질인 훼이(whey)는 흡수가 잘 되고 소독할 필요도 없다는 점에서 유리하다.

〔 **주요제품** 〕 롱키본키드(종근당건강), 레이디플라본-S(보령제약) 등 어린이 성장촉진식품과 여성 골다공증 예방식품에 많이 첨가되고 있다.

뼈에 필요한 **칼슘함유식품**

칼슘은 뼈의 중요한 구성성분으로 나이 들어 골다공증이 생기면 음식이나 약을 통해 보충해줄 필요가 있다. 의약품으로 나오는 칼슘은 합성한 무기칼슘과 굴껍질(모려: 牡蠣) 가루를 갈아만든 칼슘이 있다. 모려칼슘의 흡수율이 더 높아 약 25%가 흡수된다.

식물에도 칼슘이 있지만 칼슘의 흡수를 방해하는 섬유소, 피틴산(phytic acid:곡류, 두류, 견과류, 핵과류 등에 1~5%함유), 옥살산(oxalate: 시금치, 땅콩 등에 많음) 등이 들어있어 흡수율이 10~30%에 불과하다.

동물성 식품 가운데서는 우유와 유제품, 생선 등에 칼슘이 풍부하고 비교적 흡수율이 좋다. 우유와 유제품에는 젖당과 카제인이 들어있어 이들 성분의 도움으로 25~40%, 아주 높게는 50%까지 흡수가 가능하다. 생선의 칼슘 흡수율도 약 50%선으로 우수하다.

요즘 건강보조식품에 가장 자주 들어가는 칼슘은 소뼈를 갈아만든 식용 우골분(牛骨粉)이다. 소뼈가 사람뼈와 가장 유사하다는데서 착안해 개발됐다. 송아지의 장골에서 추출한 오소판(ossopan)이라는 물질은 흡수율이 더 높은 것으로 소개되고 있다. 무려 83%나 흡수된다고 한다. 특히 이 물질은 칼슘 뿐만 아니라 인과 콜라겐, 미량의 무기질 원소들을 함유하고 있어 다른 칼슘제에 비해 유용성분이 많다는 것이다. 나아가 스테로이드 제제를 장기간 복용할 경우 생기는 골다공증 환자들이 1년간 복용하면 통증이 경감되고 피질골(皮質骨:뼈 바깥층의 강한 부분)의 두께가 두터워지며 부작용도 없었다는 게 해당 제품 생산회사들의 주장이다.

그러나 약학계의 주된 입장은 모려칼슘이 속쓰림의 부작용이 있긴 하지만 가장 안전하고 비교적 흡수율이 우수하다는 것이다. 소뼈를 태워서 갈아만든 칼슘은 중금속의 혼입여부가 우려된다. 수 년 전 미국과 한국 등 일부 제약사들의 제품에서 납, 카드뮴 같은 중금속이 검출된 바 있다. 소와 같은 가축이 중금속에 오염된 사료를 먹었기 때문이며 또 분쇄과정에서 쇠 절구에서 금속가루가 떨어져 나온 것도 한 원인이 됐다. 광우병의 위험이 도사리고 있는 미국과 유럽의 소에서 이런 원료가 만들어질 가능성도 감안해봐야 한다. 이밖에 계란껍질에서 추출한 난각칼슘, 산호칼슘, 야채칼슘, 해조칼슘 등이 있으나 어떤 것이 우월한지는 연구돼 있지 않다.

[**주요제품**] CELL-U-LOSS(한국허벌라이프·10.9%), CAL-D(암웨이·10.1%), 풀무원플라본(풀무원테크·3.2%), 풀무원칼슘(풀무원테크·3.2%), 알로칼(알로에마임·2.5%), 롱키롱(일동제약), 보령베지칼슘(보령제약), 페인프리(내츄로에이스), 칼스몬(내츄로에이스), 칼슘업(태평양), 밀크칼슘(대원제약), 한미파워칼골드(한미약품). 의약품 중에는 실버칼(유한양행), 헬스칼(동화약품), 오스칼(한독약품) 등이 모려칼슘이며 프로박스-에프(진양제약) 는 오소판이다.

게 껍데기에서 추출한 성인병 예방물질 키토산

키토산(chitosan)은 최근 수 년간 국내서 가장 많이 팔린 건강보조식품이다. 키토산은 주로 바닷게의 껍데기에서 추출되며 새우 껍데기, 곤충의 껍질, 세균 세포외벽의 주성분이 되고 있다.

게의 껍데기에는 단백질, 탄산칼슘, 키틴(chitin)이 각각 30%남짓 들어 있다. 게나 새우 껍질에 묽은 염산을 부으면 칼슘이 침전돼 걸러낼 수 있다. 여기에 묽은 수산화나트륨을 부으면 단백질이 제거된다. 이런 공정을 거쳐 키틴질만 따로 모을 수 있다. 키틴은 아세틸글루코사민이 연달아 사슬형태로 연결된 중합체다.

이 키틴에 강한 알칼리 용액을 반응시키면 키틴에서 아세틸기가 떨어져 나오면서 키토산이 된다. 즉 키토산은 글루코사민의 중합체인 것이다. 키틴과 키토산은 다같이 약산에 잘 녹고 효소에 의해 분해되며 인체에 잘 흡수된다.

키토산은 판매사의 설명대로라면 비만, 고혈압, 당뇨병, 심장병, 암, 간질환, 변비, 피부트러블 등 좋지 않다는 데가 없어 가히 만병통치약이다. 이에 따르면 우선 키토산은 혈관에 쌓인 콜레스테롤과 간에 축적된 지방을 없애는 기능이 있다. 또 키토산은 인슐린 작용을 증강, 당뇨병을 치유하는 효능도 발휘한다는 것이다. 장내 유익균인 비피더스균과 유산균을 증식시키고 유해균인 대장균을 억제, 장의 소화기능을 개선해준다. 면역성을 증가시켜 암세포 증식도 억제한다고 업체들은 주장하고 있다.

그러나 지구상에 흔해 빠진, 말 그대로 '게 껍데기' 같은 이 물질이 과연 신비의 명약인지는 아직 검증되지 않았다.

일본의 에히메 대학 의학부의 오꾸다 교수는 30여 년 전에 이 물질에 관심을 갖고 효능을 연구했다. 중국 최고의 한의서인 신농본초경에 수재된 제조법 대로 제품을 만들어 봤더니 효과가 있었다는 것이다. 그는 키토산은 인삼이나 영지처럼 여러 가지 성분으로 구성된 생약물질이 아닌 단일성분의 물질로서 손상된 세포를 원래대로 복원해주는 세계에서 유일무이한 생체조절물질이라고 주장하고 있다.

그러나 이 역시 대부분의 건강보조식품과 마찬가지로 키토산도 주로 동물실험이나 한두 사람의 체험에 의해 효과가 입증되고 있다. 특히 주로 연구논문이 일본에서 나오고 한국에서 이를 답습하는 식이어서 세계적으로 공인된 것도 아니다.

키토산 관련 업체는 게 껍질을 그냥 먹어봐야 소용이 없다고 주장한다. 게껍질이 체내에서 분해돼 키토산만 남기까지의 과정이 복잡하고 체내 흡수율도 낮다는 것이다. 하지만 예부터 게나 새우는 껍질까지 충실히 먹으라고 선조들은 가르쳐 왔다. 더구나 위에는 위산이 들어있어 상당량의 키토산이 분해될 수 있다. 다만 치아가 수고스럽고 소화력이 낭

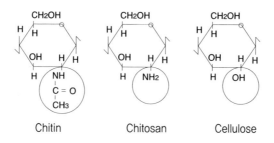

Chitin   Chitosan   Cellulose

비될 뿐이다.

키토산 업계에서도 자기들끼리 논란을 벌이고 있다. 선발업체는 후발업체의 키토산 함량이 너무 적어 효과를 낼수 없을 정도라고 비난하고 있다. 또 어떤 회사는 수용성 신제품을 내놓고 기존 키토산 제품을 공박하고 있다. 즉 기존 제품은 수용성 신제품에 비해 체내 분해율이 6분의 1에 불과하다는 주장이다. 즉 기존 제품은 염산으로 게 껍질을 가수분해해서 안전성, 수용성, 효능 맛에서 결점이 많은 반면 수용성 제품은 효소로 분해해 이런 결점을 해결했다는 것이다. 한편 키토산 외에 식이섬유나 오리알 진액 같은 보조첨가성분의 비율이 지나치게 높아 키토산의 소화흡수를 방해한다는 지적도 나오고 있다.

무엇보다 식품의약품안전청은 성인병 치료효과가 있다고 선전하는 키토산 제품을 수시로 허위광고 혐의로 적발해내고 있다. 역시 효능은 입증된 게 아니며 건강보조식품일 뿐이라는 것이다.

키토산은 섬유질의 하나라서 혈중 콜레스테롤과 혈당을 내리며 변비, 고혈압, 고지혈증, 당뇨병 등을 개선하는 효과가 있는 게 사실이다. 그러나 제품마다 품질차이가 크고 가격 역시 만만찮아 소비자의 현명한 선택이 필요하다. 게나 새우를 껍질째 먹을 것인가, 아니면 고가의 키토산 제품을 복용할 것인가.

식품공전에 '키토산가공식품'은 키토산이 20%이상, '키토올리고당분말'은 키토산을 효소처리해 얻은 키토올리고당 함량이 50%이상인 것을 말한다. '키토올리고당가공식품'은 키토올리고당 함량이 20%이상이다.

[**주요제품**] 엘키토골드(서흥캅셀·11.1%), 키토산올리고당(IY-PNF·10.6%), 키토올리고100(종근당건강·9.8%), 엘지키토산프로(서흥캅셀·8.3%), 보령키토산골드캅셀(보령제약·4.2%), 일동키토다이어트(일동제약), 유한키토산 플러스(유한양행)

피로회복 간장 질환에 좋은 기능성 아미노산 타우린

타우린(taurine)은 최근 생리적 기능이 조금씩 밝혀지고 있는 아미노산으로 성인병을 예방하는 각종 기능이 있는 것으로 알려지면서 자양강장 드링크를 비롯한 건강보조식품에 자주 첨가되고 있다.

타우린은 전기적으로 양성을 띠는 아미노산의 하나로 화학식 명칭은 아미노에틸설폰산(분자식 $H_2NCH_2CH_2SO_3H$)이다. 과거에는 단순한 아미노산으로 여겨져 왔지만 최근에는 삼투압조절, 항산화작용, 해독작용, 막(膜)안정화작용, 신경조절작용, 시신경보호작용, 강심(强心)작용, 신경세포발달 등의 효능이 발견됐다. 이로써 고혈압·뇌졸중·심부전 등의 개선, 뇌세포 보호, 시력증강, 백내장예방 등에 탁월한 작용을 나타내는 것으로 밝혀지고 있다.

이 물질은 유리(遊離) 상태로 동식물조직에 널리 분포한다. 문어, 오징어, 새우, 조개류 등에 많이 함유되어 있는 황 함유 화합물로서 시스테인이 히포타우린을 거쳐 산화돼 생긴다. 오징어가 미인을 만든다는 얘기가 있는데 마른 오징어나 문어껍질의 흰 가루가 바로 타우린으로 피로회복을 돕는 것으로 알려져 있다. 특히 타우린은 간의 해독작용을 도와준다고 한다.

타우린은 소의 담즙에서 처음 발견됐는데 담즙산과 결합해 타우로콜 린산(taurocholic acid)의 형태로 존재한다. 이밖에 간과 근육에서도 담즙 산과 결합한 형태로 존재한다.

정상적인 사람은 오줌과 함께 하루 약 200mg을 배출한다. 오징어의 신경섬유에는 타우린이 타우린의 탈(脫)아미노 생성물, 이세티온산과 함 께 다량 존재한다. 타우린은 체내에서 합성되지만 그 양이 매우 적으므 로 체내에 타우린이 부족할 때엔 동물성 단백질이나 어류 단백질을 섭취 하도록 권장된다. 그 이유는 타우린이 동물성 단백질에는 많지만 식물성 단백질에는 존재하지 않기 때문이다.

타우린은 첫째, 혈중 콜레스테롤을 낮추는 효과가 인정된다. 최근 식품 에 타우린을 보강하면 콜레스테롤 농도가 정상인 사람도 체내 콜레스테 롤과 중성지방의 혈중 농도가 현저히 감소한다는 연구보고서가 나와 주 목을 끌고 있다. 쥐에서는 혈중 콜레스테롤이 절반 가까이 줄어들었다.

또 혈압을 정상상태로 유지하는 작용도 있으며, 과도한 신경전달을 억 제하는 효과도 있어서 간질병에서 진정제로 역할한다. 이 때문인지 민간 요법에서는 예부터 혈압이 높거나 심장병 등 순환기계 질병에 걸리면 오 징어나 문어를 푹 고아 먹었다.

타우린이 인슐린 분비를 촉진하는데다가 고지혈증과 고혈압이 당뇨병 의 원인이 될 수 있기 때문에 타우린은 간접적으로 당뇨병의 증상개선에 도움이 될 수 있다.

타우린은 모유에 함유돼 있고 어린이의 생육에 필수 불가결한 영양원 이라서 어린이의 신경과 뇌의 발달에 필요한 것으로 추정된다. 타우린은 DHA와 마찬가지로 두뇌개발을 돕는다. 따라서 임산부나 수유부, 성장기 아동들에게 적극적인 섭취가 권장된다.

백내장을 예방하고 눈의 망막기능을 정상화하는 역할도 한다. 서울시립대 김하원 교수의 연구에 따르면 타우린은 수정체가 빛에 의해 산화돼 퇴행적으로 변하는 현상을 비타민C와 E, 글루타치온 등의 항산화제와 함께 방어해준다. 또 수정체의 단백질 교질(膠質)이 자외선에 의해 서로 엉키고 침전물을 만들어내는 것을 방지하며 수정체내의 신진대사와 영양분 공급을 촉진한다고 주장했다.

또 김교수는 당뇨병에 걸리면 솔비톨의 농도가 올라가 수정체에 고농도로 축적되고 이로 인해 백내장이 촉진된다며 타우린은 당과 단백질의 결합, 수정체 단백질의 산화를 막음으로써 백내장을 억제한다고 밝혔다.

망막의 광(光)수용체에서도 타우린이 필요하다. 타우린은 망막에 다량 존재하면서 시력보호에 중요한 역할을 한다. 망막에는 명암을 인식하는 간상체와 색깔을 인식하는 추상체가 18대 1의 비율로 존재한다. 간상체에 이상이 있으면 야맹증이 생기고, 추상체에 이상이 있으면 색맹이 유발된다. 타우린은 망막에서 이들 세포 소기관의 기능을 높이므로 동물들의 야간시력이 높아지고, 고양이나 오징어 등이 밤에 활동해도 문제가 없는 것은 타우린의 역할이 크다는 게 김교수의 설명이다.

사람의 십이지장 점막에 존재하는 유리(遊離)아미노산 중에서 타우린의 농도가 제일 높은데 혈장의 타우린 농도보다 90배나 높다. 또 대장 점막세포 중 유리아미노산으로는 글루타민의 농도가 가장 높으며 그 다음으로 타우린의 농도가 높다. 이러한 사실은 장 점막에 별도의 타우린 수송체가 존재한다는 것을 의미한다.

보통사람은 하루에 음식을 통하여 40~400mg의 타우린을 섭취한다. 식물성 음식에는 타우린이 거의 없으므로 채식주의자의 혈중 타우린 농도는 보통사람의 절반 정도 밖에 되지 않는다. 따라서 채식주의자는 타우린 보충에 더욱 신경을 쓸 필요가 있다.

자동차 사고로 부상을 입은 사람, 화상을 입은 사람, 패혈증 환자 등의 장 점막 세포 중 타우린 농도가 정상인에 비해 크게 떨어져 있는 것을 보더라도 외상, 화상, 감염에 의한 심한 스트레스는 일반적인 아미노산 수송을 저하시킬 뿐만 아니라 타우린 수송체의 기능도 저하시키는 것으로 보인다. 또 나이가 들면 소장의 타우린 수송단백질의 기능이 저하되는데 이것도 감안해볼 문제다.

일반적으로 타우린을 너무 많이 섭취하면 설사나 위궤양을 포함한 독성을 보이므로 주의해야 한다. 그러나 타우린 옹호자들은 타우린이 필수적인 아미노산인 데다가 독성이 거의 없으며 수용성이기 때문에 많이 섭취하더라도 몸에 축적되지 않는다고 주장한다. 오히려 체내로 흡수된 타우린의 90%정도는 담즙을 통하여 배설되는데 이때 콜레스테롤과 결합하여 배설되므로 혈중 콜레스테롤 감소 효과도 볼 수 있다는 것이다.

타우린의 기능은 다른 아미노산에 비해 아주 최근에 밝혀졌다. 인체에는 수많은 체내물질과 다양한 아미노산이 있는데 특정 아미노산의 기능이 온갖 성인병을 예방할 수 있을 정도로 대단한지는 심층적인 검토가 필요하다. 타우린의 효과가 워낙 다양한 만큼 거꾸로 그 효과가 특이하지 않거나 미약할 수도 있고 아직 발견하지 못한 부작용을 수반할 수도 있는 것이다.

아울러 타우린의 콜레스테롤 배출능력을 지나치게 과신해서는 안될 것으로 보인다. 예컨대 마른 오징어의 흰가루인 타우린이 오징어에 함유된 콜레스테롤로 인해 혈중농도가 상승하는 것을 억제할 수 있으므로 많이 먹어도 괜찮다는 발상은 극히 위험하다. 오징어에는 콜레스테롤이 100g당 300mg씩 들어있다. 달걀의 470mg에 비하면 다소 적지만 결코 적은 양이 아니며 어패류 중 가장 많은 양의 콜레스테롤을 함유하고 있다.

옹호자들은 타우린이 콜레스테롤의 함량을 절반 가까이 낮추는 데다가 콜레스테롤의 하루 소요량이 1500~2000mg에 달하므로 아무런 문제가 없다고 하지만 결코 그렇지 않다. 타우린의 콜레스테롤 저하 능력에는 분명 한계가 있으며 특히 성인병을 갖고 있는 사람은 오징어를 많이 먹는 게 바람직하지 않다.

〔**주요제품**〕 박카스(동아제약), 생생톤(동화약품), 프로베신(종근당건강), 베지밀인펀트(정식품)

포도껍질·포도즙·포도씨에서 뽑은
눈에 좋은 포도추출물과 피크노게놀

미국과 프랑스 등에선 포도껍질과 포도씨 등을 이용한 식품 및 의약품 개발이 한창이다. 이들 재료에 함유된 폴리페놀(polyphenol)성분이 강한 항산화효과와 콜레스테롤 억제작용을 나타내는 것이 밝혀지고 있기 때문이다.

폴리페놀은 식물이 광합성을 할 때 생긴 당분의 일부가 변해서 만들어진다. 앞서 서술한 녹차추출물에 들어있는 폴리페놀이 에피카테킨(epicatechin), 에피갈로카테킨(epigalocatechin), 탄닌(tannin) 등이라면 포도속에는 안토시아닌(anthocyanin)과 탄닌 등이 들어있다.

포도씨 속에는 역시 페놀계 화합물인 프로안토시아니딘(proanthocyanidine:안토시아닌의 전단계 물질)의 모노머, 올리고머, 폴리머가 들어있다. 이들 추출물에는 비타민E의 50배, 비타민C의 20배에 해당하는 항산화능력이 있다고 한다. 이 때문에 포도가 모든 과일 중에 항산화능력이 가장 큰 것으로 알려지고 있다. 그러나 아직까지는 항산화능력을 과학적으로 측정하는 표준적인 수단이 없기 때문에 이 수치의 근거가 확실한 것은 아니다.

포도껍질에 들어있는 안토시아닌, 프로안토시아니딘 등은 항산화작용을 하므로 저밀도지단백(LDL)과 결합한 콜레스테롤이나 지방이 과산화돼 혈관내벽에 눌러 붙는 것을 막는다. 따라서 혈중 지질의 배설이 촉진돼 동맥경화와 심혈관질환을 예방할 수 있다. 이밖에 혈관을 어느 정도 이완시키고 모세혈관을 강화시키는 효과도 기대되기 때문에 혈액순환을 촉진할 수 있는 것으로 보여진다.

포도의 폴리페놀은 단백질의 산화방지 효과가 큰 것으로 밝혀졌다. 체내단백질이 산화되면 효소가 제대로 역할을 할 수 없다. 예컨대 신진대사 및 유전자교정 등의 과정에서 발생한 비정상적인 단백질 대사가 정상화되는데 장애가 생긴다. 따라서 지질의 과산화억제 못지 않게 단백질에 대한 항산화작용도 포도 폴리페놀의 중요한 작용이다.

포도껍질에서 추출한 물질을 발효시킨 안토시아노이드(anthocyanoid : 안토시아닌 유사물질의 총칭) 올리고머는 시(視)기능 향상에 크게 기여하는 것으로 나타나고 있다.

연세대 영동세브란스병원 성공제 안과 교수가 연구한 바에 따르면 마이너스 1∼마이너스 8 디옵터의 근시환자 60명을 30명씩 두 그룹으로 나누어 한 그룹에는 안토시아노이드 올리고머를 100mg씩 하루 두 차례, 한 그룹에는 가짜 약을 4주간 투여한 후 비교 분석했더니 안토시아노이드를 투여한 그룹에서는 70.3%인 22명에서 뚜렷한 시기능의 향상이 나타났다고 발표했다. 유럽의 10개 종합병원에서 700여명을 대상으로 진행한 시험한 결과에서도 70% 이상의 시기능 개선효과를 나타냈다고 보고됐다.

즉 이들 근시환자는 야맹증이나 특별한 안과 질환이 없으면서도 밝은 곳에서는 잘 보이지만 어두운 곳에서는 잘 보이지 않는 시력 특성을 띠는데 안토시아노이드 복용으로 어둔 조명아래서도 사물을 잘 식별할 수 있게 됐다는 것이다. 그러나 시력 자체가 개선돼 근시환자가 먼 거리를 더 잘 볼 수 있을 정도로 나아진다는 것은 아니다.

프랑스 끌레몽 페랑 약대의 푸아 박사가 집중 연구해 보급시킨 안토시아노이드 올리고머는 눈의 유해활성산소를 제거하고 눈의 망막혈관을 강화하며 혈액순환을 촉진해 더 많은 영양분을 공급하는 효과가 있는 것으로 연구되고 있다. 또 안구건조증을 막는 효과도 기대된다.

캐나다 토론토대학 약대 반케트리오 교수팀의 연구에 따르면 25~40세인 건강한 남성 7명과 여성 7명에게 적포도 추출물을 섭취시킨 결과 지속적으로 복용하면 항산화성이 매우 상승하는 것으로 나타났다. 이 연구에 따르면 4주동안 하루에 3캡슐(총375mg)의 적포도 추출물 캡슐을 섭취하게 했더니 혈액속의 적포도 폴리페놀(GSE)치가 크게 높아진 것으로 밝혀졌다. 그런데 섭취를 중지시킨 뒤 2주째에는 GSE치가 크게 줄었다. 연구팀은 폴리페놀을 계속 공급하지 않으면 곧 혈장에서 사라지므로 정기적인 복용이 필요하며 폴리페놀의 항산화력은 복용 후 계속 높아져 섭취 4주 째에 가장 강했다는 결론을 내렸다. 특히 적포도 추출물 섭취 중엔 LDL결합 콜레스테롤의 산화가 매우 유효하게 억제됐으나 섭취 중지 후에는 과산화된 LDL-콜레스테롤의 양이 늘어나는 것으로 밝혀졌다.

그러나 주위에 포도의 폴리페놀 못지 않은 항산화 및 지질저하 작용을 내는 식품이 어디 한두 가지인가. 녹차만 하더라도 포도를 능가하는 항산화식품이고 성인병예방 식품이다. 흔히 프랑스인들은 적포도주 때문에 심장병에 적게 걸린다는 것을 자랑하고 적포도주 판촉에 중요한 무기로 내세운다. 그러나 프랑스와 적대적인 영국인들의 연구에 따르면 프랑스인이 동물성 지방을 많이 섭취하게 된 시기는 비교적 최근인 데다가 암 사망률, 자살율, 교통사고 사망률, 살인사건 사망률 등은 훨씬 높아

관상동맥질환으로 사망하기 전에 다른 원인으로 사망하는 경우가 더 많다고 꼬집고 있다.

수많은 의학자들의 연구에 따르면 소량의 음주는 주종에 상관없이 몸에 좋은 콜레스테롤, 즉 고밀도지단백(HDL)결합 콜레스테롤이 증가되도록 유도하고 혈액이 엉기게 하는 혈소판과 피브리노겐의 기능을 저하시켜 심장질환의 예방에 효과가 있다. 적포도주는 포도껍질과 포도씨를 제거하지 않고 그대로 갈아서 발효시켜 만든 것이기에 플러스 알파로 폴리페놀이 더 들어 있고 따라서 다른 종류의 술보다 이같은 효과가 더욱 큰 것으로 추정할 수 있다.

한편으로는 적포도주의 유익성을 내세우는 '프렌치 패러독스' 프리미엄에 편승해 일부 건강보조식품 생산자들이 포도껍질이나 포도씨의 추출물(발효물질 포함)을 소비자에게 띄워보려는 의도가 깃들여져 있다. 식품공전에는 '포도씨유 함유식품'이 규정돼 있는데 포도씨유를 98% 이상 함유하고 카테킨이 3mg/100g 이상 들어 있는 것으로 규정하고 있다.

한편 프랑스는 포도뿐만 아니라 프랑스 원산의 해송(海松) 나무껍질에서 추출한 피크노게놀(상품명 Pycnogenol)이 여러 가지 형태의 유해 유리기(free radical)를 포착할 수 있고 체내에서 비타민E와 C의 혈중농도를 일정하게 유지시킬 수 있는 강력한 항산화제라고 주장하고 있다. 이 제품도 포도의 폴리페놀과 마찬가지로 '프로안토시아니딘'이라는 플라보노이드 복합체가 주성분이다. 피크노게놀은 LDL-콜레스테롤이 혈관 내벽에서 산화되는 것을 예방해 혈관내막세포가 정상 기능을 유지할 수 있도록 돕는 것으로 알려지고 있다. 또 비정상적인 혈소판 응집이나 혈관의 두터워짐을 예방하며 과도한 출혈을 일으키지 않는다는 연구결과가 나와있다. 특히 비타민E와 상당한 시너지 효과를 내는 것으로 보고되고 있다.

피크노게놀은 정상적인 혈액순환을 도움과 동시에 강력한 소염효과도 내는 것으로 보고되고 있다. 인터루킨(interleukin)-1-β는 감염과 싸우는 데 필수적이지만 과도하게 만들어지면 염증 질환을 가져올 수 있다. 실험관내(in vitro) 실험을 해봤더니 피크노게놀은 인터루킨-1-β가 세포내에서 생성되는 것을 감소시키는 효과가 있는 것으로 나타났다. 아울러 인터루킨-1-β의 생성을 조절하는 유전관련 물질인 'Nuclear factor kappa B'와 'Activator protein-1'의 활성화를 차단시키는 것으로 나타나고 있다. 그러나 어디까지나 초기적인 연구결과일 뿐이다.

〔 **주요제품** 〕 GRAPE SEED OIL(후지인터내셔널·85.3%), 유나이티드닥터라이프 (한국유나이티드제약·11.6%), 피크론(온누리내츄럴웨이·3.1%), 크로맥스(내츄로에이스), 피앤디혈맥큐(피앤디헬스캠프). 의약품으로는 아이존(한미약품), 드링크로는 아녹스뷰 레드앙(동화약품) 등이 있다.

벌집이 썩지 않게 지켜주는 천연 살균소염제 프로폴리스

벌집 입구에는 꿀벌이 포플라나무, 유칼리나무, 소나무 등의 새싹 및 나무껍질에서 채취한 성분과 자신의 타액을 섞어 만든 아교 형태의 딱딱한 물질이 발라져 있다. 이 물질을 프로폴리스라고 하는데 여러 식물의 약효성분, 효모, 왁스, 벌의 타액 등이 섞인 진한 갈색의 끈적끈적한 복합물이다. 프로폴리스는 벌집에서 추출한 것을 건강보조식품이나 외용제의 원료로 사용한다.

프로폴리스(propolis)라는 이름은 '도시를 방어한다'는 의미에서 기원했다. 벌은 이 물질을 자기 집을 보호하는 두가지 목적으로 사용한다. 하나는 집의 틈새 등을 발라 강화시키는 아교의 기능이다. 둘째는 세균, 바이러스, 곰팡이에 의한 감염으로부터 집을 보호하는데 있다. 이 때문에 프로폴리스를 일명 러시안 페니실린(Russian Penicillin) 또는 천연 페니실린(Natural Penicillin)이라 부른다.

프로폴리스는 강한 항암작용이 있는 것으로 알려져 있다. 플라보노이드 성분과 클로레탄계 테르핀 성분이 항암 성분이다. 이들 성분은 암의 확장을 막는 콜라겐을 보존하는 역할을 한다. 프로폴리스가 콜라겐을 녹이는 효소인 히알우로니다제의 작용을 억제시키기 때문이다. 또 암세포를 잡아먹는 백혈구와 대식세포의 기능을 활성화시켜 면역력을 높임으로써 인체가 암을 비롯한 세균, 바이러스에 저항력을 갖게 한다. 이밖에 퀘르세틴, 펜에틸에스테르, 안테피린C 등이 간접적인 항암물질로 알려져 있다. 이들 항생·항암 물질 외에도 무기질, 효소, 탄수화물, 호르몬, 단백질, 아미노산 등과 16가지 이상의 비타민이 비교적 고르게 포함돼 있다.

프로폴리스의 살균효과는 탁월해 상당히 신빙성 있는 것으로 필자는 경험으로 느끼고 있다. 외상에 바르면 과산화수소수 못지 않은 살균력이 있다. 또 암치료제로야 쓸 수 없겠지만 항암제 부작용을 완화시키거나 항암제 보조제로 활용될 수 있다고 기대한다.

이밖에 프로폴리스 옹호론자들은 진통, 소염, 혈중지질감소, 혈압강하 등의 효과를 주장하고 있다. 이에 따라 궤양, 염증, 천식, 관절염, 신장병, 당뇨병, 간경화, 여드름, 전립선질환, 허혈성심장질환, 류마티스관절염, 고혈압, 알레르기, 호흡기장애, 소화기장애 등에 효과가 있다는 논리다. 그러나 체험적인 얘기가 많아 믿기 어려운 면이 많고 어떤 성분이 어떤 효과를 내는지 거의 연구가 이뤄지지 않은 상태다.

프로폴리스를 복용할 때는 1주일간 복용한 후 이상한 반응이 나타나지 않는지 지켜보고 계속 복용여부를 결정해야 한다. 보통 하루에 10방울을 먹는데 발열, 구내염, 습진, 손톱의 변화 등이 초래되면 양을 절반으로 줄이고 상황을 봐가며 복용 여부를 판단한다.

프로폴리스 산지는 크게 브라질 등 남미지역, 미국 동부 산악지대, 소련과 동유럽, 중국·일본·대만 등 아시아지역으로 나눈다. 브라질산이 가장 좋은 것으로 인식되고 있는데, 그 이유는 브라질의 식물은 세균·바이러스 등에 많이 시달리기 때문에 항균물질을 가장 많이 분비한다는 것이다. 아울러 브라질은 채취면적이 광대한데다가 주로 청정한 고원지대에서 주로 채취한다는 점이다.

프로폴리스는 채취하는 나무에 따라 효과가 차별화 된다는 게 생산자들의 주장이다. 유칼리나무에서 채취한 제품은 당뇨병, 류마티스관절염, 천식에 좋고 소나무 같은 침엽수림에서 생산한 제품은 외상, 알레르기 같은 피부질환에 더 효과가 있는 것으로 알려지고 있다. 식품공전에 '프로폴리스 추출물'은 수분이 10% 이하, 플라보노이드(건고물) 총량이 50% 이상이어야 한다고 규정돼 있다.

〔**주요제품**〕 동해프로폴리스(동해다시마·29.1%), 하이폴리젤(동구약품·10.8%), 보령프로폴리스 연질캅셀(보령제약·8.9%), 알로에프로폴리스(김정문알로에·6.5%), 프로폴리스(종근당건강·6.1%), 이밖에 프로베신·프로스베타(종근당건강) 등.

정제 어유보다 더 나은 물개의 신화 해구유

물개기름인 해구유는 생선기름에 비하여 우수한 것으로 알려져 있다. 물개기름에는 도코사펜타엔산(DPA:Docosa Pentaenoic Acid)가 생선보다 10배 이상 들어있기 때문이다.

DPA는 오메가-3(ω-3)계 지방산 중의 하나로 사람의 혈액에 존재하는 ω-3계 지방산 가운데 약 3분의 1이 DPA이다. DPA는 동맥벽을 부드럽게 하고 불순물을 씻어내는데 필수적이라는 증거가 최근 여러 연구에서 입증되고 있다. 일본 동경의대의 한 연구에 따르면 DPA는 동맥내부에 지방이 끼는 것을 방지하는 능력이 EPA보다 10~20배 더 강력한 것으로 나타나고 있다.

물개 제품의 개발로 세계적으로 알려진 뉴펀들랜드 메모리얼 대학의 프라이든 샤히디 박사는 물개기름이 생선기름보다 우수한 이유를 다음과 같이 말하고 있다.

우선 해구유의 ω-3계 지방산 함량은 20~25%로 대부분의 생선기름(1~12%)보다 훨씬 높다. 대개의 생선이나 생선기름이 비교적 높은 콜레스테롤을 함유한 반면 해구유에는 콜레스테롤이 거의 들어있지 않다. 또 생선기름은 산화되기 쉬운 분자구조인 반면 해구유는 쉽게 산화되지 않는다.

또 물개기름과 생선기름을 비교해보면 물개기름의 EPA, DPA, DHA 등은 인체에 훨씬 빨리, 더 많은 양이 동화되는 것으로 나타나고 있다. 생선기름에 함유된 ω-3계 지방산은 모유와 일치하지 않는 반면 해구유의 ω-3계 지방산은 분자 구조가 모유에 더 가깝다는 것이다. 당연히 인체흡수율도 해구유가 생선기름보다 앞선다는 주장이다.

아울러 DPA는 모유에 많이 함유돼 유아의 시력과 정신개발 등의 중요한 역할을 한다.

물개는 생선보다 높은 먹이사슬에 위치해 있고 먹이감에서 섭취한 DHA, EPA, DPA 등을 걸러낼 수 있는 가장 효과적인 바이오필터(bio filter)를 가지고 있다고 한다. 이 바이오필터는 물개가 DPA를 훨씬 많이 함유하게 도와주며 이에 따라 해구유가 생선기름보다 순도나 함량에 있어 우위에 설 수 있게 한다는 것이다.

반면 생선기름은 생선 혹은 폐물고기로 만든 것이기 때문에 좋지 못한 근육, 인지질, 잡(雜)단백질, 색소 등 불순물이 함유돼있고 가공과정에서 산화되기도 쉽다. 또 산화방지와 표백을 위해 표백제를 첨가하는데 이 또한 최종적으로는 과산화지방을 많이 생성하는 이유가 된다. 이와 달리 해구유는 산화에 대해 안정할 뿐만 아니라 순수한 기름을 효과적인 정제과정을 거쳐 걸러내므로 생선기름보다 순도가 높다는 것이다.

에스키모인들과 그린랜드의 물개 수렵인들은 기름 투성이인 해구유를 즐겨 먹는다. 그럼에도 불구하고 고지혈증, 심장병 등 성인병에 걸리는 위험은 유럽이나 미국인에 비해 낮다고 한다. 해구유의 DPA가 혈관을 청소하는 작용이 우수한데다가 그린랜드 수렵인은 항산화 무기질인 셀레늄의 혈중농도가 10배나 높다는 통계가 이를 대변해준다.

그러나 DPA는 EPA나 DHA보다 훨씬 연구가 덜 돼 있고 별로 중시되지도 않았다. 옛 사람들이 해구신은 먹었지만 해구유는 버렸다는 점을 주목해야 한다. 물론 옛 사람들이 과학적 근거 아래 그렇게 한 것은 아니지만 참고할 일이다.

해구신은 물개의 고환과 음경을 절단해 육질과 지방을 제거한 후 바람이 잘 통하는 선선한 곳에 말린 것이다. 물개의 음경은 평상시 하복부 피부에 묻혀 있다가 발기될 때만 배꼽부위에서 위로 삐져 나온다. 약효성분은 고환에 함유된 테스토스테론이 주가 되며 정력을 증강시킨다. 이와 함께 해구신에는 혈관확장 및 혈압강하 효과를 나타내는 칼로펩티드가 들어있다.

해구신은 몸이 차가운 사람들에게 보양약이나 강정약으로 애용돼왔다. 특히 신경쇠약증과 남자의 발기부전이나 여성의 냉대하에 사용됐다. 복용법을 살펴보면 해구신은 술에 하루 동안 담갔다가 종이에 싸서 연한 불로 구워 잘게 썰어 쓴다. 일설에는 구운 것은 효과가 없어 생으로 가루

내어 복용하는 게 더 효과가 있다고 한다. 또는 해구신 하나에 1.8ℓ의 술을 붓고 우려 마신다. 이렇게 해구신을 복용하면 사람의 남근이 물개의 것처럼 장대해지고 발기불능이나 정자희소증이 개선된다는 게 한의사들의 설명이다.

이밖에 해구신은 섣달 추운 날 찬물에 담가 바람맞이에 놓아도 얼지 않고, 잠자는 개 옆에 놓으면 개가 미쳐 날뛴다는 속설이 전해져온다.

해구신이 맞지 않은 사람도 있다. 해구신은 열성 약재이기 때문에 성(性)신경 흥분작용이 강한 사람이나 열성 체질이나 폐결핵환자에게는 금기시됐다. 또 음기가 너무 약해서 오후가 되면 열이 오르는 사람, 뼈마디에서 열이 나면서 시큰거리는 사람에게도 좋지 않다.

해구유는 따지고 보면 해구신의 부산물인데 해구신의 위력에 동승해 함께 대접을 받는 것은 아닌지 과학적 검토가 필요하다.

〔 **주요제품** 〕 보령해구심(보령제약), 해구유골드·해구유엣센스(종근당건강)

바다가 전하는 비타민 무기질 섬유소의 보고
해조류와 알긴산

해조류에는 미역, 다시마(곤포), 파래, 김, 청각, 톳(녹미채) 등이 있다. 인체는 30종 이상의 광물질을 필요로 한다. 해조류는 육지에서 바다로 빗물을 타고 씻겨 들어간 50종 이상의 광물질이 함유하고 있어 무기질의 보고라고 할 수 있다. 특히 갑상선기능저하증의 치료에 꼭 필요한 요오드, 골다공증과 빈혈을 예방해주는 칼슘과 철분, 나트륨과 길항해 혈압을 조절하는 칼륨이 풍부하다.

나아가 해조류는 비타민, 단백질, 섬유질, 엽록소 등의 풍부한 창고 역할을 한다. 비타민은 베타카로틴 등의 항산화제가 많아 녹황색 채소에 버금간다. 단백질은 각종 아미노산이 고루 들어있는데다가 흡수도 용이하다. 해조류 전체가 엽록소 덩어리라고 할 정도로 엽록소도 풍부하다.

그동안의 연구결과를 종합하면 해조류가 암을 예방하고 혈액의 점성도를 낮춰 심장병, 뇌졸중 등의 성인병을 예방하는 것으로 나타나고 있다. 또 끈적한 점액성분은 위·십이지장궤양을 완화시키며 풍부한 섬유질은 변비 및 비만의 해소에 큰 효과를 나타내는 것으로 밝혀지고 있다. 그러나 같은 해조류라도 색깔과 종류에 따라 그 효과가 차이가 나므로 다시 음미할 필요가 있다.

미역

국내서 가장 많이 나는 미역은 다시마와 함께 대표적인 갈조류다. 일본의 연구결과에 따르면 이들 갈조류에는 U-푸코이단(fucoidan)이라는 다당체가 들어있어 암을 억제하는 효과가 있다고 한다. 시험관에서 이뤄진 인 비트로(in vitro)실험 결과 이 물질은 결장암 세포를 72시간 이내에 소멸시키는 것으로 나타났다. 또 암세포 유전자가 자가분해효소에 의해 스스로 사라지게 하는 암세포의 세포자살(apotosis)을 유발한다는 것도 밝혀졌다.

또 미역에는 알긴산이 들어있어 중성지방과 몸에 해로운 LDL-콜레스테롤의 침착을 효과적으로 억제하기 때문에 피를 맑게 한다. 아울러 알긴산은 유해산소의 활성을 억제하는 효소인 슈퍼옥사이드디스뮤타제(SOD)를 활성화시켜 과산화지질 생성으로 인한 동맥경화 및 노화를 예방한다.

풍부한 미역의 섬유질은 변비, 비만, 동맥경화증을 예방하는데 도움을 준다. 다시마와 톳도 미역에 버금가는 갖가지 효과를 가지고 있다.

다시마

한국인보다는 일본인들이 즐기는 해조류다. 해조류 중에는 요오드 함량이 가장 많고 칼슘, 철분이 미역보다 훨씬 많다. 무기질만 따지면 다시마는 소고기보다 월등히 함량이 많은 식품이다. 또 겉껍질의 검은 부분에는 간유보다 30배나 많은 비타민A가 들어있다. 다시마 국물에 들어있는 글루탐산은 깊은 육수 맛을 내는데 오늘날 이 성분은 인공합성돼 화학조미료(MSG)의 주된 성분으로 자리잡았다.

김

대표적인 남조류로 최근 성인병예방, 간기능개선, 구취제거의 효과가 인정되면서 새롭게 조명받고 있다. 겨울철에 김만 있으면 다른 반찬이 필요없다고 할 정도로 김을 애호하는 사람들이 많다. 옛날 중동사람들은 한국인들이 김을 먹는 것을 보고 '종이 태운 것'을 먹는다며 이상하게 생각했는데 한국인들이 '정력제'라고 소개하자 비로소 따라서 잘 먹더라는 일화도 전해온다.

김은 비타민, 단백질, 무기질의 보고다. 같은 중량일 경우 비타민C는 귤의 3배에 해당하는 양이 들어있다. 비타민A, B_1, B_6, B_{12}와 나이아신, 엽산 등은 일반 야채의 10배에 가깝게 들어있다. 단백질은 함량이나 다양한 아미노산 조성으로 볼 때 양질이다. 마른 김 5장에는 계란 1개에 가까운 양의 단백질이 들어있다. 다양한 아미노산의 조성은 국제적인 권장기준을 거의 충족시킨다. 특히 김에는 아미노산의 일종인 타우린이 많아 피로회복, 간기능개선, 신진대사촉진 등에 좋다. 다만 김의 무게가 아주 가볍기 때문에 많은 양을 먹어야 한다는 게 흠이다.

김은 아이코사펜타엔산(EPA)이 어느 해산물보다도 풍부하게 들어 있다. EPA는 혈전 생성을 촉진하는 트롬복산A_2(TXA$_2$)의 생성을 억제하므로 피가 뭉치는 허혈성 심장질환과 동맥경화 등에 예방에 좋다. 또 최근 연구결과 김에 들어있는 프로피란이라는 다당류를 쥐에 투여한 결과 콜레스테롤은 33.6% 감소했고 간염증지수인 GOT와 GPT는 각각 42.4%, 37.8% 떨어진 것으로 나타났다. 또 김에는 혈압을 떨어뜨리는 베타-알레인베타인이라는 성분이 상당량 들어있다. 여기에 풍부한 섬유질은 심혈관질환을 예방하고 변비와 비만을 개선해준다. 따라서 김은 가히 성인병 예방식품으로 칭찬할만 하다.

이밖에 김은 정력과 관련 깊은 아연이 붕장어(일명 아나고)에 비해 5배 이상 많이 들어 있다. 또 김에 들어있는 황산다당체는 대장암, 직장암 등을 억제한다는 동물실험 및 시험관내 실험결과가 나와 있다.

아울러 톳은 칼슘과 철분의 함량이 해조류 중 가장 높아 빈혈과 골다공증의 치료에 엄청난 도움을 줄 수 있다.

버릴 것 없이 통째로 먹을 수 있는 해조류

해조류의 다양한 효능은 지난 1981년 미국 하바드 대학의 젠 티즈 박사가 일본 여성의 유방암 사망률이 미국인이 6분의 1인 것은 일본인들이 해조류를 먹기 때문이라고 하면서 주목을 끌었다. 원래 서양인은 날 것을 싫어해서 생선회나 해조류를 즐기지 않았지만 최근에는 그 가치를 인정하고 있다.

해조류는 버리는 것 없이 통째로 먹는 식품으로 탄수화물을 제외한 거의 모든 영양소를 고루 갖추고 있다. 특히 채소와 과일이 부족한 겨울철에는 비타민과 무기질의 공급원으로 해조류를 소중하게 여겨야겠다. 다만 해조류의 푸코이단, 라미나란 등의 다당체 성분이 큰 항암효과를 낼 것이라고 지나치게 기대하는 것은 금물이다.

피부미용과 비만해소에 좋은 알긴산

1996년께 피부미용과 비만해소에 좋다고 해서 알긴산(alginic acid) 함유음료가 한 동안 인기를 끌었다. 알긴산은 미역이나 다시마 같은 갈조류의 20~30%를 차지하는 점성이 높은 섬유질이다. 셀룰로오스가 야채 및 과일의 주된 섬유질이고, 키틴(키토산의 전단계 물질)이 게·새우·가재의 주된 섬유질이듯 알긴산은 해조류의 섬유질이다.

섬유질의 공통된 효능과 마찬가지로 알긴산은 비만을 예방하고 혈중 중성지방과 몸에 해로운 저밀도지단백(LDL) 결합 콜레스테롤의 농도를 효과적으로 낮춰 뇌졸중, 심장병과 같은 성인병을 예방한다.

또 알긴산은 체내 대사과정에서 자연적으로 생기는 유해활성산소와 오염과 공해, 중금속과 농약, 식품첨가물과 합성의약품의 남용, 방사선 등에 의해 생성되는 유해활성산소가 세포를 공격하는 것을 방어한다. 유해활성산소를 제거하는 효소의 기능을 촉진하기도 한다. 따라서 노화를 지연시키고 피부에 잡티, 반점 등이 생기는 것을 예방하는 효과가 기대된다.

모든 섬유질은 하나의 스펀지다. 알긴산도 스펀지가 물을 흡수하듯 중금속, 농약, 발암물질, 환경호르몬 등을 흡착해 배설함으로써 야기될 수 있는 여러 인체내의 피해를 경감시킨다.

결론적으로 알긴산은 해조류의 대표적 섬유질로 인체 전반에 좋은 영향을 미친다고 평가할 수 있다. 다만 알긴산 함유음료가 지나치게 미화되거나 제품에 들어있는 알긴산의 함량이 적은 것이 아쉬운 점이다.

〔**주요제품**〕 해조미인, 헬로키티, 동원요요(이상 동원산업) 등의 드링크제품이 있다.

핵산을 보충하면 잘못된 유전자가 교정되는가 핵산식품

핵산식품이 1998년부터 국내에 들어와 항암식품이자 성인병의 만병통치약으로 세력을 얻어가고 있다. 그러나 핵산식품을 판매하는 사람들이 내놓는 이론은 반(半)과학으로 반(反)과학을 이끌어낸다는 씁쓸한 생각이 들게 만든다.

핵산식품은 DNA와 RNA핵산에 각종 필수아미노산이 배합된 식품이다. 핵산은 아데닌, 구아닌(이상 purine 염기), 시토신, 우라실, 티민(이상 pyrimidine 염기) 등 유전자를 구성하는 염기에 데옥시리보스(DNA를 만드는 오탄당) 또는 리보스(RNA를 만드는 오탄당)가 붙고 여기에 다시 인산이 연결된 것을 말한다. 이들 염기는 유전자 안에 있을 때는 아데닌, 구아닌, 시토신, 우라실, 티민 등의 형태로 존재하면서 유전자 서열을 이룬다. 이 서열에 따라 유전자의 기능과 이 유전자가 생산할 생체단백질이 결정된다.

피리미딘:피리미딘염기의 모체 화합물   퓨린:퓨린염기의 모체 화합물

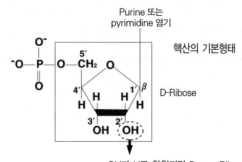

핵산의 기본형태

OH가 H로 환원되면 Deoxy Ribose라 한다

모든 세포에는 핵이 존재하고 핵산도 같이 들어있다. 따라서 단백질 식품을 먹으면 이것이 소화기 안에서 분해돼 염기-오탄당-인산이 결합된 유리(遊離)형태로 남게 된다. 참고로 아데닌에 오탄당이 붙으면 아데노신이라 명명하고 여기에 인산기가 하나 붙으면 아데노신모노포스페이트(AMP)라고 부른다. 구아닌도 마찬가지로 각각 구아노신, 구아노신모노포스페이트(GMP)로 명명한다. 이런 AMP 또는 GMP 등의 형태가 바로 핵산이다.

핵산식품은 핵산 구성성분이 가장 고농도로 농축돼 있다는 연어, 복어의 이리(생선 내장에 들어있는 하얀 정액 덩어리)가 가장 고급으로 꼽힌다. 연어 이리는 매우 비싸지만 고밀도의 DNA가 들어있다. 하지만 콜레스테롤 함량이 높아 그대로 쓰기 어렵기 때문에 지질을 제거하고 말린 분말을 식품원료로 쓴다. 이 분말은 DNA의 함량이 30~40%에 이른다. 지질을 제거하면 특유의 비린내가 사라지면서 무색·무취의 수용성 제품이 되므로 드링크 등에 첨가하기도 한다. 정제과정에서 나트륨을 첨가하기 때문에 ‘DNA 나트륨’이라는 별명으로도 불린다. 연어나 복어의 이리가 매우 비싸므로 정어리 같은 등푸른 생선의 내장이나 기름에서 추출하기도 한다.

맥주효모에서 추출하기도 하는데 유리 핵산의 함량이 5%미만이다. 값이 싸고 효과가 떨어지며 맛이 쓰다는 게 업자들의 설명이다. 이에 따라 효모를 농축해서 핵산농도를 50%까지 끌어올린 정제를 핵산식품으로 사용하는 경우가 많다. 이밖에 대두를 유산균 등으로 발효시켜 얻은 배양액에서 핵산을 추출하기도 하지만 핵산의 함량이 지극히 적다. 다만 효모나 대두 제품은 다양한 아미노산이 함유돼 있고 환경호르몬이나 중금속에 덜 오염된 게 장점이다.

추출방법이야 어떻든 판매업자들은 체중 60kg인 성인의 경우 몸 안에 항상 720mg의 핵산을 저장하고 있어야 한다고 주장한다. 그 근거로 끊임없이 자라는 머리카락, 새롭게 자라 오르는 피부세포와 소화기관의 내벽세포 등은 핵산이 단백질 합성 명령을 내려야 생겨난다는 것이다. 둘째는 아데노신이 강력한 말초혈관 확장 작용을 함으로써 혈류가 개선되고 수족냉증, 뇌혈전, 동맥경화, 심근경색 등을 예방할 수 있다는 것이다. 셋째는 핵산이 항산화 작용을 갖는데다가 유전자의 기능조절을 통해 유전자의 손상과 돌연변이를 교정함으로써 암, 백내장, 동맥경화, 세포노화 등을 막아낼 수 있다는 것이다.

나아가 핵산의 항산화작용과 혈액순환촉진작용은 뇌세포에 좋은 영향을 미쳐 두뇌를 개발하고 치매를 예방할 수 있으며, 연어나 복어의 이리에 들어있는 프로타민(연어의 이리 엑기스에는 50~60%가 함유돼 있다고 주장)이란 염기성 단백질은 지방의 흡수를 지연시키므로 다이어트에 도움이 된다는 주장도 펴고 있다.

그러나 핵산식품을 무턱대고 먹는데는 여러 가지 제약이 따른다. 그 하나는 통풍의 발병이 우려된다는 점이다. 통풍은 단백질을 과잉 섭취하는 40~60대의 사람에게서 주로 생긴다.

통풍은 핵산 가운데 퓨린 핵을 가진 아데노신, 구아노신이 제대로 대사되지 못해 생긴다. 이를 생화학적 관점에서 설명하면 아데노신은 암모니아기가 떨어져 이노신으로, 이노신은 가수분해에 의해 오탄당이 떨어져 나가면서 하이포산친이 된다. 하이포산친은 산친산화효소에 의해 연속적으로 산화되면서 산친을 거쳐 요산으로 변한다.

구아노신도 가수분해에 의해 오탄당이 떨어져 나가면서 구아닌이 되고, 구아닌은 암모니아기가 떨어져 나가면서 하이포산친이 된다. 이 하이포산친 역시 산친산화효소에 의해 연속적으로 산화되면서 산친을 거쳐 요산으로 변한다.

대부분의 통풍은 핵산 대사체계의 이상으로 요산이 과잉 생성되면서 혈액 속에 요산이 넘쳐 나타난다. 요산이 축적돼 덩어리를 이루고 이것이 엄지발가락 등을 쿡쿡 쑤시어 참을 수 없는 고통을 만든다. 만성화되면 요산 덩어리가 심장혈관을 막아 생명을 위협할 수도 있다. 그래서 서양의학의 공식화된 통풍의 식사요법에서는 동물 및 생선의 내장, 생선류 및 그 난류, 거위, 가리비조개, 강낭콩, 완두콩, 맥주 등을 피해야 할 식품으로 권장하고 있다. 아울러 산친산화효소를 저해하는 알로푸리놀이라는 약을 통풍치료제로 사용하고 있다.

그럼에도 불구하고 일부 핵산식품 판매업자는 예전에는 통풍을 일으키는 물질이었던 요산이 지금은 강력한 항산화제로서 세포의 노화를 방지하고 성인병을 예방하는 성분이라고 왜곡하고 있다. 특히 혈액중의 요산농도가 높은 포유류 동물일수록 장수한다며 인간이 다른 포유류보다 10배 가까이 수명이 긴 이유도 이때문이라고 강변하고 있다.

요산은 인체에 약 1200mg이 축적돼 있다. 이중 3분의 1인 400mg이 타액이나 위산 등 소화액에 함유돼 있고 400mg은 혈액 속에 존재한다. 나머지는 소변이나 뼈 속 등에 남아있다.그런데 통풍의 진단기준은 여성은 혈액 1dl에 6mg, 남성은 7mg을 넘을 때이다. 사람의 혈액 총량은 4~6*l* 이므로 혈액 중에 240~420mg이상의 요산이 있으면 이보다 많을수록 통풍에 걸릴 위험이 높아지는 것이다.

핵산식품 판매업자들은 성인의 경우 하루에 적어도 1000~2000mg의 핵산을 섭취하라고 권장한다. 우리가 일반적인 식사에서 하루에 1000mg의 핵산을 섭취하고 있으나 소변으로 2400mg이 빠져나가므로 1400mg 정도는 새로 보충해야 한다는 것이다. 어린이는 간 기능이 좋아 음식섭취만으로 충분히 필요한 양의 핵산을 자체 합성할 수 있지만 성인은 40대 이후 간기능이 쇠퇴하므로 핵산만 따로 보충해줘야 한다는 것이다.

별도로 1000~2000mg의 핵산을 섭취했으면 이중 얼마만큼이 요산으로 변할지는 모르나 요산의 증가는 보지 않아도 뻔한 것이다. 더욱이 그동안 핵산의 추가 투여 없이도 잘 살아온 사람들에게 이같은 터무니없는 권유는 오히려 통풍의 유발을 부추길 뿐이다. 또 사람의 간기능이 40세부터 급격히 나빠진다는 것도 무리다. 아무래도 10대나 20대만큼은 못 따라 가겠지만 기본적인 신진대사도 못할 만큼 간기능이 나빠지지는 않는다.

핵산식품이 항암식품이라는 주장에서도 오류가 지적된다. 보충한 핵산의 대부분이 유전자를 교정하는데 쓰인다는 게 억지다. 돌연변이를 일으키는데도 쓰일 수 있는 가능성은 얼마든지 있다. 이에 대해 판매업자들이 주장하는 게 핵산의 살베이지(Salvage)합성과 신생(de nouveau:新生)합성의 차별화로 인해 암이 예방된다는 것이다.

퓨린계 핵산의 경우 신생합성은 음식물로 섭취된 단백질이 아미노산 단위로 잘게 부서진 후 매우 복잡한 신생합성을 거쳐서 핵산을 만드는 과정이다. 이는 주로 간에서 이뤄지며 핵산이 부족하지도 남지도 않도록 인체가 자동제어함으로써 핵산의 생성량을 필요한 만큼으로 맞춰준다. 따라서 핵산의 추가적인 투여는 필요하지 않을 것으로 여겨진다. 다만 신생합성으로 핵산이 만들어지는 과정은 복잡할 뿐만 아니라 상당히 많은 양의 에너지가 소모된다.

살베이지 합성은 일종의 재활용 합성 시스템이다. 인체대사에서 쓰여지고 남은 아데닌, 구아닌 등은 포스포리보실피로인산(인산 3개가 연달아 결합된 형태)에 의해 각각 아데노신모노포스페이트(AMP)와 구아노신모노포스페이트(GMP)로 전환된다. 보통 소화기관내에서 합성이 이뤄지며 이 과정에는 에너지가 별로 많이 들지 않는다. 이렇게 해서 생성된 AMP와 GMP는 활성을 띠다가 유전자 염기서열을 만드는데 끼어 들어가면 인산과 오탄당이 이탈하면서 아데닌과 구아닌으로 존재하게 된다.

핵산 판매업자들은 암세포가 암이 되는 유전자를 만들어 가는 과정에서 주로 신생합성과정을 이용한다고 주장한다. 반면 살베이지 합성 경로로는 암화(癌化) 유전자를 만들지 않는다는 것이다. 따라서 핵산식품으로 아데닌, 구아닌 등을 직접 투여하면 살베이지합성 경로를 타게 되어 암이 생기지 않고 오히려 신생합성 경로에 의한 핵산 합성량이 줄어들어 암세포가 힘을 못 쓰게 된다는 것이다. 왜냐하면 살베이지 합성과 신생합성을 통한 핵산 생성량의 총량은 항상 일정하게 조절되기 때문에 한쪽이 늘면 반대쪽이 줄고, 한쪽이 줄면 반대쪽이 늘 것이라는 설명이다.

그러나 생화학적으로 암세포 유전자가 살베이지 경로만을 이용한다는 입증은 아직까지 이뤄지지 않고 있다. 다만 살베이지 경로를 이용하면 핵산 생성에 에너지가 덜 들기 때문에 사람이 피로를 덜 느끼지 않겠냐는 추정이 있을 뿐이다. 암세포 유전자의 발현에는 많은 설명이 있다. 발암물질이나 환경적 요인에 의한 발암 시발인자(initiator)가 발현하면 암이 생긴다는 이론, 정상세포를 만들 것인가 아니면 암세포를 만들 것인가를 결정하는 스위치가 존재한다는 이론 등등 많은 가설이 있다. 따라서 입증되지도 않은 살베이지 경로의 활용으로 암세포를 억제할 수 있다는 주장은 억지다.

종합하면 핵산을 따로 보충하지 않아도 인체는 단백질을 분해시켜 아미노산을 만들고 이를 이용해 핵산을 만들거나, 몸 속에 돌아다니는 유전자 구성 염기를 재활용해 핵산을 만듦으로써 결코 핵산이 부족하지 않게 조절한다. 양질의 단백질을 고루 먹으면 핵산식품을 따로 먹을 필요가 전혀 없다.

〔**주요제품**〕 백작부인·CMI핵산(한국CMI)

흡수율이 높다는 생체 철분 헴철(Hem鐵)과 그 허실

2000년 4월 소나 말의 비장에서 추출한 페리틴(ferritin)을 주성분으로 한 빈혈치료제가 광우병 등 안전성 문제로 전 제품이 허가 취소되자 최근 헴철(hem鐵)이 첨가된 건강보조식품이 이 시장을 급속하게 대체하고 있다. 그러나 이들 제품은 철분함량이 의약품으로 허가된 철분제제의 1%도 안 돼 소비자의 각별한 주의가 요구되고 있다.

헴철은 돼지 피의 헤모글로빈을 효소처리해 분리해낸 철단백질의 하나로 대부분 일본에서 수입돼 주로 임산부 및 수험생의 빈혈치료제나 어린이의 성장촉진 목적으로 건강보조식품에 첨가되고 있다.

헴철이 함유된 제품은 1999년말부터 쏟아져 나오면서 2000년에는 연간 1백억원대의 시장을 형성했다. 이는 과거 페리틴 시장 규모의 절반인데다가 전체 철분제 시장의 4분의 1 규모에 육박하는 규모다. 그러나 건강보조식품으로 허가받았음에도 불구하고 약국에서는 마진이 높아 헴철제품을 철분제의 주요 소비자인 임산부를 대상으로 적극 권유하고 있어 문제점으로 지적되고 있다.

20세 이상 남자성인의 철분에 대한 하루섭취권장량은 12mg이다. 철분제 복용의 주 대상인 임산부나 빈혈환자의 철분 하루섭취권장량은 20~24mg정도지만 헴철함유 제제 한 캡슐에는 0.7~1.1mg에 불과해 무려 20~30캡셀은 복용해야 이를 충족시킬수 있다.

빈혈약 생산업체 관계자들은 헴철은 흡수율이 유기화학철로 만든 빈혈치료제보다 높고 복용시 거부감이 적지만 철분의 함량이 절대적으로 낮아 임산부가 헴철식품만 믿었다가는 빈혈이 오기 쉽다고 지적하고 있다. 가격 면에서도 빈혈치료제는 120정짜리가 3만원 미만에 소매되고 있는 반면 헴철제제는 80캡셀 짜리가 10만~12만원대에 팔리고 있어 더욱 문제다.

이에 대해 헴철 제품 생산업체 관계자들은 광우병에 안전한 생철(生鐵)을 찾다보니 일본에서 생산되고 있는 헴철에 눈을 돌린 것이라며 헴철 함유 건강보조식품은 전반적인 건강증진을 위한 식품일 뿐이며 빈혈치료제용으로 홍보한 적은 없다고 해명하고 있다.

식품의약품안전청 관계자는 건강보조식품은 각 지방자치단체에서 생산을 허가하기 때문에 식약청이 집중관리하기에는 한계가 있다며 안전성에 별다른 문제가 없기 때문에 판매를 제제할 만한 마땅한 이유가 없다고 방관하고 있다.

〔 **주요제품** 〕 헴철비타플러스(광동제약), 훼로칼골드(대웅제약), 샘철(한미약품), 훼로비타(청계약품), 롱키본키드(종근당), 헤모헴철(유한양행), 동화훼로철·헤모플라민(동화약품), 롱롱키(메디카코리아), 훼미니아(제일약품), 헤모철(한미양행), 키노피-F(영진약품), 훼로플러스(태평양), 피앤디헴큐(피앤디헬스캠프) 등

쌀에 핀 붉은 곰팡이가 콜레스테롤을 낮춘다 홍곡

식생활의 서구화로 늘어만가는 콜레스테롤을 낮추기 위한 건강보조식품으로 2000년 초반부터 홍곡제품들이 쏟아져 나와 인기를 끌고 있다.

홍곡(紅曲 또는 紅穀)은 쌀을 모나스커스 퍼퍼레우스(학명 Monascus purpureus)라는 누룩곰팡이로 발효시켜 만든 붉은 쌀이다. 일부는 홍국(紅麴)이라고도 한다. 홍곡은 예부터 곡주를 만들 때나 생선이나 육류를 요리할 때 색과 맛을 높이기 위해 쓰여왔다. 당나라 때부터 중국과 한국에서 생산돼온 것으로 전해진다.

중국 명나라 때 이시진이 지은 본초강목에 홍곡은 "약성이 온화하고 독성이 없으며 소화불량과 설사를 다스리는데 유용하며 혈액순환을 촉

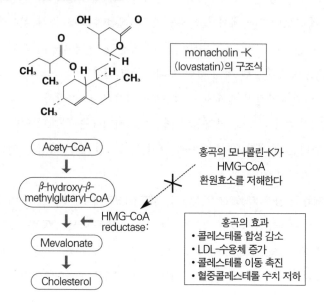

홍곡의 콜레스테롤 합성 저해 과정

monacholin -K
(lovastatin)의 구조식

Acety-CoA

↓

β-hydroxy-β-methylglutaryl-CoA

↓ ← HMG-CoA reductase:

Mevalonate

↓

Cholesterol

홍곡의 모나콜린-K가
HMG-CoA
환원효소를 저해한다

홍곡의 효과
• 콜레스테롤 합성 감소
• LDL-수용체 증가
• 콜레스테롤 이동 촉진
• 혈중콜레스테롤 수치 저하

진하고 소화기능을 튼튼하게 한다"고 적혀있다.

　홍곡에 대한 과학적 연구는 일본에서 시작됐다. 1979년 일본의 아키라 엔도 교수는 누룩곰팡이가 홍곡의 발효과정에서 모나콜린-K(monacholin-K)를 만들고 이것이 간에서 콜레스테롤을 합성하는 HMG-CoA 환원효소를 저해한다는 사실을 밝혔다.

　모나콜린-K는 스타틴 계열의 콜레스테롤 저하제인 로바스타틴(lovastatin)과 동일한 물질로 콜레스테롤을 낮추는 의약품과 건강보조식품을 개발하는 토대가 됐다. 따라서 홍곡을 지질저하제 의약품과 동일시해도 크게 틀리지 않는다.

　모나콜린-K는 8주간 복용하면 혈중 중성지방이 30%정도 감소하며 몸에 해로운 저밀도지단백(LDL)결합 콜레스테롤이 25% 이상 줄어드는 반면 몸에 이로운 고밀도지단백(HDL)결합 콜레스테롤은 증가하는 것으로 나타나고 있다.

홍곡제품은 수입품과 이에 맞서는 다양한 국산 모방품이 난립하고 있다. 홍곡은 현재 중국 쪽에 일부 특허가 걸려 있으나 조선시대 말까지만 해도 한국의 가정에서도 술을 빚을 때 자주 이용했던 것으로 알려져 있다. 홍곡이 약효를 내려면 정확한 발효 균주와 방법을 사용하고 업체들이 양심적으로 모나콜린-K 함량을 높여야 하는 것이 선행돼야 한다.

참고로 홍곡은 다음과 같은 과정으로 만든다. 적포도주의 찌꺼기, 폴리고 눔 잔디의 천연즙, 백반수 등으로 쌀을 씻어 익힌 후 청결한 상태에서 대나무 바구니 선반에 놓고 7일간 대기 중에 방치하면 발효되면서 홍곡이 된다.

〔**주요제품**〕 하이포콜(서울제약), 콜레스틴(파마넥스코리아), 내추럴닥터(태평양제약), 콜레스롤서포트(내츄로에이스), 홍국플러스(종근당건강), 피앤디우먼큐(피앤디헬스캠프), 콜레스톨(한미약품), 유한 콜레스텐 100 (유한양행) , 콜레트론(일동제약)

탁한 피를 제거하는 홍화와 뼈를 굵게 하는 홍화씨

홍화는 어혈을 없애고 혈액순환을 개선하는 약재로, 홍화씨는 골다공증을 예방 및 치료해주는 약재로 널리 쓰이고 있다.

피를 맑게 하는 홍화

홍화(Carthamus, American saffron, safflower)는 잇꽃의 생약명으로 꽃잎과 씨를 모두 약용으로 한다. 꽃은 만개했을 때 따서 그대로 압착해 납작하게 누른 것을 약용으로 쓴다. 홍화는 카르타몬(carthamone)이라는 색소가 들어있어 꽃잎이 붉다. 따라서 식료품이나 화장품의 색소로도 사용한다.

한방의 시각에서 보면 홍화(꽃잎)는 약성이 따뜻해서 어혈(瘀血)이 생겨 손발이 차고 저리는 등 혈액순환이 안될 때 사용한다. 아울러 막힌 경혈을 뚫어주고 혈액의 이물질인 담음(痰飮)을 제거하는데도 효과가 있다.

어혈이란 혈액이 오염됐음에 주안점을 둔 것이어서 서양의학에서 말하는 혈전과는 의미의 차이가 있다. 혈전은 일종의 피찌꺼기로서 혈관의 제일 안쪽에 있는 내피세포를 손상시키며 여기에 설상가상으로 혈소판이 눌러 붙고 엉키게 함으로써 혈전증이 되는 것이다. 혈전증은 혈액의 뭉치는 성질이 강해지게 하며 혈액의 점도를 증가시켜 혈류 속도로 완만하게 한다.

홍화는 단삼, 토황, 오령지 등과 함께 혈소판의 기능을 억제하고 혈액의 응고를 막으며 혈액 섬유소(fibrinogen)의 용해활성을 증가시켜 어혈을 없앤다. 다만 생긴지 오래되지 않은 어혈이나 생리불순에 의한 어혈은 치료가 잘 되지만 동맥경화, 중풍전조증처럼 장기간 누적돼온 어혈은 치료가 어려운 게 한계다.

홍화는 노후한 적혈구를 파괴하고 새로운 적혈구를 만들어 혈액을 신진대사하는 역할을 한다고도 알려져 있다. 홍화는 1첩당 2~4g을 넣으면 나쁜 피를 없애줘 이질, 대장염 등에 의해 혈액이 탁해지는 것을 제거한다. 1.0~1.5g 정도를 넣으면 새로운 피가 생기게 해서 빈혈을 치료하고 여성의 생리불순이나 출산후 어혈 증세를 개선한다고 한다. 여자가 빈혈이 심할 때는 사물탕, 팔물탕, 육미지황탕 처방 가운데 하나를 택해 첩당 홍화 1.5g 정도를 가미해 쓴다. 남자가 빈혈이 있으면 사군자탕, 육미지황탕, 십전대보탕 가운데 하나를 택해 첩당 홍화 1.5g을 가미해 복용한다.

뼈를 튼튼히 하는 홍화씨

홍화는 일찍이 혈액순환개선, 어혈제거, 보혈 약의 대명사로 애용돼왔으나 홍화씨는 수 년 전부터 새로운 인식으로 주목을 받고 있다. 홍화씨에는 뼈에 꼭 필요한 약용 성분이 다량 함유돼 있다는 것이다. 한의학적 관점에서 보면 홍화씨는 홍화의 정기가 집약된 것으로서 근육과 골격을 강화시키고 칼슘대사를 관장하는 신장의 기능을 높인다. 이에 따라 녹용, 숙지황, 두충, 속단 등과 함께 뼈 성장이 부족해 키가 크지 않는 저신장증(왜소증) 어린이를 위한 특수영양식품(일명 성장탕)에 약방의 감초처럼 들어간다.

또 골다공증, 골절, 관절염 등으로 골질의 신속한 보충이 요구될 때에는 홍화씨가 특효라는 주장 아래 갱년기증후군 및 골다공증 개선을 목적으로 하는 건강보조식품에도 거의 빠지지 않고 들어간다. 판매업자들은 한술 더 떠 홍화씨는 갓난아이의 뼈를 튼튼하게 해서 더 빨리 걸음마를 할 수 있다고 선전하고 있다.

홍화씨는 40g을 불에 살짝 볶아 가루로 만들어 진하게 달인 생강차에 반 숟갈씩 타서 매 식전에 복용하면 이같은 효과를 얻을 수 있다고 알려져 있다. 여기에 혈액순환개선을 돕는 당귀, 천궁을 가하면 더욱 좋다고 한다. 이렇게 하면 이틀 안으로 끊어진 뼈가 붙는다는 속설도 있다. 그러나 최근의 서양의학적인 연구결과 홍화씨의 뼈 생성 효과는 극히 미약한 것으로 나타나고 있다.

서양에서는 홍화씨를 분말보다는 기름으로 짜서 주로 먹는다. 비타민 E의 함량이 100g당 90mg이나 들어 있다. 필수 불포화지방산을 비타민F라고 부르는데 역시 고함량이다. 홍화씨는 20~30%가 지방이다. 이중 불포화지방산인 리놀레산이 75%, 올레산이 18%이다. 포화지방산은 6%가량을 차지한다.

이처럼 비타민E와 혈중 지질을 낮춰주는 필수 불포화지방산이 많이 들어있으므로 각종 고혈압, 심장병, 고지혈증, 뇌졸중 등의 성인병에 대해 긍정적인 역할을 끼칠 것으로 믿어진다. 그러나 소아저신장증, 골다공증, 골절 등에 절대적인 효과를 낸다고 선전하는 것은 지나치다.

주의할 것은 홍화나 홍화씨는 혈액순환을 촉진하고 혈액량을 늘릴 수 있으므로 월경이 많은 사람이나 임산부는 사용을 삼가는 게 좋다.

〔 **주요제품** 〕 인터넷에 들어가 '홍화'를 치면 전국 각지의 농장과 영농조합에서 생산 공급하고 있음을 알수 있다. 롱커드(안국약품), 덴트론(일동제약), 콘사민(동화약품), 유한 골다렉스(유한양행)

꽃과 벌이 만든 신의 조화, 완전단백질 화분 가공식품

식품공전에 따르면 '화분가공식품'은 화분이 30%이상 들어있는 식품이다. '화분추출물'은 화분을 기계적으로 분쇄하거나 효소처리해 정제 추출한 것으로 조단백질(粗蛋白質: 대충의 실험으로 단백질인 것으로 추정되는 단백)이 20% 이상 들어 있으면 된다. '화분추출물 가공식품'은 화분추출물 20% 이상(건조물 형태)이면 된다.

화분은 벌들이 뒷다리에 묻혀오는 수술화분(male germinating seed of flower) 또는 송화가루처럼 개화기에 나무에서 직접 채취한 꽃가루를 말한다. 화분에서 이물을 제거하고 껍질을 파쇄한 것을 건강보조식품 원료로 쓴다. 혹자는 벌의 뒷다리에서 묻어오는 것이 더 약리학적 효능이 우수하다고 주장한다. 그러나 벌의 뒷다리에서 이뤄지는 어떤 생화학적 변화나 기(氣)적인 에너지 상승이 얼마나 더 나을 것인지는 과학적으로 입증하기 힘들 것 같다.

화분에는 비타민, 미네랄, 단백질, 효소, 보조효소(coenzyme), 지방산, 탄수화물 등 180여 가지의 영양물질이 함유돼 있어 영양소의 다양성과 풍부함에서 단연 뛴다. 즉 18가지 아미노산을 가진 단백질, 12종의 비타민, 28종의 무기질, 11가지 효소, 14종의 유익한 지방산, 11가지 탄수화물 등이 균형있게 들어있다. 특히 화분에는 아미노산이 소고기보다 5~8배나 많다고 한다. 비타민은 B군을 중심으로 A, C, E, H 등과 루틴(rutin)이 풍부하다.

화분식품 옹호자들은 알려지지 않은 물질이 들어 있어 결코 실험실에서 복제가 될 수 없다고 강조한다. 천연호르몬, 항바이러스성 항생물질, 플라보노이드, 양질의 핵산 등이 이런 주장을 대변해주는 물질이다. 옹호자들은 꽃가루는 완벽한 자연식품으로 우리 몸에 활력과 힘을 불어넣어 주며 젊게 하므로 위대한 양생식품(body builder)이라고 부른다.

예찬론자들은 화분의 다양한 영양소와 꽃과 벌에서 유래한 약리작용 성분들이 상승작용을 함으로써 화분의 효능·효과가 탁월하고 아직도 알려져 있지 않은 미지의 성분이 신비로운 효과를 낼 것이라고 주장하고 있다. 의미를 부여하자면 꽃을 피우고 꽃가루의 수정을 통해 번식하는 모든 식물에서 화분이야말로 생명의 근원이다. 그러나 이를 지나치게 신비화하면 사이비 건강보조식품이 되는 것이다.

화분을 장기간 섭취하면 장의 기능이 정상화돼 변비나 습관적 설사가 개선된다고 한다. 혈중 헤모글로빈이 증가해 빈혈이 낫고 혈색이 좋아진다는 설명도 있다. 신경안정을 유도해 스트레스, 우울증 등 각종 신경정신질환을 호전시킨다고도 한다. 화분에 들어있는 천연호르몬에 의해 내분비 계통의 기능이 좋아지며 효소의 작용에 의해 소화를 촉진시킬 것이라는 칭송도 있다.

동맥을 튼튼하게 하여 순환기계 기능을 강화시킨다고도 한다. 화분에 함유된 루틴은 모세혈관을 깨끗이 청소함으로써 순환기 기능을 개선하는 효과가 있으나 아주 강력한 효과를 기대할 수는 없다.

이밖에 화분은 면역력을 강화시키고 방사능이나 각종 유해한 화학물질로부터 우리 몸을 보호하는 작용이 있다는 동물실험결과가 나와있다. 또 전립선염, 기관지염, 오래된 어깨통증을 개선한다고 선전되고 있으나 근거가 박약하다.

미국 농림성 보고서에 의하면 화분식품은 회복기 환자의 몸무게와 에너지를 빨리 증가시키고 스태미너 증진에도 도움을 준다고 한다. 동양에서도 예부터 성기능 증진과 어린이 성장촉진을 위해 화분을 애용했다. 화분이 양질의 단백질 식품이기 때문에 타당한 애기라 생각된다.

화분식품은 복용할 때 꽃가루 알레르기가 있는 사람은 주의해야 하며 체질에 따라 전혀 소화가 안 된 채 배변되는 경우도 있음을 고려해야 한다.

〔 **주요제품** 〕 FORTUNE DELIGHT(썬라이더코리아·22.2%), QUINARY POWDER(썬라이더코리아·12.3%), 뷰티젠(한국알피쉐러·7.3%), ENERGY PLUS(썬라이더코리아·6.1%), 화진하이플렌(우리식산·5.3%), 폴렌파워(내츄로에이스), 써폴렌·써큐리틴(종근당건강)

땀을 멎게 하고 기를 보해주는 황기 추출물

콩과의 다년초 식물인 황기는 기를 보하는 생약의 대명사로 예부터 여름에 땀이 많이 흘리면 복용하는 보약으로 애용돼왔다. 최근에는 외국의 건강보조식품 회사들이 면역증강 효능이 있다며 제품에 첨가하고 있다.

황기는 한국, 일본, 중국 등의 산지에서 잘 자란다. 약용으로는 뿌리를 쓰는데 가을에 채취해 겉껍질과 잔뿌리를 제거한 후 햇빛에 말린 것을 쓴다. 한의학적 측면에서 황기는 성질이 따뜻하고 독이 없는 식품으로 인삼처럼 기를 보한다. 음이 허하거나 양이 허하거나 상관없이 허증을 보하며 기를 올리고 비장(脾臟)을 강건하게 하므로 면역력이 증강된다. 열을 없애므로 고름과 종창(腫瘡)을 제거한다. 특히 종창이 오래돼도 낫지 않는 경우에는 고름이 빠져나오게 하고 통증을 멈추게 하며 새살이 돋게 한다.

몸이 야윈 사람은 살이 찌게 하고, 살찐 사람은 날씬하게 하고, 땀이 많이 흐르는 사람은 멎게 하고, 땀이 흐르지 않는 사람은 땀이 나오게 유도한다고 한의서에 적혀있다. 또 추웠다 더웠다 하면서 열이 나는 것을 멈추게 하고 기운이 약해 청력이 떨어지는 것을 개선한다고 한다.

의학적 용도에 따라 약재를 만들어 쓰는 방법도 각기 다르다. 종기나 피부병 같은 표증(表症)에는 생 것을 쓰고, 전반적으로 기(특히 肺氣)가 허할 때에는 꿀에 잰 것이나 살짝 볶은 것을 쓴다. 허리가 아프고 정기가 부족할 때에는 소금물에 앉힌 것을 볶아 쓴다고 하는데 어떤 한의사들은 그냥 꿀에 잰 것을 써야 온몸에 기가 돌아 허리 이하(하초:下焦)의 모든 증상에 잘 듣는다고도 주장한다.

민간에서는 식욕이 부진하며 얼굴이 창백하고 땀을 많이 흘리는 사람에게 삼계탕에 황기와 찹쌀을 넣은 식품을 권장해왔다. 닭 한 마리에 황기 20g이면 딱 좋다. 황기에 인삼, 대추, 계피를 함께 넣어 끓이면 추위를 이겨낼 수 있다고 한다.

황기에는 베타시토스테롤(β-sitosterol), 스티그마스테롤(stigmasterol) 등이 들어있어 이뇨(利尿), 소종(消腫) 등의 효능을 나타내는 것으로 추정되고 있다. 또 히스타민과 유사한 기능을 하는 물질이 있어 호흡의 진폭을 증가시키고 혈관을 확장시켜 혈압을 내리게 하지 않을까라는 가설도 있다. 그러나 이밖에 주목할 만한 성분은 없으며 황기가 왜 전반적으로 몸의 허함을 보완하고 면역력을 증강시켜주는지는 명확하지 않다. 다만 서양의학적인 초기 연구에 따르면 황기는 외부 병원균으로부터 인체가 감염되는 것을 방어하는 능력이 뚜렷하고 심장박동을 강화하며 뇨단백 증상을 개선한다고 한다.

이와 같이 황기는 허증을 보하는 약으로 인삼 못지 않게 중요한 생약이며 서양인들이 최근 관심을 갖고 연구하고 있다. 황기와 인삼을 비교한다면 기를 보하는 능력은 황기가 인삼만 못하나 진액을 생성하면서 심신을 안정시키는 능력은 황기가 인삼보다 낫다고 한의학자들은 평한다. 또 양기를 조화롭게 북돋우고 표증(表症)을 다스리며 부종을 가라앉히는 능력 또한 황기가 더 우수하다.

황기는 사람에게 두루 좋으나 살이 찌고 피부가 검은 양기가 실한 사람이나 종기가 초기이거나 열독(熱毒)으로 고열이 날 때는 절대 금물이다.

〔 **주요제품** 〕 키토갈라스(파마넥스코리아) 등 수많은 제품에 소량씩 들어있다.

성인병을 예방하고 소화액의 부족을 커버해주는
천연소화제 효모식품

효모식품은 우수한 단백질 공급원의 하나다. 건조한 맥주효모의 경우 단백질이 48%가량 되는데 소화·흡수가 잘 되는 양질이다. 소고기, 양, 닭, 생선 등보다 거의 배가 많은 양이다. 이 단백질은 저지방·저열량이며 콜레스테롤이 없어 매우 질이 좋다고 할 수 있다. 따라서 다이어트를 하는 사람, 당뇨병 환자 등 소모성 질환을 앓는 사람에 좋다.

효모식품 가운데 가장 대표적인 맥주 건조효모는 맥주보리에 효모를 증식시켜 효모 균주만을 순수하게 분리했거나, 증식된 효모배양액을 정제·건조시킨 것이다.

식품공전에 따르면 '건조효모 가공식품'은 식용 건조효모로서 60% 이상을 함유해야 하며 '효모추출물 가공식품'은 식용 효모추출물을 고형분 함량으로 30% 이상(액상제품은 15% 이상) 함유한 것이다.

건조효모 제품은 비타민B군, 16종의 아미노산, 셀레늄이나 크로뮴 같은 희소성 필수 무기질이 풍부하다. 이런 측면에서 완벽에 가까운 영양소라는 평가를 받는다. 식물성 단백질과 핵산도 함유량이 적잖다. 그러나 비타민 A, C, E는 거의 없다.

비타민B군 가운데 특히 B$_{15}$로 알려진 팬가민산(pangamic acid)이 효모에 풍부하다. 이 비타민은 셀레늄, 비타민C와 E, 베타카로틴 등에 이어 '제 5의 항산화제'로 평가받는다. 팬가민산은 세포막과 생체막에 존재하는 불포화지방산이 자동산화에 의해 몸에 해롭고 찌꺼기 같은 과산화지질을 생성하는 것을 억제한다. 이로써 산소가 세포막을 원활히 투과할 수 있도록 돕는다.

셀레늄과 크로뮴 또한 어떤 식품보다 풍부하다. 셀레늄은 항산화능력이 비타민E(d-α-tocopherol)의 1970배에 달한다는 연구결과도 있다. 암 예방과 방사선치료를 받는 암환자의 식사요법에 좋다. 허혈성 심장질환과 부정맥 등에도 유익하다.

영양소로서 3가 크로뮴(Cr^{3+})은 내당능(인슐린이 인슐린 수용체에 결합해 신속하게 혈액 또는 세포속의 혈당을 정상화시키는 능력)을 개선시킨다. 크로뮴은 간장에서 또는 장내 세균에 의해 내당성인자(GTF:Glucose Tolerance Factor 인슐린이 인슐린수용체에 잘 결합하도록 촉진하는 인자)의 한 구성물질로 변화된다는 게 현재의 연구결과다. 동시에 혈중 콜레스테롤을 낮추는 효과도 기대된다.

맥주효모는 따라서 당뇨병 환자가 혈당강하제와 함께 복용할 경우 상당한 혈당조절과 함께 혈압강하효과도 기대할 수 있다고 임상영양학자들은 주장하고 있다. 따라서 약만으로 혈당과 혈압이 정상화되지 않는 경우에는 맥주효모, 레시틴, 키토산 등을 같이 먹으라고 권유하고 있다.

레시틴은 계란 노른자 외에 효모제품에도 상당량 들어 있어 동맥경화 개선에 도움을 준다. 레시틴은 혈관벽의 중성지방과 콜레스테롤이 잘 녹아나와 고루 퍼지도록 하는 유화제(乳化劑) 역할을 하기 때문이다.

이들 무기질 외에 맥주효모에는 칼륨이 풍부해서 세포내액의 산-알칼리 평형을 유지한다. 소금을 많이 먹어 고혈압의 유발 또는 악화가 우려되는 환자에게 칼륨은 이를 완화시킬 수 있는 매우 중요한 존재다. 다만 인이 많고 칼슘이 상대적으로 적어 뼈의 형성이 여의치 않은 게 맥주효모의 결함이다.

맥주효모에는 DHA와 EPA 등 정어리의 7배가 넘는 다가불포화지방산이 들어있다. 또 핵산이 풍부하다. 핵산은 노화방지, 세포의 신구교체, 기억물질합성에 없어서는 안될 물질로 노령과 더불어 보충이 필요하다. 그러나 핵산이 퓨린(purine)염기를 갖고 있고 퓨린은 대사과정에서 요산을 유도체로 남겨 통풍을 유발하므로 통풍환자에게 맥주효모는 금기이다. 진균 감염질환인 칸디다증에도 금물이다.

건조효모에는 영지버섯이나 클로렐라에 풍부한 것으로 알려진 식물다당류가 다량 함유되어 있다. 특히 베타글루칸(β-glucan)은 면역기능을 향상시켜 각종 암이나 바이러스성 간염을 개선시키는 작용이 있다고 홍보되고 있으나 이 점은 크게 과장된 면이 있다.

건조효모는 각종 가수분해효소가 풍부하여 소화효소제로도 손색이 없다. 소화액의 부족에서 오는 영양흡수의 결함을 시정해주며 신진대사를 촉진시킨다. 효소식품으로 알려진 현미효소나 야채효소보다도 효소가 풍부하다.

효모식품은 장기간의 투병 및 소모성 질환으로 식욕이 저하되고 단백질, 비타민, 무기질의 영양결핍상태가 심한 사람에게 권장할 만한 식품이다. 위액분비를 촉진하고 위 점막세포의 재생을 촉진해서 식욕을 올린다. 다만 효모식품을 공복에 섭취하면 위산이 과다하게 분비되므로 수프 등 다른 식품과 같이 섭취하는 게 필요하다. 변비도 개선할 수 있으며 혈당과 혈압의 조절에도 상당한 도움이 되는 식품이다.

〔 **주요제품** 〕 생보원(일진제약·10.8%), YEAST-B(한국암웨이·10.3%), 기혈정골드(한국바이오에너지·4.7%), 생가드(풀무원테크·4.6%), 한미유니벨(한미약품·4.6%), 제니맥스(유한양행), 뉴맥·아미노벨(종근당건강), 피앤디리버큐(피앤디헬스캠프), 헬스벨골드·골드벨(대원제약), 리바타민·크로맥스·내츄로영양효모(내츄로에이스). 의약품으로는 비오비타(일동제약)가 있다.

산성비와 식품가공과정에서 효소는 살길이 막막하다 효소식품

건강보조식품 진열장에서 '야채효소' 제품을 제법 찾아볼 수 있다. 풀무원, 남양알로에 등에서 생산하는 이들 제품은 소화를 돕고 성인병을 예방하며 다이어트에 이롭다는 내용으로 주부들에게 상당한 인기를 얻고 있다.

효소는 체내 화학적 생물학적 반응에서 촉매역할을 하는 특정 단백질로 음식물의 소화과정에서 가장 중요한 역할을 한다. 그 자체가 반응을 일으키는 것이 아니라 반응속도를 빠르게 해준다. 효소는 비타민이나 무기질과 같은 보조효소의 도움을 받아 비로소 완벽한 기능을 갖게 된다.

건강보조식품의 하나인 효소식품은 식품에 식용 미생물을 배양시킨 것 또는 식품에서 효소함유부분을 추출한 것이다. 곡류효소식품, 배아

효소식품, 과채류효소식품 등으로 나뉜다. 식품공전은 각각 이들 식품의 기준을 각각 곡류 60% 이상, 곡물 배아 40% 이상, 과채류 60% 이상을 원료로 가공한 것으로 규정하고 있다.

효소식품 중 가장 인기 있는 일명 '야채효소'는 과채류효소식품으로 분류된다. 야채효소는 케일, 토마토, 살구, 약호박, 냉이, 익모초, 원두충, 솔잎, 쇠뜨기, 양배추 등의 야채를 2년 동안 발효시켜 추출한 효소다. 야채는 같은 공정에서도 온도, 습도, 광선, 미생물 등에 의해 부패되거나 술이 되기도 하므로 아주 잘 조절해야 양질의 효소원액을 만들 수 있다는 게 제조업체들의 설명이다.

그러나 효소식품이 그리 대단한 것은 아니다. 잘 띄운 청국장이나 식혜를 만들려고 미지근한 물에 발효시킨 엿기름이야말로 효소 덩어리 식품이다.

효소식품의 효능을 주장하는 사람들은 현대인은 오염된 환경으로 농작물의 생장과정에서 유익한 효소들이 죄다 죽어버렸다고 주장하고 있다. 즉 산성비에 의해 작물에게 최적의 수소이온농도(pH) 조건이 제공되지 못하고 토양이 척박해짐으로써 작물의 비타민 및 미네랄 함량이 수십 년 전에 비해 현저하게 줄었다는 것이다. 비타민과 미네랄은 효소의 역할을 촉진하는 보조효소 역할을 하게 되므로 이같은 주장은 일리가 있다. 또 잦은 인스턴트식품 섭취로 방부제, 식용색소, 인공감미료 등이 인체의 뱃속에서 효소의 활동을 저해한다는 것이다.

이런 상황으로 현대인들의 건강이 예전만 못하다는 것이며 따라서 체내에 효소를 보충하면 망가지는 건강을 되찾을 수 있다는 주장이다. 효소식품 옹호론자들은 효소가 여러 종류의 분자를 분해한다는 점을 들어 효소를 복용하면 암과 같은 비정상 조직, 염증물질, 어혈(탁하게 뭉친 피), 병원체, 혈관침착물, 알레르기유발물질, 멜라닌색소 등을 용해시킬 수 있다고 주장한다. 이에 따라 세포가 부활하고 혈액이 정화되며 독소가 배출되고 세포에 영양분이 충만하게 되고 위장질환, 만성간염, 간경변, 암, 고혈압, 당뇨병, 비만, 알레르기, 불면증 등이 치료될 수 있다는 것이다.

그러나 효소식품의 본질은 단백질의 일부가 일부 아미노산으로 분해된 것에다가 아밀라제, 프로테아제와 같은 탄수화물, 단백질 등의 자가분해효소가 상당량 함유된 것이다. 의학자들은 섭취된 효소식품이 위에 도달하면 강한 위산에 의해 활동이 무력화되기 때문에 큰 의미가 없다고 반박한다. 또 소화기관에 이미 존재해있던 소화효소에 의해 일부 효소식품은 갈기갈기 찢기게 된다고 강조한다. 게다가 약간의 효소가 생존한다 하더라도 이것이 소화기관이나 혈액을 타고 원하는 장기에 제대로 도달하리라고 기대하는 것은 무리라고 덧붙인다.

반면 효소 옹호자들은 완전한 소화를 위해 소화기관이 과중하게 일하게 되면 소화기가 붓고 기능이 떨어지며 독이 쌓인다고 주장하고 있다. 이에 대해서도 의학계는 소화기관은 야채효소와 같은 소화보조제 없이도 충분히 기능을 수행할 수 있을 만큼 튼튼하며 소화효소가 자연스럽게 분비되고 있어 추가로 효소식품 섭취하는 일은 거의 무의미하다고 일갈하고 있다.

〔 **주요제품** 〕 동해다시마효소(동해다시마효소), 효소-5(남양알로에), 맥가드(풀무원테크), 토코율무효소(풀무원테크), 베타빔(풀무원테크), 오메가-선·종합야채발효원액(금성팔보식품), 보령베지칼슘(보령제약)

월경불순과 다이어트에 좋은 히비스커스(hibiscus) 추출물

히비스커스(학명 Hibiscus rosa-sinensis)는 세계적으로 약 300여종이 존재하며 우리 이름은 당아욱이다. 부상화(扶桑花)라고도 하며 동인도와 중국이 원산지로 추정되는데 아열대지방이나 열대지방에 폭넓게 분포한다.

상록관목이고 높이가 2~5m에 달하며 가지가 많이 갈라지고 잎은 무궁화나무와 비슷하다. 야생종은 높이가 9m에 이르나 재배종은 1.2~4.5m로 작다. 꽃이 빨간색, 오렌지색, 보라색 등으로 아름다워 미국 플로리다 지역에서는 정원수로 특히 많이 재배한다. 한국에서는 온실에서 분재로 가꾼다.

히비스커스의 가장 큰 쓰임새는 아름다운 꽃을 보기 위한 관상용 또는 마시는 허브차의 원료다. 꽃잎으로 차를 만들면 붉은색의 차 색깔이 매혹적이며 비타민C와 A의 함량이 높다. 변비에 좋은 효과가 있다. 여러 가지 차를 블렌딩한 허브차에 히비스커스가 많이 첨가된다.

히비스커스의 의학적 용도로 꽃은 상처와 염증을 아물게 하는 수렴제로 사용한다. 점액을 함유하고 있는 뿌리부분은 소화기나 호흡기의 점막을 진정시키는 효과가 있는 것으로 알려져 있다. 아시아 일부 지역에서는 나무 껍질을 이용해서 월경불순 방지에 사용한다. 씨 부분은 흥분제이지만 갑작스러운 복통에 효과가 있다. 이밖에 동양에서 히비스커스는 머리카락이나 눈썹을 염색하는데 사용된다.

최근 히비스커스에서 다이어트소재로 사용되고 있는 가르시니아 캄보지아에 들어있는 HCA성분이 추가로 발견되었다. 따라서 히비스커스를 차로 마시면 다이어트에 도움이 될 것으로 기대된다.

〔 **주요제품** 〕 히비스커스녹차·히비스커스녹차알파(종근당건강)

3

귀중한 음식이야기

쌀인가 밀인가

쌀인가 밀인가. 이 둘을 선택하는 문제는 안보와 식량을 무기로 내세우는 미국의 영향권에서 벗어나느냐, 독립하느냐의 문제며 또한 민족문화를 지키느냐 마느냐 하는 문제이기도 하다. 건강의 차원에서도 건강을 지키느냐, 성인병의 위험에 노출돼 질질 끌려가느냐는 문제와 직결된다.

서구화 되는 식생활, 간편한 상차림, 인스턴트 음식 등은 갈수록 쌀을 식탁에서 밀어내고 있으며 한국에서의 밀 소비는 크게 증가되고 있다. 요즘 어린이들이 가장 선호하는 음식은 피자, 햄버거, 자장면. 군것질로 먹는 과자에서부터 이런 음식에 이르기까지 아이들의 먹거리 문화에서 밀가루는 아주 큰 비중을 차지하고 있다.

그렇다면 밀가루는 무엇이 해로운가. 우선 밀가루 음식이 맞지 않는 사람들이 있다. 밀가루에 함유된 식물성 단백질인 글루텐(gluten)에 과민한 소아지방변증 환자들이 바로 그들이다. 흔히 '글루텐성 장질환'이라는 이름으로도 알려진 이 환자들은 밀, 호밀, 보리 등의 음식을 먹으면 소화불량, 편두통 등으로 고통을 받아야 한다. 소화가 안 될 뿐만 아니라 알레르기까지 나타나기도 한다. 특히 아동의 경우 소아지방변증은 성장 저해, 심지어는 자폐증과 흡사한 행동변화까지 일으킬 가능성이 있다고 미국의 뉴스위크지는 보도한 바 있다. 문화인류학자 가운데서는 서양의 밀이 동양으로 넘어오면서 동양인의 소화기관이 밀을 흡수시키는데 무려 1000년이라는 시간이 걸렸다고 주장한다. 그만큼 동양인의 소화기관은 쌀에 익숙하고 밀에는 아직도 낯설다는 것이다.

쌀은 세계 인구의 절반 이상이 주식으로 삼고 있다. 맛이 담백하고 오래 먹어도 물리지 않는 특성을 지녔다. 한방의 개념으로는 쌀은 성질이 평온하기 때문에 서양인보다 음적인 체질을 갖은 동양인에게 맞다는 설명도 있다. 반면 밀은 약간 서늘한 성질을 갖기 때문에 동양인보다 양적인 체질에 몸이 더운 서양인에 맞다는 주장이다.

이를 더 전개해서 사상체질론을 빌리면 마르고 소화기능이 약하며 배가 차고 소심한 소음체질의 사람이 밀가루를 먹으면 소화가 잘 안되고 속이 쓰리며 트림이 심해진다. 반대로 태양인이나 소양인에게는 밀가루가 권장할 만한 음식이다.

그렇다면 어린이들이 밀가루를 좋아하는 이유는 뭘까. 어릴 때는 기본적으로 열이 많기 때문에 상대적으로 서늘한 밀을 좋아하게 돼 있다는 게 한의학적 관점이다. 또 밀가루로 요리한 대부분의 식품은 기름에 튀기고 볶은 것이어서 지방질의 향미가 후각과 미각을 자극한다.

방향을 바꿔 정부 당국이 안전하다고 주장하는 수입밀가루는 과연 안전한가. 벌크 상태로 장기간에 걸쳐 대량 수송되는 밀가루에는 불가피하게 살균제나 살충제가 살포될 수밖에 없다. 이런 과정에서 부지불식간에 적량 이상의 살균제나 살충제가 밀가루에 뿌려지고 있다. 한술 더 떠 밀가루의 상품성을 높이기 위해 하얗게 만드는 표백제가 첨가되고 있고 비닐봉지에 싸여 며칠씩 시중에 유통되는 빵이나 과자 등에는 방부제가 들어있다.

동의보감의 문구를 빌리면 '묵은 밀가루'는 풍(風)과 독(毒)이 있고 풍을 동(動)하게 한다고 적혀있다. 수입밀은 다름 아닌 묵은 밀가루일 것이다. 일부 한의학자들은 서양인이 한국인보다 피부노화가 빠르고 현대인들이 불임과 생리통, 만성 소화불량과 장질환에 시달리고 있는 것은 묵은 밀가루를 많이 섭취하기 때문이라고 주장하고 있기도 하다.

현미가 정미한 백미보다 섬유소, 비타민, 무기질 함량에서 우수하듯 밀가루도 마찬가지다. 거칠게 빻은 밀가루는 대장에서의 음식물 소통을 원활하게 하지만, 반대로 곱게 정제된 밀가루는 장이 음식을 밀어내는 힘을 약하게 만든다. 이렇게 장에서의 음식물 소통이 나빠지면 장게실이나 결장암 등이 유발될 수 있다. 결국 밀가루를 먹어도 거칠게 빻은 밀가루가 좋다는 것이다.

아울러 수입밀의 대안으로 신토불이에 섬유소가 풍부한 '우리밀'을 내세울 수 있다. 우리밀은 가격은 수입밀보다 몇 배 비싸지만 면역기능이 두 배나 높은 것으로 나타나고 있다.

그렇다고 해서 우리밀이 현미나 백미보다 낫다고 주장할 근거는 없다. 확실히 한국인의 유전자와 소화기관은 쌀에 익숙하며 쌀밥은 김치, 된장, 고추장과 멋진 조화를 이룬다. 현미는 영양소로만 보면 백미보다 우수하지만 외피 때문에 백미에 비해 소화율이 떨어진다. 백미는 녹말의 질이 좋아 소화흡수율이 100%에 가까우므로 필요한 열량을 공급하기에 안성맞춤이다. 아무튼 쌀은 탄수화물이 풍부하고 단백질도 6% 이상 함유돼 있어 영양의 질적 측면에서도 식량자원으로는 가장 으뜸인 것이다.

그리고 민족주의적인 발상인지 모르겠으나 씹는 힘과 횟수가 더 많이 드는 음식을 먹어야 지능이 좋아진다는 얘기가 있다. 씹을 때 치아와 턱에 미치는 힘이 뇌에 자극을 줘 지능이 발달된다는 것이다. 서구 선진국보다 과학적, 경제적으로 열악한 한국인이 이런 주장을 하는 것은 가당치 않을지 모르지만 쌀밥처럼 낱알로 된 음식을 먹는 우리 민족은 빵이나 면을 즐기는 서양인보다 머리가 좋다.

요즘 현미추출물이나 버섯 종균을 쌀에 접종한 '버섯쌀' 같은 쌀을 주제로 한 건강보조식품이 쏟아져 나오고 있다. 이런 식품은 당연이 몸에 이롭겠지만 하지만 그냥 음식으로 먹으면 될 것을 3~10배나 많은 돈을 들여 굳이 그런 것을 찾는지 납득이 가지 않는다. 현미추출물은 가공식품이기 때문에 현미보다 나을 수 없다. 버섯쌀은 버섯종균이 쌀의 영양분을 빼앗아가니 버섯이 유익한 물질을 분비한다해도 효과는 불확실하며 경제적이지 않다. 그저 쌀밥에 버섯반찬을 곁들여 먹는 것보다 썩 나을게 없다고 본다.

쌀은 식량안보, 민족문화 보전, 농민생계보장, 국토의 효율적 사용, 보다 나은 한국인의 건강을 위해 밀보다 대접받아야 한다.

채식인가 육식인가

승려가 아닌데도 풀만 먹고 살기를 원하는 사람이 늘고 있다. 지나친 육식섭취 경향에 대한 반발이자 환경운동으로 또 하나의 종교로서 채식주의자가 늘고 있다. 이들 가운데 너무 채식만 해서 혈압이 낮아지고 머리가 가끔 어지럽다고 호소하는 이도 있다.

흔히 육식은 활동에너지와 순발력과 근력을 높여주지만 장수에는 해로운 것으로 알고 있다. 반대로 채식은 근지구력을 높이고 수명을 연장하며 성인병 예방에 이롭다고 알려져 있다.그러나 많은 연구결과는 반드시 그렇지만은 않다는 것을 보여주고 있다.

채식주의자에는 식물만 먹고 사는 사람 외에 유제품, 달걀, 어류, 벌꿀 등과 같은 동물성이지만 육류는 아닌 식품을 선택적으로 먹는 사람까지 포함된다. 채식주의자들은 자신의 건강을 위해서 또는 육류소비로 인한 식량자원의 낭비와 환경오염방지를 위해 채식을 고집한다.

환경·에너지·식량부분의 세계적 연구소인 월드워치는 1999년 11월호 미국 타임지에 난치병의 증가와 환경적 해악으로 인해 앞으로는 육류소비가 급격히 감소하고 곡식, 채식, 콩을 주식으로 하는 옛날의 식사습관이 재등장할 것이라고 전망했다.

서구의 채식주의자는 3~7%로 추산되는데 앞으로 채식을 하겠다고 작정한 사람까지 합치면 수 년 안으로 15%의 채식주의자가 생길 것으로 보인다. 실제로 미국에서는 고기로 만든 버거 대신 야채, 콩으로 만든 베지버거가 뜨고 있고 두부시장이 연간 10억달러 규모로 성장하는 등 이런 조짐이 구체화되고 있다.

그동안 채식은 명상가, 종교인, 환경운동가 등이 주축이 돼 실천해왔다. 왕년의 운동선수 중에서도 나브라 틸로바(테니스), 에드윈 모제스(육상 허들) 등이 채식을 해오고 있다. 최근에는 국내서도 채식전문식당이 등장하고 채식을 하자는 시민단체가 결성되면서 점차 채식이 확산돼가고 있다.

채식주의자들은 보통 식사를 하는 사람에 비해 혈중 콜레스테롤 수치가 낮고 따라서 고혈압, 심장병의 발병률도 낮다. 암 발생률도 약간 낮은 것으로 조사되고 있다. 이는 채식은 포화지방 및 콜레스테롤의 함량이 적은 대신 지방을 흡착하는 섬유소가 많이 함유돼있기 때문이다.

그러나 아직도 대다수 영양학자나 의학자들은 채식만으로 건강을 유지할 수 없다고 주장하고 있다. 그 근거는 육류에 풍부한 단백질과 필수아미노산, 칼슘·철분 등의 무기질이 식물에는 거의 없거나 크게 부족해 완벽한 영양공급에 문제가 있다는 것이다. 특히 철분이나 비타민B_{12}가 결핍됨으로써 빈혈이 올 수 있다고 지적하고 있다.

이에 대해 채식주의자들은 콩을 예로 들며 콩에는 필수아미노산이 풍부하고 비타민도 A, B, E, K 등 다양하게 들어있어 영양소로서 부족함이 없고, 콩에 들어있는 이소플라본이 여성의 에스트로겐과 유사한 작용을 함으로써 심장병, 암, 노화, 비만을 억제해준다고 주장하고 있다.

또 신선한 녹황색 야채, 정제하지 않은 곡식, 해조류 등은 체내에서 서식하는 세균에 의해 일부가 생화학적으로 활성화된 비타민으로 변화되므로 큰 문제가 없다는 견해다.

이에 비하면 육식의 해로움은 이루 말할 수 없다는 반론을 제기하고 있다. 우선 고열량·고지방·고단백 식사로 인해 포화지방과 콜레스테롤의 섭취가 과잉돼 심장병, 뇌졸중, 당뇨병, 고혈압, 비만, 암(특히 유방암, 대장암, 직장암, 전립선암) 등의 성인병이 유발된다는 것이다.

또 축산농가들이 단시간 내에 최대의 고기를 생산하기 위해 성장촉진 호르몬이나 항생제 등을 투여하고 있고, 사료는 농약과 비료가 뒤범벅돼 있으며, 사료 값을 낮추기 위해 안전성이 확보되지 않은 유전자재조합식물을 원료로 한 사료를 먹이고 있다고 반박하고 있다. 이에 따라 먹이사슬의 정점에 있는 인간은 환경호르몬, 중금속, 발암물질이 가장 많이 농축된 육류를 먹게 된다는 것이다.

환경적인 관점에서는 소 한 마리를 생산하기 위해 22명이 먹을 수 있는 옥수수나 콩을 소보함으로써 기아선상에 허덕이는 세계 5천만 인구를 외면하고 있다는 지적이다. 또 목초지를 조성하기 위해 지구에 산소와 물을 공급하는 열대우림이 해마다 남한 땅 만큼 파괴되고 있으며, 열대우림을 태우는 과정에서 발생하는 이산화탄소로 인해 지구의 온난화가 촉진되고 있다는 주장을 펴고 있다.

토지이용의 효율성도 문제다. 축구장 5개 만한 농지에 콩을 심으면 연간 61명이 먹을 수 있는 식량이 나오지만 목초지로 만들면 불과 연간 2명만이 먹을 수 있는 고기가 생산된다는 것이다. 또 미국에서 가축들이 배출하는 분뇨는 미국 인구가 배출하는 분뇨의 10배에 달해 수질 토양오염의 주범이 되고 있다.

채식을 하면 구체적으로 어떤 면에서 건강에 좋을까. 우선 혈중 중성지방치와 콜레스테롤 수치가 내려가 고지혈증, 고혈압, 심근경색, 동맥경화, 뇌졸중, 당뇨병, 암 등의 성인병을 줄일 수 있다. 미국에서의 연구결과 과일, 채소, 정백하지 않은 곡류, 저지방 육류, 유제품 등을 많이 먹는 여성은 암이나 심장질환으로 사망할 위험이 그렇지 않은 여성에 비해 30%나 낮은 것으로 나타나고 있다. 또 다른 연구에서는 야채와 과일을 하루 평균 5회 이상 먹는 사람은 3회 미만 먹는 사람에 비해 뇌졸중 위험이 31% 낮은 것으로 연구됐다. 영국과 뉴질랜드의 연구에서는 채식주의자들이 육식주의자들에 비해 암으로 사망할 가능성이 40%나 낮게 나타났다.

그렇다면 완벽한 채식에 따른 건강상의 해는 없을까. 우선 육류, 우유, 생선, 달걀을 먹지 않을 경우 필수아미노산, 지용성 비타민(A, D, E, K)과 비타민B_2와 B_{12}, 칼슘과 철분의 결핍이 우려된다. 식물성 음식에도 이런 영양소가 없는 것은 아니지만 적극적으로 건강을 증진시키기 차원에서 보면 부족한 양이 들어있다.

칼슘만 하더라도 한국인은 하루 섭취량이 권장량의 3분의 1 정도 밖에 안되는 실정이다. 칼슘이 부족하면 골다공증이 생겨 골절이 일어나기 쉽고 노인들은 골절로 거동불능상태에 빠져 사망에 이르게 된다. 따라서 우유나 뼈째 먹는 생선을 먹어서 골다공증을 예방해야 한다. 특히 어렸을 때부터 칼슘을 많이 먹어 통뼈를 만들어야 늙어서 골다공증으로 고생하는 일이 없다. 만약 소아가 채식만 한다면 칼슘과 비타민D가 결핍돼 골연화증이 생긴다.

단백질의 경우 콩이 단백질의 보고이긴 하지만 육류보다 질이 좋은 것은 아니다. 즉 인체에 잘 흡수되는 단백질은 소고기 등심이나 갈비와 같은 육류 단백질이다. 단백질이 충만해야 신체활동에 필요한 근육, 호르몬, 신경전도물질, 효소, 적혈구가 잘 만들어진다. 따라서 단백질 섭취가 부족하면 당연히 성호르몬 수치가 낮아져 성기능이 감퇴되고 근육이 위축되며 적혈구가 부족해져 왕성한 생활을 할 수 없다. 또 신경전도물질이나 시각기능에 필요한 체내물질이 부족해져 우울증, 시력감퇴, 원인불명의 무기력증이 올 수 있다. 식물 단백질만 섭취하면 라이신, 트립토판, 메치오닌 등의 아미노산이 결핍되기 쉽다.

철분도 마찬가지다. 철분은 붉은 핏줄이 드러나 보이는 신선한 붉은 육류에 풍부하다. 비만이 우려되기도 하지만 이런 육류를 적절하게 섭취해준다면 빈혈이 오기 힘들다. 비타민 중에서는 비타민B_{12}가 결핍되면 빈혈이 발생하고 간접적으로 심장질환도 유발될 수 있는 등 문제가 많다. 콩, 과일, 호도, 식물의 씨 등을 적절하게 섭취함으로써 비타민B_{12}의 결핍상태를 극복할 수 있다지만 분명 한계가 있다.

육식을 하지 않고 지나치게 탄수화물 위주의 채식을 할 경우에는 인슐린 분비가 지나치게 늘어날 수 있다. 인슐린은 과잉의 탄수화물을 지방으로 저장해 비만을 가중시킨다. 또 탄수화물이 분해돼서 생긴 포도당을 세포 안에서 대사시키느라 갈수록 인슐린 분비가 늘면서 혈중 인슐린 농도가 높아지는 고인슐린혈증에 빠지게 된다. 이런 악순환에 의해 당뇨병은 고질적인 형태로 악화될 수 있다.

한때 이상구 박사가 육식을 하면 피가 더러워지고 노화가 촉진된다고 해서 채식만 하자고 주창했고 이는 많은 사람의 공감을 샀다. 하지만 이를 수 년간 실천한 후 빈혈이 오고 기력이 없다는 사람도 주위에서 많이 봤다. 예부터 동양에서는 고기를 먹으면 그 짐승이 갖고 있는 근력과 기운까지 함께 먹는다고 생각했다. 소고기를 먹으면 소의 힘과 기운까지 같이 얻는다고 느꼈다. 다른 육류보다 소고기를 높게 평가해왔는데 이는 소가 초식동물이라 가장 기가 맑다는 데서 근거했다. 반면 잡식인 개나 돼지는 낮게 평가했다. 잡스런 기운이 들어있다는 것이었다. 적어도 한국의 선비들은 개고기를 삼갔고 돼지고기도 그리 즐기지는 않았다.

육식은 누구나 알고 있듯이 단백질, 칼슘, 철분이 풍부하다. 비만, 당뇨병, 고혈압에 걸리지 않는 한도에서 육식은 유익하다. 고기를 많이 먹으면 피가 더러워지고 장수에 지장이 많다는 주장도 있지만 몽골, 티베트, 코카서스 등 고산지대의 세계적 장수촌에는 채식은 거의 없고 고기만 삶아먹는다. 척박한 토양에서 채소가 자라지 않아서 그렇지만 역시인간은 환경에 적응하면서 살고 가장 알맞게 생활패턴을 만들고 그 속에서 장수하는 것이다. 따라서 채식주의자가 장수한다는 논리가 반드시 옳다고만 할 수도 없다.

또 최근엔 아침에 육류를 중심으로 고지방식을 하고 운동 도중 수시로 포도당, 무기질, 비타민, 구연산을 균형있게 섭취함으로써 근지구력을 높일 수 있다는 연구결과가 나와 채식이 근지구력 유지에 도움이 된다는 속설을 반박해주고 있다.

육식으로는 소고기와 양고기가 가장 무난한 음식으로 꼽힌다. 이들 육류는 돼지고기나 닭고기에 비해 콜레스테롤 함량이 낮고 단백질이 많으며 열량도 낮다. 따라서 폭식만 하지 않는다면 비만 등 성인병의 위험으로부터 가장 안전한 육류다.

육류를 많이 섭취하는 서양인은 골격이 크고 근력도 강하다. 근육과 뼈의 형성이 왕성하다는 얘기다. 그러나 육류를 즐기면 명약관화하게 대사과정에서 노폐물이 많이 생성되고 노화가 촉진된다. 명심할 것은 우리가 먹어서 건강에 도움될 만한 양은 많아야 한 끼에 고기 서너 점이다. 게걸스럽게 먹는다해도 식당에서 고기 1인분 정도 시키면 족하지 더 시키면 낭비고 건강에 해롭다.

육식과 채식의 선택은 인생관을 반영한다. 왕성하게 엔진을 돌려 빨리

마모시킬 것인가, 아니면 적정한 파워로 살살 돌리면서 오래도록 유지할 것인가. 희로애락을 극렬하게 느낄 것인가, 아니면 평상심으로 차분하게 살 것인가. 전자는 육식의 길이고 후자는 채식의 길이다. 어느 쪽을 선택해도 나쁘지는 않다. 그러나 극단적인 채식이나 육식은 건강을 훼손하는 어리석은 길이다. 균형잡힌 식사, 이왕이면 채식에 중점을 둔 건강지향적이고 환경친화적인 식사가 바람직할 것이다. 즉 채식을 위주로 하되 모자라는 영양소는 육식을 통해 보완적으로 균형을 맞춰나가는게 필요하다는 것이 전문가들의 합일된 의견이다.

인간만큼 다양한 신체 구성성분과 기능을 가진 생물체는 거의 없다. 따라서 다양한 종류의 식품을 균형있게 섭취하는것이 좋다. 어느 한가지가 좋다고 해서 편식하는 것은 위험하다. 예컨대 다가불포화지방산, EPA, DHA 등을 많이 포함한 고등어, 참치, 연어 등에는 해양오염으로 인한 중금속, 유기화학물질 등 환경호르몬이 농축돼 있다는 사실이 밝혀졌다. 한편 비타민의 세포손상방지, 노화억제 등 항산화효과도 확신하기에는 아직 이르고 추가적인 연구가 필요한 실정이다.

이러한 점들로 미뤄볼 때 환경오염의 집중적인 피해나 음식에 대한 미지의 부작용을 피하기 위해서 특정 식품의 지나친 섭취를 삼가는게 좋다.

소식해야 장수한다

절식이 무병장수에 좋은지, 좋다면 얼마나 음식을 줄여 먹어야 좋은지가 많은 사람의 관심사다. 저명한 재미 노화학자인 미국 텍사스 의대 유병팔 교수는 "성장 절정기의 생리기능을 죽기 전까지 지속하는 것이 건강한 삶의 열쇠"라며 "장수비결의 첫번째는 소식"이라고 강조하고 있다.

그는 소식은 음식을 적게 먹는 것(小食)뿐만 아니라 소박하게 먹는 것(素食)도 의미하며 가공식품을 삼가고 질박한 채식위주의 식사를 즐기라고 권장한다. 가공식품은 고지방·고열량·고염분에다 여러 첨가제로 인해 신체반응을 둔감하고 혼란스럽게 만든다고 영양학자들은 지적한다.

식사량에 대한 전통적인 학계의 견해는 많이 먹으면 성장이 빠르고 왕성한 육체적 정신적 활동을 할 수 있으며 수명이 단축되는 반면 소식하면 삶의 에너지가 전반적으로 낮지만 장수할 수 있다는 것이다. 이에 대해 유교수는 "절식으로 오래 사는 것은 좋지만 절식이 활동적이고 정력적인 삶을 방해하지 않을까 우려하는 사람이 많은데 이는 사실무근"이라며 "성장절정기 이후에는 30%정도 줄여먹어도 신체활동은 물론 정신활동을 유지하는데 아무런 장애가 없다"고 주장하고 있다. 현재 인류의 과잉열량섭취는 생물학적 필요에 따른 것이 아니라 습관에서 비롯된 것일뿐이라는 지적이다. 절식을 위해 그가 제시한 적정섭취열량은(31.2×체중(kg))kcal다.

이같이 적은 식사량에 운동까지하라고 그는 권한다. 맥박수가 (220-나이)×0.7~0.8에 이르도록 가볍게 운동하면 노인의 경우 심장기능도 좋아지고 근육이 다시 늘어나며 기억력도 개선된다고 설명한다. 식사열량의 제한과 최소량의 운동은 건강덕목이라는 것이다. 반대로 과식과 지나친 운동은 활성산소를 과량 만들어내 단백질, 효소, DNA 등을 파괴할 수 있다는 지적이다.

음식을 많이 먹거나 운동을 과도하게 하면 대사를 위해 더많은 산소가 필요하고 이중 95%는 신진대사로 소진되지만 나머지 5%는 활성산소로 몸안에 남아 이같은 해를 입힌다는 유해산소 노화촉진설이 설득력을 얻고 있다. 따라서 적게 먹고 조금씩만 움직여줘야 오래 산다는 결론이다.

식사열량의 제한은 70여년전부터 최대수명 및 평균수명을 연장하는데 유용한 것으로 알려져왔다. 열량제한은 곤충류, 선충류, 윤충류, 원생동물 등 하등동물의 수명을 연장시킨다는 연구결과가 일찍이 나와있었다. 설치류인 쥐를 대상으로 실험한 결과 식사량을 40% 줄이면 수명이 40% 늘어나며 절식한 쥐는 그렇지 않은 쥐에 비해 면역력이나 심장기능이 강화되고 암, 신장병, 백혈병 등에 걸릴 위험이 낮은 것으로 나타났다.

또 1987년 미국 볼티모어의 한 노화연구소가 영장류인 리서스원숭이(일명 벵골원숭이로 의학실험에 애용됨) 암수 120마리와 스쿼럴원숭이 수컷 30마리로 수 년간 절식의 효과를 비교분석한 결과에 따르면 절식한 원숭이는 적어도 자유급식으로 길러진 원숭이보다 건강한 것으로 나타나 장수할 가능성이 높은 것으로 나타났다.

표준열량보다 30% 부족한 열량을 섭취한 원숭이들은 일부 수컷 리서스원숭이를 제외하고는 이렇다할 체중감량이 없었으며, 골격성장 및 신진대사의 활성을 나타내는 지표인 알칼린포스파타제와 성호르몬인 테스토스테론의 혈중농도가 자유급식한 원숭이보다 낮았다. 이 실험은 절식이 성장진행과정을 늦추는 대신 노화를 지연시킴을 입증하는데 도움을 줬다. 그러나 이는 동물을 이용한 실험결과에 불과하므로 사람에게 그대로 적용할 수는 없다.

다윈의 진화론적 의학관에 비춰보면 다식은 왕성하고 빠른 세대교체를 위해 번식전략을 펴는 것과 다름없고, 소식은 후손생산보다는 자신의 수명을 연장하고 자체 생존을 중심으로 삶의 전략을 바꾸는 것을 의미한다.

전통적으로 절식은 잉여지방과 수종(水腫), 조직과 세포에 낀 유착물 등을 자가융해시켜 배출하는 것으로 알려져왔다. 그러나 과학적인 근거가 완벽하게 확립되기 전까지는 장수를 위해 무리한 절식을 강행하는 것은 금물이며 열량을 줄여 먹더라도 비타민, 무기질 등 필수미량 영양소를 충족시키며 영양소의 균형을 이뤄야 함을 명심해야 한다는 지적이다. 유형준 한강성심병원 노인병센터 교수는 "장수를 위해 사람에게 평소 열량 섭취량의 30%를 줄여 먹으라고 권장하는 것은 현실적으로 어렵다"며 "고단백·고지방의 식단보다는 비타민, 무기질, 섬유소가 풍부한 채식 위주의 소박한 식단이 좋다"고 말했다.

장수에는 어떤 음식이 이로운가

인간의 평균 수명은 85세, 최대 수명은 120세라고 국제노화학회는 1997년 단정을 내렸다. 이 학회는 그동안의 써왔던 DHEA, 멜라토닌, 디프레닐 등의 약물 또는 비타민C와 E 등의 항산화제를 이용한 수명연장방법이 실패했음을 자인했다. 다만 절식, 적절한 운동, 규칙적인 생활은 바람직한 장수방법으로 인정하고 있다.

이 학회는 항우울효과·세포산화방지·신경기능촉진 등의 작용이 있는 디프레닐, 숙면을 유도하고 판단력 기억력을 높인다고 알려진 멜라토닌 등이 인류의 장수를 도와줄 것으로 기대했으나 결국 헛된 불로초의 꿈인 것으로 잠정 결론지었다. 항산화제인 비타민C와 E와 베타카로틴, 그리고 베리추출물 등은 노화지연에 큰 도움을 주지 않았으나 생리기능향상에는 상당한 역할을 한다고 인정했다.

국제노화학회가 주장하고 있는 다음의 논거들은 신비의 음식만으로 장수를 얻기가 무척 어려움을 보여준다.

첫째, 세포는 점차 늙어가기보다는 클라이막스를 맞은 후 급격이 노화된다. 둘째, 텔로머라제(염색체 말단의 염기서열인 텔로미어를 만들어 염색체가 짧아지는 것을 막아주는 효소) 외에도 노화를 방지하는 수많은 세포내 장치가 존재할 것이다. 셋째, 세포호흡에 관여하는 미토콘드리아가 유해활성산소 등에 의해 산화 손상됨으로써 노화가 촉진된다. 넷째, 암수간의 노화정도는 차이가 큰 데 여성이 성호르몬이나 노화기전에 대한 방어력 측면에서 남성에 비해 장수하기에 유리한 조건을 갖췄다. 다섯째, 노화는 특정 노화유전자에 의해서만 조정되는게 아니라 여러 관련유전자의 네트워킹을 통해 이뤄지며 생리기능의 균형이 깨질 때 네트워킹이 난조를 이뤄 노화가 심화된다.

항암식품인가 발암식품인가

환자는 물론 그 가족도 황폐화시키는 암. 국내서는 1999년에만 8만5천여명의 환자가 생겼으며 5만1천여명이 숨졌다. 지금도 약 30만~35만명의 암환자가 사투를 벌이고 있다.

암은 정상세포에 있는 유전자가 발암물질, 특정 음식물, 유해활성산소 등에 의해 손상받아 돌연변이가 일어났을 때 생긴다. 유전자가 고장난 세포는 이같은 발암촉진 요인의 영향을 받아 매일 3000~6000개가 암세포로 바뀌고 10~50년 뒤 암이 발생한다.

암이 유발되는데는 유전, 환경오염, 스트레스 등의 많은 요인이 있으나 가장 큰 요인은 바로 식생활이다. 식생활은 암 발생 원인의 3분의 1을 차지한다. 일반인들은 야채, 과일, 해조류, 생선 등의 자연식품을 고루 섭취하면 암으로 자유로울 수 있다는 인식을 갖고 있다. 하지만 아무리 항암효과가 있다는 식품을 섭취해도 암으로부터 보다 안전할 수 있을지

언정 해방될 수는 없다. 식품학자들은 항암식품과 발암식품을 규정해놓
았다. 앞에서 살펴본 많은 건강보조식품의 상당수가 항암식품에 해당하
지만 결코 과학적 증거를 갖춘 것은 아니다. 항암식품과 발암식품에 대
해 개념을 정리해본다. 그러나 이또한 참고사항에 불과할 뿐 절대진리는
아니라는 점을 독자에게 강조하고 싶다.

항암식품

항암식품이란 항산화물질처럼 유전자를 깨뜨리는 유해 유리기(free
radical:전자를 한 개만 보유한 불안정한 독성물질)로부터 유전자를 보호하
거나, 섬유질처럼 발암물질의 해독과 배설을 돕는 음식을 말한다. 보다
포괄적으로 보면 암을 유발하는 단초가 되는 성인병을 예방하는 식품도
항암식품의 범주로 볼수 있다.

항산화물질

유해 유리기의 대표적인 것 중 하나인 일종인 유해활성산소(O^-, O_2^-,
O_3^-)는 전자를 한 개밖에 갖고 있지 않기 때문에 매우 불안정한 존재다.
두 개를 갖고 있어야 안정된 존재가 되므로 주위의 분자나 원자로부터
강제로 전자를 빼앗으려 한다. 인체는 활성산소에 의한 산화(전자를 빼앗
김)되는 것을 방지하기 위해 수퍼옥사이드디스뮤타제(SOD:Super oxide
Dismutase) 등의 산화억제효소를 분비하지만 한계가 있다. 따라서 항산
화물질을 적극 섭취할 필요가 있다.

발암물질은 유전자를 깨뜨리고 유전물질의 산화를 가속화함으로써 암

을 유발한다. 항산화물질은 활성산소의 발생을 억제하거나 활성산소를 소거하며, 산화에 의해 손상된 세포를 회복시킨다. 황산화물질은 전자를 빼앗기더라도 자신이 유해 유리기가 되지 않으므로 연쇄적으로 인접 세포를 산화시키지 않는다.

항산화물질 중 비타민류로는 비타민C, 비타민E, 카로틴류, 라이코펜 등이 있다. 황화합물류로는 알린, 알리신, 디아릴설파이드 등으로 마늘과 양파에 많다. 이들 음식의 자극적인 냄새를 내는 물질은 항산화효과를 낼 뿐만 아니라 간기능을 향상시켜 발암물질의 배설을 촉진하고 살균 항균 효과가 있다.

폴리페놀(플라보노이드)류은 식물의 광합성작용에서 생성된 당분의 일부가 변화한 것으로 활성산소나 발암물질이 취약한 세포막을 공격하는 것을 방어한다. 녹차, 적포도주, 대두, 메밀, 유칼리엽, 가지, 블루베리, 커피 등에 다양한 성분과 형태로 들어있다.

식이섬유

식이섬유는 배변량을 늘리고 장내의 유익균을 증식시켜 변비를 촉진한다. 따라서 발암물질이 체외로 신속하게 배출된다. 대장암 예방에 가장 좋은 효과를 보인다. 뿌리채소, 도정이 덜된 곡물, 해조류 등을 많이 섭취하면 좋다.

테르핀류

감귤류, 로즈마리, 세이지, 감초 등에 들어있는 특유의 향과 쓴맛을 내는 성분으로 발암물질을 무독화하며 발암유전자의 작용을 억제한다.

β−글루칸

영지버섯, 표고버섯, 치마버섯, 아가리쿠스버섯 등 버섯류에 들어있는 다당류 물질로 암세포에 대항하는 면역력을 향상시키거나 암세포의 성장을 억제하는 효과가 기대된다.

무기질

과량에서는 암을 일으키지만 적량 또는 미량에서는 암을 억제한다. 철분, 요오드, 몰리브덴, 셀레늄 등이다. 철분이 과잉되면 간암, 위암, 식도암이 유발될수 있다. 셀레늄도 과잉하지 않도록 주의해야 한다.

기타

인돌류는 발암물질을 무독화한다. 양배추 등 평지과 식물에 풍부하다.

DHA와 EPA는 등푸른 생선의 어유에 있으며 암세포를 억제한다. 특히 대장암 예방에 효과가 좋다.

유산균은 발암물질의 체외배출을 촉진하고 암세포에 대한 저항력을 강화한다.

키틴 및 키토산은 발암물질의 흡수억제, 지방흡수억제, 임파구강화를 통한 면역력 증강, 암세포 증식과 및 전이 방지 등의 효과를 발휘한다.

발암식품

우리가 안심하고 먹는 음식 중에 의외로 암을 유발할 수 있는 것이 적 잖다. 일반적으로 식물성 음식은 암을 예방하거나 암으로부터 안전하다. 하지만 일부 야생 산나물의 경우 위험할 정도는 아니지만 미량의 발암물 질을 갖는 경우도 있다. 소철열매는 신장, 간장, 대장에 종양을 유발할 수 있다. 고사리를 많이 먹는 지역에서는 프닥킬로사이드라는 발암물질 의 영향으로 식도암 발생률이 높다. 한약재 중에서는 방기나 광방기 같 은 약재가 발암물질로 지목돼 있다. 커피는 카페인산이 미약하나마 발암 물질로 알려져 있으나 폴리페놀계물질인 클로겐산이 항암물질로 작용하 므로 총체적으로는 유익한 것으로 여겨진다. 영양상태가 나쁘거나 요오 드가 부족한 사람이 양배추나 브로콜리 등의 배추과 야채를 많이 먹으면 갑상선에 종양이 생길 수 있다는 연구도 있다. 곡류나 견과류를 습한 곳 에 잘못 보관하면 아플라톡신이라는 곰팡이 분비물이 나와 간암 등을 유 발한다. 파슬리, 셀러리 등에 들어있는 솔라렌은 피부에 닿을 경우 피부 암을 유발할 수 있으며 광(光)과민성을 초래해 피부염이나 피부변색을 야기할 수 있다. 파슬리, 셀러리, 겨자 등에 함유된 사프롤도 많이 섭취 하면 암을 일으킬 수 있다.

무, 배추, 상추, 시금치, 셀러리 등은 질산이온을 많이 함유하고 있는데 타액으로 인해 아질산 이온으로 변한다. 아질산 이온은 동물성 단백의 아 민류와 결합해 발암물질인 니트로소아민이 된다. 그렇다면 고기와 이들 채소를 따로 먹으라는 얘기인가. 아니다. 야채의 항암성이 더 강하기 때 문에 오히려 고기를 다양하고 풍부한 야채와 함께 먹는 게 권장된다.

다량의 동물성 단백질은 대장암, 췌장암, 유방암, 신장암 등과 밀접한 관계가 있다. 인체는 동물성 단백질 식품을 이물질로 인식하는 경향이 있다. 또 동물성 단백질은 열에 의해 변성을 받는 과정에서 발암성이 올라가고 이에 따라 돌연변이가 유발된다. 게다가 대부분의 동물성 단백질은 지방을 공유하고 있으므로 고열량을 내게 마련이다.

실험실에서 동물을 대상으로 연구한 결과이지만 양질의 단백질을 정상 섭취량보다 20% 적게 먹인 동물들은 발암성이 낮아지고 암이 늦게 자랐다. 좋은 단백질을 소량 섭취하는 게 암 예방에 좋다는 것이다. 좋은 동물성 단백질이란 우유, 계란흰자, 기름기 없는 육류를 말하며 콩 등 좋은 식물성 단백질과 함께 암 예방에 좋다. 반면 질이 낮은 고단백식사는 일반적으로 암의 발생과 성장을 촉진시킨다.

지방질을 다량 섭취하면 암이 촉진된다. 특히 대장암, 유방암, 전립선암은 많은 지방섭취와 깊은 관련이 있다. 어육류를 소금에 절인 것이나 훈제한 것도 그냥 삶거나 찌개로 먹는 것보다 발암성이 높다. 탄수화물도 깐밥처럼 태운 경우에는 발암성이 높아진다. (요리법이 건강에 미치는 영향 참고)

가공식품에는 발암물질이 다량 함유돼있다. 훈제나 염장식품은 일반적인 음식보다 발암성이 높다. 훈제에는 벤조피렌이 새로 생겨 유전자를 파괴하고 암을 유발한다. 어육류를 훈제, 소시지, 햄 등으로 만들 때에는 색깔을 붉게 하고 보존성을 높이기 위해 질산염을 첨가하게 된다. 질산염은 동물성 단백질에 있는 아민기(基)를 니트로소아민과 같은 위암 유발물질로 바꾸므로 어육류 가공식품의 다량 섭취는 바람직하지 않다. 이밖에 니트로소아민은 가다랭이포, 말린 생선이나 꽃새우, 어묵, 화학조미료, 마가린, 통조림, 냉동식품 등에서 검출되고 있다.

가공식품은 방부제, 산화방지제, 인공감미료, 합성착색료, 표백제 등이 들어있어 발암성이 천연식품보다 높다. 아울러 천연식품이라도 특정 가공식품과 섞어 먹으면 발암성이 여전히 존재한다. 예컨대 햄이나 소시지에 상추를 싸 먹어도 니트로소아민이 상당히 많이 생긴다. 질산염이온이 많은 채소를 소금에 절인 음식(대표적으로 김치)과 생선 및 육류의 젓갈류(아민)를 같이 먹어도 니트로소아민이 많이 생기며 짠 염분에 의해 발암성이 더욱 상승한다. 또 어묵의 보존료인 소르빈산은 햄이나 소시지에 보존료로서 첨가된 아질산과 같이 가온해 반응시키면 에틸니트릴산이라는 발암물질을 만든다.

컴프리

주로 잎이나 뿌리를 다류식품으로 가공해 유통돼왔는데 2001년 7월 미국 식품의약국(FDA)이 암이나 정맥폐쇄증을 유발하거나 간기능을 손상시킨다며 판매금지조치를 내렸다. 문제가 된 것은 컴프리에 함유된 '피롤리지딘 알칼로이드' 성분이다. 이 성분은 간의 물질대사효소인 '사이토크롬 p450'에 의해 유해물질로 바뀐다. 유해물질은 세포내 DNA에 작용, 유전체 구조에 이상을 일으켜 간암 등 암을 유발할 수 있으며 먹을수록 독성이 체내에 축적되는 양상을 띤다.

컴프리의 어린 잎에 피롤리지딘이 알칼로이드 성분 함량이 성숙된 잎보다 많고 통상 뿌리에 알칼로이드 성분이 잎보다 3배 이상 많이 함유되어 있다. 컴프리는 비타민 B_{12}가 풍부해 빈혈에 좋고, 소화기능을 향상시켜 위산과다, 위궤양 등에 유익하다. 이밖에 종기, 피부염, 화상, 타박상, 관절염, 근육염 등에 사용돼왔다. 그런데 일부 건강보조식품업체들은 과학적 근거없이 컴프리가 간질환에 좋다며 판촉해와 비난을 사고 있다. 컴프리는 1970년대까지 건강에 좋다는 선전과 구수한 맛 때문에 국내에서 선풍적인 인기를 끌었으나 1980년대 들어 별다른 효능이 없다는 연구결과가 나오면서 그나마 사용이 크게 줄었다.

요리법이 건강에 미치는 영향

같은 음식재료라도 요리방법에 따라 항암효과가 높아지고 건강에 미치는 유익함이 증대될 수 있다. 또 그 반대가 될 수도 있다.

조리할 때 생성되는 돌연변이 유발물질 중 가장 경각심을 가져야 하는 게 잘 익힌 육류나 생선살이다. 일반적으로 약 200℃ 이상의 온도에서 조리되면 육류의 단백질이 변형돼 헤테로사이클릭아민(HCA : Hetero Cyclic Amine)이라는 발암물질이 생성된다. 이 물질은 특히 대장암이나 간암을 유발하는 경향이 크다.

시험관내에서 행해지는(in vitro) 모델 실험에서 식품 구성성분의 대표격인 glycine(단백질), creatine(근육질), glucose(탄수화물)를 혼합, 140℃에서 15분간 가열하면 주목할 만한 돌연변이 유발물질은 생성되지 않았지만 160℃와 180℃에서는 생성된다. 가정에서 행해지는 튀김과 구이요리는 200℃ 이상의 높은 온도에서 이뤄지므로 100℃가 넘되 가능한 낮은 온도에서 조리하는 것이 발암성 물질의 생성을 줄일 수 있는 길이다.

발암물질은 직화(直火) 위에서 높은 온도로 구운 바베큐 요리에서 어김없이 발견된다. 또 고기를 삶거나 끓일 때에 비해 불판이나 석쇠 위에서 구웠거나 프라이팬 안에서 튀겼을 때에 더 많은 헤테로사이클릭아민이 생성된다.

한편 고기를 구울 때는 석쇠보다 불판을 사용하는 게 안전하다는 연구 결과가 나와있다. 한국소비자보호원이 오래 전에 발표한 연구에 따르면 돼지목심 등 육류를 석쇠와 불판에 각각 조리했을 때 석쇠로 익힌 육류에서는 발암물질로 알려진 다환방향족탄화수소류(PAHs : Polycyclic

Aromatic Hydrocarbons)가 불판에서 익힌 육류보다 최고 20배 가량 더 검출됐다. 실험결과 불판에 익힌 돼지목심에서는 20ppb 가량의 PAHs가 검출됐지만 석쇠에 익힌 돼지목심에서는 400ppb를 훨씬 웃돌았다. 특히 석쇠 조리시 양념소갈비, 소등심, 양념돼지갈비 등 비교적 지방 성분이 낮은 육류에 비해 돼지목심 등 지방 성분이 많은 육류에서 PAHs 증가가 뚜렷하게 나타났다. 이같은 현상은 육류에서 떨어진 지방이 숯불에 타면서 발생한 연기가 육류에 다시 달라붙어 PAHs를 증가시키기 때문이라고 한국소비자보호원은 추정했다.

PAHs는 식품이나 휘발유 등과 같은 유기물이 산소가 부족한 상태에서 연소될 때 발생하는 100여종 이상의 물질을 일컫는 말로 자동차 배기가스, 담배연기 등에도 포함돼 있으며 이 가운데 일부는 발암물질로 알려져 있다.

한편 구성자 경희대 식품영양학과 교수팀이 연구한 바에 따르면 기름을 이용해 요리하는 것이 석쇠를 이용해 굽는 것보다 더 발암물질이 많이 생기는 것으로 나타났다. 또 기름요리도 프라이팬에서 기름을 두르고 튀기는 방법이 기름 통속에서 튀기는 것보다 암을 발생시킬 가능성이 높은 것으로 나타났다. 이에 대해 구교수는 "기름을 두르고 튀기면 소량의 콩기름이 섭씨 210℃의 고열로 산패됨으로써 돌연변이 유발물질이 많이 생기지만 기름에 담가 튀기면 많은 기름을 사용함으로써 상대적으로 변질되는 기름의 비율이 적었을 것으로 추정된다"고 설명했다.

한편 가스불꽃은 이산화질소를 생성한다. 따라서 가스오븐에서 나오는 이 연소가스가 음식물과 결합하면, 조리된 음식에서 암을 일으키는 니트로사민(nitrosamine)과 니트로피렌(nitropyrene)이 생성될 수 있다. 결론적으로 고기를 구울 때 가스불꽃은 연탄불보다는 낮겠지만 숯불보다 못한 것이다.

아울러 탄수화물도 깐 밥처럼 태운 상태일 경우에는 발암위험도가 높아지는 것으로 밝혀져 있다.

반면 끓이기, 찜, 데치기 등의 조리법은 비교적 안전한 조리법으로 돌연변이물질이 거의 생성되지 않는다.

한편 시금치, 배추, 콩나물, 호박, 당근, 우엉, 감자 등을 요리할 때 뜨거운 물이 음식물과 장시간 접촉하는 시간이 길수록, 사용한 물의 양이 많을수록 비타민과 무기질의 손실이 크다. 이때 비타민의 유실량이 무기질보다 많다. 특히 지용성 비타민은 가온에 의해 큰 변화가 없으나 수용성 비타민은 10~40% 감소한다. 일반적으로 데치는 요리가 끓이는 요리보다 영양소 손실이 적다고 알려져 있으나 채소를 데친 후 물을 버리면 영양소도 같이 내버리는 셈이 되므로 별반 차이가 없다. 끓이는 음식도 야채 건더기만 건져 먹으면 비타민과 무기질을 섭취하지 못하므로 국물을 많이 마셔야 한다. 채소류는 중국요리처럼 단시간에 걸쳐 볶는 것이 가장 많은 비타민과 무기질을 보존하는 방법이다.

전자레인지에서 요리된 고기는 일반적으로 돌연변이 유발 물질 생성이 낮은 편으로 알려져 있다. 전자레인지는 극초단파가 식품에 흡수돼 열을 발생시킴으로써 음식을 익힌다. 극초단파는 금속을 만나면 반사되고 공기, 유리, 플라스틱 등은 투과하는 성질을 가졌다. 예전에는 전자레인지가 단백질을 발암물질로 변하게 할 것으로 예측하고 많은 연구가 진행됐으나 최근에는 매우 안전한 것으로 증명되고 있다. 오히려 야채나 과일을 알루미늄 호일로 싸서 전자레인지에 넣고 요리하면 비타민C와 무기질등 다양한 영양소의 손실을 막을 수 있는 것으로 나타나고 있다. 예컨대 시금치를 끓는 물에서 데치면 비타민C가 70%쯤 남지만, 전자레인지로 데치면 80% 이상 남는다. 대체로 비타민과 무기질을 고열에서 뜨거운 물과 접촉했을 때 유실되는 양이 많은데 전자레인지는 가스불이나 전기오븐 등을 이용한 요리법에 비해 조리시간이 20~33%에 불과하고 음식자체의 수분만으로 조리하므로 영양소 유실이 적다. 다만 플라스틱 용기나 비닐 랩으로 포장된 인스턴트식품이나 젖병을 전자레인지에 넣고 가열하면 환경호르몬이 용출될 수 있으므로 삼가는 게 바람직하다.

대부분의 사람들은 구운 고기를 삶은 고기보다 맛있어 한다. 그러나 고기를 구워먹으면 발암물질이 나온다고 하니 무조건 삶거나 쪄 먹어야 하는가. 아니다. 발암물질의 위험성은 어디까지나 잠재적인 것이다. 또 신선한 채소나 과일을 곁들여 먹으면 굽거나 태워서 생긴 발암물질은 상당히 상쇄되므로 지나치게 염려할 것은 없다.

이밖에 항암효과와 건강의 유익성을 높이기 위해서는 음식재료 손질부터 양념의 선택에 이르기까지 많은 주의가 필요하다. 음식재료를 다듬을 때에는 우선 채소엔 잔류 농약이 묻어 있을 수 있으므로 부드러운 천으로 깨끗이 씻는 것이 좋다. 감자류, 뿌리채소, 과일류는 껍질을 두껍게 깎는 게 좋다. 고사리 등 산나물은 떫은 맛이 사라질 때까지 물에 담가둬야 발암물질이나 알칼로이드성 독성물질이 빠진다. 과일은 세제를 푼 물에 장시간 담가놓을 경우 과일표면에 있는 농약의 중금속 또는 세제 성분이 과육속에 오히려 스며들 수 있으므로 주의해야 한다. 햄, 소시지, 어묵은 끓는 물에 2~3분 삶거나 뜨거운 물을 끼얹어야 방부제나 보존제가 없어진다. 육류의 비계는 칼로 떼어내고, 닭고기는 껍질을 벗긴 뒤 조리해야 지나친 지방섭취를 피할 수 있다.

조리할 때에는 양파, 토마토, 브로콜리 같은 항암 채소를 신선하게 가급적 익히지 않고 먹는 게 좋다. 고등어, 꽁치같은 등푸른 생선을 조리할 때 참기름을 쓰면 DHA나 EPA의 산화를 막을 수 있다. 또 요즘 유행인 허브나 버섯 등을 곁들이면 생약의 약성을 누리면서 콜레스테롤도 낮출 수 있어 더욱 좋다.

산성식품인가 알칼리성식품인가

나는 산성체질이니까 알칼리성음식을 많이 먹어야 한다고 생각하는 사람이 많다. 또 많은 건강책자들은 알칼리성음식을 많이 먹어야 성인병을 예방할 수 있다며 상당히 과학적인 것처럼 호도하고 있다.

식품이 산성이냐 알칼리성이냐 하는 것은 식품 자체를 분석해서 pH(수소이온농도)를 정한 게 아니다. 음식을 먹어 소화가 돼서 그 성분이 혈액 속으로 녹아 들어가 혈액을 조금이라도 산성화시키면 산성식품이고, 알칼리화시키면 알칼리성식품이다. 즉 체액에 산을 더하는 기능이 있으면 산성음식이고 반대로 산을 제거 또는 중화하는 기능이 있으면 알칼리성음식이다.

즉 황, 인, 염소 등을 많이 포함하고 있는 식품은 체내에서 수소이온(H^+)을 생성해 산성식품이라 한다. 육류, 생선, 달걀 등의 동물성식품과 쌀, 밀, 옥수수 등의 곡류가 이에 속한다. 또 같은 곡류라도 보리는 쌀에 비하면 상대적으로 더 알칼리성식품이다.

반면 나트륨, 칼륨, 칼슘, 마그네슘 등을 많이 함유해 체내에서 수산화이온(OH^-)을 생성하면 알칼리성식품이다. 채소, 과일, 우유, 해조류 등이 대표적이다. 신선한 것일수록 알칼리성을 더 띤다. 그러나 이렇게 알아본 것은 대충 구분한 것이지 곡류, 과일, 채소가 수만 가지인지라 산성식품인지 알칼리성식품인지를 정확히 파악하기란 쉬운 일이 아니다.

인체는 체액이 pH 7~8의 범위일 때 생존할 수 있으며 건강한 사람의 혈액은 pH 7.4 안팎의 약알칼리성을 띠고 있다. 대략 7.4를 기준으로 7.35~7.45 범위의 pH를 유지하고 있다. pH 7.4를 기준으로 pH가 0.1

정도만 변화해도 몸에 이상이 오며 0.3정도까지 변동한다면 우리 몸은 큰 위험에 처하게 되며 심지어 의식을 잃게 된다. 예컨대 산혈증, 알칼리혈증 등은 혈액의 비정상적인 pH상태를 말하는데 쇼크, 감염, 당뇨병 등에 의해 유발된다.

인체는 체액 위에 혈액 또는 조직을 이루는 단백질이 붕 떠있는 상태로 비유할 수 있다. 단백질은 약간의 알칼리성을 띠므로 대략 pH는 7.4 안팎을 유지하게 된다. 그런데 정말 혈액이 적정 pH범위에서 벗어난다면 효소나 호르몬의 기능이 약화되므로 각종 대사활동이 저하되고 몸에 노폐물이 많이 끼어 그 결과 질병과 노화가 촉진될 수밖에 없다. 간단한 예로 뼈를 만드는 칼슘은 체액이 약알칼리성일 때 잘 흡수되는데 몸이 산성화되면 원활하게 흡수되지 않기 때문에 골다공증이 유발될 수 있다.

암, 당뇨병, 신부전, 폐감염질환 등 만성 퇴행성 성인병에 걸린 사람은 pH 7.4를 기준으로 했을 때 산성 쪽으로 치우친 경우가 많다. 하지만 pH 7.3~7.5의 범위를 벗어난 극단적인 환자는 거의 찾아보기 힘들다.

인체는 폐를 통해 이산화탄소를 배출하면서 체액의 산도를 낮추며, 신장은 오줌으로 많은 산을 배설한다. 간도 다양한 물질을 해독해낸다. 이를 통해 체액의 pH는 일정하게 유지되고 있다. pH 3~4에 이르는 콜라, 맥주, 신 과일주스 등을 웬만큼 마셔도 그리고 서구인처럼 육류섭취가 많아도 체액의 pH가 일정하게 약알칼리성을 유지하고 있는 것이 그 증거다.

흔히 건강보조식품을 파는 업체들은 만성피로에 쌓여있으니까 산성체질을 개선해야 한다고 하고 암을 치료 또는 예방하려면 산성체질을 알칼리성체질로 바꾸지 않으면 안 된다고 선전한다. 이는 산성 및 알칼리성 식품의 개념을 상업적으로 이용하려는 의도가 깔려 있다. 생식이 몸의 산성화를 막아준다며 암환자에게 팔아 넘기는 것이 대표적인 상술이다.

하지만 건강한 인체라면 산성음식을 먹어도 자정작용에 의해 혈액을 적정한 pH로 맞출 수 있다. 따라서 편식만 하지 않는다면 몸의 산성화에 대해 걱정하는 자체가 병이 될 것이다.

뿐만 아니라 알칼리성식사를 한답시고 지나치게 채식만 하고 육류를 기피한다면 단백질과 철분 및 칼슘이 부족해져 빈혈이나 각종 대사장애가 초래될 수 있다. 따라서 다양한 동물성 및 식물성식품의 고른 섭취를 통해 필요한 영양소를 고루 얻는 게 바람직하다.

그럼에도 불구하고 흔히 섭취하는 식품 가운데 산성식품이 차지하는 비율과 양이 많으므로 산성화를 줄이는 식사법을 소개하는 것은 아주 의미가 없지는 않다. 주식인 쌀밥이나 밀가루 음식은 산성화를 촉진하므로 감자, 토란, 콩류, 보리, 해조류, 우유, 과일, 야채 등과 같은 알칼리성음식의 섭취가 권장된다. 특히 감자는 대표적인 알칼리성식품으로 칼륨 함량이 높아 유익하다. 칼륨은 혈압도 낮춰준다.

계절별로는 겨울이 막 끝나갈 무렵 몸의 산성화 경향이 가장 높다고 한다. 첫째는 이 기간에 인체가 산화되고 신진대사가 저하되기 때문이다. 날씨가 추우면 모든 생물은 아무래도 운동량을 줄이고 겨울잠을 자며 낙엽을 떨어뜨리듯 신진대사를 정체시킨다. 그런데 인간은 겨울에도 잠을 자지 않고 부지런히 활동한다. 겨울철의 활동은 동면에 비해 몸을 더욱 산화시키고 체내에 더 많은 노폐물이 끼게한다. 인체는 겨울 막바지에 이르러 이런 산화를 방지하고 노폐물을 처리하고 해결하는 능력이 여름보다 떨어지기 때문에 몸이 산성화되게 마련이다. 엄밀히 말한다면 인체의 산화와 몸의 산성화는 다른 개념이지만 같은 개념으로 봐도 큰 무리는 없다. 산화과정에서는 주로 몸이 산성화되기 때문이다.

둘째 이유는 아무리 비닐하우스를 이용한 시설에서 채소가 나온다 해도 겨울에는 대표적인 알칼리성식품인 신선한 야채의 섭취가 여름에 비해 부족하다.

한편 산성비 등 토양의 산성화로 인해 그나마 야채도 과거에 비한다면 많이 산성화돼 있는 상태다. 토양이 산성화되면 그만큼 작물의 성장이 억제되고 식품으로서의 기능성이 떨어지는 것이다. 이때문에 유기농 재배식품이니 야생 천연식품이니 하는 것을 선호하게 되는 것도 무리는 아니다.

아울러 가공식품이나 인스턴트식품은 기름으로 튀기는 과정에서 과산화가 일어난다. 또 첨가되는 보존제, 방부제, 발색제, 소금 등은 산성화를 촉진한다. 아무래도 겨울에는 이같은 가공식품이나 인스턴트식품을 여름보다 많이 먹게 되기 때문에 겨울 막바지에는 가장 몸이 산성화돼 있다. 봄에 춘곤증이 일어나는 것도 몸의 산성화가 중요한 원인이 될 수 있다. 따라서 이른 봄에는 신선한 알칼리성 음식을 듬뿍 먹어줘야 활력을 되찾는데 큰 힘이 된다.

체질따라 음식을 가려야 할까

의학수준이 올라갔지만 아직도 해결되지 않는 난치병이 많기 때문에 상당수 사람들은 병의 원인이 매우 복잡다단하며 밝히기 어려운 불가항력적인 것이라고 말한다. 그리고 그 원인의 하나로 체질적인 문제를 꼽는다.

과학적으로 질병발생의 메카니즘을 연구하는 병리학자들은 체질이란 막연한 의미의 비과학적인 통속적 표현이므로 이제는 의학박물관에나 반납해야 할 전근대적인 용어라고 폄한다. 아닌게 아니라 사상의학이나 팔체질의학으로 인간을 4가지 또는 8가지 체질로 나눌 수 있을까. 심지어 체질을 16, 32, 64가지로 나눠 256가지로까지 나누는 한의학자도 있으니 그 근거를 어디서 찾을 수 있을까.

결론부터 말하면 '체질'은 유전적으로 타고난 '형질'과는 완연히 다른 말이며 설령 체질의 존재를 인정한다 해도 체질은 흡연, 음주, 가족력, 식생활습관, 주거환경, 정신건강, 체력 등 후천적인 생활요인보다 건강에 미치는 영향이 훨씬 적다. 건강에 미치는 이같은 후천적 요인들은 우리들의 노력에 의해 얼마든지 바뀔 수 있으며 체질을 압도하고도 남음이 있다.

그런데도 체질에 따라 음식을 가려야 할까. 극한 상황을 가정해 무인도에 난파를 당한 소양인(少陽人)이 그곳에서 먹을 것이라고는 오로지 개, 염소, 노루 등 소양인에 맞지 않는 육류 밖에 찾지 못했다면 굶을 것인가. 먹어야 살 것이기 때문에 무엇이든 충분히 소화해내면서 적응해나갈 것이다. 또 음식을 대접할 때에 상대방과 자신의 체질이 달라 좋아하는 음식이 상반될 때에는 어떻게 할 것인가. 내가 손해보더라도 상대방의 체질에 맞는, 건강에 좋은 음식을 권할 것인가. 그리고 자신은 체질을 거스르는, 건강에 해로운 음식을 들겠는가. 건강이 제일의 가치인데도 말이다.

세계적인 장수촌을 봐도 그렇다. 먹을 것이라고는 양 또는 염소 고기와 이런 동물에서 나온 젖 밖에 없는 티벳, 몽골 지역의 사람들은 거의 싱싱한 채소를 먹을 기회가 없는데도 건강하다. 체질이 건강에 커다란 의미를 지닌다면 이 지역 사람들이 한정된 몇 가지 음식만 먹었을 경우 음식이 체질에 맞지 않는 수십 %의 사람들은 극도로 건강이 나빠져 오래살 수 없다는 얘기가 아닌가. 그러나 실상은 그렇지 않다. 결국 인체도 환경에 적응하며 살아가게 돼있다.

체질은 무시해도 좋다. 한민족이 단일 민족인 이유도 있겠지만 적어도 한국인은 채식위주에 약간의 담백한 육류를 곁들여 먹는다면 누구든지 건강하게 살 수 있다. 음주, 흡연, 과식 등을 절제하고 규칙적인 운동을 해나간다면 타고난 약골의 체질도 후천적인 건강관리를 통해 얼마든지 튼튼하게 바꿀 수 있다. 쓸데없이 자신의 체격이나 체질에 열등감을 갖고 체념해 버리는 것은 어리석다.

또 한 가지 덧붙여 둘 것은 체질의 감별이 어렵다는 것이다. 필자가 여러 유명하다는 한의원을 찾아가 취재하면서 체질감별을 해본 결과 태양인만 빼고 소양인, 소음인, 태음인이라는 각기 다른 판정이 나왔다. 이에 대해 한의사들은 사상의학을 창시한 동무 이제마 선생이 살던 시대에는 음식, 공기, 물 등이 좋았고 스트레스 등이 없었기 때문에 체질이 뚜렷하게 나오지만 현대처럼 모든 것이 오염돼있고 정신적으로 황폐하며 사회 구조가 복잡한 상황에서는 체질이 그림자에 가려 잘 나타나지 않는다고 해명하고 있다. 결국 체질은 있으되 아파야만 체질이 선명하게 나타나고 그때가서 체질별로 적절한 치료를 하면 쉽게 완치할 수 있다는 미흡한 설명을 하고 있다. 그렇다면 체질을 알면 병을 예방할 수 있다는 주장이 황당할 수밖에 없는 것이다.

일부 한의사들은 그 대안으로 A라는 사람은 소음체질 30%, 태양체질 20%, 소양체질 50% 하는 식으로 체질의 배합비율을 따져 체질의 양상을 거론하기도 한다. 그러나 이렇게 수치를 제시하며 이야기하는 것도 결국 인간은 복합적이라 체질을 구분할 수 없으며 누구나 몇 조분의 1이라도 조금씩은 다른 체질을 가졌다는 것을 의미하는 것이니 체질을 규정하는 게 의미가 없다.

체질은 없으며 이에 따른 음식섭취법도 없다. 오로지 건강상태, 질병 여부, 생활조건 등에 따른 표준적이고 만인에게 가장 적합한 식사모델이 존재할 뿐이다.

선식과 생식이 과연 유익할까

선(禪)의 일본 발음인 젠(zen)은 수 년새 국제적으로 통용되는 단어가 됐다. 선(禪)사상은 서양인에게 신비로운 것으로 받아들여지면서 현대사회의 바쁨, 화려함, 사치스러움과는 정 반대의 개념으로 우리의 의복, 인테리어, 식생활 등에 스며들고 있다.

샐러드에 천연소스를 조금 가미해 자연 그대로의 느낌을 최대한 살리는 젠 스타일 음식문화가 일부 레스토랑에 선보이고 있다. 이런 건강을 지향하는 자연주의 음식문화가 열풍을 불러일으키면서 선식(禪食)과 생식(生食)을 찾는 사람들이 크게 늘고 있다. 찌든 공해속에서 기름지고 가공된 음식만 먹고 사는 현대인들은 자연식을 먹으면 왠지 심신이 강건해질 것 같은 기대감을 갖기 때문이다.

그러나 제대로 선식과 생식의 특성을 이해했다기보다는 주위의 분위기에 휩싸이고 생산업체들의 상업성 짙은 광고에 현혹돼 고가의 제품을 샀다고 후회하는 이들이 적잖다. 선식과 생식의 실체와 건강상의 득실을 알아본다.

선·생식의 효과

선식은 참선하는 승려들의 사찰음식에서 유래한 것으로 식물성 원료에 최소한의 조리과정을 거친 음식이다. 생식은 화식(火食)의 상대어로 전혀 열을 가하지 않은 식품을 말한다. 하지만 대부분의 생식제품은 동결건조방식으로 제조되고 있다.

선·생식 옹호론자들은 생식이 자연의 생기를 죽이지 않고 그대로 담은 것이어서 불로 요리한 음식보다 몸의 세포를 활성화시키는데 유리하다고 주장하고 있다. 선·생식은 비타민, 효소, 호르몬과 각종 유기성 약효성분이 파괴되지 않은 채 간직하고 있다는 설명이다. 이에 반해 화식의 경우 시금치를 5분 데치면 비타민C의 60%가 파괴되고, 고열·고압의 압력솥으로 밥을 지으면 쌀의 다양한 영양소가 손실되며, 인체의 신진대사를 주관하는 800~2000여종의 효소가 거의 죽어있는 상태라는 것이다.

특히 야채는 무조건 생으로 먹어야 한다고 강조하고 있다. 야채는 야초(野草) 중에서 독이 없고 부드러운 것만 선택한 것이기 때문에 이것마저 익혀 먹는다면 아무런 생기를 얻을 수 없다는 논리다.

하지만 선·생식은 식물성이기 때문에 이것만 먹으면 동물성 지방을 섭취할 수 없게 된다. 이에 대해 옹호론자들은 동물성 지방은 과산화지질을 생성, 몸에 축적시키므로 채식으로 과산화지질에 의한 세포노화를 예방할 수 있다고 주장한다. 따라서 각종 성인병을 막을 수 있다는 것이다.

연세대 의대 장양수 박사팀과 풀무원 기술연구소의 공동연구결과에 따르면 12주에 걸쳐 꾸준히 생식을 섭취한 심장병 환자들은 체지방이 평균 21.5%에서 20.0%로 감소되었으며, 반면 몸에 유익한 HDL-콜레스테롤은 8% 증가하는 것으로 나타났다. 또 유해물질을 중화시키는 항산화 비타민인 카로틴과 라이코펜이 증가해 암을 비롯한 각종 성인병과 퇴행성 질환의 예방에 효과적인 것으로 나타났다.

생식은 또한 저염식을 위한 하나의 대안이 될 수 있다. 생식 한 포에 들어있는 소금의 양은 통상 1g 미만에 불과하기 때문이다.

하지만 뭐니뭐니 해도 재료의 영양학적 의약학적 약성이 우수하다는 것을 배제할 수 없다. 선·생식의 가장 주요한 원료인 현미는 미강(米糠)

효소가 풍부하며 탄수화물, 단백질, 무기질, 지방질, 비타민, 섬유질 등이 비교적 골고루 함유돼 있다. 현미는 백미에 비해 내장활동을 활발하게 하고 피를 맑게 하며 변비가 덜 생기게 한다. 이밖에 부재료인 조, 수수, 율무, 콩, 해조류, 버섯류, 생약재 등도 현미 못잖은 기능성을 띤다.

선·생식을 지속적으로 실천해온 사람들은 간염, 인후염, 알레르기성 염증 등 각종 염증질환과 변비 및 비만이 개선됐다고 말한다. 또 뇌와 피와 눈이 맑아졌고, 신장과 간장의 기능이 좋아졌으며, 면역능력이 향상돼 잔병치레가 줄었다고 증언하고 있다.

선·생식의 맹점

선·생식은 무엇보다 효과에 대한 통계가 불분명하고 몇 사람의 증언을 바탕으로 효과가 임의적으로 광고되기 때문에 과학성이 결여돼 있다.

선·생식을 하면 화식을 하는 것보다 소화력의 낭비가 생긴다. 위산이나 소화액이 더 많이 분비돼야 하고 체내의 소화기관이 더 많은 일을 해야 한다. 선·생식을 시작한 상당수의 사람들은 개인차는 있지만 소화불량, 피로, 졸음, 두통, 변비, 설사, 어지럼증, 콧물, 가래 등의 부작용을 보이고 있다. 제조업체들은 화식만 하던 인체가 생식에 적응하는 과정에서 나타나는 명현(明顯)반응으로 생식의 양을 소량으로 시작해 점차 늘려나간다면 별 문제가 되지 않는다고 말한다. 그러나 이런 증상은 경우에 따라 고착화되고 전혀 개선되지 않을 수 있다. 일반적으로 마르고 키가 크며 핏기가 없고 손발이 찬 사람에게는 생식이 바람직하지 않다.

선·생식의 가루제품을 물과 함께 충분히 공급하지 않을 경우 변비가 생기기 쉽고, 몸 속의 노폐물과 독소물질이 몸밖으로 배출되기 어렵기 때문에 주의해야 한다. 거꾸로 지나치게 죽이나 물에 탄 가루분말을 많이 먹을 경우 소화되지 않은 형태의 음식물이 직장까지 빨리 내려가기 때문에 충분한 영양분을 얻을 수 없다. 기대하는 만큼의 변비개선 효과도 얻을 수 없으며 장기적으로는 소화능력이 떨어질 수도 있다.

일찍이 고대 그리스의 의사인 히포크라테스는 음식으로 치유하지 못하는 질병을 고칠 수 있는 약품은 없다고 했다. 그러나 선·생식은 인체가 갖고 있는 자연치유력을 극대화시키는 힘을 길러줄지 모르나 역시 식품에 불과할 뿐 질병을 직접적으로 치료하는 약이 될 수 없다. 하루 세끼를 모두 선·생식으로 때우거나 선·생식이 단기간에 암이나 성인병 같은 고질병을 고칠 수 있다고 과신하는 것은 잘못이다.

보양식품이 스태미너와 정력을 올려줄까

춘곤증이나 삼복더위에 시달린다든가, 심신이 피곤해 매사에 의욕도 없고 밤에 정력마저 샘솟지 않는 경우에는 보양음식을 찾는다. 하지만 어디 특정한 음식만으로 이런 문제를 해결할 수 있을까. 그저 몸이 무기력할수록 신선한 비타민과 야채를 먹고 질 좋은 단백질을 보충하면서 열심히 운동하고 규칙적인 생활을 하면 몸은 어느새 좋아지게 돼있다.

삼복더위라고 찬 음식만 찾다가는 몸이 냉해져 오히려 건강을 해치기 쉽다. 몸이 차가우면 복통 설사가 나고 입맛을 잃게 된다. 때문에 선조들은 이열치열로 몸을 덥히는 스태미너 증진식품으로 보신탕이나 삼계탕 같은 보양음식을 찾았다.

하지만 옛날과 달리 지금과 같은 영양과잉시대에는 기름진 보양식품을 먹는 게 무조건 좋은 것은 아니다. 보양식에 지나치게 탐닉하면 도리어 비만, 동맥경화, 당뇨병 등 만성 퇴행성 성인병이 유발되기 십상이다. 특히 40대 이후의 중년은 고지방·고콜레스테롤 음식을 주의해야 한다.

또 필요 이상의 단백질은 체내에 흡수되지 않고 몸에서 열만 발산시키며 소변으로 배출되는 대사과정에서 칼슘만 축내는 역효과를 낳는다. 게다가 지나친 단백질 섭취는 높은 핵산 함유량으로 말미암아 혈중 요산농도를 높이고 이에 따라 통풍을 악화시킬 수도 있다.

보양식품은 효능을 지나치게 기대하기보다 부담없는 영양식으로 즐기는 게 바람직하다. 아무리 좋은 보양식이라도 영양과잉을 초래하고 체질에 맞지 않아 흡수되지 않는다면 무용지물이다. 규칙적이고 균형잡힌 식사가 역시 건강에 으뜸이다. 그럼에도 불구하고 보양음식의 장점은 흡수가 잘되는 단백질이 고농도로 농축돼 있다는 것이다. 기혈(氣血)이 허한 사람은 분명 도움이 된다. 보양식품의 허실에 대해 알아보자.

보신탕

개고기는 돼지고기에 비하면 지방질과 콜레스테롤이 적고, 단백질 함량과 전체적인 열량은 다른 육류와 거의 비슷하다.

보신탕의 가장 큰 장점은 잘 소화된다는 것. 단백질은 아미노산으로 분해돼 흡수되는데 개고기는 아미노산 조성이 사람과 가장 비슷하다는 이론이 있다. 그러나 반론도 있다. 모든 단백질은 20여가지 아미노산으로 똑같이 분해 흡수되므로 설령 개고기 단백질이 사람과 가깝더라도 무의미하며 어떤 신비한 효과를 발휘할 리 만무하다는 것이다. 아울러 개고기에는 비타민A와 B도 풍부하다.

이런 이유로 예부터 병후회복에 보신탕을 권해왔다. 특히 골절이나 수술 후에 살이 잘 돋으라는 뜻에서 환자에게 보신탕을 먹이는 것이 관습으로 굳어져왔다.

한방의 본초강목에는 개고기가 오장육부를 평안하게 하고 혈액순환을 도우며 위를 보하고 남성의 양기를 돋우는 식품으로 기술돼있다. 이에 따라 여성이 먹으면 배·허리·무릎이 따뜻해지고 냉대하증이 나으며, 남성은 성기가 강직해지고 뜨거워진다고 강조했다.

남성의 정력이 증강되는 것은 모든 고단백·고지방 식품의 공통적인 특징으로 개고기에만 국한된 것은 아니다. 모든 고단백·고지방 스태미너식은 얼마간 계속 먹으면 정액량이 늘어나게 된다. 개고기는 고단백이긴 하지만 다른 육류보다 포화지방과 콜레스테롤이 적으므로 스태미너 증강효과는 거의 동등하거나 약간 나은 정도라 볼 수 있다.

개고기의 콜레스테롤에 대해 어떤 학자나 서적은 다른 육류보다 높다는 경우도 있고 반대인 경우도 있는데 개를 어떤 음식을 먹여 키우느냐에 따라 다른 것 같다. 또 가둬서 전문 육용으로 키웠는지 여느집 개처럼 풀어놓고 키웠는지에 따라서도 콜레스테롤 함량은 큰 변화가 있는 것 같다.

한편 한방에서는 남성의 발기부전에 누런 수캐를 가장 높게 치고 다음으로 검은 수캐를 꼽았다. 역시 과학적인 근거가 있는 것은 아니다.

보신탕은 성인병의 원인으로 지목되는 포화지방산이 적은 반면 잘 굳지 않으며 몸에 이로운 불포화지방산이 많은 식품이다. 지방질을 구성하는 지방구(脂肪球)의 크기도 소기름이나 돼지기름에 비해 6분의 1정도에 불과해 과식해도 소화가 원할해 탈이 나는 경우가 거의 없다.

보신탕의 효험을 믿는다면 오히려 조리법에 주목해야 한다. 보신탕에 듬뿍 들어가는 마늘에는 알리신과 스크로티닌이 들어 있어 위장을 튼튼하게 하고 항암 및 항노화 효과를 나타낸다는 것이다.

개고기에 대한 환상은 비논리적인 상식을 낳고 있다. 개고기가 만병통치약이라 암에 특효라는 것과 거꾸로 개고기는 암을 빨리 퍼지게 한다는 것이다. 둘 다 틀린 말이다. 개고기는 다른 육류와 마찬가지로 단백질 공급원일 뿐 어떤 약효를 가지는 것은 아니다.

일반적으로 암연구자들은 적은 육류 섭취가 암을 예방하는데 좋고 암에서 회복할 때는 적절한 단백질의 공급이 중요하다는 입장을 보이고 있다. 단백질은 근육을 만들고 궤양이나 상처가 잘 아물게 하며 뼈 속에 칼슘이 잘 뭉치도록 그물망 역할을 해준다. 또 신경전도물질, 호르몬, 효소의 원료가 되므로 고단백 식사는 더운 여름철 피로를 덜고 잠을 잘 자게 하는데 상당히 필요하다. 하지만 고단백 식사를 위해 값이 비싸고 서양인들이 혐오스러워하는 개고기만을 고집할 필요는 없다. 다른 육류로 얼마든지 대체할 수 있다. 그렇다고 서양인의 강압에 밀려 고유의 음식인 보신탕을 포기하는 것을 바라지도 않는다. 오직 선택의 문제일 뿐이다.

삼계탕

개고기는 기가 탁한 음식이라 해서 예부터 유학하는 선비는 삼가왔다. 불교에서도 신도들에게 교리상 금하는 식품으로 정했다. 또 여성이 먹어서는 안될 음식으로 금기시 해왔다. 또 개고기 특유의 냄새가 마치 인육(人肉)과 같다고 말하는 사람도 적잖다.

이때문에 보신탕 집에 가서 개고기를 기피하는 사람들은 삼계탕을 선호한다. 닭고기도 역시 고단백 식품이다. 다른 육류와 비교하면 육질을 구성하는 섬유가 가늘고 연하다. 또 지방질이 근육 속에 섞여 있지 않기 때문에 맛이 담백하고 소화흡수가 잘 된다. 이런 이유로 어린이나 노약자를 비롯한 모든 이에게 권장돼왔다. 특히 질 좋은 단백질과 지방질 섭취가 필요한 임산부는 예부터 미역국에 닭을 넣어 끓여 먹었다.

닭고기에는 메치오닌을 비롯한 필수아미노산이 많아 새살이 돋게 하는데 효과적이다. 또 닭 날개 부위에 많은 뮤신은 끈끈한 점액질 성분으로 성장을 촉진하고 성기능과 운동기능을 증진시키며 단백질의 흡수력을 높여준다.

삼계탕에 곁들이는 인삼은 체내효소의 활성화를 통해 신진대사를 촉진하고 피로회복을 앞당긴다. 그러나 삼계탕은 닭과 인삼의 영향으로 성질이 뜨거운 음식이다. 이때문에 예부터 고혈압, 뇌졸중과 같은 뇌·심혈관질환이 있는 사람에게는 권장되지 않았다.

장어백숙

장어는 산란할 때 강에서 바다로 먼 거리를 헤엄쳐나간다. 그 엄청난 스태미너에 반해 사람들은 장어를 먹으면 장어 같은 스태미너가 생길 것이라고 믿어왔다.

장어에는 여름철에 고갈되기 쉬운 비타민A가 다량 들어있다. 100g당 4222 IU(국제단위)가 들어 있다. 5년 이상된 장어에는 같은 무게의 소고기보다 무려 1000배나 많은 비타민A가 함유돼 있다.

불포화지방산이 풍부해 모세혈관을 튼튼하게 하고 고혈압 예방에 좋다. 흡수가 잘되는 단백질도 다량 함유돼있다. 바다장어는 회로 먹어도 좋지만, 민물장어는 이크티오톡신이라는 독이 있어 생식을 삼가야 하며 간장을 발라 구워 먹거나 마늘, 생강, 양파, 후추 등을 넣고 백숙으로 끓여 먹는 게 가장 좋다.

한방에서는 장어의 성질이 차기 때문에 몸이 차거나 위장이 약해 소화력이 떨어지거나 설사를 하는 사람에게는 권장하지 않는다. 대신 몸에 허열이 있고 쉽게 피곤을 느끼는 사람에게 적합하다고 권한다. 또 장어와 찬물 또는 복숭아를 같이 먹으면 설사를 일으킬 수 있어 삼가야 한다고 지적하고 있다.

용봉탕

민물고기의 용으로 일컬어지는 잉어와 봉황으로 격상된 오골계가 주된 재료다. 여기에 인삼, 밤, 생강, 대추, 찹쌀, 표고버섯, 마늘, 후추 등이 들어간다.

잉어는 필수아미노산이 많고 소화흡수가 잘되는 단백질로 구성돼 있다. 지방질은 전체 중량의 4%로 이중 대부분이 몸에 유익한 불포화지방산이다. 이밖에 탄수화물 대사에 중요한 역할을 하는 비타민B_1을 비롯한 비타민, 칼슘, 철분 등의 무기질이 듬뿍 들어 있다.

그래서 잉어는 임산부, 회복기환자, 간질환을 앓는 환자, 허약한 어린이 등에게 좋다. 또 정액의 주성분인 히스티딘과 아르기닌이 많이 함유돼 있어 정력증강에도 도움이 된다고 한다. 용봉탕은 산성인 동물성 식품과 알칼리성이면서 한약성분인 식물성 식품이 잘 조화돼 있어 이상적이라는 평가를 받고 있다.

오리탕

유황과 갖가지 한약재를 먹여 기른 유황오리가 요즘 인기다. 유황은 본래 성질이 매우 뜨겁고 독성이 너무 강하여 사람이 도저히 그냥 먹을 수 없다. 하지만 오리의 몸 속에는 매우 강한 해독 물질이 있고 오리의 성질이 몹시 차서 오리에게 유황을 먹이면 유황의 독성은 없어지고 약성만 남게 된다는 설명이다.

이 해독물질은 최근 유황오리에 풍부한 레시틴으로 규명되고 있다. 레시틴은 세포막의 중요한 구성성분으로 세포를 보호해주고 지방질대사를 촉진하는 기능이 있다.

오리고기는 육류 중에서 가장 알칼리성식품에 가깝다. 그러나 알려진 바와 달리 콜레스테롤과 지방질 함량이 적잖아 뇌·심혈관질환에는 권장되지 않는다. 반면 동의보감에는 오리가 성질이 차서 중풍이나 고혈압을 예방하고 몸을 보양한다고 나와있어 어떤 말을 신뢰해야 할지 확신이 서지 않는다.

정리해 말하면 병후 허약자나 임산부에게는 기력증강 차원에서 오리가 권장되지만 성질이 차기 때문에 몸이 차고 다리가 약하며 설사를 자주 하는 사람에게는 좋지 않다.

해산물류

해삼은 놀란 만큼 생명력이 강한 생물로 몸을 두 동강 내도 그 반신이 살아남아 상실된 나머지 반신을 재생할 정도다. 중국인들은 이런 생명력이 넘치는 해삼을 먹음으로써 인간도 생명력을 그대로 이어 받을 수 있다고 믿었다. 그래서 말린 건해삼을 바다의 산삼이라고까지 불렀다.

예부터 해삼을 많이 먹으면 정력이 좋아지고 신경이 편안하게 가라앉으며 지구력도 생긴다고 믿었다. 각종 스트레스와 불안에 쫓겨 마음이 편안하지 못할 때 해삼을 먹으면 마음이 가라앉고 안정이 된다는 것이다.

건해삼의 경우 물에 오래 불렸다가 익히면 녹아버릴 정도로 연해지므로 소화가 빠르고 소화기관에 부담이 적다. 이렇게 조리된 요리는 간을 좋게 한다고 믿어져 왔다.

또 해삼은 고혈압 방지에도 우수한 효과를 나타내며 피부노화와 동맥경화를 막는데도 큰 도움이 된다고 한다.

전복은 값이 비싼 게 흠이지만 단백질, 칼슘, 철, 비타민 등이 많아 병후 회복이나 스태미너 증진을 위한 음식으로 훌륭하다. 도미는 지방이 적고 단백질이 풍부해 어린이나 노인에게 적합하다.

정력을 증진시키는 음식은 뭘까

여러 음식과 관련한 책을 보면 정력증진에 도움이 된다는 음식이 하도 많아 좀처럼 옥석을 가릴 수 없다. 정력이 좋다는 것은 섹스에 대한 의욕이 맑고도 강하게 표출되며 섹스를 하고 싶을 때에 자연스러운 심리와 육체의 결합으로 순조롭게 이뤄지는 것을 의미한다. 물론 여기에는 사정하기까지 걸리는 시간이 적절히 길고 발기하는 동안 음경의 강직도가 만족할 만한 수준으로 유지되는 것이 포함된다.

그러기 위해서는 우리의 오감이 성적 무드를 느끼고 뇌로 전달되며 성적 흥분이 뇌에서 척추를 타고 음경으로 전달돼 순간적으로 음경의 해면체가 열리면서 음경에 정맥피가 높은 압력으로 펌프질되는 과정이 무리 없이 이뤄져야 한다. 결국 정력증진식품이라는 것은 성적 자극을 잘 전달시켜주는 물질이 들어있거나, 음경의 혈액순환 및 혈관청소를 도와주거나, 음경에 혈액이 몰리도록 펌프질을 촉진하거나, 인체의 전반적인 기능을 향상시키는 기능이 있는 것이라고 볼 수 있다.

또 고혈압과 당뇨병 같은 성인병을 예방해주는 음식도 궁극적으로 발기부전을 막음으로써 정력증진식품이라고 볼 수 있다. 아울러 염두에 둘 것은 콜레스테롤이 남성호르몬의 원료이기 때문에 과거 먹고 살기 힘들던 시절에는 콜레스테롤 함량이 높았던 음식이 정력강화식품으로 인식됐으나 지금은 결코 바람직하지 않다는 사실이다. 많은 정력증진식품 중에 비교적 신빙성 있는 것을 엄선해본다.

음양곽

매자나무과의 다년초로 삼지구엽초의 잎이다. 음양곽(淫羊藿)은 양을 음탕하게 만든다 해서 붙여진 이름이며 한줄기에 가지가 셋으로 갈라지고 각 가지마다 잎이 셋씩 붙어 '삼지구엽초'로도 불린다. 음양곽은 성호르몬의 분비를 촉진시키고 말초혈관을 자극해 음경혈관을 확장시킴으로써 최음 작용을 한다고 연구돼있다. 양기가 부족하고 허리와 무릎이 차고 신경통이 느껴질 때, 여성들은 자궁이 차고 월경장애가 생길 때 음양곽이 좋다. 건망증 개선에도 효과가 있다. 술로 담가 마시거나 차로 든다.

하수오

박주가리라 불리는 다년생 풀의 뿌리다. 옛날에 하수오를 즐겨 먹은 한 노인이 젊은이처럼 하도 머리가 검기에 "왠 머리가 그리 검소?"라는 질문을 많이 받았다고 한다. 그래서 약초의 이름도 하수오(何首烏)라고 불린다. 하수오는 검은 콩, 검은 깨, 우슬(쇠무릎), 잣, 호두와 함께 머리

를 검고 윤기 나게 만드는 음식으로 알려져 있다. 하수오는 혈액순환을
촉진하고 불면증, 유정(遺精), 설사 등에 효과가 있다. 보음제(補陰劑)로
머리를 검게 하며 정력을 증강시키는 것으로 전해져 내려온다.

잣

해송자(海松子)로 불리는 잣은 자양강장제로 널리 알려져 있다. 잣은
뇌에 들어 있는 올레산, 리놀레산, 리놀렌산 등의 불포화지방산이 풍부
해 혈관을 정화해주고 머리를 맑게 한다. 혈압을 안정시켜 중풍을 예방
하고 관절이 약한 사람을 강하게 해준다. 폐와 대장의 기능을 강화해 호
흡부전 및 변비를 해소한다. 잣죽은 병후나 식욕부진으로 입맛이 없을
때 좋다.

마

산약(山藥)이라 불린다. 디아스타제라는 소화효소가 무의 3배 정도로
많아 소화를 도우며 고혈압 및 당뇨병의 예방과 치료, 허약체질 개선의
효과를 낸다. 꾸준히 먹으면 내장이 튼튼해지고 머리를 맑게한다. 마는
생식해도 소화가 매우 잘 된다. 마를 갈아 간장과 참기름을 적당히 끼얹
어 젓가락으로 고루 저어 하루 2~3회 정도 먹거나, 마 말린 것을 호두
부순 것과 같이 넣어 마죽을 쑤어 매일 먹어도 좋은 효과를 기대할 수
있다.

구기자

식물생약재 가운데 오미자, 구기자, 토사자, 복분자, 사상자 등을 오자
(五子)라 해서 보혈하고 쇠한 기운을 채워주는 대표적인 정력제로 꼽았다.
구기자는 각종 아미노산과 비타민을 비롯해 영양소를 골고루 포함하

고 있다. 특히 구기자 속의 루틴은 모세혈관을 강화하는 작용이 있어 저혈압이나 고혈압 어느 쪽에도 효과를 발휘하며 동맥경화에도 좋다. 구기자 속의 베타인은 소화를 촉진하고 간장에 지방이 굳는 것을 막아주는 작용을 한다. 피로회복, 노화방지, 자양강장, 해열진통의 효과가 우수하다. 구기자는 열매가 반쯤 익은 것을 따서 서늘한 곳에서 꾸들꾸들해질 때까지 말린다. 열매가 크고 두터우며 색이 붉고 씨가 작은 것을 고르면 좋다. 잣, 대추 등과 함께 먹으면 어울린다.

오미자

오미자(五味子)는 껍질은 단맛이고 과육은 신맛이며 씨앗 부분인 핵은 맵고 쓰고 짠맛이 있어 하나의 열매가 다섯 가지 맛을 낸다고 해서 붙여진 이름이다. 이때문에 한약재뿐만 아니라 요리나 음료의 재료로 많이 사용돼왔다.

오미자는 예부터 자양강장제로 애용돼 왔는데 정신적 긴장이 많은 사람이 먹으면 정신신경이 이완되고 머리가 맑아진다. 오미자를 끓여 벌꿀에 타 마시면 권태로움, 뻐근함, 건망증 등이 개선된다.

오미자는 간 세포막을 보호하는 비페닐디메틸디카르복실레이트(biphenyldimethyldicarboxylate) 성분이 들어있어 간질환에 좋다. 이 성분은 양약으로 개발돼 있기도 하다. 또 만성기관지염, 인후염, 편도선염 등에 도움이 된다. 여름철 땀이 많이 나고 목이 자주 쉬는 사람에게도 특효다. 다만 오미자는 성질이 따스하며 열을 보존하기 때문에 감기에는 그리 좋지 않다.

복분자(복분자 추출물 참고)

황기(황기 추출물 참고)

마늘 (마늘 추출물 참고)

인삼 (인삼 추출물 참고)

더덕 (도라지와 더덕 참고)

숙지황

몸 속의 정수를 더해주고 남성의 양기부족이나 여성의 혈액부족을 개선하는 약재다. 특히 남성들이 양기부족으로 허리가 아프고 발기력이 약하며 조루가 있고 사타구니 밑이 축축하고 소변줄기가 약하며 사소한 일에도 짜증을 내고 꿈속에서 몽정을 하는 경우에 좋다. 여성들은 생리불순, 불임증, 유산 등에 좋다. 뼈가 약해서 허리가 굽고 무릎이나 팔꿈치가 시고 아플 때도 꼭 처방된다. 인삼보다 구하기 쉽고 값도 싸서 산삼에 비교해도 유익한 점이 적잖다.

부추

예부터 부추를 먹으면 몸이 따뜻해지고 감기에 잘 안 걸릴 뿐만 아니라 설사나 복통에도 효과가 있다고 했다. 평상시에 계속 먹으면 중풍을 예방할 수 있다고 한다. 부추는 정장작용을 하며 철분이 많아 혈액을 정상화하고 세포에 활력을 준다. 아연이 풍부해 정력증강에 좋고 카로틴과 비타민B_1, B_2, C 등도 풍부하다. 부추를 꾸준히 먹으면 위장기능이 좋아지고 피부도 고와지는 등 온몸의 대사가 활발해지며 스태미너 증진에도 좋다.

육종용

중국 내몽고에 자생하는 더부살이과의 육종용의 줄기를 봄에 채취해 햇볕에 말린 것이다. 정혈(精血)을 보양하고 신기(腎氣)를 올려 성기능 자극약으로 알려져 있다. 신경쇠약을 다스려 전신강장약으로 발군의 효과를 낸다.

육종용이 들어가는 대표적인 처방으로는 독계산(禿鷄散)이 있다. 수탉이 먹고 정력이 남아돌아 암탉의 볏을 올라타고 쪼아서 대머리를 만들었다는 유래에서 붙어진 이름이다. 이 처방은 육종용 3푼(1푼은 0.375g), 오미자 3푼, 토사자 3푼, 원지 3푼, 사상자 4푼을 가루내어 두차례로 나눠 공복에 매일 두 달 동안 복용하면 된다. 단 배우자가 없으면 사고를 치게 된다고 한다. 독계산에는 고추잠자리, 참새알 같은 한약재를 넣기도 한다.

해구신 (해구유와 해구신 참고)

녹용 (녹용 참고)

용안육

무환자나무과의 열대 상록교목인 용안의 과실을 따서 껍질을 제거하고 과육만 말린 것이다. 일명 '익지'. 기운을 보충해주고 몸과 마음을 편하게 한다. 단맛이 신맛보다 강해 먹기 좋으며 스트레스를 많이 받는 수험생, 불면증·초조감·불안감을 보이는 사람, 허약한 어린이, 임산부, 병후 회복기 환자, 정력이 떨어진 사람 등에 좋다. 한번에 10g정도를 달여 먹으며 효과가 더디므로 장기간 복용해야 한다.

뱀과 지렁이

꿈틀거리는 역동성을 상징하고 고농도의 단백질 덩어리인 뱀과 지렁이는 정력의 화신처럼 여겨져 왔다. 더욱이 뱀은 교미시간이 20~40시간이나 될 정도로 정력적이다. 하지만 이들 식품은 한의학적으로 마르고 열이 많은 사람에게는 효과가 있지만 비습(肥濕)한 사람에게는 좋지 않다.

뱀은 메치오닌, 글루타민, 시스테인 등의 아미노산과 비타민이 풍부하다. 일부는 생식으로 즐기기도 하나 기생충이 우려되므로 가급적 끓여 먹는 게 좋다.

지렁이는 열과 혈압을 떨어뜨리므로 고혈압, 뇌졸중, 기관지천식 등에 좋다. 간질환에 좋다고 해서 토룡탕(土龍湯)이 유행한 적도 있는데 아르기닌 등 간에 좋다는 아미노산이 풍부하다. 혈전을 용해시키는 효소를 함유해 심혈관계질환의 개선제로 쓰이며 음경혈관청소, 정액생성, 발기증진 등의 효과가 기대돼 정력제로도 애용되고 있다.

굴

서양에서는 굴이 대표적인 정력식품으로 인식돼있다. 굴을 감싸는 껍데기가 고환을 닮았고 속의 흐물거리는 내용물은 시각적으로나 촉각으로나 여성의 외음부를 연상시킨다는 것. 굴에는 어떤 식품도 따를 수 없는 성(性)과 관련 미네랄인 아연과 뮤코당이 많이 들어있다. 이들 성분은 정자의 운동을 촉진하고 정액을 늘리는 효과가 있다.

장어와 해삼 ('보양식품이 스태미너와 정력을 올려줄까' 앞부분 참고)

자라 (자라가공식품 참고)

개구리

개구리는 단백질, 지방, 탄수화물, 칼슘, 인, 철, 비타민 등이 많다. 부종, 이질, 요통을 치료하고 정력을 강하게 한다. 한국에서는 주로 참개구리만 먹으나 서양인들은 황소개구리, 중국인들은 무당개구리나 청개구리도 즐긴다.

기타

호랑이뼈, 호랑이생식기, 웅담, 노루피, 멧돼지, 거북 등등. 하지만 야생희귀동물을 남획해서는 안되겠다. 한편 도마뱀 등 파충류를 날로 먹으면 기생충 감염 위험이 있으므로 절대 금지해야 한다. 특히 뱀의 등골, 소의 등골 등은 날로 먹든 가열해 먹든 각각 기생충과 광우병의 위험이 있으므로 피해야 한다.

음식으로 지능을 높일 수 있을까

노력하지 않아 학교성적이 부진한 자녀들에 대해 지능 탓만 하고 공부를 위해 머리 좋아지는 식품이나 약을 먹여 해결해보겠다고 동분서주하는 부모들이 많다. 그러나 두뇌발달식품의 실상을 알아보면 실망할 부모가 많다.

두뇌발달식품은 크게 DHA나 레시틴 같은 뇌 조직의 구성성분, 파·생강·박하처럼 뇌의 혈액순환을 도와주고 졸음을 쫓아주는 식품, 녹용이나 경옥고처럼 체질을 강화해 궁극적으로 머리가 좋아지게 하는 보약,

창포·원지·산조인 등 기억력 증강에 효과가 있다고 알려진 단미(單味)한 방약 등이 있다. 그 효과의 실상을 찬찬히 살펴보자.

DHA는 인간의 뇌세포를 구성하는 지방산의 10%를 차지하며 레시틴은 뇌의 혈액순환과 뇌내 지질층의 원만한 흐름을 돕는다. 이들 성분은 앞에서 언급한대로 한계가 있다. (DHA 및 레시틴 참고)

다만 DHA가 학습능력을 향상시키지는 못하지만 부족할 경우에는 학습능력, 망막의 시각인지기능 등이 저하되고 일상행동의 불안정성과 불필요한 운동량이 증가하는 것으로 나타나 있기 때문에 등푸른 생선류와 어패류의 적절한 섭취가 요구된다.

한편 최근 캐나다 베이크래스트 노인병치료센터의 위노커 박사가 연구한 바에 따르면 실험용 쥐에게 동·식물성 지방을 전체 섭취량의 40%가 되게 먹였더니 이보다 적게 먹은 쥐에 비해 기억력 테스트 결과 성적이 현저히 낮았다. 위노커 박사는 지방을 많이 섭취하면 혈당을 조절하는 인슐린 기능에 장애가 생겨 뇌가 포도당을 제대로 흡수하지 못하게 되기 때문에 과잉의 지방은 기억력을 떨어뜨릴 수 있다고 설명했다.

또 지방 과잉섭취는 '인슐린 내성'을 유발할 수 있으며 뇌에 지질이 껴 뇌세포를 산화 손상시키면 신경회로가 망가져 지능저하를 유발할 수 있다. 따라서 어려서 지방을 많이 섭취하는 것은 바람직하지 않다.

옛날부터 파를 많이 먹으면 머리가 좋아진다고 했는데 파의 뿌리 부분인 흰 부위는 혈액순환을 촉진하고 졸음을 쫓으며 각성시키는 효과가 있다. 생강이나 박하도 이와 비슷한 효과를 지닌다. 결론적으로 뇌의 지능을 간접적으로 올리는데 도움이 될 뿐이지 직접적으로 올리는 것은 아니다. 이렇게 따진다면 생약학과 식품학에 나오는 거의 모든 음식이 지능발달에 도움이 되는 것이니 뭐라 특정 음식을 지칭할 수 없는 것이다.

그래도 민간의학과 한약책에서 전해오는 몇 가지 지능발달 식품을 꼽으라면 대추를 아이에게 하루 5개 정도 먹이면 혈액순환이 잘 되고 뇌 기능도 향상된다. 대추 10알에 파 7뿌리를 넣고 끓여서 차로 상복하면 좋다.

호두, 참깨, 메추리알, 잣 등은 두뇌발달에 도움을 주는 불포화지방산이 많다고 한다. 특히 호두는 쪼갰을 때 모양이 뇌와 같다고 해서 두뇌발달에 도움이 좋다고 하는데 한의학적 세계관일 뿐 과학적인 의미가 있는 것은 아니다.

필자는 뚜렷한 묘방이 없다면 녹용 같은 보약이 오히려 아이들의 체력과 면역력을 길러 학습능력의 지구성을 높인다고 믿고 있다. 경옥고나 천왕보심단 같이 피를 보충하고 머리를 맑게 하며 젊음을 되찾아주는 보약도 학습할 때 스태미너를 돋우기 위해 어느 정도 필요하다.

기운이 나게 하고 머리를 각성시키는데는 인삼만한 게 없다. 선천적으로 허약한 사람이나 봄을 타는 사람에게 처방하는 공진단과 여기에 육미와 인삼을 가감한 육공단은 기운나게 하고 머리를 각성시키는데 더없이 좋은 약이다. 비싼 게 흠이다. 다만 녹용이나 인삼은 열이 많고 살이 많이 찐 사람에게는 맞지 않을 수 있으니 감안해 써야 한다. (녹용 및 인삼 참고)

학부모들이 가장 관심 있는 음식이자 약재는 이른 바 '총명탕'으로 알려진 것들이다. 기억력을 좋게 하는 단방 약재로는 원지, 산조인, 백자인, 창포, 용골, 모려, 복령, 호두, 구기자, 용안육, 대추, 참깨, 우황 등이 있다. 이들 약재는 한방에서 말하는 신경강장(神經强壯) 및 성신건뇌(醒神健腦)의 효과를 낸다. 즉 정신을 안정시키고 단기기억력을 높이며 건망증과 불면증을 해소하며 뇌의 혈액순환을 촉진한다는 것이다.

총명탕은 기억력이 부족하고 건망증이 심한 사람에게 예부터 쓰인 처방. 장기복용하면 하루에 1천자를 외운다고 옛 한의서 기록돼 있다. 백복신, 원지, 석창포를 같은 양씩 섞어 이를 매번 12g씩 달여 마신다. 이때

원지는 감초 끓인 물로 데쳐 가운데 심(芯)을 뺀 것을 생강즙에 담가서 말린 것을 써야 한다.

익기총명탕은 수험생에게 가장 많이 내리는 처방으로 원래는 중년 이후의 노인성 이명, 어지럼증, 난청, 시력저하를 막기 위해 쓰였다. 구운 구(炙)감초 4.8g, 인삼과 황기 각 4g, 승마와 갈근 각 2.4g, 만형실 1.2g, 백작약과 술에 담가 볶은 황백 각 0.8g을 물에 달여 하루에 두 번 나눠 마신다.

그러나 결론적으로는 지능을 높이는 음식은 따로 없다. 오로지 학습과 훈련을 통해 뇌의 기초적 신경세포 단위인 뉴런과 그 가교역할을 하는 시냅스들이 긴밀하게 네트워크를 형성하느냐에 따라 기억력과 분별력이 좋아지는 것이다. 또 평소에 감수성과 호기심을 길러 좌뇌와 우뇌를 조화시킬 때 총체적인 지능이 길러지는 것이다.

부모로서는 오히려 평소 자녀의 심신건강을 평안하게 보살피는 것이 자녀들의 학습능력 향상에 더 큰 도움을 줄 수 있을 것이다. 자녀가 불안감이나 부모의 과잉기대에 따른 부담감으로 과중한 스트레스를 받지 않는지 곰곰 살펴봐야 한다. 또 자녀가 비만, 천식, 결핵, 아토피성피부염, 여드름, 불면증, 요통, 어깨통증, 소화불량, 변비, 빈혈, 편두통, 안구충혈, 안구건조증, 졸림증, 어지럼증, 생리불순 등의 지병으로 불편해하지 않는지 파악하고 치료해주는 게 머리에 좋은 음식을 찾는 것보다 우선돼야 한다.

수험생들은 어떤 식사를 해야 높은 학업능률을 유지할 수 있을까.

수험생들은 영양상태가 좋아야 과중한 두뇌활동, 수면부족, 만성피로, 면역력저하 등을 견딜수 있다. 다만 시험을 며칠 앞둔 상태에서는 평소 식사량의 80% 수준으로 소식하는 게 바람직하다. 너무 많이 먹게 되면 뇌에 있던 혈액이 위장으로 몰려 뇌 기능이 떨어진다. 튀김, 케이크 등 지방과 열량이 많은 음식은 혈당을 높이고 피로와 졸음을 유발하므로 피하는 게 좋다. 자정을 넘겨 야식하는 것도 소화기관을 피로케 하므로 좋지 않다.

아침식사를 거르면 안 된다. 뇌에 포도당 공급이 부족해지면 뇌기능이 활발해질 수 없다. 육류, 생선, 해초류, 야채, 곡류 등을 골고루 섭취하는 것이 중요하다. 밥맛이 없어 불가피하게 빵으로 대체할 경우에는 우유, 채소, 계란 등을 곁들이는 것이 좋다. 잣, 호도, 땅콩 등 견과류로 끓인 죽이 입맛을 돋울 수 있다. 칼슘은 적당히 섭취하면 집중력을 높이는데 도움이 되지만 과다하면 뇌신경이 흥분하게 되므로 하루 한잔의 우유가 적당하다. 밤샘공부를 하려면 우유를 한잔 이상 마시면 안 된다. 많이 마시면 뇌가 지나치게 흥분하게 되고 마신 후 몇 시간이 지나면 속이 쓰리고 오히려 졸립게 된다. 새우나 게에는 뇌기능 억제물질이 들어있어 많이 먹으면 졸음이 온다.

수험생에 생기기 쉬운 변비를 예방하려면 섬유소를 많이 섭취해야 하는데 새벽에 생과일 또는 과즙을 먹는 것이 좋다. 과일은 가급적 아침이나 식후에 먹는 게 좋다. 저녁에는 몸이 차가워지는데 과일은 대부분 성질이 차서 깊은 밤에 먹으면 속을 냉하게 만들수 있다. 생과일이나 생과일주스는 일반적으로 식전 또는 식후 30분에 먹는게 좋다. 생과일주스는 하루 1~2잔이 좋고 단숨에 벌컥벌컥 마시기보다는 천천히 음미하면서 마시는 것이 좋다. 한편 신경과민으로 배가 만성적으로 더부룩한 과민성 대장증후군에 시달리는 수험생은 생과일이나 생야채는 피하는 게 좋다. 이럴 경우 살짝 익힌 과일도 무방하다.

철분은 주의력, 기억력 등 인식기능을 향상시켜 학습능력을 올리고 청소년기 철분결핍성 빈혈을 예방하는 필수무기질. 철분이 많은 멸치, 해삼, 멍게, 미역, 다시마 등의 해산물과 시금치를 먹으면 학습능력을 향상시킬 수 있다.

비타민B₁이 부족하면 뇌기능이 감퇴되고 쉽게 피로해진다. 비타민C는 질병과 스트레스에 대한 저항력을 높이므로 이들 두 가지 비타민을 충분히 섭취한다.

수험생의 30%가 편두통에 시달린다는 통계다. 지속되는 피로와 스트레스, 불규칙한 식사와 수면습관 등이 원인이다. 커피, 콜라, 엽차, 햄, 소시지, 바나나, 치즈, 피자, 화학조미료, 땅콩, 청량음료, 술 등은 편두통을 유발할수 있으므로 기피해야 할 음식이다. 전통차 가운데 생강차, 계피차, 칡차, 녹차, 국화차, 자소엽차, 박하차는 졸음을 쫓고 학습능력을 올린다.

시험직전 불안감에 떠는 사람은 우황청심원이나 각성제, 정신안정제 등을 복용하는 경우가 있으나 평소 먹어보지 않았던 약을 먹다가 신체가 적응하지 못하고 교란되면 화를 자초할 수 있으니 주의할 일이다. 또 합격을 기원하며 시험 전날에 엿, 찹쌀떡, 초콜릿을 많이 받게 되는데 한꺼번에 많이 먹으면 뇌에 당분공급이 지나쳐 오히려 피곤해질 수 있으므로 조금만 먹도록 한다.

수험생에 좋은 음료

- 인삼차: 혈압의 원활한 조절, 신경반사기능촉진, 기억력 증진
- 대추차: 수험생 빈혈예방, 진정작용, 숙면유도
- 홍화차: 여학생의 월경불순, 혈액순환장애 개선에 유익
- 녹차: 머리를 맑게 하고 잠을 쫓는다.
- 창포차: 백복신·원지 등과 함께 달이면 진정 및 기억력 재생효과, 스트레스 해소
- 당귀차: 혈액순환개선, 대사촉진, 노화방지, 기억력향상
- 오미자차: 대뇌 피층의 기능을 개선해 정신적 지구력 증강, 시력 및 기억력 증진, 인삼·맥문동과 같이 달이면 효과 상승

잘만 먹으면 피부가 고와질까

1997년에 먹는 화장품이 유행한 적이 있다. 피부의 교원질을 구성하는 콜라겐, 피부미백효과가 있는 알로에 추출물, 단황과 같은 생약의 추출물 등이 주된 원료였다.

먹는 화장품은 전체적인 건강 증진을 통해 피부를 곱게 하고 바르는 화장품에 비해 피부트러블이 적다는 광고전략으로 소비자를 유혹했지만 그리 오래가지 못하고 사라졌다.

예부터 과일을 많이 먹으면 미인이 된다거나 해조류나 해산물을 많이 먹는 바닷가 처녀들의 살결이 좋다든가, 육식보다는 채식을 하는 사람들이 피부가 곱다든가 하는 등의 속설이 많았으나 무엇하나 입증된 것은 없다. 그래도 몇가지 믿을 만한 주장들이 있다.

피부가 고와지려면 비타민을 충분히 섭취해야 한다. 비타민C는 피부 노화를 방지하고 하얗게 하는 효과가 있는 것으로 알려져 있다. 따라서 비타민C가 풍부한 음식이라면 피부에 좋다고 해도 별 무리가 없다. 이밖에 비타민A, D, E 등이 직·간접적으로 피부건강에 좋을 것으로 추정된다. 하지만 비타민이 피부를 강력하게 좋게 만들 것으로 믿는 것은 지나친 기대다.

피부는 단백질, 지방질, 교원질, 수분, 토코페롤, 무기질 등이 조화를 이뤄야 윤기있고 부드럽고 탄력있게 변한다. 따라서 이런 영양소를 고루 갖춘 음식을 섭취하면 피부에 좋다.

녹두, 현미, 보리, 검은깨, 우리밀, 흰콩, 메밀, 은행 등은 피부의 재생, 해독, 미백(美白)효과가 있어 자주 먹거나 가루로 만들어 팩을 하면 좋다.

생약성분으로는 알로에, 상황버섯, 솔잎, 닥나무, 녹두, 녹차, 밤껍질, 숯가루, 황금, 반하, 산수유, 단황 등이 피부에 좋은 것으로 알려져 먹거나 바르는 화장품으로 만들어지고 있다. 생약성분은 자극성이 덜하다고 알려져 있지만 반드시 그렇지만은 않고, 어느 것도 먹어서 피부에 좋다는 의학적 근거를 갖고 있지는 않다.

피부를 좋아지게 한다는 음식은 많다. 하지만 소화흡수가 잘 되지 않는 경우, 음식이 지나치게 체질에 맞지 않는 경우에는 효과가 없다. 아울러 소화흡수가 된다고 해서 모든 영양분이 피부에 효과적으로 전달되는 것은 아니므로 결국 피부미용은 음식에만 의존할 게 아니라 운동과 규칙적인 생활, 밝은 마음으로 전신건강을 조화롭게 가꾸는 방향으로 나가야 한다.

─── 피부에 좋다는 전통 음식 ───

- **율무**: 닭살 같은 피부를 치료하거나 사마귀, 기미, 주근깨, 여드름을 없애는 데 아주 좋다. 밥에 율무를 넣어 짓거나 율무차를 상식하면 좋다.
- **매실**: 구연산이 주성분인 매실도 피부미용에 상당한 효과가 있다. 매실즙을 내어 조금씩 먹거나 이 즙을 희석해서 얼굴을 씻으면 아주 좋다. 여름철 땀과 더위에 지쳐 피부가 생기를 잃고 지저분해졌을 때도 몇 번만 매실즙으로 씻어주면 얼굴에 난 것들이 깨끗하게 없어진다.
- **목이버섯**: 거친 피부에 상당히 좋은 식품. 목이버섯에는 비타민과 미네랄이 풍부하게 들어 있어 혈액을 맑게 해주기 때문. 평소 변비 증세가 있던 여성은 변비를 치료하여 고운 피부를 가꿀 수 있어 일석이조. 달여서 먹거나 수프로 만들어 먹으면 좋다.
- **오이**: 오이에 든 칼륨의 작용으로 체내의 염분과 함께 노폐물이 배설되므로 피를 맑게 한다. 오이는 주스나 샐러드로 만들어 먹으면 좋다. 또 곱게 갈아 밀가루와 섞어 팩으로 사용하면 미백효과도 얻을 수 있다.

- 알로에: 아름다운 피부를 가꾸는 재료로 사용하면 효과 만점. 즙을 내서 얼굴에 바르면 기미, 주근깨가 없어지고 햇볕에 탄 얼굴에도 효과가 있다. 갈아서 먹으면 피부미용은 물론 변비도 해소시킨다. 그러나 민감한 피부나 여드름에는 자극이 심할 수 있으며 성질이 차가워 속이 냉한 사람이 먹을 경우 해롭다.
- 꿀: 꿀은 강력한 살균력을 갖고 있다. 그래서 오래 보존해도 결코 부패하지 않는다. 꿀에 함유된 당분은 피부를 매끄럽고 탄력있게 가꿔 준다. 꿀 2숟갈에 레몬즙 2숟갈의 비율로 뜨거운 물 1컵에 타서 마시면 좋다. 생강이나 알로에즙에 꿀을 타서 넣어 차로 마셔도 좋다.
- 현미: 화장독으로 쓰린 피부를 달래주고 여드름으로 붉어진 피부염증을 가라앉힌다.
- 잣: 비타민, 무기질, 필수 불포화지방산이 풍부하다. 혈관정화 및 피부영양 공급에 좋다.
- 보리: 감초와 함께 달여 먹이면 부스럼, 화장독, 알레르기성 피부염 등을 완화시킨다. 혈액순환과 신진대사를 개선하고 피지생성을 억제한다.
- 검은 깨: 비타민E와 불포화지방산이 많아 피부노화를 방지하며 예부터 주름살을 펴주는 식품으로 애용돼왔다. 칼슘 섬유질도 풍부하다.
- 우리밀: 비타민E와 B_1, B_2가 풍부하다. 노화방지, 피부미백, 주름살개선 등에 효과가 있다. 현미, 녹두, 잣, 보리, 녹차 등과 함께 대표적인 피부미백식품.
- 들깨: 비타민E와 필수불포화지방산이 다량 함유돼 있다. 주근깨, 기미, 잡티나 임신 후 얼굴이 거칠고 검어졌을 때 쓴다. 머리카락을 윤기나게 하는데도 좋다. 혈액순환도 촉진한다. 하루 들기름 한 숟갈이면 충분하다.
- 콩: 비타민E와 불포화지방산이 다량 함유돼 있다. 피부를 매끄럽고 윤기있게 가꿔준다.
- 메밀: 과잉된 산화지방을 제거하고 딱딱한 각질제거에 도움을 주는 등 각종 피부 트러블을 사라지게 한다. 어성초(약 모밀)는 이소퀘르세틴과 퀘르세틴 등의 물질이 상승효과를 일으켜 모세혈관의 노폐물청소 및 혈액운반작용을 촉진시킨다. 메밀과 어성초는 몸 속의 온갖 독을 해독하며 장의 상태를 정상화시켜 설사나 변비를 해결해주고 대장속의 유해균을 없애준다.
- 은행: 혈액순환을 촉진하고 에르고스테린(레시틴과 비타민D의 원료)이 풍부해 피부신진대사를 촉진한다. 피부미용에는 소량을 날 것으로 먹는 게 바람직하다.

피부에 나쁜 음식은 질병별 식사요법 가운데 '아토피성 피부염' 부분을 참고하면 된다.

화장품 회사들이 주장하는 바르는 기능성 화장품의 성분과 효능

성분	효능
AHA(젖산, 글라이콜린산 등)	각질세포의 응집을 억제해 각질탈락과 피부탄력의 상실을 예방하고 보습효과를 냄
레티놀 및 유도체 (이소트레티노인, 레티닐 팔미테이트)	피부 진피층을 자극해 콜라겐 재생을 유도하고 주름을 제거함.
항산화비타민 (비타민C와 E, 피크노게놀)	유해활성산소에 의한 피부노화 지연 및 자외선으로 인한 피부손상 방지. 비타민C는 일광피해에 대한 예방적 효과가 우수함. 상대적으로 비타민E는 자외선 피폭 후 피부손상을 개선하는 효과가 좋음
항산화 무기질 (아연, 셀레늄, 유기게르마늄)	유해산소에 의한 피부노화지연. 유기게르마늄은 보습, 건성피부개선, 피부세포 활성화 등의 효과
Co-Q$_{10}$, 알파리포인산,	주름살 예방, 피부 미백, 항산화 효과
정제 페트롤라툼	알레르기 유발성분을 제거한 석유추출물로 외부자극으로부터 피부보호 및 보습
PDGF 및 EGF	궤양성 피부괴사의 복원
보리추출물	가려움증 완화
티트리오일, 트리클로산, 어성초 및 마치현 추출물	항균물질로 피부세균억제. 피부염증 완화
알부틴, 트레티노인, 하이드로퀴논, 뽕나무뿌리 및 월귤엽 추출물	멜라닌 생성효소를 억제해 피부미백을 촉진
녹차 및 녹두 추출물	피부지방분해를 촉진해 국소적인 살빼기 효과
기타 생약성분들	체질에 맞는 한방성분으로 피부체질을 개선. 피부건조증, 색소침착 부족, 홍반, 피부늘어짐 등에 효과가 있다고 선전됨

(과학적으로 입증이 미흡함)

강도 높은 운동할 때 영양 섭취요령

조깅, 사이클, 수영, 웨이트트레이닝, 서키트트레이닝 등을 즐기는 운동 매니아들이 늘고 있다. 요즘 나올 곳은 나오고 들어갈 곳은 들어가야 한다며 '쭉쭉 빵빵' 살은 빼고 근육은 불리기 위해 노력하는 사람들이 늘고 있다. 남녀노소, 시간과 장소를 가리지 않는데다가 극기를 통해 얻는 자신감이 크기 때문에 하면 할수록 운동 강도를 높인다는 게 매니아들의 공통된 생각이다. 강도 높은 운동을 할 때에는 많은 열량이 소모되는데다가 피로가 쌓인다. 열량을 적절히 보충하고 비만을 해소시키며 운동피로를 줄이고 근력도 증강시키려면 최적의 영양섭취 요령이 필요하다.

운동영양섭취의 출발

아침 운동 30분 전에 소화에 부담 없는 탄수화물 중심의 유동식을 섭취하고 운동 후에 본격적인 아침식사를 하는 게 좋다. 운동을 하면 근육으로 혈액이 몰리게 되는데 식사 직후에는 소화기관으로 혈액이 몰리므로 식사 직후에 운동을 하면 우리 몸은 부담을 느끼고 집중도 현저히 떨어지고 정신적으로 해이해지기 쉽다.

운동할 때의 수분섭취

운동 도중에 물을 먹으면 살이 찌거나 복통이 생기고 숨이 가쁘게 된다며 목이 마른 데도 억지로 물을 안 마시는 사람이 있다. 그러나 많은 연구결과 운동 전, 운동 중, 운동 후에 상관없이 필요하면 언제든지 마셔도 좋은 것으로 결론지어졌다. 물, 우유, 주스, 무(無)카페인 탄산음료 등은 수분공급에 도움을 준다. 그러나 커피나 홍차, 콜라 같은 카페인 함유 탄산음료, 포도주나 맥주를 비롯한 주류는 탈수를 일으킨다.

강도 높은 운동에는 스포츠 음료가 좋은 영향을 미칠 수 있다. 하지만 당도가 높은 스포츠 음료를 마시고 강도가 낮은 운동을 할 때에는 오히려 인체의 세포 속으로 수분이 효과적으로 침투되지 못하며 탈수가 일어날 우려가 있다. 저강도 운동에는 맹물이 더 낫다.

물은 글리코겐과 결합하여 근육을 꽉 채운다. 따라서 체내에 물이 충분히 들어 있지 못하면 에너지원인 글리코겐을 저장할 수 없고 근육도 평평해 보인다. 또 수분이 모자라면 필요한 만큼 땀을 흘릴 수도 없고 훈련 중에 올라간 체온을 하강시킬 수도 없다. 웨이트트레이닝, 수영, 에어로빅체조, 스쿼시 같은 운동을 할 때에는 항상 물을 많이 마셔야 한다. 다이어트 도중에도 마찬가지다.

탄수화물 섭취요령

탄수화물은 신체의 가장 큰 에너지원이다. 운동을 하는 사람이라면 훈련과 회복에 필요한 에너지를 얻기 위해서 그렇지 않은 사람보다 고(高)탄수화물식이 필요하다. 탄수화물이 충분치 않으면 신체는 단백질을 연소시키며, 단백질이 근육에서 빠져 나오므로 근육이 위축된다. 여성들은 가뜩이나 근육이 없는데 극심한 다이어트를 할 경우 그나마 있는 근육마저 사라지기 쉽다. 또 근육 단백질이 분해되면 신장 등에 심각한 이상이 초래될 수도 있다.

운동하는 사람들이 지방을 태우고 싶다면 탄수화물을 어느 정도 먹어야 한다. 지방도 탄수화물을 연료로 삼아 연소되기 때문에 탄수화물 섭취가 필요하다.

탄수화물 가운데 과당, 포도당, 설탕처럼 빨리 흡수되는 게 있는가 하면 곡류처럼 천천히 분해되는 것도 있다. 신속하게 운동능력을 높이려면 전자의 섭취가 필요하고 전반적인 지구력을 높이려면 후자의 지속적이고도 풍부한 섭취를 통해 글리코겐을 축적해야 한다.

글리코겐은 많은 수의 포도당이 사슬을 이룬 것으로 간과 근육에 일정량이 저장돼 있고 운동할 때 소모된다. 특히 오래달리기 같은 지구성 운동을 할 때 중요한 역할을 한다. 저장된 글리코겐이 고갈된다면 운동능력이 저하되므로 마라토너들은 특별한 식사요법과 운동요법을 통해 글리코겐을 축적해놓는데 이를 '글리코겐 로딩'이라고 한다.

근육이 사용하는 에너지원은 간과 근육에 저장되는 글리코겐과 지방이다. 글리코겐이 먼저 쓰인 후 지방이 에너지원으로 사용된다. 지방은 연소되는데 탄수화물보다 더 많은 양의 산소가 필요하며 젖산이라는 피로물질을 더 많이 생성한다.

글리코겐을 보충하기 위해서는 평소 찰밥이나 찐 밤을 많이 먹거나 옥수수전분을 이용해 만든 초콜릿바를 복용하면 된다. 운동 도중에 다당류를 녹여 만든 음료수를 복용하는 것도 한 방법이다. 이런 음식은 단당류보다 덜 달기 때문에 입에 덜 물려서 좋고 고강도의 운동을 60~90분씩 지속할 때 효과가 있다. 글리코겐은 저장량과 저장되는 시간이 한정돼 있어 운동 후 30분 이내에 신속하게 다당류를 섭취해 당분을 보충하는 것이 중요하다. 구연산, 레몬, 오렌지 등은 글루코스가 글리코겐으로 합성되는 것을 촉진하므로 같이 복용하면 시너지가 생긴다.

운동시간이 90~120분 정도로 길면서 중간 강도 및 고강도의 운동을 하는 동안에는 탄수화물을 주기적으로 섭취하는 것이 좋다. 운동선수의 경우 운동하기 4시간 전에는 체중 1kg당 4~5g의 탄수화물을 섭취하는 게 좋고, 운동 1시간 전에는 1~2g을 먹는다. 경기 10분 전에는 별도로 글루코스 정제 식품 50g 정도를 물에 타서 마신다.

한계수준까지 운동해야 체력증진의 효과를 거둘수 있다. 따라서 운동에 과부하가 걸려야만 한다. 하지만 심한 운동으로 근육의 글리코겐이 고갈됐다면 빨리 이를 회복해야지 그렇지 못할 경우 피로가 축적돼 다음에 운동할 때에는 운동시간과 수행능력이 급격하게 줄게 마련이다. 따라서 운동 도중과 직후에 당분을 수시로 공급해 글리코겐을 신속하게 회복시켜야 매일 운동하는데 지장이 없다. 운동 후에는 글루코스 수송체가

체내 글리코겐의 존재량

부위	중량	kcal
간장	108g	432
근육	245g	980
혈액과 그밖의 세포외액	10g	40
계	363g	1,452

체내 전체에 저장된 글리코겐은 363g 밖에 되지 않기 때문에 에너지를 내는데 한계가 있으므로 '글리코겐 로딩'이 필요하다.

글리코겐 로딩 요령

1일	축적된 글리코겐이 거의 없음
2~4일	중간정도의 탄수화물섭취, 가벼운 운동
5~7일	고탄수화물 섭취, 가벼운 운동
8일	경기

고탄수화물 식사를 하려면 탄수화물 65%, 단백질 15%, 지방 20%의 비율로 섭취해야 한다. 체중 1kg당 8~10g씩의 탄수화물, 즉 하루에 총 400~700g을 섭취하도록 한다. 글리코겐 로딩을 통해서 근육에는 평소의 2~3배, 간에는 2배의 글리코겐이 저장된다.

근육세포질에서 근육세포막 표면으로 이동해 당 흡수를 촉진하므로 이때를 놓치지 않고 충분한 당분을 공급해야 한다.

한편 한국인은 김치와 고춧가루를 먹어 운동을 잘 하고 국제경기대회에서 메달을 많이 딴다고하는데 근거 있는 얘기가 아니다. 고춧가루에 들어있는 캡사이신의 경우 불필요하게 에너지대사를 25%가량 높이며 탄수화물의 산화를 촉진시키므로 지구성 운동을 하는 선수는 시합당일에 고춧가루가 많이 함유된 음식을 피하는 게 좋은 것으로 일본에서 연구된 바 있다. 대신 고춧가루는 비만해소에 도움이 될 수 있다.

한편 섬유소가 지나치게 많이 든 탄수화물 식품은 무기질의 흡수에 약간의 지장을 줄 수 있음을 알아야 한다. 섬유소는 많은 무기질과 결합해 그냥 몸밖으로 나가버린다

근력운동과 단백질과의 관계

근력운동은 근육을 주로 사용하고 근육은 주로 단백질로 구성돼 있기 때문에 단백질 섭취가 중요하다는 것은 누구나 잘 아는 상식이다. 그러나 중요한 건 많은 양의 단백질을 먹는다고 그게 다 근육이 되지 않는다는 사실이다. 과잉의 단백질은 그냥 배설되거나 지방으로 전환돼 비만을 유발한다. 또는 유해활성산소를 만들어 세포를 산화시킴으로써 노화가 촉진될 수 있다.

일반적으로 근력운동을 할 때에는 체중 1kg당 2.0~2.5g의 단백질을 섭취하면 알맞다. 우유 1잔 또는 치즈 1장, 계란 1개 또는 고기 1점이 대략 단백질 7g에 해당한다.

전통적으로 보디빌더들은 운동 후에 날 달걀을 먹었다. 그러나 날 달

걀은 소화되는데 6~8시간이 걸리므로 반숙해 조리해 먹는 게 가장 소화 흡수율이 좋다. 반숙한 달걀은 운동 후 30~60분 정도 경과한 후에 섭취하는 게 좋다. 달걀의 흰자는 단백질의 질이 높아 선호하는 반면 노른자는 콜레스테롤이 많다고 꺼려하는 경향이 있는데 운동 후에 먹는다면 그 정도는 큰 영향을 미치지 않는다.

일반적으로 단백질 섭취를 적게 하면 성장이 제약을 받고 효소와 호르몬 분비에 문제가 생기고 체액의 산-염기 평형에도 문제가 나타날 수 있다. 운동선수에서는 '스포츠 빈혈'이 자주 발생할 수 있다. 하지만 단백질 섭취는 근육량에는 많은 영향을 미치지만 운동수행능력에는 큰 차이가 없는 것으로 나타나고 있다. 또 단백질을 섭취하면서 웨이트트레이닝을 병행해야만 근육량과 근력이 동시에 향상될 수 있다.

근력은 주로 웨이트트레이닝을 통해서 향상시킬 수 있다. 웨이트트레이닝은 전신운동과는 달리 특정 근육만 운동시키기 때문에 전신운동보다 많은 칼로리가 소비되지 않고 사용할 수 있는 에너지원도 그리 다양하지 않다. 따라서 단백질은 물론 탄수화물의 충분한 섭취에 신경을 써야 한다.

최근 근력운동기기를 이용하여 유산소성운동과 근력운동을 동시에 수행하는 '서키트-웨이트트레이닝'이 유행이다. 심혈관기능을 개선시키고 열량소비가 많아 비만해소에 좋고 근력과 근지구력을 동시에 향상시키며 근육의 크기를 불릴 수 있는 게 장점이다. 이런 운동을 할 때는 근력을 증강시키려면 드는 중량을 무겁게 하고, 반복 횟수를 적게 해야 한다. 3~5가지 동작을 한 세트로 묶어 잇달아 실시하되, 세트간 휴식은 2~3분을 준수하면서 주 3일 규칙적으로 해야 한다.

근육증강과 관련한 궁금한 사항

◎ 식사 전후나 수면 2시간 전에 20분 가량의 가벼운 웨이트트레이닝을 하면 근육합성이 촉진된다. 근육의 원천인 단백질의 합성은 성장호르몬에 의해 촉진되기 때문에 수면과 운동이 조화를 이뤄야 한다.

특히 성장호르몬은 수면을 시작한 후 2~3시간째에 최고치에 도달하기 때문에 웨이트트레이닝 후에는 움직이지 않고 휴식을 취하는 게 좋고 3시간 후에 낮잠을 자두면 최대한으로 근육을 합성할 수 있다.

◎ 인슐린은 근육합성을 촉진하고 아미노산은 근육의 원료가 되므로 인슐린 분비를 자극하는 당질과 아미노산의 원천인 단백질을 충분히 섭취해야 한다.

단백질합성은 운동 직후 활발해지다가 2시간째에는 현저하게 떨어지므로 직업운동선수처럼 매일 운동하는 경우에는 운동 종료 후 30분 이내에 식사하는 게 유익하다.

◎ 단백질 드링크제는 우유, 계란, 콩 등에서 추출한 단백질 또는 아미노산에 다당류, 비타민, 무기질, 생약추출물을 첨가한 것이다. 하루에 충족시켜야 할 단백질량을 음식에서 다 섭취 못했을 경우에는 효과를 기대할 수 있다. 직접적으로 근육을 불리거나 근력을 키우는 것은 아니다. 단백질 섭취와 동시에 운동을 해야만 원하는 만큼 근육을 불릴 수 있다.

단백질 보충제는 바쁘거나 경제사정이 좋지 않은 사람이 운동을 강도 높게 할 때 유익하다. 음식과 같이 섭취해야지 음식 대용으로 먹을 만큼 충분한 영양이 있는 것은 아니다.

아미노산 보충제는 단백질이 1차 분해된 것이라서 단백질보다 소화와 흡수가 훨씬 빠르고 쉬울 것으로 믿어지고 있으나 아미노산이 단백질보다 새로운 근육 단백질을 만드는 시간을 줄인다는 과학적인 증거는 없다. 또 근육량을 더 많이 늘린다는 증거도 없다.

◎ 야생 얌(yam:고구마처럼 생긴 신진대사 촉진식품으로 북미에 야생함), 아스파라거스, 소오 팔메토(Saw palmetto:미국 대서양 연안에 자생하는 야자나무의 하나로 전립선 치료제 종류), 요힘베(yohimbe:식물성 최음제), 구아라나(guarana:식물성 각성제 및 근육증강제)와 크롬 등은 근육 볼륨증가와 근력증강을 촉진시키는 것으로 알려져 왔으나 최근의 연구결과로는 그다지 큰 효과가 없는 것으로 결론 지어진 상태다.

이밖에 단백동화스테로이드(anabolic steroid)를 복용하면 근육이 잘 불어나나 탈모증,면역력약화, 심장병, 간장질환 등이 유발될 수 있다. 또 정신력을 높여주는 에페드린(ephedrine)도 습관적으로 복용하면 심장혈관에 문제를 일으킬 수 있다.

운동과 지방질과의 관계

달리기, 사이클 등 지구력 운동의 주된 에너지원은 탄수화물과 지방이며 단백질은 에너지원으로서의 역할이 거의 없다. 지방은 많은 에너지를 낼 수 있지만 연소할 때 많은 산소량을 필요로 한다. 산소량이 부족할 경우에는 젖산이라는 물질을 생성함으로써 근육 피로를 유발하게 된다. 따라서 가능한 한 많은 탄수화물을 간이나 근육에 저장하면 더 좋은 운동 능력을 발휘할 수 있다.

그럼에도 불구하고 지방도 근육단련의 연료이자 몸의 구성성분으로 반드시 필요하다. 다만 포화지방산(동물성지방)보다는 불포화지방산(식물성기름)을 섭취하는 것이 좋다. 지방을 먹을 경우에는 운동 전에 먹는

게 운동 후보다 낫다. 저녁에 섭취하면 체지방이 불어나므로 활동을 시작하는 아침에 많이 먹는 게 바람직하다. 운동으로 소모된 지방량보다 섭취한 양이 더 많을 경우에는 몸이 축적돼 비만이 유도된다.

일반적으로 운동강도가 높으면 포도당이, 낮으면 지방산이 근육에서 산화·연소된다. 대개 사이클, 마라톤, 축구와 같은 지구성 근육운동은 지방산이 산화돼 생기는 에너지가 위주가 된다. 이때 육류에 다량 함유된 지질대사촉진 성분인 카르니틴(carnitine)을 섭취하면 지방산 연소 및 신진대사가 촉진돼 지구력증강과 비만감소에 유익하다.

운동과 비타민과의 관계

운동할 때 가장 많이 쓰이는 탄수화물을 잘 연소시키기 위해서는 더 많은 비타민이 요구된다. 그 중에서도 비타민B군이 가장 필요하며 특히 B_1은 에너지 생산에 중요한 역할을 한다. 또 비타민B_6과 B_{12}는 혈액을 만드는데 관여하므로 운동을 할 때 근육에 산소를 공급하는데 큰 도움을 준다. 비타민B_{12}는 DNA 합성을 촉진시켜서 근육합성을 증가시키는 것으로 기대되고 있으나 아직은 근육합성이나 근력강화에 효과가 있다는 유효한 보고서가 없다.

베타카로틴과 비타민C와 E는 항산화제로 운동중에 생성된 유해산소의 작용을 차단해서 근육의 손상을 방지한다는 설명이다. 한 실험에 따르면 등산하는 사람을 대상으로 비타민E의 일종인 알파토코페롤 200mg을 하루에 2번씩 4주간 복용케 했더니 비타민E를 복용하지 않은 사람에 비해 과산화지질의 양이 감소됐다. 과산화지질은 지질이 유해활성산소에 의해 변성되면서 생기는데 심장병과 세포노화의 주범이므로 비타민E

는 심한 운동으로 인한 유해산소로부터의 피해를 줄일수 있다는 것이다. 하지만 항산화제에 대한 연구가 완벽하지 않은 것과 마찬가지로 운동에 대한 효과 역시 많은 보완연구가 필요하다.

비타민C 역시 항산화 효과가 기대되며 인대와 힘줄 등을 구성하는 콜라겐을 만들 때 중요한 역할을 하므로 운동효과를 상승시킬 수 있다. 비타민D도 골밀도를 높이므로 뼈가 약한 중년 이후의 여성이 운동할 때 매우 유익하다.

운동에 좋다는 건강식품의 허실

근육강화용 단백질

체중증가와 근육합성에 충분한 단백질을 공급한다. 자연적으로 공급되는 단백질보다 우수한 점은 없는 것으로 알려져 있다. 근력훈련을 하는 사람이 하루에 필요한 단백질량은 체중 1kg당 2.0~2.5g정도. 결국 하루 200g 이하의 단백질 섭취로 충분하며 이 정도는 일상에서 쉽게 섭취할 수 있으므로 별도의 단백질식품 섭취는 불필요하다..

크레아틴

근육의 인산크레아틴(phospho creatine) 양을 늘려 근육성장을 촉진하는 것으로 알려져 있다. 정해진 용량을 지켜서 복용하면 특별한 부작용 없이 단거리달리기나 단시간 강도 높은 운동을 할 때 경기력을 향상시키는 것으로 알려져 있다. 그러나 최근의 연구결과 단기간 복용하면 근육경련과 설사, 장기간 사용하면 근육손상과 신장질환이 유발되는 것으로 나타났다. 또 극히 우수한 운동선수를 제외하면 일반 운동애호가들에게는 별 효과가 없다고 한다.

콜린

레시틴과 아세틸콜린의 양을 증가시켜서 근력을 향상시킬 수 있다. 체내 지방량을 줄인다고 선전되고 있으나 제대로 된 연구 보고서가 없다.

오메가-3(ω-3)계 지방산

우리나라에서는 상어의 간에서 추출한 성분으로 만들어진 제품이 주종을 이루고 있다. 국내서는 성인병 예방을 위한 다목적 기능성 식품으로, 외국에서는 성장호르몬의 분비를 촉진시키는 것으로 과장 광고되고 있다. 역시 운동에 도움이 된다는 제대로 된 연구보고서가 없는 실정이다.

마그네슘

근육합성을 증가시키고 근력을 향상시킨다고 알려져 있으나 운동 능력을 향상시키지는 않는 것으로 대세가 기울어 진 상태다.

흡연의 피해를 줄이는 식단

흡연하는 사람은 건강하게 살 자격이 없는 걸까. 담배가 백해무익하다는 것을 뻔히 알면서도 정신적 안정을 찾기 위해, 또 니코틴으로 인한 중독성 때문에 불가피하게 담배를 피는 사람이 많다. 일부는 흡연을 습관이라고 단정하는 반면 일부는 흡연을 니코틴중독증이기 때문에 매우 낫기 힘든 질환의 하나로 본다. 결국 흡연자의 결연한 의지만이 담배를 끊게 만든다. 금연은 힘들어도 담배로부터 몸을 조금이라도 덜 축나게 하는 방법은 있다.

흡연피해를 방어하는 영양성분

담배는 유해한 가스를 배출해 세포에 산화적 독성을 끼치므로 비타민
C와 E, 베타카로틴 등의 항산화 비타민을 보충함으로써 담배로부터의
피해를 줄일 수 있다.

애연가는 하루에 적어도 비타민C를 200mg정도 섭취하는게 필요하
다. 좀더 적극적으로 비타민을 섭취하려면 금연가는 하루 300mg, 애연
가는 하루 500～1000mg이 적합하다는 주장도 있다. (영양소별 상식포인
트 가운데 비타민 참고)

베타카로틴이 풍부한 음식을 먹었더니 폐암에 걸리는 비율이 낮다는
1980년대의 연구결과가 나와 있다. 구강암 전 단계가 구강암으로 발전
하는 것을 억제하는 효과도 있는 것으로 보고되고 있다.

비타민E는 기름의 산화를 막는 작용을 하며 흡연이나 대기오염과 관
계 깊은 폐암과 폐기종 등의 발병을 억제하는 것으로 알려져 있다.

무기질로는 셀레늄이 비타민E와 마찬가지로 세포표면에 존재하면서
항산화작용을 하고 둘은 시너지를 나타낸다. 셀레늄의 하루섭취권장량
은 50～70μg이다. 일반적으로 남성흡연자는 100～150μg, 여성흡연자는
90～120μg를 섭취하면 좋다.

담배연기 속의 일산화탄소는 혈소판을 응집시켜 혈액을 끈적끈적하게
하고 혈관을 수축시킨다. 혈관이 딱딱해지고 혈압도 따라 올라가며 결국
심장병과 뇌졸중의 위험이 높아진다. 따라서 리놀렌산과 등푸른 생선에
다량 함유된 EPA, DHA 등 오메가-3(ω-3)계 지방산의 섭취가 필요하다.

비흡연자는 하루 1g씩의 **ω**-3계 지방산을 섭취하는 게 바람직하고 흡연가들은 2배로 먹으라고 전문가들은 권장하고 있다. **ω**-3계 지방산은 혈소판의 응집을 억제하고 동맥경화를 예방하는 효과가 있어 뇌·심혈관 질환의 예방에 유익하다.

이같은 원칙에 의해 다음과 같이 흡연피해 저감식단을 꾸밀 수 있다.

◎ 과일과 야채를 섞어 하루 7가지 이상을 섭취한다.

◎ 양배추와 상추 등 어린 야채를 매일 1가지씩 먹는다.

◎ 시금치, 쑥갓, 붉은 피망, 당근과 같은 짙은 녹색야채나 적황색야채를 한 가지 먹는다.

◎ 오렌지, 사과, 바나나 등 생과일을 매일 먹는다.

◎ 콩 종류를 바꿔가며 한 주에 3가지씩 먹는다.

◎ 토마토에 이것저것 혼합한 샐러드 요리를 매일 1가지씩 먹는다.

◎ 곡류를 많이 섭취해 식이섬유와 탄수화물을 충분히 보충한다.

◎ 마늘, 양파, 파 등을 식사 때마다 먹는다.

◎ 우유, 요구르트, 치즈 등의 저지방 유제품을 하루에 3가지 이상 먹는다.

◎ 생선, 닭의 살코기, 계란, 치즈, 콩 등 양질의 단백질을 2가지 이상 먹는다.

◎ 생선을 적어도 주 3회 이상 먹는다.

◎ 하루 한끼는 채식을 한다.

◎ 소시지, 햄, 햄버거, 핫도그 등은 가급적 피한다.

◎ 소고기나 돼지고기 등 붉은 고기는 주 1회로 한정한다.

◎ 닭고기, 칠면조, 오리고기는 조리 후 껍질을 벗기고 먹는다.

◎ 하루에 1*l* 이상의 물을 마시되 미네랄이 풍부한 물을 찾는다.

◎ 이밖에 담배와 술에 찌든 사람은 칡, 단감, 무, 오이, 파래 등이 해독에 좋다.

임산부의 음식섭취

임산부가 건강한 아기를 낳기 위해서는 출산전 10개월 동안 충분한 영양을 섭취해야 한다. 임산부의 풍부한 영양섭취는 태아의 발육뿐만 아니라 여러 감염성 질환으로부터 모체를 방어하기 위해 필요하다. 임신을 하게 되면 산모는 평소보다 하루에 300kcal를 더 섭취해야 한다. 즉 한 끼 식사량의 절반정도를 더 먹어야 한다.

먹는 양의 증가는 임산부의 체중증가로 이어지는데 아주 당연한 것이다. 임신 3개월까지는 태아도 작고 입덧도 심하므로 1.5kg까지 늘면 적당하다. 이후 한 달에 1.5~2.0kg씩 늘어 만삭에는 자기 체중보다 11kg 정도 더 증가하는 게 이상적이다. 아기의 평균 체중은 3.4kg 안팎이고 이보다 1.0kg 이상 크기는 힘들므로 산모의 지나친 체중증가와 아기의 체중과는 연관성이 없으므로 주의해야 한다.

체중이 너무 늘지 않으면 태아나 임산부에게 충분한 영양이 공급될 수 없다. 반면 지나치게 늘면 출산 후 비만으로 이어질 수 있다. 각별히 주의할 점은 갑자기 임산부의 체중이 늘어난다면 임신중독증이나 임신부종일 수 있어 정밀검사가 필요하다.

임산부는 질 좋은 단백질을 풍부하게 먹고, 탄수화물은 종전처럼 먹으면 된다. 임신하면 지방분해효소의 변화로 인해 지방질의 소화능력이 떨어지고 설사가 일어나기 쉽다. 따라서 기름진 음식이나 생우유 등은 피하는 게 좋다.

비타민은 음식을 통해 충분히 섭취하되 입덧으로 고른 섭취가 원활하지 않을 때에는 종합비타민제를 복용하는 게 좋다. 엽산은 기형아 예방을 위해 적극적인 섭취가 권장된다. 비타민B군은 원활한 신진대사를 위해, 비타민C는 철분의 흡수를 돕기 위해 필요하다. 임산부가 주력해서 섭취해야 할 무기질은 철분과 칼슘이다. (빈혈의 식사요법 및 골다공증의 식사요법 참고, 무기질 가운데 칼슘 및 철분 참고)

일반적으로 임신을 하면 철분은 평소 먹는 양보다 절반을 더 많이 섭취해야 한다. 철분은 대개 음식으로 충분히 섭취하기 힘들므로 철분제의 추가 복용이 권장된다. 하지만 임신 초기에 입덧이 심하다면 억지로 철분제를 복용할 필요는 없고 입덧이 가라앉기 시작하는 임신 중반기부터 빈혈 정도를 보아가며 복용하면 된다. 칼슘은 정상적인 식사라면 부족되기 어려우므로 추가적인 칼슘제의 복용은 불필요하다.

태교의 관점에서는 대개 담백하고 가벼운 음식을 먹는 게 바람직하다. 열이 많고 너무 맵거나 짜고 자극적인 음식은 피하는 게 좋다. 술 , 담배, 카페인 함유음식, 약물, 지나친 수분 섭취나 과식 등은 임산부에게 해롭다.

임산부는 몸에 열이 생기고, 기혈의 순환에 장애가 오며, 호르몬 분비가 약해지는 등 인체 전반에 변화가 생긴다. 따라서 이를 시정해주는 약을 쓰는데 이런 보약을 안태약(安胎藥)이라고 한다. 임신 4개월 이내에 먹는 이 약은 태아가 자궁에 잘 자리잡도록 도와준다고 한다. 하지만 가뜩이나 임신 때문에 예민해져 있는 상태에 보약을 먹는 것은 자칫 산모나 태아에게 위험이 될 수도 있다. 특히 설사, 해열, 진통 작용이 있는 생약재는 40여가지에 이르는데 임산부와 아기 건강에 해를 끼칠 수 있다.

한편 임산부는 임신에 의한 합병증으로 고혈압, 당뇨병, 부종, 변비, 갑상선질환, 신장염, 임신중독증, 충치, 풍치 등에 걸릴 수 있으므로 예방과 조기치료에 힘써야 한다. (관련 질병별 식사요법 참고)

◈ **임산부에게 좋지 않은 음식들**
- 알로에-임산부에게 너무 강하다.
- 녹두-몸을 차게 하고 소염 작용이 강하다.
- 율무-태아의 지방질을 없앤다.
- 붉은 팥-임신중 호르몬 분비를 왕성하게 하여 기형아 출산 위험.
- 복어-독이 있어 위 기능이 약한 임산부에 식중독 증상.
- 생강-열이 많아서 임산부에 습진, 두드러기 유발. 태아에도 영향.
- 햄, 소시지, 라면 등 인스턴트식품.
- 인공 착색료나 알루미늄 성분이 든 식품.
- 임산부 체내의 칼슘을 뺏는 흰 설탕.
- 과다한 주스는 배를 차게 하고 지나친 수분섭취로 몸을 붓게 한다.

임신초기 3개월까지의 음식섭취

보통 입덧이 생기면 식사량이 줄어들어 체중이 감소되기 쉬우므로 속을 비우지 말고 조금씩 5회 이상 자주 먹어주는 것이 좋다.

임신초기에 미식거리고 가끔 토하는 것은 별로 문제가 되지 않는다. 미식거리지 않고 소화가 잘 되는 크래커, 과자, 감자튀김 등의 탄수화물을 생각이 날 때마다 섭취하도록 한다.

수분, 비타민, 무기질의 보충을 위해서 신선한 과일이나 야채를 많이 섭취하는 것이 좋다. 즉 우유나 요구르트를 하루 한 잔(150cc) 정도 먹는 것이 좋고 과일이나 야채 등도 적당량을 먹는다. 다만 너무 과식한다든지 차가운 생우유를 벌컥벌컥 마시게 되면 위장이 차가워지고 수분과다가 생길수 있어 곤란하다. 우유를 마실 때는 한 모금씩 입에서 오랫동안 씹어먹듯이 먹어야 우유의 고소한 맛이 더 나고 소화도 잘 된다. 일상적 음료수로는 적당히 식힌 보리차가 무난하다. 물은 하루 8잔 정도가 딱 좋다.

임신중기(3~6개월째)의 음식섭취

식욕이 너무 왕성해지는 시기로 체중조절이 필요하다. 임신초기의 식사방법을 지키면서 탄수화물, 지방질의 섭취를 자제하고 단백질, 칼슘, 철분 등을 충분히 공급한다. 이를 위해 우유, 뼈째 먹는 생선, 두부·두유 등의 콩제품을 즐긴다.

임신 6개월 이후의 음식섭취

태아의 발육이 활발한 시기므로 더욱 신경을 써야할 때다. 소화가 잘 되는 음식을 자주 먹는 게 중요하며 분만시 출혈에 대비해 비타민K를 비롯한 비타민C, B_2, 엽산 등을 충분히 섭취한다. 또 태아를 위해 단백질과 칼슘을 꾸준히 먹고 올리브기름, 옥수수기름, 참기름 등의 식물성지방을 섭취한다. 임신중독증을 예방하기 위해 붉은 살코기, 어패류, 현미 등을 섭취해 충분한 아연이 공급되도록 한다. 태아의 뇌에 영양분이 될 수 있는 등푸른 생선이나 콩단백질을 많이 섭취하도록 한다. 현미밥이나 당근주스나 멜론주스 등은 비타민B군이 충분해 단백질의 대사를 돕고 태아의 성장을 촉진한다.

임신중에 카페인이 든 음료는 금물이다. 가급적 먹지 않는 게 좋고 많아도 하루 커피 2잔 이상을 넘기지 않아야 한다. 커피는 공복에 마시면 위산 과다분비를 유발해 속이 쓰리게 만든다. 미국 유타대의 연구에 의하면 하루 한 두 잔의 커피에 들어있는 카페인량은 임산부에게 유산의 위험을 증가시키지 않는 것으로 나타났다. 그러나 5잔 이상의 커피에 들어있는 카페인 섭취는 마시지 않았을 때에 비해 유산 위험성을 2배 이상 증가시킨다고 한다.

산후조리음식

산모는 소화기능이 떨어져 있고 피가 탁해져 있으므로 피를 맑게 하는 전통적인 미역국이 좋다. 7~15일이내에는 진한 고기국, 닭고기, 계란 등을 금한다. 소화가 잘 이뤄지지 않고 피를 탁하게 만들 수 있기 때문이다. 계란은 소화되기 어렵고 닭은 풍열(風熱)을 낸다고 해서 한방에서 기피한다. 이밖에 출산한 산모가 피해야 할 음식은 기름진 것, 섬유질이 많은 것, 딱딱한 것, 찬 것, 술 등이다.

반대로 이로운 것은 잉어나 가물치 등 단백질과 무기질이 풍부한 음식, 우유, 멸치, 감잣국, 토란국, 맑은 곰국 같은 젖이 잘나게 하는 음식 등이다. 비타민이 많은 채소나 과일도 필수다. 다만 배추나 무잎처럼 지나치게 질긴 섬유질이 많은 것은 피한다. 또 일반적으로 산후부종에 좋다고 알려진 호박은 오로(출산후 자궁과 질에서 나오는 노폐물)의 배출을 중단시키므로 산후 3~7일까지는 먹지 않는 것이 좋다. 잉어나 가물치도 산모가 잘 소화시키고 몸에 맞아야지 그렇지 않으면 오히려 몸에 나쁠 수 있다. 산모가 남자아이의 소변을 먹으면 좋다는 속설도 있으나 기력이 허한 상태에서 먹으면 구역질, 설사 등을 초래할 뿐 해로운 게 더 많다.

◈ 산후조리에 활용해 볼만한 식품

쑥 냉증이 심해서 분비물의 양이 많거나, 생리통이 심하거나 손발이 찰 때에는 쑥을 달여서 마시거나 뒷물할 때 사용한다. 쑥과 생강잎을 각각 20g과 10g씩 섞고 물 5컵을 붓고 반으로 줄 때까지 달여서 하루 3번 나눠 마신다. 생리통이 심할 때는 쑥 생즙을 마시거나 달여서 마신다.

검은콩 생리불순이나 생리량이 적을 때 검은콩을 가루로 만들어 차조기 잎을 달인 물과 같이 마시면 혈액순환이 촉진돼 정상적인 생리가 이뤄진다.

부추 여성들의 혈액순환을 촉진시켜 생리할 때 오래된 피가 배설되도록 유도한다. 부추즙을 내어 뜨거운 물에 부어 마신 후 한 시간 정도 조용히 누워 안정을 취하면 생리통이 가라앉는다. 그러나 설사를 자주 하는 사람이나 알레르기체질인 사람은 많이 먹지 말아야 한다.

미나리 미나리는 진정효과를 나타내고 혈액의 흐름을 좋게 하는 역할을 하기 때문에 여성들이 먹으면 생리통과 생리주기이상의 병증에 효험을 볼 수 있다. 미나리를 4g씩 차로 끓여서 매일 아침 저녁으로 식사 전에 따뜻한 물에 타서 마시면 효과가 좋다.

익모초 예부터 여성들의 자궁질환, 냉증, 대하증을 치료하기 위해 많이 사용됐다. 익모초는 즙을 내어 마시거나 달여서 복용하며 죽을 쒀 먹기도 한다. 단 설사를 하는 사람은 먹지 않는 게 좋다.

시금치 철분, 칼슘, 요오드가 들어 있어 빈혈에 좋은 식품이다. 시금
치국을 끓이거나 시금치나물로 만들어 먹으면 좋다. 시금치는 반
드시 익혀 먹어야 시금치에 들어있는 수산(蓚酸) 성분에 의해 철
분섭취가 방해되는 것을 피할 수 있다.

이유식 할 때 고려할 점

이유식 광고문구처럼 갓난아이를 똑똑하고 튼튼하게 키우려면 생후 1
년간의 영양섭취가 매우 중요하다. 생후 1년간 아기의 체중은 3~4배 늘
고 뇌의 무게도 2배 이상 증가하기 때문이다.

모유수유의 장점은 모두 열거할 수 없을 정도로 많지만 직장여성이 늘
고 생활의 편리를 추구하는 세태에 따라 그리 호응을 얻고 있지 못하다.
엄마들은 분유를 먹인 죄책감 때문인지 이유식에는 더 많은 신경을 쓴
다. 국내서 생산되는 이유식은 품질이 외국제품 못지 않아 수출도 되고
있지만 아무리 좋은 제품이라도 집에서 엄마가 직접 만들어 먹이는 것만
은 못하다는 게 소아과 의사들의 주장이다. 더욱이 최근에는 시판 이유
식의 원료들이 유전자변형식품이라는 환경단체들의 주장까지 제기되고
있는 실정이다.

왜, 모유 수유인가

대부분의 병원에서는 산모가 출산하면 아기를 바로 신생아실로 격리시킨다. 원천적으로 산모가 아이에게 모유를 먹일 수 없는 시스템이다. 모유가 여러모로 아기와 산모의 건강에 이롭다는 것이 알려졌음에도 의사, 간호사 등은 여기에 별 관심이 없다. 오히려 일부 병원에서는 분유에 포도당을 섞어 먹여 아이가 모유에 길들여지지 않도록 유도한다는 비정한 얘기도 들린다. 아기가 일찍부터 포도당에 탐닉하면 성인이 돼 비만, 당뇨병 등 성인병에 노출될 위험이 큰데도 말이다.

분유회사들은 병원측에 로비를 해서 자기회사 분유가 채택되도록 노력하고 있다. 갓난아기는 한번 입맛에 길들여진 분유를 고집하기 때문에 매우 효과적인 판촉전략의 하나다. 광고를 통해서도 끊임없이 제조분유가 모유보다 월등하다는 인식을 심어주고 있다. 1999년에는 환경호르몬인 다이옥신이 분유보다 모유에 더 많이 들어있다는 연구결과가 보도되면서 모유에 대한 인식이 더욱 나빠져 아쉽다.

사회적 분위기는 여성의 유방을 아기의 영양공급원으로 인식하지 않고 성의 매력을 풍기는 육체적 도구로 내몰고 있다. 또 요즘 산모들은 예전과 달리 아기를 위해 어떤 희생이라도 감내하겠다는 전통적 모성애가 희박하다. 이런 푸대접을 받지만 모유의 우수성은 우유를 능가하고도 남음이 있다.

모유 가운데 임신 7개월째부터 출산후 1개월까지 분비되는 진하고 끈끈하며 투명한 황색을 띠는 엄마젖을 초유라 한다. 초유에는 면역세포나 면역증강물질이 들어있어 엄마젖을 먹는 어린이는 각종 감염질환에 덜 걸리게 된다. 감기, 기관지염, 폐렴, 장염, 중이염 등에 대한 저항력이 강해지는 것이다.

국내 소아중 25%가 알레르기로 고생하고 있다. 그 원인 가운데 하나가 분유다. 분유의 단백질중 베타락토글로불린(β-lactoglobulin)이라는 물질이 알레르기를 유발할 수 있다. 이 물질이 엄마 젖에는 없기 때문에 모유수유 어린이는 알레르기가 훨씬 적게 나타난다.

영양면에서도 우유의 단백질 중 80%를 차지하는 카제인(casein)은 단단한 덩어리라 소화가 잘 안된다. 더구나 우유를 고열처리 하는 과정에서 단백질에 변화가 와서 영양학적으로 질이 더 떨어진다. 반면 모유의 80%를 차지하는 유청(乳清)단백질인 훼이(whey)는 흡수가 잘 된다. 뇌의 발달을 위해서는 유당이 더 많이 필요한데 인간의 모유에는 유당이 포유류 중 가장 많이 들어있다. 유당은 비피더스균의 성장을 촉진시켜 비피더스가 다른 유해한 세균이 증식하는 것을 억제토록 한다. 뇌세포 등 다양한 세포의 분화를 촉진하는 아미노산인 타우린도 모유에 많이 들어있다. 모유 속에 들어있는 철분의 흡수율은 49%로 분유의 10%보다 훨씬 높다. 다만 모유는 칼슘함량이 분유보다 낮다.

이밖에 모유수유 어린이는 지능지수(IQ)가 그렇지 않은 아이보다 10 정도 높고 엄마젖을 빠는 과정에서 입의 근육 힘이 길러져 건강한 치아와 턱의 발달이 촉진된다. 이에 따라 용모도 예뻐진다. 아기가 자다가 갑자기 사망하는 영아돌연사증후군(SIDS)이나 성인이 돼서 나타나는 당뇨병도 모유수유로 줄어들 수 있다.

엄마에게 모유수유는 산후회복을 촉진시키는 효과가 있다. 아기가 젖을 빨면 자궁을 수축시키는 옥시토신(oxytocin)이라는 호르몬이 분비돼 출산으로 느슨해진 자궁이 효과적으로 수축된다. 또 임신중에는 젖을 만들기 위한 준비로 몸에 지방이 축적되는데 모유를 먹이면 젖이 빨리는 양만큼 지방이 몸에서 빠져나가 체중이 줄게 된다.

자연스런 피임도 가능해진다. 밤낮으로 자주 젖을 빨리면 프로락틴

(prolactin)이라는 호르몬이 나와 젖을 분비하게 하고 난자가 만들어지는 것을 막기 때문에 1년 남짓 월경이 없어진다. 젖먹이기를 중단하면 출산 후 수개월째에 월경이 다시 시작되고 임신이 될 수 있다. 경제적 비용을 따져도 모유수유는 엄청나게 절약이 된다. 분유나 수유기구를 사지 않아도 되며 이를 소독하고 관리하느라 돈을 쓰지 않아도 된다. 모유는 분유처럼 썩거나 부패할 염려도 없다. 아기가 병에 덜 걸리게 되므로 의료비가 절약된다. 피임약을 쓰지 않아도 되므로 그만큼 엄마의 건강에 이롭다. 무엇보다 모유를 먹은 어린이는 정서적으로 안정이 돼있고 사회성이 발달해 누구하고도 조화롭게 살수 있으니 모유의 혜택은 이루 헤아릴 수 없다.

이유식의 준비단계

모유든 분유든 생후 4개월째부터는 젖 대신에 이유식이 권장된다. 너무 일찍 시작하면 시간과 노력이 많이 들어 비능률적일 뿐만 아니라 아기로서는 이종(異種) 단백질이라 할 수 있는 여러 음식들을 너무 이른 시기에 섭취함으로써 알레르기체질이 될 수 있다. 또 빠른 이유식은 식염이나 당분의 과잉섭취, 비만 또는 영양불균형을 초래하기 쉽다. 반대로 이유식이 너무 늦으면 영양부족이 되기 쉽고 씹는 능력을 습득하기 어렵게 된다.

아기는 백일이 넘으면 어른들이 식사하는 모습에 관심을 보이기 시작하고 젖을 빠는데 권태감을 느끼게 된다. 따라서 백일이 넘으면 하루 한번 정오 무렵 빈 속일 때 아기에게 사과즙, 배즙 등을 하루 한번 5cc정도 먹이기 시작해 50~80cc까지 늘린다. 이런 준비기간이 지나면 본격적인 이유식에 들어간다.

돌 이전의 이유식

생후 약 5개월까지는 모유나 분유만으로 아기에게 필수적인 영양의 공급이 가능하기 때문에 이유식을 먹이는 연습을 하는 것으로 만족한다. 이유식은 미음, 수프, 과즙, 우유, 요구르트 같은 액체의 경우 생후 3~4개월부터, 반고형식은 생후 5~6개월부터, 고형식은 생후 9개월부터 먹인다. 액체식은 많아야 하루 한 숟갈이면 족하다. 반고형식은 혀로 부술 정도의 음식을 하루 2번, 고형식은 잇몸으로 부술 수 있는 음식을 하루 3번 먹인다고 이해하면 쉽다. 이유식에 첨가되는 성분의 종류는 1~2주 간격으로 한 가지씩 늘린다. 이유식 횟수는 시작 후 2개월 간격으로 점차 하루 1→2→3회로 늘려간다.

이유식이 정작 필요한 시기는 생후 6개월째부터다. 모유나 분유만으로는 성장에 필요한 충분한 영양분을 공급받을 수 없기 때문이다. 6개월이 넘어서도 모유수유만 계속할 경우 칼슘과 단백질이, 분유만 먹일 경우 유당과 철분이 부족한 아이가 되기 쉽다.

칼슘의 경우 분유섭취만으로 충분한 양을 공급할 수 있으나 칼슘은 비타민D와 C의 도움을 받아야 잘 흡수되므로 야채 및 과일이 포함된 이유식이 병행돼야 한다. 칼슘은 멸치, 생선, 치즈, 우유 등에 풍부하다.

철분이 결핍되면 자꾸 보채고 식욕이 떨어지며 빈혈이나 지능발달장애가 오기 쉽다. 우유 속의 철분은 모유에 비해 흡수율이 낮기 때문에 소고기나 닭고기를 갈아넣은 이유식이 필요하다. 생후 6~7개월부터 이유식에 섞어준다. 이때 야채를 섞어줘야 철분이 더 잘 흡수된다. 돌이 지난 아이는 꾸준히 철분이 많긴 담긴 고형식을 먹어야 빈혈에 걸리지 않는다. 철분은 육류, 계란노른자, 바지락, 김, 미역, 다시마, 콩, 깻잎, 등에 풍부하다. 흔히 뼈를 단단하게 할 요량으로 사골국물, 멸치가루, 칼슘제 등을 추가로 먹이는 부모가 있는데 먹는다고 다 흡수되는 게 아니므로 골고루 먹이는 원칙을 지키는데 더 신경써야 한다.

돌 이후의 이유식

돌이 지나면 아기도 어른과 같은 식사를 할 수 있다. 다만 부드럽게 조리하고 간을 하지 않고 만들어 먹인다. 이유식을 꾸준히 잘 해왔다면 밥, 반찬, 고기, 야채 같은 고형식을 주식으로 먹인다. 돌이 지나도 분유나 우유를 주식으로 한다면 심각한 문제다. 우유나 분유를 하루에 960cc 이상 먹이는 것은 곤란하다.

돌이 지나면 분유는 생우유로 바꾼다. 우유를 지나치게 많이 먹이면 철분흡수가 방해돼 빈혈에 걸리기 쉬우므로 하루에 500~700cc가 적당하다. 흔히 분유를 두 돌까지는 먹여야 한다고 믿는데 밥과 반찬을 잘 먹지 않는 경우에만 분유를 먹인다. 그리고 고형식을 제대로 먹이면서 가급적 빨리 분유를 생우유로 대체한다. 우유를 먹일 때에는 병이 아닌 컵을 사용하도록 습관을 들인다.

이유식의 주의사항

시판 이유식을 먹이면 맛이 길들여져 나중에 엄마가 만든 음식을 잘 먹지 않으려 하고 편식을 하게 된다. 고형 이유식을 씹어 먹어야 아기의 두뇌가 발달하고 안면윤곽도 발달하는데 죽처럼 타 먹이는 시판이유식은 그렇지 못하다. 씹는 능력을 획득하기 가장 좋은 시기는 생후 7~12

개월째로 이때를 놓치면 지능발달이 저해될 수 있다.

이유식은 반드시 수저로 떠먹여야 한다. 수저 사용법을 훈련시키는 것이 중요하다. 특히 만 6개월이 지났는데도 고형식을 숟가락으로 먹이지 않는다면 아기가 기고 걷는 발달이 늦어질 수 있다.

영양을 위해 각종 음식을 한꺼번에 섞어 죽을 만들어 먹이려는 부모들이 많은데 바람직하지 않다. 한 가지씩 첨가해 나가는 게 좋다. 설탕, 소금, 화학조미료 등은 넣을 필요가 전혀 없다.

음식은 체온정도로 유지해 매일 일정한 시간을 정해서 모유를 먹기 전에 주는 게 좋다. 생후 2개월 정도가 되면 주스를 먹여야 한다고 생각하지만 이럴 경우 아이가 단맛에 익숙해져 우유나 이유식을 기피하려 하고 설사가 나타날 수 있기 때문에 너무 서두를 필요는 없다. 과일즙 이유식을 시작할 수 있는 과일로는 사과, 배, 복숭아, 포도, 살구, 토마토, 딸기 등이 좋으며 산도가 높은 오렌지, 귤은 적어도 여섯 달은 지나서 먹이는 게 좋다. 다만 토마토, 딸기, 복숭아, 살구 등은 먹이기는 편하나 알레르기를 일으키는 경우가 더러 있기 때문에 주의해 먹이거나 돌이 지난 후에 먹이는게 권장된다. 너무 단 과일을 피하되 맛이 신 경우에는 설탕을 약간 탈 수 있다. 이때 열량과 당도가 지나치게 높은 꿀을 타는 것은 바람직하지 않다.

과일즙 이유식은 처음에는 차숟갈 하나로 시작해서 생후 4개월째에는 하루 50cc, 6개월째 80cc, 돌까지는 120cc정도 먹이는게 좋다. 돌이 지나도 하루에 240cc 이상 먹여서는 곤란하다. 과일이나 야채는 어떤 것이든 생후 8개월까지 가급적 익혀 먹도록 한다.

방귀를 많이 나오게 하는 음식

일진광풍처럼 '대포 방귀'를 자주 뀌는 사람은 자신의 몸에 어떤 이상이 있는 것이 아닌지 적잖은 염려를 하게 된다.

방귀는 대체로 소장에서 소화가 덜 된 상태로 대장에 도착한 음식물이 대장 안에 통상적으로 존재하는 세균에 의해 발효될 때 생긴다. 동양인의 경우 육류, 유제품, 콩류식품, 패스트푸드 등을 섭취한 후 방귀를 많이 뀌게 된다. 특히 동양인은 우유를 소화시키는 효소가 부족하거나 없는 유당불내증(乳糖不耐症)이 많아 우유를 먹고 방귀를 뀌는 비율이 높다. 배추처럼 소화가 잘 안 되는 질긴 채소를 자주 먹는 것도 한 원인이 될 수 있다. 아무튼 이렇게 생기는 방귀는 한마디로 유해가스다. 이는 소화불량, 과민성대장증상, 대장암의 원인이자 결과물이 된다.

그럼에도 불구하고 동양인은 육류나 생선 등을 많이 먹는 서양사람에 비하면 횟수는 잦을 지언정 냄새가 덜 독하다고 한다. 대장에서 방귀를 만드는 부패세균이 활동하려면 장내 수소이온농도(pH)가 알칼리성이어야 한다. 그런데 육류나 생선은 분해돼 알칼리성을 띠는 반면 야채나 과일 등은 분해돼 각종 유기산을 만듦으로써 산성이 되게 한다. 따라서 야채와 과일을 많이 먹는 동양인의 대장에서는 부패세균이 활동할 여지가 훨씬 적다고 볼 수 있다.

방귀를 많이 유발시키는 식품으로는 양파, 샐러리, 당근, 바나나, 살구, 자두, 건포도, 매실 등을 꼽을 수 있다. 비교적 방귀를 적게 생산하는 식품들로는 상추, 오이, 토마토, 포도, 쌀, 옥수수, 감자 등이다.

아기가 먹는 우유나 청소년이 즐기는 패스트푸드는 소화기관이 인식하기 어려운 생소한 분자다. 따라서 아기에게는 우유나 분유보다 모유가 좋다. 패스트푸드는 과식할 경우 소화기관을 혼란에 빠뜨릴 뿐만 아니라 췌장이 이런 음식에 대한 항체를 만들어냄으로써 이것이 가스생성의 밑바탕이 된다. 또 육류와 해물을 같이 먹거나 천연식품과 가공식품을 동시에 섭취함으로써 종류가 다른 단백질이 화학적으로 충돌해 방귀가 생길 수 있다. 산성, 중성, 알칼리성 등 pH가 다른 여러 음식을 씹지 않고 한꺼번에 먹어서 이에 상응하는 소화액들이 적절하게 pH환경에 대응하지 못하고 혼란을 일으킬 때 방귀가 심해진다. 특정 약물이나 독성이 강한 식품은 섭취할 경우 이를 소화시키려 달려드는 효소의 종류가 너무 많아져 이 또한 방귀의 원인이 될 수 있다.

이밖에 나이 들어 장의 모양이 일그러졌거나 숙변이 많이 차는 것도 방귀의 원인이 된다. 또 단순히 음식을 급히 먹어 공기를 많이 흡입하는 바람에 생기는 방귀도 있다.

방귀의 특이한 냄새는 일부 식품의 특정성분이 발효되면서 발생하는 암모니아, 메탄가스, 황화수소가스, 인돌, 니트로사민, 벤조피렌 등에 의한 것이다. 이런 물질들은 식후의 나른함과 두통, 콧물, 기침, 재채기를 유발하게 된다. 이 중 니트로사민과 벤조피렌은 강력한 발암물질이다. 따라서 방귀를 참으면 독성가스가 소장을 통해 혈액으로 역류, 몸의 구석구석을 오염시킨다. 면역기능을 떨어뜨리고 암을 유발할 수 있다는 지적도 나오고 있다. 방귀 자체가 장기를 압박하고 불쾌감을 주며 장기의 기능을 떨어뜨리는 것도 물론이다.

방귀의 해악은 다음과 같이 정리할 수 있다. 『아가가 모유를 먹은 후 내는 방귀는 '쾌재음'이고, 우유를 먹인 후 듣는 냄새나는 방귀는 아가의 '생리 불평음'이다. 술과 안주를 많이 먹고 뀌는 남자들의 방귀는 혈액이 오염됐다는 신호고, 뷔페에서 음식을 골고루 배불러 먹고 뀌는 여자들의 방귀는 병마를 부르는 소리다. 패스트푸드를 잔뜩 먹고 내는 젊은이들의 방귀는 건강이 무너지는 소리다.

반면 설사나 장염을 며칠간 앓다가 끝 무렵에 나오는 방귀는 장 청소를 알리는 신호음이고, 맹장수술처럼 내장을 건드리는 수술을 한 후 나오는 방귀는 수술성공을 알리는 희소식이다. 또 잡곡, 맑은 고기국, 김치 등의 소찬에 소식을 하는 시골 노인네들의 방귀는 무병장수의 바로미터다. 또 같은 방귀라도 소리가 큰 방귀는 장내의 가스를 밀어내는 힘이 강하다는 뜻이므로 직장과 항문이 건강하다는 증거다. 그러나 소리 없는 방귀를 자주 뀌고 냄새마저 지독하다면 장에 문제가 있을 수 있다는 얘기다.』(리규하 저. '쪼개본 건강상식' 대원미디어에서 발췌)

장에서는 하루 500~4000cc의 가스가 만들어진다. 정상적인 건강상태를 유지하는 사람은 하루 275cc 정도의 방귀를 뀌게 된다. 나머지는 장벽으로 다시 흡수돼 트림이나 호흡을 통해 배설된다.

횟수로 보면 하루 평균 14~25회가 정상이다. 하지만 이보다 더 자주 가스를 배출한다 해도 자주 방귀를 뀌게 된 기간이 오래되지 않았거나 건강에 큰 이상이 없을 때는 그리 걱정할 필요는 없다. 하지만 한 연구에 따르면 병을 부를 수 있는 비정상적인 식사를 하는 사람은 정상인의 1.5~4.0배, 병자는 3~10배에 달하는 방귀를 뀌는 것으로 나타났다. 잦은 방귀는 역시 좋을 게 없다는 얘기다.

방귀가 잦다는 것은 설사와 변비가 교대로 일어남을 반영한다. 약간 잦은 방귀라도 복통, 식욕부진, 체중감소, 불규칙한 배변 등의 증상을 상습적으로 동반한다면 반드시 체계적인 검사를 받아봐야 한다. 특히 나이 든 사람이 비교적 최근에 갑자기 이런 증상이 나타났다면 대장내시경검사로 대장암 등 소화기에 종양이 생겨 대장이 막혔는지 또는 대장 형태가 일그러지는 변화가 있지 않은지 확인해 볼 필요가 있다.

방귀를 덜 뀌는 게 아무래도 건강에 좋다. 이를 위해 우선 심신의 스트레스를 줄여야 한다. 스트레스를 받으면 냄새가 고약해진다고 한다. 규칙적이고 단순한 식사, 인공첨가물과 가공식품이 덜 든 자연식 위주의 식사, 꼭꼭 씹어먹는 습관 등이 필요하다. 대표적으로 밤늦게 찬 맥주와 마른 안주를 먹는 것은 몸에 매우 해롭다. 찬 맥주가 스트레스와 갈증을 해소해줄지 몰라도 소화액의 기능을 떨어뜨린다. 게다가 마른 땅콩이나 오징어는 밤새 3배로 불어나 위를 풍선처럼 팽창시킨다.

새 신부가 뀌는 방귀를 '복 방귀'라고 하지만 완전한 건강을 위해서는 악취가 극심하고 잦은 방귀를 원천봉쇄해야 한다. 이를 위해서는 식사습관과 생활습관을 바꾸는 게 어느 정도 필요하다.

우리의 전통음식, 이래서 좋다

나라마다 국민들이 즐겨 먹고 사랑하는 음식이 있게 마련이다. 음식에는 애국심을 넘는 애정이 담겨있고 문화가 있다. 한국의 음식도 세계가 알아주는 건강식이요 대표적인 습식(濕食)이며 발효식품이 많다. 또 꼭꼭 정성 들여 씹어야 제 맛이 나고 일견 강렬한 것 같지만 가볍고 담백한 음식이다. 이 중에서도 유산균보다 더 좋은 기능성을 가진 김치, 뛰어난 향미와 항암성을 가진 간장·고추장·된장, 한약학적 약성을 가진 전통차나 한방음료는 우리 민족이 자랑할 만한 먹거리다.

유산균을 능가하는 김치

　김치는 주재료인 배추, 무, 고추, 마늘, 파, 양파, 생강, 부추, 젓갈 속에 함유된 다양한 비타민, 무기질, 식이섬유, 탄수화물, 단백질이 풍부하고 조화롭게 어우러져 있다. 특히 마늘의 지용성 성분은 항암물질로 작용하며 파, 양파, 생강 등은 김치에 혹여 들어 있을지 모르는 유해 성분을 중화·해독시키는 것으로 인정되고 있다. 또 김치가 발효돼 생기는 유산균과 김치 재료로 들어가는 각종 양념의 약효성분은 더욱 기능성을 높여준다. 게다가 열량이 낮고 콜레스테롤을 떨어뜨리는 성분이 들어있기 때문에 비만의 염려가 없다. 알칼리성식품이라 혈액의 산성화를 억제해 피도 맑게 해준다. 이처럼 김치는 성인병예방, 항암, 돌연변이억제, 면역력강화 등의 효과를 발휘하는 최고의 식품이다. 미각으로 봐서도 김치 특유의 시큼하고도 짭짤한 맛은 밋밋한 밥의 탄수화물에 스며들면서 최고의 조화를 이룬다.

　염장 및 훈제육류, 소금에 절인 채소(salting) 등 염장발효식품 전반에 대한 발암성 여부가 20여년 전부터 세계적인 우려를 불러오면서 김치도 도마 위에 오른 적이 있다. 그도 그럴 것이 위암은 여전히 한국에서 가장 많이 발생하는 암이다. 냉장고 보급으로 음식의 부패는 효과적으로 억제됐고 이로 인해 음식의 발암성이 크게 줄었겠지만 위암 환자는 그다지 줄지 않고 있다.

　김치의 발암성은 다음과 같이 설명된다. 김치의 주재료인 배추는 배추과의 식물학적 특성과 질소비료의 사용량증가로 많은 질소를 함유하고 있다. 배추에 함유된 $1000\sim2500ppm$의 질산염(NO_3)은 젖산균에 의해 발효되면 아질산염(NO_2)으로 환원된다. 아질산염 자체가 발암원일 뿐만 아니라 이것이 단백질에서 유래한 아민(NH_2)과 결합하면 니트로소아민

(NNONH$_2$)이라는 더욱 위해한 발암물질을 만든다는 것이다.

배추는 여러 양념이 첨가되는데 젓갈이나 고추에는 2급 아민이 많이 들어있어 발암성을 더욱 촉진한다는 게 일각의 주장이고 아직도 이 설명은 완전히 부정할 수 없는 타당성을 가지고 있다.

그러나 이를 불식시키는 설명이 이미 나와 있다. 어떻게 김치를 담그느냐에 따라 김치의 항암성과 항돌연변이성이 크게 달라진다는 것이다. 즉 암 유발을 부추길 수도 있고 억제할 수도 있다는 것이다.

배추는 pH(수소이온농도) 6.8~7.0을 띠다가 버무려져 발효되기 시작하면 초기에 5.7, 맛이 들면 평균 4.5로 산도가 높아진다. 가장 맛이 좋을 때는 pH가 4.0~4.3 정도가 된다. 젊은층은 보다 맛이 신 pH3.8~3.9 상태의 김치를 더 좋아한다고 한다. 일반적으로 가장 맛이 좋을 때 유산균 및 비타민의 함량이 가장 높고 항암성도 우수하다.

잘 숙성된 김치는 pH가 4.0~4.5 정도이므로 이런 산성 상태에서는 니트로소아민이 생성되기 힘들며 웬만한 식중독 유발세균도 죽는다. 즉 염장한 육류처럼 pH가 알칼리성을 띨 때 니트로소아민이 생기는 것이지 산성에서는 생기기 어렵다는 것이다.

또 김치 발효과정에서 락토바실러스 플란타룸(Lactobacillus plantarum) 등 서너 가지의 유산균이 생성된다. 이 유산균은 다른 유산균에 비해 장내 세균에 대해 강한 살균력을 갖는 것이 장점이다. 아울러 발효과정에서 비타민C(아스코르빈산), 페놀성 화합물, 아미노산, 유기산, 젖산균 등이 생기는데 이들 물질은 아질산염을 환원시켜 산화질소(NO)가스상태로 공기중에 배출되도록 유도하기 때문에 발암물질인 니트로소아민이 생성되기 힘들다는 것이다. 더욱이 김치에 아스코르빈산을 추가로 첨가하면 이런 환원작용이 강화돼 김치의 발암성은 전혀 걱정하지 않아도 될 것이라는 주장도 나오고 있다.

그동안의 연구결과를 종합하면 김치는 3%의 소금농도로 담가 4~5℃의 실온에서 3주정도 발효시키면 항암성과 항돌연변이성이 높아진다. 아주 많은 소금을 쓰면 당연히 성인병과 암에 좋지 않다. 그렇다고 너무 싱겁게 해도 좋지 않다. 김치의 염도가 1.5%가량으로 너무 낮을 경우 염도가 2.5~3.0%인 보통 김치보다 니트로소아민이 많이 생긴다는 실험 결과가 나와있다.

　　김치는 3주 정도 숙성하는 게 가장 좋다. 일반적으로 맛이 잘 든 신김치에는 생김치보다 10배나 많은 유산균이 들어 있다. 또 설익은 김치는 동물성 단백질과 반응해 방귀를 더 심하게 뀌게 만들고 니트로소아민과 같은 발암물질이 더 많이 만들어지게 한다. 반대로 너무 오래 시간이 경과돼 지나치게 맛이 시면 김치의 영양가가 떨어지게 마련이고 건강과 관련한 기능성도 약화된다. 혹자는 김치가 오래될수록 약이 되는 것으로 알고 있으나 전혀 그렇지 않다.

　　맵고 자극성인 고춧가루는 위암을 유발하는 요인으로 작용한다. 그렇다고 아주 조금 넣으면 맛이 나지 않는다. 고춧가루는 적절히 적게 넣어야 고추의 항암성분이자 면역력을 강화하는 캡사이신이 활성화돼 기능성이 올라간다.

　　한편 해물이나 육류를 김치 속에 양념으로 넣거나 식사 때 같이 먹으면 니트로소아민 생성량이 증가하며 이것은 발암물질이자 방귀의 한 성분이 된다. 따라서 소고기, 생선, 젓갈 등을 아주 많이 김치에 넣어 담그거나 김치와 함께 지나치게 동물성 단백질을 많이 섭취하면 김치의 발암성이 올라갈 수도 있다.

　　이밖에 좋은 김치가 되기 위해서는 자화수나 알칼리수로 배추를 씻어 배추가 갖고 있는 젖산균을 보존한 채로 담가야 하며, 정제염보다는 천일염·죽염·볶은 소금 등을 사용하는게 좋다는 주장도 있다. 참고할만하다. 아울러 담근 김치는 질그릇에 담아 독성물질이 그릇의 무수한 구멍으로 빠져나가게 하면 더욱 좋다.

장수노인의 건강식인 된장

국내 장수촌 노인들에게 물어본 한 설문조사에 따르면 94.9%가 가장 좋아하는 음식이 된장이며 하루 한끼 이상 된장을 먹고 있는 것으로 나타났다. 혹자는 가난한 시골에서 먹을 게 된장 밖에 더 있겠냐고 힐난하지만 된장에는 암과 성인병을 예방할 수 있는 힘이 있다.

1960년대 후반 미국인 선교 의사들은 한국인은 된장을 많이 먹어 위암 환자의 숫자가 많다는 연구결과를 '타임' 지에 발표했다. 미국인 선교사들은 우리나라 사람의 위암이 서구인보다 월등히 높았던 당시의 사실을 두고 된장을 발암식품으로 의심했다.

가정에서 재래식으로 만든 된장은 아스퍼길루스(Aspergillus)속, 뮤코르(Mucor)속, 리조푸스(Rhizopus)속 등에 속하는 5~8가지의 곰팡이에 의해 발효된다. 이중 녹색누룩곰팡이인 아스퍼길루스 플라버스, 아스퍼길루스 파라스티커스 등이 위암이나 간암을 유발하는 아플라톡신, 마이코톡신 등을 생성한다는 게 선교사들의 주장이었다.

그러나 이런 우려는 과학적인 연구로 상당 부분 불식됐다. 하지만 일부는 여전히 문젯거리로 남는다. 우선 덜 숙성된 된장이 문제다. 음식점에 가면 보통 공장에서 무더기로 나온 날 된장이 나오는데 대부분 색깔이 너무 밝다. 숙성이 덜 됐다는 얘기다.

된장의 색깔은 진하게 누렇고 윤기가 도는 것이 좋다. 특유의 냄새가 나야 한다. 숙성이 덜 됐거나 반대로 지나치게 발효돼 검은 잡티가 생기고 냄새가 부패한 것처럼 여겨진다면 아플라톡신 등이 많을 가능성이 높다. 조금 찍어 먹어봤을 때 떫은 맛이 든다면 숙성부족으로 볼 수 있다. 또 공장에서 나온 된장은 방부제를 첨가할 수 있는데 여러 날 방치해도 곰이 끼지 않는다면 일단 방부제가 과다하다고 의심할 만하다.

한때 인기를 끈 일본 된장은 콩에다가 쌀, 보리, 밀 등의 부원료를 절반 정도 섞은 것이다. 우리된장은 콩만 썼기 때문에 색깔이 진한 노란색에 가깝지만 일본된장은 밝은 노란색이다. 우리된장은 짜고 끓일수록 맛이 나지만 일본된장은 별로 짜지 않고 야채나 국거리로 맛을 낸 후에 된장을 풀어 넣는 식이다.

국내서 주로 연구된 때문인지 몰라도 우리된장은 일본된장보다 항암효과가 높은 것으로 나타나고 있다. 농협과 서울대가 1999년 공동 연구한 결과에 따르면 전통방식의 메주로 담근 한국식 된장은 면역력을 증강시키고 항암효과가 있는 키토올리고당을 $91\mu g/ml$나 함유한 것으로 측정됐다. 이에 비해 일본식 된장에는 $1.8\mu g/ml$에 불과했다. 우리나라 전통간장도 역시 키토올리고당을 $13\mu g/ml$을 함유, 일본식 간장보다 최고 51배나 더 많았다. 연구팀은 숙성정도와 재료의 차이가 이같은 차이를 나타낸다고 밝혔다.

게다가 전통식품 연구자들은 된장을 요리하는 방법에서도 우리가 우수하다고 주장한다. 멸치, 조갯살, 소고기를 넣고 국물을 우려내고(경기도식) 고추, 파, 마늘, 호박, 시금치, 두부를 넣은 후 된장을 최종적으로 넣으면 위암, 간암, 유방암, 대장암, 당뇨병, 고지혈증 등 성인병을 예방할 수 있고 감기에 대한 저항력도 강해진다고 설명한다.

부산대 박건영 교수 등은 된장의 발암성을 다음과 같은 근거로 불식시킬 수 있다고 주장한다. 우선 3개월 이상 발효하면 발효과정에서 발암물질이 거의 파괴되므로 걱정할 필요가 없다는 것이다. 발효할 때 생기는 암모니아와 갈색물질이 발암물질을 파괴하고 뛰어난 흡착제인 숯을 메주와 같이 띄울 경우 숯이 발암물질을 흡수한다는 설명이다.

또 겨울에 주로 된장을 담그기 때문에 추위에 약한 녹색누룩곰팡이는 저온성 곰팡이에 압도당해 생장이 저지된다고 한다. 따라서 암으로부터 안전한 된장을 담그려면 3개월 이상 장기 숙성하고 바싹 말린 메주를 쓰며 숯을 넣고 단엽콩 대신 아플라톡신이 덜 생기는 장엽콩을 원료로 하는 게 좋다는 것이다.

그러나 이것만으로 안전하다고 단정하기는 힘들다. 단일 발암물질로는 암이 유발되기 어렵지만 자연발효시킬 때 메주가 공기와 접촉하는 과정에서 여러 가지 곰팡이와 반응함으로써, 또는 불량한 저장과정에서 다양한 발암물질이 다량 나타날 수 있다는 것이다. 따라서 단일 종류의 순수한 곰팡이로 발효조에서 메주를 발효시킴으로써 독성물질의 생성을 최소화할 수 있다고 주장하는 학자도 있다. 하지만 이런 경우에는 한국 고유의 된장 맛이 나지 않을 수 있다.

일부는 날된장이 가장 건강에 좋다고 하지만 잠재적 발암성을 감안했을 때에는 끓여 먹는 게 낫다. 된장은 요리의 가장 나중 단계에 넣고 1~2분 정도 끓이는 게 가장 좋다. 끓이면 된장의 항암성분은 비교적 적게 감소되고 발암물질은 거의 사라진다. 된장찌개나 된장국이 좋고, 고기를 먹을 때 날된장을 고집하기보다는 고추장을 찍어 먹는 것도 선택해 볼 수 있는 일이다. 또 날된장을 먹는다면 일본 된장이나 덜 숙성된 된장보다 잘 발효된 우리 된장을 고르는게 좋다.

된장은 기능성과 맛에서 우수하다. 된장에 함유된 트립신 인히비터, 프로테아제 인히비터, 페놀계 이소플라본, 사포닌, 피토스테롤, 제니스테인, 베타시토스테롤, 피틴산 등은 콜레스테롤을 낮추고 암과 성인병을 예방한다. 민간에서는 소화불량으로 장에 가스가 차거나, 손발이 찰 때,

간이 나쁜 경우에 된장국을 애용했으며 진통 해열의 효과가 있다고 믿었다. 게다가 전통음식을 연구하는 학자들은 된장이 어떤 음식에나 잘 어울리는 완전식품이라고 극찬하고 있다.

간장에도 품질이 있다

된장의 기능성이 우수한 만큼 된장으로 만든 간장도 그에 못지 않는 우수한 기능성을 가진 식품이다. 간장맛을 보면 그 집안의 음식맛을 가늠할 수 있을 뿐만 아니라 한 가정의 흥망성쇠까지 알 수 있다는 말이 있다.

전통적인 조선간장(한식간장)은 우리콩을 삶아 메주를 만들어 공기 중에 있는 누룩곰팡이가 달라붙게 해서 발효시켜 만든다. 이 메주를 장독에 넣고 소금물을 부어 6개월 이상 숙성시키면 위의 맑은 부분은 간장이 되고 아래 가라앉은 메주는 된장이 된다.

미생물의 발효에 의해 간장에는 맛을 내지 않는 콩단백질이 펩타이드나 아미노산 등 구수한 맛을 내는 성분으로 변한다. 더욱이 특유의 향미를 내는 성분까지 새로 생긴다. 콩식품은 탄수화물이 거의 없는 대신 단백질과 지방질이 풍부해 간장은 곡류를 중심으로 하는 옛날 한국인의 식단에서 중요한 역할을 해왔다.

그런데 1980년대 들어서는 집안에서 간장을 담그는 곳이 거의 없어졌고 지금은 공장에서 만든 양조(釀造:또는 계량식)간장을 먹는 가정이 대부분이다. 양조간장은 대두, 탈지대두, 밀, 보리, 쌀 등에 식염수를 넣어 발효 숙성시킨 것이다. 이에 반해 조선간장은 반드시 한식 메주를 이용해 담근 것이라고 식품공전에 명시돼 있다.

또 산분해(酸分解)간장이라고 해서 공업적으로 만든 간장도 있다. 주로 일식집에서 나오는 약간 톡쏘는 맛이 있는 간장이다. 지방질을 제거하고 단백질과 탄수화물만 남은 탈지대두에 18~20% 염산을 가해서 24시간 내지 1주일 정도 가온 방치하면 대두단백질이 아미노산으로 가수분해되면서 산분해간장이 된다. 이 상태에서는 염산의 강산성이 남아있는 상태이므로 알칼리 용액(수산화나트륨 또는 탄산나트륨)을 넣어 중화시킨다.

이런 산분해간장은 일본이 1945년께 태평양전쟁을 수행하고 전후 패배하는 상황에서 식량난에 부딪히자 콩이나 쌀 등 간장 만들 식량자원을 아끼기 위해 탄생했다. 산분해간장은 같은 양의 콩을 사용할 경우 훨씬 생산량이 많고 제조기간이 짧으며 질소함유량(간장을 평가하는 기준)이 많아 지금까지도 식당 등에서 널리 사용되고 있다. 그러나 무생물적인 제조과정이 보여주듯 건강에 나쁜 영향을 줄 수 있는 물질도 약간 들어있고 전통식 간장보다 몸에 이로운 성분들이 없거나 적게 들어있다.

산분해간장에는 탈지한 대두 속에 미량 남아있는 지방(글리세롤 및 지방산)이 염산과 반응하면서 생기는 클로로하이드린(chlorohydrin)이 들어있다. 이중 대표적으로 많이 생기는 게 MCPD와 DCP라는 화합물이다. 쥐를 이용한 독성실험결과 MCPD는 암컷의 경우 불임을 초래하는 경우가 있었고, 수컷의 경우에는 정자생산량이 감소될 수 있다는 연구결과가 나온 바 있다. 또 DCP는 발암물질로 작용할 가능성이 있다는 연구결과가 나와 논란이 됐었다. 세계보건기구는 이런 연구결과만으로는 인체에 대한 위해성 여부를 명확하게 답하기가 어려우므로 기술적으로 가능한 최저수준까지 함량을 낮추라고 권고하고 있는 실정이다.

식품의약품안전청의 분석자료에 따르면 MCPD와 DCP의 농도는 일반인의 하루 간장 섭취량(7ml)을 고려할 때 인체에 유해한 영향을 미치지 않는 것으로 나타나고 있다. 일반적인 간장섭취는 대략 건강에 나쁜 영향을 미칠 수 있는 양의 2500분의 1에 해당하는 양을 먹는 셈이라고 한다. 그렇다고 하나 조선간장과 양조간장이 버젓이 있음에도 우리는 일식집 등에서 외식할 때 값싼 산분해간장을 자주 먹고 있다.

조선간장의 우수성은 여러 가지가 있다. 우선 자연스럽게 발효되니까 단백질이 가수분해돼 생긴 아미노산의 맛이 부드럽다. 또 탈지하지 않은 온전한 콩을 원료로 사용하므로 콩이 갖고 있는 여러 가지 장점을 그대로 이어받게 된다. 예컨대 대두사포닌 및 대두이소플라본이 많이 들어있고 콜레스테롤을 떨어뜨리는 기능성 물질도 들어있는 것으로 알려져 있다. 게다가 대두이소플라본은 인체에 흡수되기 쉬운 아글리콘(aglycon) 형태로 존재한다. 따라서 산분해간장보다 기능성이 높다고 하겠다.

그러나 만드는 과정이 복잡하고 최소 6개월 이상의 발효기간이 걸려 바쁜 현대인에게는 좀처럼 적용할 수 없는 단점이 있다. 또 여러 가지 잡균들이 혼입되므로 경우에 따라 장맛이 쓸 수 있으며 장독대 등 야외에 놔둘 경우 발효온도를 일정하지 못하게 되므로 발효에 걸리는 시간이 일정치 않고 가수분해된 아미노산의 양이 적은 경우도 적잖다.

간장공장에서 만드는 양조간장은 조선간장에 비해 그리 나쁠 것은 없다. 보통 특정 발효곰팡이를 사용하고 발효실 안에서 3~6개월 가량 일정한 온도로 가온해서 간장을 만들므로 맛이 균일하고 아미노산의 함량이 많다. 또 단맛을 내기 위해 소맥을 사용하므로 맛이 가볍고 혀끝의 비위를 잘 맞춰준다. 이에 비해 조선간장의 맛은 간결하고도 깊다고 하겠다.

한편 혼합간장이라고 해서 양조간장과 산분해간장을 섞은 것도 있으므로 소비자들은 제품을 구입할 때 주의를 기울일 필요가 있다. 보통 몽고식품, 샘표식품 등에서 나오는 간장은 양조간장이거나 혼합간장이며 농협에서 만든 일부 제품은 조선간장이다.

간장 속에 단백질은 아미노산, 탄수화물은 단당, 지방은 지방산 상태로 각각 존재하므로 우리 몸에서 잘 흡수된다. 아울러 발효한 것이므로 발효식품이 갖는 장점을 두루 갖추고 있다. 요리할 때 소금보다 간장으로 간을 맞추면 건강에도 좋고 맛도 더 난다. 다만 산분해간장을 삼가야 하고, 국이 끓은 다음에 간장을 넣어야 쓴맛이 안 나고 제대로 음식맛을 살릴 수 있음을 알아두는 게 좋겠다.

비만해소와 소화촉진에 이로운 고추장

고추는 몸을 데워주는 효과가 있고 침샘과 위를 자극해 위산 분비를 촉진하므로 소화를 돕는다. 생선이나 고기 음식의 비린내를 없애주는 데도 효과가 있다.

고추의 매운 맛은 캡사이신(capsaicin), 붉은 빛깔은 캡산씬(capsanthin) 및 디하이드로캡사이신(dihydrocapsaicin) 등에 의한 것이다. 또 고추에는 비타민A와 C가 비교적 많이 들어있는데 일반적으로 붉은 고추일수록 비타민C 함량이 높고 풋고추는 카로틴이 풍부하다. 또 고춧잎에는 단백질과 비타민A의 함량이 높다.

고추의 이러한 기능성은 심하게 매운 것만 먹지 않는다면 매우 유익하다. 아울러 고추로 고추장을 만들 때 대부분 좋은 품성은 그대로 계승되며 발효식품이라는 플러스 알파가 하나 더 생긴다.

우선 고추장은 신진대사를 촉진시켜 혈액을 맑게 하고 비만을 억제할 수 있는 것으로 밝혀지고 있다. 2000년 10월 주종재 군산대 식품영양학과 교수는 메주를 넣은 전통 발효고추장을 사용해 흰쥐를 대상으로 실험한 결과 전통 발효고추장의 비만 억제 효과가 과학적으로 입증했다.

연구팀은 흰쥐를 세 집단으로 나누어 ① 정상식이 섭취 동물군 ② 고지방식이 섭취 동물군 ③ 고지방식이와 전체 식이량의 9.5%를 발효고추장으로 섭취시킨 동물군으로 나누어 21일 동안 실험을 진행했다.

흰쥐에게 고지방식이를 공급하면 체중이 늘어나지만 고추장을 같이 섭취시킨 동물들은 고지방식이만을 섭취한 흰쥐에 비해 체중이나 체지방 증가가 현저히 낮은 것으로 나타났다. 즉 고지방식이와 함께 고추장을 섭취한 쥐는 고지방식이만을 섭취한 흰쥐에 비해 체중이 13%가 감소하는 결과가 나왔다. 또 고추장을 함께 섭취한 쥐는 고지방식이 쥐에 비해 29%의 체지방 감소효과를 보여 고추장이 체중과 체지방 감소 효과가 크다는 사실을 밝혀 냈다.

한편 흰쥐에 공급한 고추장의 양과 동일한 양의 고춧가루를 공급해 고추장과 고춧가루의 비만억제 효과를 비교 측정한 결과 고춧가루는 체중은 5%, 체지방은 13% 감소시키는 결과를 나타냈다. 이는 고추장이 고춧가루보다 2배 이상 체중과 체지방 감소효과를 나타낸다는 것을 의미한다.

주종재 교수는 전통식 발효고추장이 단순 고춧가루가 나타내지 않는 몇 가지 특수한 생리학적 효능이 있음을 밝혀내는데 성공했다. 즉 발효고추장을 섭취하면 흰쥐의 체내 열 발생에 중요한 역할을 하는 갈색지방조직의 단백질 및 DNA함량이 증가돼 에너지 소비량이 늘어난다는 것이다. 이에 따라 축적된 체지방이 보다 빠르게 연소된다는 것이다.

지금까지 고추장에 관한 연구는 1999년 일본 여성들 사이에서 비만예

흰쥐를 이용한 고추장의 비만감소효과 실험결과

구분	체중 증가량(g)	체지방 증가량(g)
정상식이	118	15
고지방식이	153	34
고지방식이＋고추장	133	24
고추장에 의한 감소비율	13%	29%

방 다이어트 식품으로 선풍적인 붐을 일으켰던 고춧가루의 영향을 받아 고추에 들어있는 캡사이신의 측면에서만 이루어져 왔다. 주교수의 연구는 고추장의 비만억제 효능에 관한 최초의 연구로 전통 발효고추장이 일반 고춧가루보다 항비만 효과가 훨씬 뛰어나며, 비만억제 작용에 캡사이신뿐 아니라 미지의 발효물질과 특정 메주가루 성분이 관여한다는 것을 밝혀냈다는데 의미가 있다.

보약에 비견할 전통 음료

미숫가루, 화채, 식혜, 수정과, 한방차 등은 날씨가 더우면 더운대로 추우면 추운대로 고유의 기능과 약성으로 한국인의 건강을 돌봐왔다. 또한 색깔과 향미는 풍류와 운치를 즐길 줄 아는 민족임을 보여준다.

장수(醬水)는 밥이나 미음 등 곡물을 젖산 발효시켜 신맛을 내게 한 음료에 각종 생약재나 과일을 넣고 꿀이나 설탕을 넣어 숙성시킨 것이다. 갈수(渴水)는 농축된 과일즙에 한약재를 가루 내어 혼합해 달이거나 한약재에 누룩 등을 넣어 꿀과 함께 달여 마시는 음료다. 이들 음료는 생약재의 약성과 발효음식의 기능성을 더한 것으로 신맛, 단맛, 쓴맛 등이 조화를 이룬 것이다.

또 숙수(熟水)는 향기나는 약초를 달인 음료다. 탕(湯)은 말린 꽃이나 과일 말린 것을 달인 음식으로 오늘날 '○○차' 하면 숙수나 탕을 아우르는 것이 됐다.

우리가 너무 잘 아는 미숫가루는 각종 곡물을 쪄서 말리고 볶은 다음 곱게 가루를 내어 마시는 것이다. 화채나 식혜를 모르는 이는 거의 없을 것이다. 이처럼 우리 조상들은 영양가가 우수하고 갈증도 해소할 수 있

각종 전통 한방차의 기능성

- **녹차**: 콜레스테롤 수치와 혈압을 떨어뜨리며 항암효과도 있다. 그대로 마셔도 좋지만 꿀에 잰 과일, 감초나 오미자를 끓인 물과 섞어 마시면 기호도가 높아진다.
- **쑥차**: 비타민A와 C가 풍부해 감기에 대한 저항력을 높여준다. 또 철분·칼슘 등 무기질 성분이 많이 함유돼있어 위장병, 변비, 신경통, 냉병, 천식을 개선해준다.
- **지치차**: 장복하면 추위를 타지 않는다는 말이 나올 정도로 자양강장효과가 우수하고 신진대사와 면역기능을 증진시킨다.
- **맥문동차**: 심장을 튼튼하게 하고 이뇨효과가 크다.
- **음양곽차**: 정력과 원기를 북돋워준다.
- **모과차**: 지나친 이완으로 허탈해진 근육에 힘을 돋워준다. 모과는 향기와 빛깔은 좋으나 시고 떫어서 기피하는 사람이 많은데 진해·거담 작용이 우수하고 비타민C가 풍부해 피부미용에 이롭다. 다만 심장질환, 고혈압, 고열이 있을 때 먹으면 열이 더욱 올라가고 소변이 붉어지므로 삼가는 게 좋다.
- **구기자차**: 예로부터 불로장생과 직결된다고 믿어왔다. 고혈압과 동맥경화를 예방해주며 신계(腎系)기관의 기능을 높여 생식 및 배설능력을 강하게 해준다. 또 간에 침착된 지방을 제거해줘 지방간 환자에게 좋고 갈증 및 피로회복, 시력감퇴 저지 등의 효능이 있다.
- **쌍화차**: 백작약, 황기, 당귀, 천궁, 숙지황, 육계, 감초, 생강, 대추로 구성된다. 기혈이 허할 때 보하는 약으로 쓰인다. 오장육부의 기능이 전반적으로 허하고 안색이 쉽게 창백하고 귀가 울리고 가슴이 두근거리며 목소리에 힘이 빠지고 권태감에 빠졌을때 적합하다. 쌍화차보다 더 약성이 강한 것으로는 십전대보탕, 보중익기탕, 순기활혈탕 등이 있다.
- **유자차**: 유자차는 레몬에 비해 비타민C를 3배 이상 함유하고 있으며 비타민A와 B도 적잖다. 유자의 절반은 껍질로 여기에 비타민과 무기질, 모세혈관을 강화시켜 뇌졸중악화를 방지하는 헤스페리딘이 듬뿍 들어있다. 유자를 얇게 썬 것이나 이를 꿀에 잰 유자청을 차로 해서 마시면 감기예방과 주독풀이에 좋고 소화액 분비가 촉진되고 복통·피로가 개선된다.
- **오미자차**: 당뇨로 생긴 심한 갈증을 해소하는데 크게 도움이 되는데 실제로 혈당치를 내려주는 효과가 인정되고 있다. 간질환에 간 염증지수를 내려주는 효과가 인정된다. 가래가 잘 끓고 잔기침이 심한 사람에게도 매우 효과적이다.

- 생강차: 두통, 기침, 담, 콧물, 한기 등의 증상에 좋다. 매운 성분은 살균력을 갖고 있다. 생강 즙에 뜨거운 물을 붓거나 여기에 꿀을 타서 마시면 된다.
- 대추차: 긴장완화작용이 있어 신경이 예민해졌거나 불면증에 시달릴 때 효과적이다. 인삼을 더해 끓여 마시면 원기와 식욕이 좋아지며 간기능 및 담즙분비능력이 증진된다.
- 두충차: 성인병의 예방과 치료에 좋다. 근육경련을 예방하고 퇴행성관절염, 요통 등에 효능이 있고 혈액순환개선, 정력증진에도 도움을 준다. 혈압이 높은 사람이 2~3개월 복용하면 혈압이 떨어지는 효과를 얻을 수 있다.

는 전통 음료를 즐겼다.

한국의 차 문화는 중국과 일본에 비하면 그리 발달하지 않았다. 중국인들은 기름진 음식을 많이 먹었고 황사에 시달렸다. 또 중국은 토양이 나빠 농작물들의 독성이 한국보다 높다. 이에 따라 비만을 해소하고 황사나 농작물의 독성을 해독하는 차원에서 차를 즐겼다. 느려보이는 중국인들의 성격에도 차가 맞다. 일본인들은 심신을 괴롭히는 해양성 기후와 무사에 대한 공포감으로부터의 잠시라도 심신을 추스르기 위해 차를 즐겼다고 한다.

한국의 전통음료는 녹차나 발효차 외에도 생약차나 청량음료 등이 큰 비중을 차지했다. 그리고 중국이나 일본에 비해 보다 약이나 음식에 가까운 형태를 취했다. 커피나 홍차에 밀려버린 전통 음료. 커피 대신 전통 음료를 찾는다면 우리의 심신은 한결 더 건강해질 수 있다.

인스턴트식품, 왜 나쁜가

현대인들의 바쁜 일상생활, 식품가공기술 및 장기저장방법의 발달, 여성의 사회진출 등은 가정에서 느긋하게 균형잡힌 식사를 할 수 있는 기회를 박탈하고 있다. 그만큼 가공식품 또는 인스턴트식품, 패스트푸드의 섭취가 늘고 있다. 그 문제점은 수없이 지적된 것이지만 다시 한번 정리해본다.

종합적인 문제점

가공식품이나 패스트푸드는 고열량, 고지방, 고당분, 고염식이다. 지방과 탄수화물이 많이 들어있어 열량이 높다. 반대로 몸에 필수적인 비타민과 무기질, 적정량의 식이섬유가 매우 적게 들어 있다. 또 매우 짜서여러 가지로 신체에 문제를 일으킨다. 따라서 이런 식품을 과잉 섭취하면 균형이 깨진 영양섭취가 이뤄지게 마련이다.

무엇보다 유통기간을 연장하기 위해 들어가는 식품첨가물이 유해하다. 가공 식품 및 인스턴트식품에는 세계적으로 3000여종의 첨가제가들어가는 것으로 알려져 있다. 이 가운데 1400여종이 암 발생에 관계가있다고 지적되고 있어 유해성에 대한 논란은 끊이지 않고 있다. 첨가물은 크게 인공감미료, 인공조미료, 식용색소, 식용향료, 방부제, 산화방지제로 나뉜다.

이들 첨가물은 본래의 목적 외에 부작용을 유발하므로 정도의 차이는 있으나 과량이면 일정한 독성을 유발할 수 있기 때문에 정부는 기준과 규격을 엄격하게 통제하고 있다. 그럼에도 불구하고 안전한 양을 초과해 첨가하거나 특정 첨가제를 지정된 식품이 아닌 다른 식품에 첨가하고 있어 사회적 문제가 되고 있다.

가공식품은 육체건강상의 문제뿐만 아니라 정신건강에도 해를 끼친다. 가공식품을 선호하는 식성 자체가 폭력적이고 참을성 없으며 경박한 인간성을 키운다는 지적이다. 먹는 것은 육체뿐만 아니라 정신도 지배한다.

각종 식품 첨가제의 문제점

아황산염 및 아질산염

아황산염은 식품원료의 표백이나 세균발육억제를 위해 쓰인다. 일부 업체는 소비 직전의 식품에까지 남용하고 있는데 민감한 사람들에게 기관지천식을 일으키는 것으로 알려져 있다. 도라지, 두부 등을 희게 보이기 하기 위해 불법적으로 첨가하는 아황산은 발암물질이다. 겉으로는 밝고 싱싱해 보일지 몰라도 이런 식품은 아황산이 첨가됐을 우려가 있으므로 소비자는 주의해야 한다.

아질산염은 육가공품이 붉고 신선하게 보이도록 하고 부패되는 것을 막기 위해 첨가된다. 고기는 단백질로서 질소화합물의 하나다. 아질산염은 질소화합물과 반응해 니트로사민이라는 발암물질을 형성한다. 동물실험결과 이렇게 생긴 니트로사민은 암을 유발하는 것으로 나타났으나 역학조사결과 아질산염이 인체에 발암성이 있다는 직접적인 증거는 없었다.

식품의약품안전청은 최종 육가공제품에 아질산염이 70ppm을 넘지 못하도록 제한하고 있다. 그럼에도 불구하고 아질산염이 일으킬 수 있는 간암과 유소아의 뇌종양 및 백혈병 등에 대한 우려는 가시지 않고 있다.

또 여전히 사용 자체를 강경하게 반대하는 학자는 아직도 많다. 아질산염 자체가 혈압강하·갑상선기능저하·혈관확장 등의 급성독성, 심전도 이상·심장무게증가·비장무게증가 등의 아급성(亞急性) 독성을 일으킨다는 것이다.

특히 어린이들이 즐겨 먹는 햄이나 소시지에 아질산염이 집중 사용되고 있어 우려스럽다. 이런 식품을 먹일 때에는 80℃ 이상의 뜨거운 물에 1분간 담가두면 첨가물의 80%정도가 우러나오므로 피해를 줄일 수 있다. 또 기름에 튀기면 첨가물이 기름과 함께 빠지므로 기름을 제거한 후 먹으면 유해성이 덜하고 신선한 생야채와 함께 섭취케 함으로써 니트로사민에 의한 해로움을 크게 줄일 수 있다. 인스턴트식품, 햄버거용 고기 역시 보존료로 인산염이 첨가돼 있으므로 뜨거운 물에 잠시 담근 후 요리하는 게 좋다.

방부제(보존료)

곰팡이나 세균의 번식을 막기 위해 첨가된다. 소르빈산, 데하이드로초산, 안식향산, 파라안식향산, 프로피온산 등의 보존제가 있다. 데하이드로초산이 가장 해롭고, 소르빈산이 가장 안전한 것으로 알려져 있다. 대개 허용치는 실험쥐를 대상으로 안전하다고 생각되는 사용량의 100분의 1에 해당하는 양을 인간에게 적용하고 있다. 많이 섭취하면 소화장애, 성장장애, 신장기능저하, 간기능저하 등을 초래할 수 있다.

그럼에도 불구하고 역시 보존료는 좋을 게 없다. 가장 안전하다고 하는 소르빈산칼륨의 경우도 많이 섭취하면 염색체 이상이 올 수 있는 것으로 연구되고 있다.

식용 색소(착색제)

단무지를 노랗게 보이게 만들기 위해, 연어알을 붉게 보이게 하기 위해, 오렌지 주스에 주황빛이 들어 보이게 하기 위해 착색제가 첨가된다. 맛깔스럽고 신선한 것처럼 보이게 하기 위해 상당수의 착색제가 발암성이 있는 줄도 모르고 쓰여져 왔다. 그러다가 수십 년 전부터 위험성이 있는 것은 사용이 금지되고 있다. 착색제가 든 식품은 변질됐거나 부패된 식품을 신선하게 보이게 하기 위해 많이 쓰이는데다가 발암성 등의 측면에서 안심할 수 없기 때문에 삼가는 게 좋다.

인공감미료

인공감미료는 열량이 낮고 구강세균의 영양분이 되지 않아 비만, 당뇨병 등의 식사요법에 이용되고 충치예방에 간접적인 효과를 낸다.

사카린은 싸고 열량이 없기 때문에 아직도 널리 사용되고 있다. 실험 쥐에게 고농도로 투여한 결과 방광암이 유발된다는 보고서가 나온 이래 많은 연구가 있었지만 인간에 대한 발암가능성을 추정하기에는 불확실성이 많아 아직도 논란이 많다. 담배를 많이 피우는 사람이 사카린을 섭취할 경우 발암위험이 높아진다는 연구보고는 유의할 만하다. 사카린 대용으로 소주나 음료수에 첨가되는 스테비오사이드도 발암성 등 유해성 논쟁이 여전히 남아 있어 바람직한 감미료는 아니다.

아스파탐은 안전성에 이의를 제기할만한 것이 아직 없어 서구 선진국에서 가장 널리 사용되고 있다. 설탕과 가장 맛이 비슷하고 똑같이 1g당 4kcal의 열량을 나타내지만 당도가 200배나 되어 200분의 1로 희석해 먹으면 열량이 거의 없다. 따라서 다이어트음료에 첨가된다.

아스파탐은 사카린에 비해 훨씬 안전하고 하루 허용치가 체중 1kg당

40mg이다. 따라서 아스파탐이 든 음료를 하루에 10~20캔까지 마셔도 위험성이 거의 없다는 계산이다. 그러나 과민반응을 보이는 사람에게는 두통, 경련, 어지럼증, 피로감, 감정변화, 기억력저하 등을 유발하는 것으로 보고돼 있다. 따라서 허용량을 넘지 않도록 주의해야 한다.

특히 아스파탐은 분해되면 페닐알라닌이 생기는데 이를 분해할 수 없는 페닐케톤뇨증 환자에게 매우 유해하다. 일반인도 예외는 아니어서 하루에 체중 1kg당 40mg 이상의 아스파탐을 섭취하면 페닐케톤뇨증과 같은 부작용이 나타날 수 있다.

감미료의 영양학적 성질

	제품형태	감미도	맛의 질 (고형분 기준)
설탕	결정 또는 액상	1.00	표준
파라티노스	결정	0.45	설탕처럼 부드러운 단맛, 뒷맛이 없다
트레할로스	액상	0.45	설탕처럼 부드러운 단맛, 뒷맛이 없다
에리스리톨	결정	0.70~0.80	설탕보다 단맛이 빨리 없어지며 결정에서는 청량감을 낸다
자일리톨	결정	1.0	설탕보다 단맛이 약간 빨리 없어지며 결정에서는 청량감을 낸다
솔비톨	액상 또는 결정	0.6~0.7	설탕처럼 부드러운 단맛, 시원한 맛, 뒷맛이 없다
말티톨	액상 또는 결정	0.75~0.80	설탕처럼 부드러운 단맛, 뒷맛이 없다
락티톨	결정	0.30~0.40	설탕처럼 부드러운 단맛, 뒷맛이 없다
이소말트	결정성 이성분과립	0.45	설탕처럼 부드러운 단맛, 뒷맛이 없다
스테비오사이드	분말	100~180	양질의 감미나 쓴맛과 떫은 맛이 있으며 뒷맛이 없다
아스파탐	결정성 분말	180	솔비톨과 비슷한 시원한 단맛을 내며 뒷맛이 약간 남는다

식품첨가물의 분류

용도	사용목적	대표적 첨가물
보존료	미생물의 증식에 의해 일어나는 부패나 변질방지	소르빈산, 안식향산 등
살균제	미생물을 단시간 내 사멸하는 작용을 가지며 음료수, 식기류, 손 등의 소독에 사용	차아염소산나트륨, 표백분 등
산화방지제	지방의 산화와 그로 인한 변색을 지연	BHA, BHT 등
착색제	인공적으로 착색하여 천연색을 보완함으로써 식품의 기호적 가치를 향상	식용색소 등
발색제	식품 중에 존재하는 색소를 결합시켜 그 색을 안정시키거나 선명하게 함	아질산나트륨, 질산칼륨 등
표백제	색소과 표백 및 착색으로 착색을 만들거나 색소 착색 전에 표백하여 색소착색이 아름답게 되도록 함	아황산나트륨
밀가루 개량제	밀가루 표백제 숙성기간을 단축하고 제빵효과의 저해물질을 파괴함으로써 가공적성 등을 개량함	과산화벤조일, 과황산암모늄 등
조미료	식품의 맛을 한층 돋구거나 기호에 맞게 조절하여 미각을 좋게 함	아미노산계, 핵산계 등
산미료	식품에 적합한 산미를 부여하고 청량감을 줌	구연산, 빙초산 등
감미료	식품에 단맛을 부여함	아스파탐 등
착향료	식품의 기호적 가치를 증진하는 방향물질	바닐린, 락톤류
팽창제	빵이나 카스테라 등을 만들기 위해 밀가루를 부풀려 조직을 향상시키고 적당한 형체를 갖추게 함	명반, D-주석산수소칼륨 등
강화제	식품에 영양을 강화하기 위해 사용하는 비타민, 무기질, 아미노산 등의 물질	비타민류, 무기염류, 아미노산류 등
유화제	물과 기름같이 잘 혼합하지 않는 두 종류의 액체를 혼합할 때 분리를 막고 유화를 도와줌	글리세린, 지방산에스테르 등
호료	식품의 점착성을 증가시키고 유화안정성을 좋게함	구아검
품질개량제	주로 식육제품류에 사용하여 결착성을 높여 씹을 때 촉감을 향상시킴	인산염, 중합인산염 등
피막제	과일 및 야채류의 신선도를 장기간 유지하기 위해 표면에 피막을 만들어 호흡제한 및 수분증발방지	몰포린, 지방산염, 초산비닐수지
검기조제	껌에 적당한 점성과 탄력성을 갖게 하고 품질을 유지하게 함	에스테르검, 폴리부텐
소포제	식품의 제조공정 중에 발생하는 거품제거	규소수지
추출제	식품의 어떤 성분을 용해 추출하기 위해 사용	n-핵산
이형제	빵의 제조가공과정에서 구울 때 달라붙지 않게 함	유동파라핀
기타	1) 사용기준이 없는 것 2) 사용기준이 있는 것	1) 인산, 황산 2) 염화칼슘, 수산화나트륨

천연물이면서 당도가 낮은 것으로는 올리고당, 파라티노스, 솔비톨, 마니톨, 자일리톨 등이 있다. 솔비톨, 마니톨, 자일리톨 등은 과용시 삼투압성 설사를 일으킬수 있다. (건강보조식품 중 자일리톨 참고)

화학조미료

각광받는 화학조미료인 글루타민산나트륨(MSG:Mono Sodium Glutamate)은 대상이나 제일제당이 만드는 화학조미료의 주성분이다. 처음에는 화학적으로 만들어서 '화학조미료'라고 불렸으나 최근에는 발효기법을 사용한다고 해서 '발효조미료'로 이름을 바꿨다. 뉘앙스는 화학조미료보다야 발효조미료가 낫겠지만 성분은 같다.

MSG는 현재 인간에게 매우 안전한 것으로 입증됨으로써 1970년대 이후 거론돼 온 위해성 논란이 사라진 상태다. 그러나 MSG가 뇌에서 화학반응을 일으켜 기억력을 둔감케 하고 현기증, 편두통을 유발한다고 주장하는 학자들이 많다. 이때문에 유아들이 먹는 식품에는 사용이 금지되거나 사용량이 규제되고 있다. 또 상품명인 '맛소금'처럼 소금과 함께 MSG를 사용하다보면 나트륨의 섭취량이 어느새 높아져 혈압이 올라가고 심장병 환자에게 위험할 수 있다. MSG는 웬만한 가공식품류에 많이 들어있으므로 추가로 첨가하지 않는 게 좋다. 또 가급적 요리가 끝나 온도가 내려갔을 때 넣어야 맛도 더 낫고 발암성이 증가되지 않는다.

MSG에 논란이 생기자 등장한 게 핵산조미료다. 핵산조미료는 소고기 맛을 내는 이노신산모노포스페이트(IMP)와 버섯맛을 내는 구아닐산모노포스페이트(GMP)를 말한다. MSG가 단순한 감칠맛을 내는데 반해 핵산조미료는 부드러운 감칠맛을 내며 뒷맛이 강하게 남는다. 그러나 핵산조미료는 비싸기 때문에 시판되는 제품은 MSG를 90~95%로 하고 나머지가 순수 핵산조미료다.

일본에서는 핵산조미료를 사용한 시기와 통풍(通風) 발병이 급증한 시기가 일치한다는 점을 지적하고 있다. 핵산은 핵단백질의 한 성분으로 분해되면 퓨린 또는 피리미딘이 생기며 퓨린은 요산의 원료가 된다. 혈중 요산치가 지나치게 높으면 통풍의 원인이 되므로 주의할 필요가 있다.

과다한 소금섭취의 문제점

스낵이나 소금에 절인 가공식품은 과다한 소금을 함유하고 있다. 고염분은 고혈압, 뇌졸중, 위암, 식도암의 원인이 되고 울혈성심부전, 골다공증, 부종, 신장병, 간장질환 등을 악화시킨다.

소금을 구성하는 나트륨은 체액의 삼투압과 산-알칼리 평형을 조절해 항상성을 유지하는 등 중요한 역할을 한다. 음식으로 섭취된 나트륨은 장에서 거의 흡수되며 신장에 의해 배설량이 조절된다. 나트륨은 레닌-안지오텐신-알도스테론 시스템에 의해 혈중 농도가 낮으면 체내로 재흡수되고, 높으면 재흡수가 억제돼 일정농도를 유지하게 돼있다. 따라서 고염분 식사로 이 시스템을 관여하는 신장에 문제가 생기면 부종, 고혈압, 신장병 등 심상치 않은 일이 생긴다.

미국의 연구에 따르면 식염의 최소필요량은 하루에 0.3g이며 적정량은 보통 이보다 많은 1.3g인 것으로 인정되고 있다. 최대섭취량에 대한 규정은 없지만 신장의 능력을 고려할 때 미국은 하루 6g, 일본은 하루 10g을 넘지 말것을 권장하고 있다.

미국 등 서구선진국에서는 포테이토칩, 햄, 소시지 등 가공식품에 함유된 고염분과 고지방이 건강을 위협하는 요소로 지적돼 꾸준히 사회문제로 다뤄지고 있다. 미국심장병연구협회는 하루 식염섭취권장량을

2.4g으로 잡고 있다. 그런데 한국인은 1인당 하루 13~20g 이상의 식염을 섭취하고 있는 것으로 추정되고 있다. 노령일수록 그리고 농민, 군인, 대학기숙사생 등이 평균보다 많이 소금을 먹고 있다. 반면 미국인은 평균 9g의 소금을 섭취하고 있는데도 3g만 소금을 줄여먹자는 캠페인을 벌이고 있다. 가공식품제조회사는 소금 첨가비율을 줄이라는 압력을 받고 있다.

미국의 조사결과에 따르면 전체 식염 섭취량의 10%는 자연식품의 형태로 섭취되며 나머지 90%는 가공식품으로 섭취된다. 가공식품에 존재하는 90% 가운데 15%는 짠맛을 내기 위해 첨가된 식염이, 75%는 가공·저장을 위해 첨가된 소금이 차지하는 것으로 추정되고 있다.

우리나라는 가공·저장을 위해 첨가된 소금의 양이 훨씬 적겠지만 성인은 김치, 젓갈, 절인 생선, 고추장, 된장 등을 통해 소금을 많이 먹고 있다. 이에 비해 20대 이하는 가공식품과 인스턴트식품을 많이 섭취함으로써 소금의 과잉섭취가 우려된다. 특히 중년이후 세대들은 소금을 먹어야 사람이 강건하다는 막연한 신념을 갖고 있는 사람이 많고, 어린이들은 어른들의 제지를 받지 않고 스낵, 포테이토칩, 패스트푸드 등을 마구 먹어대고 있다.

에스키모인들은 바닷가에 살지만 육류와 생선에 소금을 전혀 넣지 않기 때문에 하루 4g 미만의 식염을 섭취하면서 건강하게 살고 있다. 우리나라도 더운 여름철을 지내거나 작업상 땀을 많이 흘리는 군인, 육체노동자 등을 제외하고는 하루 6g 이상의 소금을 먹을 필요가 없다.

여름철에 운동할 때는 소금보충이 필요하다는 게 일반적 상식이지만 이를 반박하는 스포츠의학자도 많다. 평소 소금이 체내에 많이 농축돼있는 상태여서 여름철이라도 보통의 강도로 운동한다면 소금보충이 전혀 필요 없다는 것이다. 오히려 운동하는 중간에 수분, 비타민, 아미노산,

포도당 등을 수시로 공급하는 게 더 중요하다고 강조한다.

소금섭취를 줄이기 위해서는 소금으로 절인 식품과 짠 인스턴트식품의 섭취를 절제하고, 소금 대신, 식초, 과일즙, 향신료 등으로 맛을 내고 가공식품의 섭취를 억제하는 것이 필요하다.

가공식품 도처에 깔려 있는 커피와 카페인

과로사하는 사람의 10가지 습관 중의 하나가 하루 4잔 이상의 커피를 마시는 것이라고 한다. 정신노동자 가운데 하루 5잔 이상의 커피를 마시는 사람이 주위에 흔하고 드링크의약품, 탄산음료, 초콜릿, 감기약, 두통약, 껌, 아이스크림 등에 카페인이 첨가되고 있어 자기도 모르게 '카페인 중독증'에 걸릴 우려가 높다.

카페인은 중추신경자극제로 신경전달물질의 생성 및 분비를 자극, 일시적으로 정신을 맑게 해 각성 및 피로회복을 유도한다. 각성상태를 만들므로 업무능률을 높인다. 식후 식곤증을 막아 기분도 좋아지게 한다. 혈관의 평활근을 이완해 혈관을 확장하고 혈류량을 늘리므로 혈관의 말초저항이 떨어져 혈액순환이 개선된다. 나트륨, 칼륨, 염소이온과 함께 수분의 배출을 유도해 배뇨도 원활하게 한다. 또 커피는 장운동을 촉진해 변비에 이롭다.

커피가 도움이 되는 질병이나 증상도 있다. 커피는 기관지 천식, 식곤증, 변비, 기분저하, 사고력저하 등을 개선시킨다. 특히 기관지천식의 경우 커피에 들어있는 카페인은 기관지를 이완시켜 천식증상을 호전시킨다. 커피를 하루 1잔 규칙적으로 마시면 천식 발생위험이 50%, 2잔 마시면 73% 줄어든다.

미국 식품의약국(FDA)의 기준에 따르면 성인의 경우 가장 적당한 카페인 섭취량은 하루 100~200mg이다. 하지만 사람마다 카페인에 대한 민감성과 체중에서 차이가 나기 때문에 적당량은 다르게 나타난다. 이는 카페인 대사능력이 유전적으로 천차만별이기 때문인데 어떤 사람은 1잔만 마셔도 심장이 두근거리고 어떤 이는 3잔 이상을 마셔도 잠만 잘 잔다.

따라서 하루 3~4잔의 커피나 차를 3~4시간 이상의 간격을 두고 마셨을 때 일상생활에서 전혀 지장을 받지 않고 상쾌한 기분을 맛볼 수 있다면 커피가 주는 최대의 혜택을 누리는 셈이다.

그러나 이런 순기능은 적당량을 마셨을 때의 얘기다. 청량음료, 식품, 의약품에 들어있는 카페인까지 합한다면 과잉섭취를 피하기가 상당히 어렵다. 또한 카페인과 유사한 작용을 하는 테오브로민, 테오필린, 파라산친, 산친 등도 알게 모르게 식품과 의약품에 함유돼 있다.

원료와 가공법에 따라 다르지만 커피 한잔에는 50~90mg, 홍차 1잔에는 20~100mg의 카페인이 들어있다. 녹차는 확실한 데이터는 없지만 1잔에 대략 40~100mg의 카페인이 들어있다. 그러나 녹차의 플라보노이드 및 탄닌 성분은 항암, 항산화, 해독작용 등이 있어 카페인 함량만으로 단순비교하기에는 무리가 따른다.

커피를 만들어 먹는 방법에도 카페인의 영향을 달라진다. 미국식(종이 필터 여과식) 커피는 카페인 함량이 낮다. 그러나 인스턴트 커피(커피를 고온 고압에서 추출해 분말화 한 것)나 유럽식 커피(볶은 커피 원두를 그대로 끓이거나 헝겊에 거르기만 한 것)는 카페인 함량이 높고 혈중 콜레스테롤 수치를 올린다.

한편 기름기가 둥둥 떠 있는 커피에는 기름성분인 카페스톨(cafestol)과 카월(kahweol)이 포함돼 있어 체내 담즙 분비를 감소시키고 이에 따라 혈중 콜레스테롤을 높이는 것으로 알려져 있다.

카페인은 다른 각성제와 달리 각성효과를 일으키는데 내성이나 의존성이 거의 없다는 게 장점이다. 즉 시간이 흘러도 양을 늘려 먹지 않아도 일정한 효과를 나타낸다는 것이다.

그렇다고 전혀 중독성이 없다는 것도 아니다. 하루 4잔 이상의 커피를 마시는 사람은 카페인 중독에 노출돼 있다고 볼 수 있다. 카페인중독은 하루 1000mg의 카페인을 섭취하는 것으로 가장 연한 커피로 치면 20잔 정도에 해당한다. 이 정도 카페인을 매일 섭취하면 정신적 의존성이 생겨 금단증상이 나타난다. 또 갈수록 진하고 독한 커피를 찾게 된다.

다량의 카페인 섭취는 식욕감퇴, 체중감소, 불안, 불면증, 신경과민, 만성두통, 만성피로 등의 증상을 초래할 수 있으며 알코올중독과 마찬가지로 그만큼 커피를 마시지 않으면 정상생활에 지장을 받게 된다. 금단증상은 여간해서 나타나지 않지만 체내 장부의 건강상태와 임산부 및 태아의 건강에 해를 끼치고 암을 유발할 수 있음을 명심할 필요가 있다.

카페인이 인체에 미치는 부정적인 영향으로 우선 카페인은 호흡기의 감수성을 증가시키거나 호흡속도를 헛되이 빨라지게 한다. 심장의 혈액 박출량을 높여 맥박이 정상보다 자주 뛰게 한다. 이때문에 부정맥, 심근경색 등을 악화시키거나 초래할 수 있다.

커피는 또 혈압을 일시적으로 올린다. 스트레스를 받는 사람이 커피를 마시면 추가로 혈압이 올라간다. 심장병환자가 커피를 끊어야 한다는 객관적인 증거는 아직 없다. 그러나 마시는 양은 줄이는 게 바람직하다. 굳이 무(無)카페인 커피로 바꿀 필요도 없다. 하루에 2잔 이하로 마시면 그리 문제가 되지 않는다.

위장관을 자극해 위산분비를 촉진하고 식도, 위, 십이지장 등에 염증이나 궤양을 일으킨다. 위장관의 규칙적인 연동운동도 방해한다. 위산이 식도로 역류할 수 있으며 변비와 설사가 반복적으로 일어나는 과민성대장증상을 유발할 수 있다. 카페인이 안 들어있다는 커피도 소화기질환에는 나쁜 것으로 나타나고 있다.

물론 커피만으로 위가 나빠지는 것은 아니다. 커피가 위산분비를 촉진시키는 효과가 있긴 하지만 일반인에게 심대한 영향을 미치는 수준은 아니다. 대개의 경우 커피를 좋아하는 사람들은 담배를 피우는 사람과 술을 즐기는 사람이 많다. 지나친 음주와 흡연, 잘못된 식사습관이 어우러져 위를 상하게 한다고 볼 수 있다. 아울러 담석증 환자에게도 커피는 좋지 않다. 커피의 여러 성분은 담낭을 수축시켜 통증부위에 고통을 더해주기 때문이다.

기초 에너지 대사량을 5~25% 증가시켜 작업수행 및 운동능력을 향상시키기도 하지만 심신의 컨디션이 정상에 가깝다면 오히려 불필요한 에너지 낭비를 부추길 수도 있다.

카페인의 암 유발여부에 대한 결정적인 증거는 없으나 방광암, 췌장암 등이 유발된다는 보고가 있다. 이밖에 하루 5잔 이상의 커피는 몸에 해로운 저밀도지단백 (LDL)과 결합한 콜레스테롤을 10%가량 증가시키고 혈중 중성지방을 지속적으로 늘리는 것으로 나타나고 있다. 간염증수치 (GPT나 GOT)도 정상인의 평균치를 웃돌게 만들 수 있다.

나아가 카페인은 칼슘 배출량을 늘려 골다공증 발병률을 53% 이상 높이며, 철분흡수를 방해해 빈혈을 유발한다. 성인남성에서는 음경해면체에 작용해 발기를 촉진하는 아데노신의 작용을 억제하기 때문에 발기력을 약화시킬 수도 있다. 정신적으로도 너무 많이 커피를 마시면 불안감과 불면증이 가중되고 기분이 나빠지기도 한다.

임산부가 하루 3잔 이상의 커피를 마시면 정상아보다 체중이 1.5~5.0% 덜 나가는 저체중아를 낳을 수 있다. 또 신생아는 태반을 통해 흡수된 카페인이 체내에 축적되므로 카페인 금단증에 걸릴 수 있다.

이때문에 카페인이 축적된 신생아는 생후 수일 혹은 수주간 젖 빨기가 힘들고 자주 울고 토하고 보채며 잠을 제대로 자지 못하게 된다고 한다.

콜라와 박카스에 카페인이 첨가된 이유

콜라, 빙과, 초콜릿 등 어린이들이 즐겨먹는 군것질거리와 박카스 등 자양강장드링크에는 카페인이 들어있다.

코카콜라에는 1920년대 제품 시판 이후부터 카페인이 첨가돼왔다. 일반인들은 코카콜라를 비롯한 업체들이 카페인중독을 유발시키기 위해 일부러 카페인을 넣고 있다는 추측을 하고 있다. 그러나 업체들은 '톡 쏘는 맛'을 내기 위해 넣는다고 강변해왔다.

미국 존스 홉킨스 대학 연구팀이 성인 25명을 대상으로 콜라 1ml당 0.1mg에 해당하는 양의 카페인을 섞은 콜라와 카페인을 전혀 섞지 않은 콜라를 마시게 한 후 맛의 차이를 구별하는 실험을 했다. 그 결과 맛의 차이를 알아내는 비율이 8%에 불과했다.

결국 연구팀은 카페인이 소비자의 중독성을 유발하기 위해 첨가되는 것이라고 주장했다. 이는 담배의 맛을 내기 위해 니코틴 함량을 높이는 담배회사의 의도와 전혀 다를 게 없다는 것이다. 실제 미국 내에서 판매되고 있는 무(無)카페인 콜라의 경우 판매비율이 전체의 5%에도 못 미쳐 연구팀의 주장을 대변해주고 있다.

문제는 성인은 선택할 의지와 판단력이 있기 때문에 용납이 된다하더라도 이런 능력이 없는 소아나 청소년은 문제가 심각하다는 것이다. 실제로 어렸을 때부터 콜라를 마셔온 어린이는 커서도 안 마시면 못 견디는 중독증상 및 금단현상을 느끼고 있다. 멀지않아 음료업계도 담배소송에서 보는 것처럼 카페인 첨가에 대한 법적 책임을 져야 할지 모른다.

시판중인 초콜릿, 빙과류에 많은 양의 카페인이 들어있다.

1999년 식품의약품안전청이 조사한 바에 따르면 초콜릿은 5개 품목에서 평균 1.10mg/g, 커피맛 아이스크림은 2개 품목에서 평균 0.24mg/g, 초콜릿맛 아이스크림도 2개 품목에서 0.12mg/g의 카페인이 함유돼있는 것으로 밝혀졌다. 이는 펩시콜라 등 일반 콜라에 들어있는 천연카페인 함량이 0.10mg/g인 것을 감안하면 매우 높은 수치다.

이처럼 어린이가 많이 찾는 식품에 카페인이 다량 들어 있게 되면 카페인에 대한 습관성이 조기에 나타나 중독증세가 심해질 수 있다. 또한 카페인은 철분과 칼슘의 흡수를 부분적으로 방해해 성장기 어린이의 뼈 성장을 저해할 수 있다. 중년여성에게 주로 나타나는 골다공증 환자의 연령이 갈수록 낮아지는 것도 카페인중독과 연관이 있다는 것이 전문가들의 지적이다.

그러나 이처럼 규제가 마땅한 카페인 성분에 대해 현행 식품공전 등 관련 규정에는 카페인 함량 표시 의무가 없다. 단지 식품첨가물공전에 콜라음료에 한해 천연카페인 함량 기준치(0.15mg/g)를 제시했을 뿐이다. 함량표시 의무나 기준치가 없는 만큼 식품업체들도 카페인 함량에 개의치 않고 사용하고 있다.

우리나라에서는 청소년들의 콜라 선호가 날로 높아지는 추세다. 금강기획이 2000년에 조사한 내용에 따르면 10대 응답자 200명중 71%가량이 1주일에 최소한 한 번 이상 콜라를 마시며 이중 21%는 3~4차례 마시는 것으로 밝혀졌다.

1998년 8월 미국 미네소타대 의과대 게일 번스타인 박사팀은 354ml 들이 캔 콜라 3개에는 커피 한 잔에 맞먹는 카페인이 들어있다고 발표했다. 번스타인 박사팀은 보통 커피 1잔에는 120~150mg, 354ml 캔 콜라에는 38.5mg, 75g짜리 초콜릿에는 50mg의 카페인이 함유돼 있다는 조사결과를 발표했다. 이에 따라 콜라와 초콜릿을 즐겨 먹는 아이들이 섭취량을 줄였을 경우 금단현상이 생긴다고 주장했다.

번스타인 박사팀은 평균 10세의 건강한 미국 어린이 30명에게 콜라와 초콜릿을 통해 하루 120mg의 카페인을 섭취토록 했다가 하루 25mg으로 줄이자 이들의 집중력이 현저히 떨어지고 각종 테스트에 대한 반응시간이 늦어지는 등 학습능력이 심하게 퇴보했다고 밝혔다.

초콜릿 유익한가

발렌타인데이나 화이트데이를 맞아 초콜릿을 선물하는 게 새삼스러울 것 없는 풍습이 됐다. 초콜릿은 멕시코 원산의 카카오 분말을 반죽해 밀크, 버터, 설탕, 향료 등을 첨가하여 굳힌 과자다. 차로 마시는 코코아는 카카오 반죽을 압착해 기름을 제거하고 말려서 분쇄한 것으로 약간 차이가 있다.

카카오 분말은 인디안 원주민들이 강심제, 각성제, 피로회복제로 애용해왔다. 카카오에는 카페인과 독특한 쓴맛을 내는 테오브로민이 들어있다. 카페인은 흥분 및 각성 효과와 함께 중독성을 띤다. 테오브로민은 약한 흥분성을 가진 알칼로이드(질소를 함유한 활성 천연물질)로 천식에 도움이 된다.

초콜릿은 많은 영양학자들의 질타를 받고 있다. 워낙 달고 지방질이 많아 비만 또는 소화불량 등을 일으킨다는 것이다. 특히 어린이들의 초콜릿 중독증은 비만, 충치, 소화불량의 원흉이라는 지적이다.

이에 대해 초콜릿 업체들은 카카오의 폴리페놀(카테킨)과 비타민C와 E 등 항산화 성분이 유해활성산소에 의한 세포노화를 막아준다는 논리를 펴고 있다. 나아가 위궤양이나 위염을 일으키는 헬리코박터 파이로리 (Helicobacter pylori)세균이 생성하는 유해활성산소를 제거함으로써 위궤양, 위염을 예방할 수 있다는 주장도 하고 있다. 더욱이 초콜릿의 카테킨 함량은 차의 4배나 된다는 것이다. 하지만 논리의 비약이 지나치다.

한편 최근에는 여성들이 생리 전후에 초콜릿을 찾게 되는 것은 생리기간중에 세로토닌 농도가 낮아지기 때문이라는 연구결과가 나왔다. 세로토닌이 부족해지면 우울증, 불면증, 도벽 등을 느끼게 되는데 초콜릿이나 바나나에는 이 호르몬 합성에 중요한 역할을 하는 트립토판이라는 아미노산이 많이 들어있다는 것이다.

정성을 들이지 않은 음식과 나쁜 식사습관이 비행청소년을 만든다.

즈가와라 아키코 일본 식생태학(食生態學) 전문가는 저서 '이런 음식이 비행청소년을 만든다'에서 교내폭력이나 가정폭력을 일으키는 아이들의 공통된 식사습관을 지적했다.

첫째, 설탕이 많이 들어간 음식을 다량 섭취한다
둘째, 야채를 먹는 양이 매우 적다.
셋째, 고기를 좋아해 잘 먹는다.
넷째, 극단적인 편식을 한다는 것이다.

또 이들은 부모가 식사를 만들어주지 않고 아침을 거르기 일쑤며 저녁도 가족 각자가 따로 해결하는 패턴을 보이고 있다고. 이렇게 되면 칼슘·철분 등의 무기질과 비타민B군·나이아신 등의 비타민이 부족하기 쉽다.

대략 하루섭취권장량의 절반 수준까지만 무기질과 비타민을 섭취할 수 있어 영양밸런스가 깨진다.

특히 비타민B군의 섭취량이 낮으면 성질이 급해지고 판단력이 떨어져 다른 사람의 이야기를 침착하게 배려해가며 들을 수 없게 된다. 또 기억력이 나빠져 공부도 못하게 된다. 이런 원인으로 비행청소년이 될 소질이 커질 수 있다는 것이다.

즈가와라는 오므라이스, 카레라이스, 샌드위치, 볶음밥, 스파게티, 달걀프라이 같이 엄마가 편하게 만들고 아이들이 좋아하는 음식은 야채가 적고 기름기가 많으며 비타민과 무기질이 적어 뼈를 무르게 할 수 있다고 지적했다. 그는 이런 음식에 채소나 샐러드를 곁들여 먹는다 해도 이같은 결점을 보완하기에는 미흡하며 설탕의 과잉섭취는 체액의 산성화를 촉진하고 인을 배설시켜 뼈 형성에 장애를 준다고 강조했다. 또 아이의 입맛이 주로 설탕, 소금, 화학조미료에 길들여져 다양한 입맛에 흥미를 못 느끼게 됨에 따라 아이들이 자연식에 등을 돌리게 된다고 꼬집었다.

국내 어린이의 영양소 섭취균형
(100을 기준으로 초과하면 영양과잉, 미만이면 영양부족을 의미한다.)

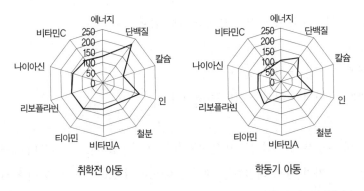

취학전 아동   학동기 아동

자료: 서울대 식품영양학과 (2001년)

인스턴트 외식 식품의 열량

회사명	식 품 명	단위	중량(g)	열량(kcal)
피자헛	크러스트, 슈퍼슈프림	1조각	243	557
	크러스트, 슈프림	″	239	540
	크러스트, 치즈	″	220	517
	크러스트, 페퍼로니	″	197	500
	펜피자, 슈퍼슈프림	″	243	532
	펜피자, 슈프림	″	255	589
	펜피자, 치즈	″	205	492
	펜피자, 페퍼로니	″	211	540
	씬크러스피, 슈퍼슈프림	″	203	463
	씬크러스피, 슈프림	″	200	460
	씬크러스피, 치즈	″	148	398
	씬크러스피, 페퍼로니	″	146	413
KFC	치킨버거	1개	157	436
	치킨, 다리	1조각	47	117
	치킨, 가슴살	″	69	199
	치킨, 날개	″	42	136
	너겟(소스제외)	1개	16	45
	콘샐러드	1컵	135	169
	비스켓	1개	62	222
	감자튀김	1봉	138	311
버거킹	햄버거	1개	109	275
	햄버거, 더블와퍼	″	351	797
	햄버거, 더블치즈와퍼	″	375	900
	햄버거, 와퍼샌드위치	″	265	641
	햄버거, 치즈	″	120	316
	감자튀김	1봉	138	422
맥도날드	빅맥	″	200	520
	치즈버거	″	114	304
	쉐이크, 바닐라	1컵	291	352
	애플파이	1개	100	260
	햄버거	″	200	255
	빅맥	″		520
	애플파이	″		260
	맥너겟(소스제외)	″		48
롯데리아	햄버거	″		260
	치즈버거	″		315
	새우버거	″		550
	데리버거	″		400
	리브샌드	″		430
	쉐이크, 바닐라	1컵	90	210
	핫도그	1개		200

인스턴트-과자류의 열량

회사명	제품명	포장 단위 (g)	열량 (kcal)	회사명	제품명	포장 단위 (g)	열량 (kcal)
농심	새우깡	90	450	크라운	미니참크래커	85	383
	양파깡	85	424		죠리퐁	90	405
	포테이토칩	90	500	삼양	짱구	75	395
	감자깡	55	270	수입	포링글즈(오리지날)	56	340
	양파깡	50	250		포링글즈(양파)	190	1069
롯데	빼빼로	30	141		포링글즈(라이트)	51	270
	칸쵸	45	225	기린	리츠크래커	75	380
	에이비씨크래커	55	259		쌀로퐁	62	279
	버터코코닛	110	539		쌀로별	110	495
	꼬깔콘	60	324	오리온	땅콩강정	72	313
해태	에이스	108	569		스윙칩	80	448
	버터링쿠기	80	428		포카칩	40	232
	홈런볼	46	259		썬칩	65	325
	맛동산	110	566		콘칩	72	392
	계란과자	110	566		치토스(매콤한맛)	76	426
	투유스	60	340		오징어땅콩	70	333
빙그레	베아친칩	65	331		다이제스티브쵸코	151	778
	꽃게랑	50	249		쵸코파이	37	160
	포테이토칩	33	147		드라카스롱	50	258
	아채타임	50	265		강냉이	20	20

음료수의 열량

제품명	포장단위 (1캔/ml)	열량 (kcal)
코카콜라	330	132
코카콜라 라이트	330	40
펩시콜라	250	100
펩시콜라 다이어트	250	1
칠성사이다	250	1000
킨사이다	250	120
데미소다(사과)	250	100
환타(오렌지)	330	158
환타(포도)	330	21
미에로화이바	100	50
미에로화이바베타	100	30
화이브미니	100	40
밀키스	250	150
게토레이(레몬맛)	240	77
이오니카	250	60
아쿠아리스	250	4
포카리스웨트	250	60
캔커피	200	112
웰치스	355	190
에너비트	500	150
둘리소다	200	100
아침햇살(쌀음료)	180	97

국민적 인스턴트식품 '라면'

　간편하고 값싸며 영양가도 그런데로 쓸만해 라면은 국민식품의 반열에 올라와 있다. 강원도의 한 할아버지는 20여년간 라면만 먹고 살았다고 해서 화제가 되기도 했다.

　라면은 중량에 비해 칼로리가 높은 편이나 비타민, 무기질, 식이섬유 등이 다른 식품에 비해 부족하다. 따라서 라면만 먹고 모든 영양소를 섭취한다는 것은 불가능하다. 강원도의 할아버지는 라면에 계란을 넣고 양념도 듬뿍 쳐서 이같은 영양학적 요구를 충족시킨 것으로 알려지고 있다.

　라면의 주성분인 밀가루는 우유, 소고기, 쌀에 비한다면 영양학적으로 완전한 식품이 아니다. 라면의 원가가 소비자가격의 30% 안팎이니 당연한 얘기다.

　밀은 단백가(蛋白價)가 낮아 인체의 단백질을 만드는 필수아미노산의 비율이 낮고 각종 아미노산이 고르게 들어있지 않다. 밀에 들어있는 글루텐이라는 단백질은 소장 점막을 손상시켜 소화장애와 흡수장애를 일으킬 수 있다. 주위에서 밀가루 음식을 소화시키지 못하는 사람은 소맥분을 소화시키는 효소가 결여돼있는데다가 글루텐의 영향을 받았다고 볼 수 있다.

　라면에 방부제를 첨가하지 않지만 수입한 밀가루 자체에 방부제가 포함돼있는 것도 명심해야 한다. 한 가지 더 문제되는 점은 3개월 이상 장기간 유통될 경우 햇볕이나 열을 받게 되면 기름으로 튀긴 부분이 과산화지질로 변해 유해하게 작용한다는 것이다.

　과거에 삼양라면이 공업용 우지(소기름)를 정제한 것으로 라면을 튀겨 팔았다가 농심라면의 유해성 논쟁에 걸려 회사의 시장점유율이 폭락하는 시련을 겪었다. 우지는 나중에 인체에 유해하지 않다는 판정을 받았으나 이미 삼양라면은 엄청난 손해를 입은 후였고 국가나 농심라면은 보상을 해주지 않았다. 지금은 국내의 거의 모든 라면이 식물성 팜유를 쓰고 있다. 팜유는 우지에 비해 산패(酸敗)되는 경향이 적고 면을 바싹하게 만든다고 한다.

라면은 또 수프에 2~3g의 염분이 들어있기 때문에 하루 4g 이하인 섭취제한량을 뛰어넘기 쉽다. 아울러 기름에 튀겼기 때문에 생면이나 건면에 비해 50~100% 많은 열량을 나타내므로 비만에 빠질 가능성이 더 높다. 라면은 맛좋고 값싼 기호식에 틀림없으나 밤늦게 먹지 않도록 해야 한다. 살이 찔 뿐만 아니라 라면의 염분은 얼굴을 붓게 한다.

수프도 라면 1개당 하나씩 넣는 것은 바람직하지 않다. 고열량·고염분인데다가 각종 인공첨가제가 들어있기 때문이다. 한 솥에 2개 이상 끓일 때에는 수프의 갯수를 줄여 넣는 게 바람직하다. 아울러 야채, 계란,김 등과 곁들여 먹어야 영양소를 고르게 섭취할 수 있고 라면의 유해물질로부터 몸을 방어할 수 있다.

푸드 테러, 우리 식탁 안전한가

"식품안전 문제는 인간이 존재하는 한 언제 어디서나 존재한다" "환경호르몬, 광우병 등으로 안심하고 먹을 것 없는 식탁이 '푸드 테러'(Food terror)가 아닌가" 미국 언론들이 식품안전을 논할 때 흔히 쓰는 경구들이다.

식품안전은 국산식품은 물론이고 외국에서 들여온 수입식품에서 더 문제가 되고 있다. 날로 오염되는 자연환경으로 인해 식품의 원재료인 농수산물이 오염돼 있다. 또 식품 가운데 가공식품의 비중이 늘면서 식품의 원재료가 과도하게 비정상적으로 변형되고 있다. 보존과 저장을 위해 첨가되는 각종 화학물질은 음으로 양으로 인체에 나쁜 영향을 끼치고 있다.

식품안전을 위협하는 요인으로 최근 수 년새 이슈가 되고 있는 것은 각종 수입식품의 유해성, 환경호르몬, 광우병, 유전자변형식품, 방사선 조사식품 등에 대한 국민의 불안이다. 이에 대한 교통정리를 어떻게 할 것인가가 중요한 숙제로 남아 있다.

무역자유화와 세계화의 물결로 각종 식품들이 국경을 쉽게 넘나드는 '먹거리 개방시대'가 되면서 1990년대 들어 쉴새없이 수입식품 안전성 문제가 제기됐다. 이는 각국의 중요한 고민거리로 떠오르고 있다.

최근 수 년새 국내에서는 미국산 납탄 박힌 소고기, 벨기에산 환경호르몬 돼지고기, 일본의 O-157균 창궐, 미국의 농약 뿌린 밀가루와 수입 과일 등이 이슈가 됐다. 해외에서도 먹거리를 둘러싼 많은 파문이 있었다. 과테말라의 산딸기, 페루의 당근, 멕시코의 딸기와 멜론, 태국의 코코넛 우유, 이스라엘의 스낵류, 미국의 소고기 등은 여전히 기피대상으로 낙인찍혀 있다.

세계는 지금 무역전쟁과 식량난에 휩싸여 자국의 식품안전을 지킬 수 없게 됐고 동시에 음식문화를 유지해나갈 토대를 잃고 있다. 아울러 농산물 수출국의 경제적 이익과 이를 수입하는 나라의 자국 농업보호 정책은 상반되기 때문에 국가간 갈등도 항시적으로 빚어지고 있다.

예컨대 유전자변형작물(GMO:Genetically Modified Organism) 농산물의 경우 문제가 없다는 미국 정부와 다국적 종자회사 측에 대해 유럽연합(EU) 및 일본 측은 장래에 심각한 문제를 일으킬 소지가 있다며 반격하고 있다. 미국 농산물의 무차별적인 침공에 대한 유럽과 일본 측의 저항이기도 하지만 유전자가 변형된 식품을 장기간 먹고 유전성기형, 알레르기, 암, 면역체계교란 등의 부작용이 없으리라는 보장도 없다.

환경호르몬은 어떤가. 온 지구가 오염된 마당에 세계적으로 많이 팔리는 가공식품의 원재료가 환경호르몬으로 뒤범벅됐을 경우 세계의 소비자들은 무차별적으로 유해한 식품에 노출될 수 밖에 없다. 하지만 환경호르몬에 대한 지나친 규제는 식품산업을 경색시키고 무역마찰을 일으킨다는 이유로 인기를 얻지 못하고 있다. 반대로 엉성한 규제는 국민의 식품안전을 허술히 다루는 것이 아니냐는 비난을 받고 있다.

또 지난 1996년과 2001년에 영국 등 유럽에서 일어난 광우병 파동을 전후해 해마다 수십~수백 명의 인명이 크로츠펠트-야곱병(Creutzfeldt-Jakob disease)에 걸려 숨지는 것으로 추정되고 있다. 게다가 유럽에서 수백만 마리의 소를 소각한 사실은 식품안전 문제가 선진국도 예외가 아님을 보여줬다.

여기에다가 일본 히로시마에 터진 원자폭탄의 공포가 또렷한 마당에 살균·살충을 위해 식품에 방사선을 쬔다는 것도 우리를 아연하게 만든다. 그러나 우리는 이런 식품을 먹으며 살아가고 있다.

수입식품, 환경호르몬, 유전자변형식품, 광우병, 방사선조사식품 등의 문제를 짚고 넘어가는 것은 식품의 안전성에 대해 경각심을 갖고, 나아가 국적을 잃어가고 있는 우리의 음식문화에 대한 애착을 이끌어낸다는 점에서 의미가 있다. 현재 우리나라는 형편없는 수입식품과 서구 선진국에서 시작된 '쓰레기 같은 음식'(junk food)으로 타고난 미각과 문화의 고유성을 잃어가고 있으며 건강이 망가지고 있다. 지금 우리는 훼손된 음식문화를 복원하고 절제되고 균형잡힌 식생활을 정립해야 할 시점에 와 있다.

믿지 못할 수입 농수산물

지난 2000년 8월 중국에서 들여온 꽃게와 복어속에서 엄청난 납덩이가 발견된 사태는 그렇지 않아도 콩나물에 든 농약, 황산으로 추출한 참기름, 표백제로 하얗게 만든 도라지, 환경호르몬의 위험이 도사리고 있는 1회용 인스턴트식품 때문에 식품안전을 불신하는 소비자들을 더욱 '원시적'인 푸드 테러에 떨게 했다. 중국 수산물 수출업체는 무게를 늘이기 위해 꽃게와 복어 뱃속에 낚시용 납추를 집어넣었는데 이를 두고 세간에서는 "집집마다 금속탐지기를 들여놓아야 할 판"이라든가 "중국 수출업체가 넣을 수만 있었다면 낚시용 납추가 아니라 쇠 아령이라도 넣었을 것"이라며 사태를 힐난했다.

우리는 지금 수입식품이 식탁을 지배하는 시대에 살고 있다고 해도 과언이 아니다. 우리 국민이 섭취하는 열량 가운데 수입식품이 차지하는 비율이 60~70%에 이른다는 조사 보고가 있을 정도다.

수입식품은 다양한 영양소를 섭취할 수 있는 기회를 주고 아주 싼 가격에 별미를 맛볼 수 있는 혜택을 준다. 캐비어, 파슬리, 소시지, 바나나, 레몬 등과 다양한 소스 등이 미각을 즐겁게 하는 대표적인 수입식품일 것이다.

그러나 장시간 운송해야 하므로 부패·변질될 가능성이 높고 다른 법체제 하에서 만들어지므로 우리나라에서 허용하지 않는 식품첨가물이나 농약을 사용할 가능성이 높다. 특히 경제수준이 낮은 국가에서 수입할수록 그 가능성은 크다.

농수산물 수입 개방 이후 불량 수입 농수산물의 유입이 끊이지 않고 있다. 특히 중국에서 들여오는 농수산물이 폭증하면서 전체 수입 농수산물에 대한 불량 판정률도 덩달아 오르고 있다. 게다가 국내 수입업체도 불법행위에 한몫을 더하고 있어 악랄한 상혼을 개탄하지 않을 수 없다.

최근 수 년새 해마다 20~30%씩 적발 건수가 늘고 있는 실적이다. 국가별로는 중량으로 따져볼 때 중국 불량 수입식품이 전체 불량 수입식품의 40%를 차지하고 있다. 다음으로 대략 멕시코(19%), 미국(13%), 브라질(12%), 베트남(3%), 말레이시아(3%) 등의 순서를 차지하고 있다. (2000년 상반기 기준)

불량 수입식품의 유형을 보면 포장, 저장, 수송이 잘못돼 대장균 등 미생물 오염되는 경우가 가장 많다. 식품의 국내 또는 국제 규격기준을 위반하는 경우도 태반이다.

황기, 당귀, 갈근, 도라지 같은 수입농산물이나 한약재에 표백제인 이산화황을 뿌리거나 이산화황 용액에 담가서 하얗게 하다가 적발되기도 한다. 허가되지 않은 합성 보존료 및 색소를 사용하거나 지나치게 많이 쓰는 경우도 허다하다.

중국산 가짜 검은깨의 경우 인체에 유해한 검은색 타르색소, 오렌지2호·적색102호·적색104호 등이 혼합된 타르색소가 검출됐다. 상품가치가 떨어지는 흰 참깨에 검은색 타르색소를 입혀 가짜 검은깨를 만든 것이다. 이들 색소는 생식독성, 유전자독성, 암 등을 일으키므로 국내서는 식품에 사용할 수 없도록 규정하고 있다. 조선족이나 중국인들은 1인당 5kg씩의 참깨를 통관시킬 수 있고 중국산 흰 깨를 검은깨로 둔갑시킬 경우 5~8배의 시세차익을 거둘 수 있어 이같은 범법행위를 저지르고 있다.

또 중국산 고춧가루 가운데 일부는 병들고 상품가치가 없는 고추에 적색 및 흑색 타르색소를 혼합했다가 적발되기도 했다. 중국에서 제조된 이들 불량 농산물은 여행객들이 휴대품으로 반입하기 때문에 아무런 성분규격 검사 없이 통관절차가 이뤄지고 이를 중간상인들이 다시 사들여 국내 음식점이나 재래시장에 공급하고 있다.

후진국들은 또 초콜릿, 사탕류, 비스킷류, 추잉껌 등에도 과다한 인공 첨가물이나 색소를 넣어 제조한 후 한국에 수출하고 있다. 예전에 부산항을 통해 국내로 들여온 중국산 사카린나트륨(인공감미료)의 경우 정제가 제대로 안 돼 생긴 불순물인 o-톨루엔설폰아미드(o-toluenesulfonamide)가 허용기준의 4.24배나 초과해 검출된 적이 있다. 이 불순물은 구토를 일으킬 수 있고 장기적으로 암을 유발한다.

여전히 수입농산물에서는 살균 및 살충용으로 뿌려진 농약과 이에 함유된 중금속이 많다. 중국산 인삼에서 사용이 금지된 BHC(Benzene Hexa Chloride)살충제가 대량으로 검출됐는가 하면 수입한 열대과일이나 밀가루 등에는 불가피하게 살충제가 살포되고 있다.

수입과일은 유난히 윤기가 나는 경우가 많다. 수출업체들이 농약을 뿌린 후 농약의 반감기가 오래 가도록 농약 위에 다시 코팅제를 입히기 때문이다.

수입수산물에는 무게 늘리기가 성행하고 있다. 납 꽂게 사건 이전에도 돌이나 물을 넣는 것은 고전적인 수법이 통용돼왔다. 전남 영산포 일대 홍어시장에서는 칠레산 홍어의 뱃속에 상인들이 어린이 주먹만한 돌덩이를 2~3개씩 넣어 판매하다가 들통이 났다. 또 배에 물을 넣어 급속히 냉동시키는 방법으로 무게를 늘린 외국산 아귀와 복어도 무더기로 적발된 바 있다.

육류도 예외가 아니다. 광우병에 걸렸거나 환경호르몬에 오염된 사료로 키워진 축산물이 수입되지 않았으리라고 확신하기는 어렵다. 또 수입육류 가운데 납 총탄이 박혔거나 리스테리아균이나 구제역 등에 오염된 것이 적잖았다.

수입고기는 대부분 냉동판매되는데 관리가 잘못됐을 경우 얼었다 녹는 과정이 반복되면서 부패할 수 있다. 부패된 고기일수록 표면이 꺼뭇

꺼뭇하고 심한 경우 표면이 녹색을 띠며 악취가 나므로 소비자는 잘 판단해야 한다.

수입식품관리의 총체적 부실

첫째, 정부 당국은 수입업체 실태도 파악하지 못하고 있다. 행정개혁 및 규제완화 정책에 밀려 각종 인·허가 사항이 지방자치단체로 이관되면서 수입식품 허가권도 지자체로 넘어갔다. 이에 따라 자격요건이 무질서하게 남발되고 있다. 현재 식품업체, 제약업체 등을 비롯해 사업자등록을 한 사람이라면 모두 외제식품을 수입할 수 있다.

식품의약품안전청 관계자는 "지방자치단체에서 식품의 수입허가를 내준 이후로 전국에 수입업체가 몇 명이나 되는지 집계할 수 없는 실정"이라며 "식품업체의 경우 10인 이하의 직원을 고용한 영세업체가 80%를 넘고 있어 한탕주의로 재미볼 수 있는 식품을 들여왔다가 문제가 생기면 잠적해버리는 사례가 부지기수"라고 말하고 있다.

둘째, 식품사범에 대한 처벌이 미온적이다. 불법 유해식품에 관한 범죄의 처벌수위가 약하다. 현행 식품위생법은 유독 및 유해물질이 들어있을 경우 '5년 이하의 징역 또는 3천만원 이하의 벌금에 처하거나 이를 병과할 수 있다'고 규정하고 있다. 하지만 징역형을 받는 경우는 거의 없었고 경미한 벌금형에 처해지기 일쑤다.

간접적인 살인행위나 다름없는 식품범죄에 너무 가벼운 형벌이 내려지고 있는 것이다. 미국에서는 사업자등록을 영구취소하고 징역과 함께 과중한 벌금을 부과하여 재기할 수 없도록 하고 있다. 대만에서는 최고 사형까지 집행하고 있다. 물론 한국도 '보건범죄에 관한 특별가중처벌법'은 사형까지 내릴 수 있도록 규정하고 있으나 형식적인 조문에 불과한 실정이다.

셋째, 식품관리를 담당하는 부처가 여럿이어서 일관된 관리가 이뤄지지 않고 있다. 육류는 농림부 산하 수의과학연구원, 수산물은 해양수산부 국립수산물품질검사원, 육가공품(고기함량 50%이하)·해산물가공품·곡류·과일 등은 복지부 국립검역소 및 식약청의 부산·인천·서울지청 등에 각각 나뉘어져 관리되고 있다. 단적인 예로 같은 슈퍼마켓 매장에 진열된 식품이라도 육류는 농림부가, 햄 같은 육가공품은 식약청이 각각 따로 관리하는 기현상이 벌어지고 있다.

법규상으로도 식품관리는 식품위생법, 축산물가공처리법, 주세법, 보건범죄단속에 관한 특별조치법, 학교급식법 등의 적용을 받아 보건복지부, 농림부, 해양수산부, 재정경제부, 교육인적자원부 등 여러 부처가 담당하고 있다.

축산물 및 수산물을 담당하는 수의과학연구원과 수산물품질검사원은 검사초점이 외래유입 병원성 미생물의 감시가 주된 업무이고 나머지 중금속, 농약, 유해첨가물 등에 대한 관리는 최근에야 관심을 갖고 관리하고 있다.

식약청이 관할하는 곡류나 과일 등은 병원체 외에 중금속, 농약, 유해첨가물 등에 대한 정밀검사가 이뤄지고 있긴 하지만 인력부족과 검사능력의 한계로 식품안전관리에 구멍이 뚫려 있는 상태다.

다섯째, 불량 식품을 검사할 인력과 시설이 크게 부족하다. 식약청은 부산·서울·인천지청에는 2001년 상반기 현재 각각 10~30명 안팎의 검사요원이 근무하고 있다. 이중 15~18%가 정밀검사를 받는데 눈과 코로 확인하는 관능검사와 서류검사에 의존하고 있는 실정이다. 식약청은 최소의 인원으로 최대의 검사효과를 얻고 있다며 인원과 예산부족으로 더 이상의 사전검사 확대는 불가능하다는 입장이다.

검사수준마저 원시적이다. 납 꽃게가 첫 발견됐을 당시 수산물품질검사원에는 금속탐지기가 없어 8대를 부랴부랴 구입하는 해프닝이 벌어진 것이 그 대표적인 사례. 반면 수입 농수산물의 품질과 무게를 속이는 수법은 날로 교묘해지고 지능화되고 있다.

불량 수입식품을 막기 위한 대책

첫째, 식품을 수입하는데 있어 적절한 규제가 필요하다는 지적이다. 지금처럼 누구든지 서류만 꾸려서 지자체 해당 부서에 제출하면 수입허가가 나오는 상황에서는 제품의 안전성과 용도 및 유효성에 대한 신뢰성을 확보할 수 없다는 것이다. 또 관세청에서 불량 농산물을 여행객들이 휴대품으로 반입하는 것을 금지시키는 방안을 마련해야 한다.

둘째, 수입식품관리를 관할하는 부서를 일원화해서 예산의 중복투자를 막고 식품에 유해한 모든 물질에 대한 촘촘한 감시체계를 엮어나가야 한다. 일원화가 이뤄진다면 인원과 예산을 적게 늘리면서도 더 큰 감시 효과를 기대할 수 있다고 전문가들은 조언하고 있다. 물론 이에 대한 반론도 만만찮다. 감시 공무원의 수를 늘리거나 조직의 일원화를 추진하지 않아도 얼마든지 식품의 안전성을 보장할 수 있다는 것이다. 식약청 관계자는 "식품이 유통되기 전에 사전 관리하는 것은 비용이 적게 들지만 무역마찰을 빚을 수 있고 식품관리의 자율성을 추구하는 세계적 추세에 역행하는 것"이라며 "식품의 사전감시와 사후감시를 조화시킴으로써 식품관리의 구멍을 메울 수 있다"고 주장하고 있다.

수입식품의 사전관리를 강화하는 방안으로 다량 수입되는 농수산물의 생산, 포장, 선적 등의 과정에 한국 전문가들을 파견하는 방법을 모색할 수 있다. 수 년 전부터 한국 배를 대량 수입하고 있는 미국은 해마다 배

수확기에 전문가를 국내 과수농가에 보내 맹독성 농약을 치지 않는지, 외래 해충이 유입될 가능성은 없는지를 면밀히 감시하고 있다.

물론 국내에는 파견할 전문가 숫자가 부족하고 그 비용을 부담할 주체가 없는 실정이다. 그러나 불량 유해 수입식품으로 인한 국민의 건강상 경제적인 피해를 고려하면 파견에 드는 비용은 아주 적은 것이라고 전문가들은 강조하고 있다.

사후관리는 정보수집 및 첩보활동을 통해 유해 수입식품을 2차적으로 차단하는 것이다. 이를 위해 국민의 신고정신은 필수적이며 민간연구소, 식품업체, 대학 등이 감시망을 짜서 관계 당국에 조기경보해주는 시스템이 구축돼야 한다.

셋째, 엄정한 법적 집행이 요구된다. 한 예로 1999년 4월 위생상태가 불량한 중국산 고추, 마늘, 참기름을 다량 밀반입해 판매한 신모 씨 등 8명이 구속됐지만 1심에서 전원 보석이나 집행유예로 석방됐다. 특히 식약청, 농림부, 해양부 등 단속관청이 불법을 저지른 수입업체를 해당 지자체에 처벌하도록 통보해도 지자체들은 직접 단속하지 않았다거나, 고발 및 처벌절차가 복잡하고 시간이 걸린다거나, 지자체 담당자와 불법업자의 친분이 깊다는 등의 이유로 제대로 처벌하지 않고 있는 실정이다. 처벌을 강화해 사리사욕을 채우고 공중의 안전을 위협하는 사람은 명단을 공개하고 무거운 벌금을 매겨 다시는 사회에 얼굴을 내밀 수 없도록 해야 한다는 지적이다.

넷째, 전문가를 육성해야 한다. 식품관리에 관한 세계적인 조류를 조기에 인지하고 국내에 피해가 없도록 대책을 세우며 무역마찰도 효과적으로 비껴나갈 수 있는 전문가가 필요하다.

수입식품 잘 고르는 방법

수입식품은 소비자들이 직접 위생상태를 식별하기가 어려우며, 일반적인 정보가 없는데다가 표시사항들이 외국어로 돼있어 소비자가 잘못된 판단을 하기 십상이다. 특히 육류, 채소, 곡류 등은 정부의 검사와 검역결과를 일방적으로 믿을 수 밖에 없는 형편이다. 하지만 통조림 같은 가공 수입식품은 제품정보가 포장에 명시돼 있어 어느 정도 상식을 갖춘다면 현명한 소비생활이 가능하다. 수입가공식품은 전체 수입식품의 약 36%를 차지하고 있다. 수입식품 잘 고르는 법을 소개해본다.

◎ 제품명, 원산지, 수입원, 유통기한, 수입일자, 주원재료 등이 표시기준에 맞는지 확인하고 영양소 표시정보도 참고해 건강상 바람직한 음식을 고른다. 식품에 이상이 있어 반품이나 교환을 원할 경우에 대비해 연락처가 표시돼 있는지도 살펴보는 것이 좋다. 문제는 수입 가공식품에 대해서는 한글로 이들 항목을 표시하게 돼있지만 지켜지지 않거나 유통과정에서 훼손돼 알아보기 힘든 경우가 많다는 점이다.

◎ 저장, 보관, 진열 상태가 괜찮은지 확인한다. 식품은 낮은 온도 하에서의 유통환경(냉장제품 0~10℃, 냉동식품 영하 18℃ 이하)이 철저히 지켜져야 하지만 상당수 유통업체들은 전기료 등의 부담을 줄이기 위해 영업시간에만 냉장·냉동시설을 가동하고 있는 실정이므로 식품 선택시 염두에 둔다.

◎ 구체적 유통기한 식별요령

　1299LJ23　처음 두 자리는 월, 두 번째 두 자리는 연도, 영문는 제조코드, 마지막의 숫자는 날짜를 나타낸다.

M9909411 'M(Manufacturing)' 이하의 숫자가 제조일을 나타내는

　　　　　것으로 '99' 는 1999년을, '094' 는 1년중 94번째 날인 4월 4일

　　　　　을 뜻하며 '11' 은 11번 생산라인에서 제조한 것을 나타낸다.

PRO02FEB94, EXP01FEB95 PRO(Production)는 제조일을,

　　　　　EXP(Expiration)는 유통기한을 말한다. 즉 94년 2월 2일이

　　　　　제조일이고 95년 2월 1일까지가 유통기한이다.

I3H30 'I' 는 알파벳 순서로 9번째 글자이므로 9월을 뜻하고 '3'

　　　　　은 1993년, H는 공장 표시다. 즉 1993년 9월 30일이 제조일

　　　　　이다.

◎ 수입식품은 포장상태를 철저히 확인하는 것도 중요하다. 포장이 파
손되면 장기간에 걸친 운송과정에서 미생물이 침투해 식중독 등을
일으킬 수 있기 때문이다.

◎ 경제성을 따져본다. 단위 중량당 가격을 비교해본다. 대포장이라
고 해서 반드시 가격이 싼 것은 아니다. 또 대포장일 경우 오랫동
안 먹다가 남기거나 변질될 수 있으므로 소포장을 사는 게 유리할
수 있다.

◎ 소량씩 휴대 반입해 들여온 유통되는 식품은 사지 않는 게 좋다. 제
품의 신뢰도나 보관상태에 문제가 생기기 쉽다. 또 불량 유해식품
을 발견했을 때는 국번없이 1399번(부정불량식품 신고전화)에 전화
를 하면 24시간 신고할 수 있다. 낮에는 전국 각 시·군·구청 위생과
로 직접 신고하는 것이 빠르다. 한국소비자보호원(02-3460-3000)으
로 전화해 자동응답 메뉴에서 상담을 선택, 식품담당 직원에게 신
고하면 된다.

환경호르몬

2000년 2월 15일 발표된 식품의약품안전청의 '환경호르몬 보고서'는 환경호르몬의 유해성을 다시 한번 입증됐다. 무엇보다 산모의 모유에서 과량의 다이옥신이 검출돼 충격을 줬다. 비록 일회용 용기나 상용식품 등에서 유의할만한 수준의 환경호르몬이 검출되지는 않았지만 인류의 '지속 가능한 발전'을 위해 환경호르몬에 대한 경각심을 갖고 이를 최소화하는데 주력해야 할 것으로 지적됐다.

환경호르몬의 개념과 유해성

환경호르몬은 동물이나 사람의 몸에 들어가서 호르몬작용을 방해하거나 교란시키는 물질이다. 학술용어로는 내분비계 교란물질(Endocrine Disrupting Chemical). 인체 호르몬과 유사한 물질이 진짜 호르몬인 양 행세를 하거나 아예 진짜 호르몬이 작용할 위치에 자리잡고 원천적으로 진짜 호르몬작용을 봉쇄한다.

환경호르몬의 위험성으로는 호르몬 분비의 불균형, 생식능력 저해 및 생식기관 기형, 성장저해, 유방암·전립선암 등 암 유발, 면역기능 저해 등을 들 수 있다. 쥐를 대상으로 환경호르몬의 유해성을 실험한 결과에 따르면 많은 실험데이터가 환경호르몬의 양에 비례해 성기기형, 생식기능저하, 발육장애와 같은 장애가 초래됨을 확연하게 보여준다.

특히 또 미국의 오대호 유역, 일본의 관서공업지대, 대만의 공업지대처럼 한때 중화학공업이 아무런 환경규제 없이 발전한 지대에서 살아온 주민들에게서 이런 사례를 숱하게 찾아볼 수 있다.

하지만 환경호르몬의 유해성에 지나치게 걱정할 필요가 없다는 회의적인 시각도 적잖다. 우선은 많은 연구결과가 동물을 대상으로 한 것이어서 사람에게도 그대로 적용되는지가 의문시된다는 점이다. 또 일부 학자들은 체외에서 들어온 내분비계 교란물질이 체내 수용체에 결합하는 비율은 체내 자연 호르몬의 수백~수천 분의 1밖에 되지 않는다는 점을 강조한다. 체내의 자연호르몬이 워낙 강해 환경호르몬의 영향은 매우 약하다는 것이다. 따라서 환경오염으로 대량 노출된 환경호르몬이 아니라면 가공식품섭취, 1회용 포장용기 사용, 산모의 모유, 안전하다고 판단된 수입식품 등을 통해 섭취되는 환경호르몬의 양에 대해서는 너무 걱정할 필요가 없다는 것이다.

그럼에도 불구하고 환경호르몬의 가시적이고 잠재적인 위해성을 뻔히 알고도 묵살하는 것은 너무도 위험한 발상이다. 더 많은 연구와 계몽을 통해 환경호르몬의 발생을 줄이고 이것으로부터 건강을 보호하는 가이드라인이 설정돼야 할 것이다.

미국환경청(EPA)이 1996년 정한 내분비계 교란물질

- 유해하다고 확정된 것 (19종)

  DDD, DDT, DDE, 클로르단, 아트라진, 디엘드린(이상 농약 또는 제초제), 다이옥신(연소배출가스), PCB(절연체), 트리부틸주석(선박용 도료), DES(합성 여성호르몬의 일종) 등

- 유해할 가능성이 있는 것 (29종)

  앨드린, 엔드린, 메틸파라치온, 파라치온, 2, 4-D 및 2, 4, 5-T(이상 농약), 납, 수은, 카드뮴과 이에 결합한 유기화합물, 스티렌 모노머·다이머·트리머(발포플라스틱용기), 비스페놀A 및 헥사클로로벤젠(가소제) 등

- 추정되는 것 (26종)

  사이퍼메스린, 퍼메스린(살충제), 디부틸프탈레이트, 디헥실프탈레이트, 디펜틸프탈레이트, 디프로필프탈레이트, 부틸페놀, 펜틸페놀(이상 가소제), 말라치온(농약) 등

환경호르몬의 발생과 흡수경로

첫째, 오염된 대기, 토양, 수질에서 온다. 플라스틱이 포함된 쓰레기를 태우면 발생하는 다이옥신, 농작물에 뿌려지는 농약과 제초제 등은 대기를 오염시키고 빗물과 눈에 씻겨 토양과 하천으로 유입된다. 한번 발생한 환경호르몬은 자연분해되는 반감기가 매우 길므로 오래도록 인류를 괴롭힌다.

다이옥신의 경우 지용성으로 먼지나 토양 등에 쉽게 흡착되며 한번 결합되면 쉽게 분리되지 않는다. 체내에 들어오면 지방성분과 결합해 축적된다. 반감기는 토양에서 100년, 인체내에서는 7~11년이다. 따라서 다이옥신이 일단 세포에 침투하면 거의 배설되지 않고 영원토록 인체에 해를 끼친다고 봐야 한다. 즉 다이옥신은 혈관을 떠돌다가 지방조직에 축적된다. 특히 장기 중에는 간에 가장 잘 축적된다. 간에는 다이옥신과 잘 결합하는 단백질이 많기 때문이다. 간 속의 다이옥신은 오랫동안 대사되면서 파괴되고 독성을 잃어가지만 이 과정은 아주 서서히 진행된다.

이렇게 토양이나 수질을 오염시킨 환경호르몬은 농작물, 축산물, 어패류 속으로 들어가고 이를 최종 소비하는 인간의 체내에 훨씬 높은 농도로 농축된다. 이에 따라 구체적인 조사결과는 없지만 우리나라 식품의 다이옥신 오염도는 미국의 70%정도 수준일 것이라고 추산되고 있다.

둘째, 환경호르몬은 일상적으로 많이 사용하는 1회용 플라스틱 제품으로부터 유입된다. 플라스틱 식기류, 젖병, 컵라면 용기 등이 대표적이다. 또 갓난 아기들이 입에 물거나 빨게 되는 치아발육기와 유아용 장난감, 내벽이 플라스틱으로 코팅된 캔 제품, 음식과 접촉되는 식품포장용 랩 등 등 일상생활에서 뗄레야 뗄 수 없는 물건들이 환경호르몬을 방출한다. 이 밖에 합성세제, 조명기구, 건전지 등은 환경호르몬을 포함하고 있다.

환경호르몬 노출에서 벗어나는 묘안은 없을까

우선 환경호르몬에 오염되지 않은 농산물과 어패류를 섭취하는데 신경 써야 한다. 식품의약품안전청이 추정하는 환경호르몬 73개 중 농약이 41종이기 때문에 농약을 사용하지 않은 유기농산물을 선택하는 게 좋다.

또 다이옥신, DDT, 디엘드린, PCB 등 유기화학물질의 축적량이 많은 육류보다는 곡류, 채소, 과일을 선택하는 게 바람직하다. 이들 유기화학물질은 사용이 금지됐지만 반감기가 길어서 아직도 토양에 잔류돼 있는 상태다. 먹이사슬로 볼 때 식물보다 동물에 중금속의 축적농도가 높으므로 식물성 식품의 환경호르몬 농도가 더 낮다고 볼 수 있다.

과일이나 야채는 흐르는 물에 깨끗이 씻고 되도록 껍질을 벗긴 후 먹도록 한다. 다만 과일을 너무 오랫동안 세제를 푼 물에 담가 씻으면 껍질의 잔류농약이 세제와의 친화성 때문에 과육 쪽으로 침투하는 경향이 있으므로 주의한다.

플라스틱 제품의 사용을 줄여야 한다. 플라스틱 용기에 뜨겁고 기름기 있는 음식을 담으면 환경호르몬이 우러나올 수 있다. 플라스틱 용기나 랩에는 플라스틱의 유연성을 높이는 비스페놀A, 아디피테이트계 화합물, 디부틸프탈레이트(DBP), 디에틸헥실프탈레이트(DEHP), 디옥틸프탈레이트(DOP) 등의 가소제가 첨가돼 있다. DOP, DBP는 장기간 섭취하면 암이 유발되는 '2A급' 발암물질이다. 부득이 플라스틱 용기를 사용하더라도 상대적으로 안전한 폴리에틸렌, 폴리프로필렌 제품을 선택하는 게 바람직하다.

전자레인지에서 음식을 투명한 플라스틱 용기나 랩으로 씌워 데우거나 컵라면을 데워 먹지 말아야 한다. 전자레인지에 넣어 고열을 가하는 가혹상황에서는 이들 가소제가 더 많이 우러나오게 돼있다. 내벽을 비스페놀A로 코팅한 음료수 캔도 전자레인지에서 데워먹지 않는 게 좋다.

일상생활에서 환경호르몬이 많이 있는 제품의 사용을 줄여야 한다. 세척력이 강한 세제일수록 환경호르몬으로 작용하는 경향이 크기 때문에 순한 세제를 쓰는 게 바람직하다. 파리 및 모기의 유기성 살충제 사용량을 줄이고 가급적 인체에 해가 덜한 식물성 천연 살충제를 사용한다. 유아용 장난감도 플라스틱소재 대신 천연소재 또는 목재 등으로 만든 제품을 고른다.

이밖에 염소가 함유된 세정제, 염소로 표백시킨 화장지 같은 위생용품의 사용을 줄인다. 표백이 덜 된 화장지가 피부자극이 적고 소각할 때 다이옥신이 덜 나온다. 아울러 초벌구이한 후 납 성분이 함유된 안료를 칠한 기념품 머그 잔에 뜨거운 차를 담아 마시는 것은 중금속이 녹아나올 위험이 있어 피해야 한다. 치과 치료시 사용되는 아말감도 미량의 중금속 용출이 우려되므로 사용량을 줄이는 게 바람직하다.

아기에게 모유를 먹이면 플라스틱 젖병에서 나오는 환경호르몬의 피해를 줄일 수 있다. 분유수유가 불가피하면 가급적 유리젖병을 쓴다.

담배를 끊는다. 쓰레기소각장에서 나오는 다이옥신을 두려워하기에 앞서 인체에 보다 직접적인 영향을 끼치는 담배부터 끊는 게 현명한 일이다.

쓰레기를 줄이고 폐 건전지, 폐 형광등, 깨진 수은온도계 등과 같은 유해 폐기물도 적절히 처리해야 한다. 플라스틱쓰레기 등을 태우면 환경호르몬인 다이옥신이 나오고, 산업폐기물 처리장의 침출수에서는 환경호르몬이 용출된다. 따라서 쓰레기를 줄이고 분리수거해 재활용하는 것이 오염의 총량을 줄이는 방법이다.

광우병

유럽을 휩쓸었던 광우병이 국내로 확산되지 않을까 하는 공포감이 조성되고 있다. 2000년 이후 광우병 공포증이 삽시간에 번지면서 소고기 판매량이 급감하고 축산농민들의 시름도 깊어가고 있다. 그러나 광우병은 아직도 정확한 발병원인과 감염경로, 구체적 위험성 등이 밝혀지지 않아 뽀쪽한 대책도 없는 실정이다.

광우병과 변종 크로이츠펠트-야콥병

소과(科) 또는 소목(目)에 속하는 동물들은 광우병과 이에 유사한 질환에 걸린다. 소는 광우병, 양은 스크래피, 사슴은 광록병에 걸린다. 고양이도 광우병에 걸릴 수 있다. 설치류는 실험결과 광우병을 유발하는 프리온(prion: 병원성 단백질의 일종)을 뇌에 주입할 때는 감염되지만 자연상태에서는 거의 감염되지 않는것으로 나타났다. 개, 돼지, 말 등은 아직까지 감염된다는 보고는 없으나 확신을 갖기 위해 연구가 진행중이다.

사람에게 문제가 되는 것은 광우병에 걸린 소고기나 양고기 등을 먹었을 때 생기는 신 변종 크로이츠펠트-야콥병(new variant Creutzfeldt-Jakob Disease)이다. 매스컴에서는 nv-CJD를 흔히 '인간 광우병'이라고 한다. 이 병은 1996년 3월 영국에서 광우병에 걸린 소를 먹을 경우 걸릴 수 있다는 발표가 나옴으로써 공포의 대상으로 부각됐다. 1921년에 발견된 크로크로이츠펠트-야콥병(CJD)은 원인이 프리온을 만드는 유전자를 가진 부모로부터의 유전, 원인 불명의 산발적 발생, 장기이식 또는 수술기구로 인한 감염 등이라서 nv-CJD와 구별된다.

광우병과 CJD의 공통 원인은 프리온이라는 병원성 단백질입자로 추정되고 있다. 프리온은 바이러스보다 작고 유전자를 가지지 않은 단백질로 기존의 바이러스, 곰팡이, 기생충과는 전혀 다른 새로운 유형의 감염입자다. 프리온에 감염되면 뇌조직이 스펀지처럼 변하면서 운동실조, 만성 불면증 및 우울증, 만성피로, 머리 및 사지의 떨림 증상을 보이다가 모두 사망하게 된다.

nv-CJD의 감염경로와 위험성

광우병에 걸린 소를 먹는다고 해서 무조건 nv-CJD에 걸리는 것은 아니다. 프리온은 10억개 이상이 밀집돼야 강한 전염성을 갖는데 뇌, 척수(등뼈), 눈에만 이 정도의 프리온이 집중돼있다. 따라서 이 부위는 절대로 먹어서는 안 된다. 다음으로는 비장, 림프절, 내장 순으로 프리온이 밀집돼있어 피해야 할 부위다. 소의 근육에는 거의 프리온이 발견되지 않고 있으며 혈액이나 뼈에는 희박하게 들어 있다. 결론적으로 광우병에 걸린 소라해도 위험부위만 피해서 먹는다면 반드시 nv-CJD에 감염되는 것은 아니다. 살코기, 사골(짐승의 네다리뼈), 설렁탕 등의 경우는 감염위험이 상존하지만 꼭 감염되는 것은 아니며 감염위험성은 상당히 낮다고 볼 수 있다.

프리온은 약간의 고온을 받거나 포르말린에 1주일을 담가도 죽지 않을 정도로 견고하다. 127℃ 이상으로 가열돼야 죽는다. 아직까지는 어떤 화학약품을 써도, 또는 고기를 살짝 구워먹거나 고기로 국을 끓여먹어도 프리온을 제거할 수 없다. 우유, 유산균, 버터, 치즈 등 유산균에 대해 위험성을 제기하는 주장도 있으나 현재까지의 연구결과로는 유제품은 nv-CJD로부터 지극히 안전하다.

광우병에 걸린 소를 사료로 해서 물고기나 개, 돼지 등을 사육해 이를 사람이 먹었을 경우에도 nv-CJD의 감염위험이 크게 떨어진다. 왜냐하면 종(種)이 다르면 질병의 진행양상이 달라 감염이 잘 일어나지 않을 뿐만 아니라 이런 동물은 소와 근연동물이 아니기 때문이다.

소에서 추출한 지방분, 콜라겐, 젤라틴 등은 화장품 및 의약품 원료로 쓰인다. 이런 원료는 200℃ 이상으로 가열해서 추출하므로 안전한 편이다. 광우병에 오염된 이런 원료를 피부에 바를 경우 어떤 영향을 미칠지는 정확히 연구된 게 없다. 하지만 제조공정이 균일하다고 보장할 수 없으므로 소 추출물 화장품은 피하는 게 낫다. 영국을 비롯한 많은 나라들은 만약의 경우에 대비해 이런 화장품의 생산을 금지하고 있다.

한국의 소고기 얼마나 안전한가

광우병에 걸린 소고기를 먹어 생기는 nv-CJD는 치명적이다. 하지만 현재까지는 수입소고기 가운데 유럽산 만이 문제가 될 뿐 국산 소를 비롯해 미주, 대양주 등에서 생산된 소는 아직까지는 광우병으로부터 안전한 것으로 인식되고 있다. 그러나 세계화로 국가간 울타리가 낮아진 요즘 시대에 그 누가 완벽하게 안전하다고 보장할 수 있을까. 특히 2001년 9월 일본에서 광우병에 걸린 소가 발견된 사실은 한국도 예외가 아닐 수 있음을 경고하고 있다.

유전자 변형식품

유전자변형작물(GMO:Genetically Modified Organism)은 병충해에 강하고 수확량도 늘릴 수 있으며 풍미가 좋은 작물이 나올 수 있도록 인위적으로 유전자를 도입시킨 작물이다.

인위적으로 유전자를 도입하면 자연적인 돌연변이에 의한 것보다 이 질적인 단백질을 만들어 내므로 인체에 유해할 수 있다. 이때문에 식량 수입국은 GMO식품의 수입을 규제하는 방안을 검토중이다.

하지만 이것도 먹고 살 만한 나라들의 얘기다. 기아선상에 허덕이는 빈국에서는 값싸고 수확량이 많은 식량을 거부할 길이 없다. 또 경제강국들이 빈국에 GMO 재배농장을 조성할 경우에도 저항하기 힘든 실정이다.

세계무역기구(WTO)체제는 적어도 미국, 호주 등 농축산물 생산을 리드하는 수출국들의 깃발을 들어주고 있다. 물론 미국 정부는 GMO 농산물을 경제적인 측면보다는 과학의 입장에서 바라보고 투명하고 공정하게 안전성을 확보해야 한다는 입장을 천명하고 있기는 하다.

그럼에도 불구하고 새로운 GMO가 잇달아 나오고 있고 이를 이용한 첨단 가공식품은 세계를 활보하고 있다. 미국은 GMO식품에 있어 현존하는 위험은 없으며 잠재적인 유해성을 감안해 소비자가 GMO 표시여부를 보고 식품을 구입할 수 있도록 하자고 주장하고 있다. 그러나 지금의 안전성을 검증하는 수단은 새로이 등장하는 GMO의 잠재적 위험성을 세세히 분석해 낼 수 있는 수준이 못된다. 과학으로 입증할 방법이 없는 한 수입을 무조건 규제하면 강대국은 무역장벽을 세우고 있다며 보복하겠다고 협박할 것이다.

국내서는 시민단체에 의해 1999년부터 GMO식품에 대한 안전성 논란이 제기됐다. GMO의 구체적인 위험성은 과학적으로 검증되지 못하고 있고 지금도 한창 연구가 진행중이다. 그렇다고 어느 정도 위험성이 알려진 것을 장기간에 걸쳐 인체에 직접 시험해 볼 수는 없는 일이며 향후 뚜렷한 검증수단이 등장할 경우 그동안 섭취해온 GMO 식품에 대해 사회적 법적 논란이 빚어질 수 있다. 현재까지 연구된 결과를 바탕으로

GMO의 안전성을 알아본다.

유전자재조합 식품의 현황

이미 우리 식탁의 70% 가까이가 외국 수입농산물이다. 국내서 소비되는 콩의 경우 8%만이 국산이고 나머지는 모두 외국산이다. 가장 많이 수입하는 미국산 콩의 경우 2000년 미국내 유전자변형콩의 재배면적은 전체 콩의 54%를 차지했다. 이는 시골에서 자급자족용으로 재배한 콩이 아니라면 사료, 두부, 과자 등에 들어가는 콩의 대부분이 GMO라는 얘기다.

2001년 2월말 현재까지 세계적으로 재배가 허용된 GMO 품종은 옥수수 12종, 콩 3종 등 모두 40여종이다. 현재 미국에서는 환경영향평가를 받지 않은 GMO는 재배가 금지돼 있다. 안전성이 확인되지 않은 것은 유통이 안된다. 사료용과 식용으로 나눠 각각 동물과 사람에게 안전성이 확인된 것만 유통을 하고 있다.

육종교배식물과 유전자변형식물의 차이

통일벼 같은 다수확품종과 병해충에 강한 품종을 교배시켜 신품종을 만든다면 이 품종은 두 품종의 유전자가 고루 섞인다는 점에서 자연의 섭리에서 크게 벗어나지 않는다. 아울러 몸에 해로운 이종(異種)단백질이 생길 가능성이 크지 않다. 이종단백질은 사람의 체내 구성성분과 다르며 인체가 소화해 낼 수 없거나 거부반응을 일으키는 종류의 단백질이다. 또 적절히 조화를 이룬 면역체계를 교란시켜 알레르기반응 등을 유발할 수 있다.

반면 유전자변형식물은 예컨대 병해충이나 제초제에 강한 유전자만 따로 떼어내 다수확 품종 또는 좋은 풍미와 영양을 갖는 품종에 전이시킨 것이다. 주로 독성없는 담배모자이크 바이러스를 이용해 필요한 유전자를 옮긴다. 유전자변형식물은 기존 유전자의 일부에 단지 새로운 유전자를 끼워 넣은 것이라서 이종단백질이 생길 가능성이 있다.

한편 방사선이나 돌연변이물질을 이용해 작물의 유전자를 변형시키는 방법도 있다. 그러나 이 방법은 어느 부위에 어떤 돌연변이가 일어났는지 예측하기 어려우므로 작물개량이나 미생물 조작 등에는 국제적으로 허용하지 않는다.

과연 안전한가

현재 GMO의 안전성을 평가하는 방법으로서 동물을 이용해 임상실험하는 방법과 변형작물에 전이된 돌연변이 유전자가 사람에게도 전달되는지 알아보는 실험법이 개발되고 있다. 자연종과 변형종의 상대적 독성을 비교하는 정보화사업도 진행되고 있다. 그러나 현재의 수준으로는 확정적으로 GMO의 안전성을 규명할 과학적 수단은 마련돼 있지 않다. 그럼에도 불구하고 현재까지는 유통중인 식품 가운데 안전성에 문제가 있다는 조사결과가 나온적은 없다.

GMO 중 아벤티스가 개발한 '스타링크' 옥수수는 해충을 죽이는 'BT (Bacillus thuringens)단백질'을 생산하는 유전자를 삽입한 것으로 미국에서는 사료용으로만 허가된 것이 국내서는 종종 식용으로 수입돼 문제가 되고 있다. 식품의약품안전청 관계자는 "BT단백질은 알칼리성 환경에서 단백질을 녹이므로 알칼리성인 곤충의 장을 손상시켜 죽게 만든다"며 "사람의 위처럼 강한 산성에서는 저절로 분해되므로 독성을 일으키기 매우 어렵다"고 밝히고 있다.

또다른 실험실적 연구에 따르면 스타링크 옥수수가 만들어내는 'Cry9 C'라는 이종단백질은 알레르기를 유발할 가능성이 있다. 이때문에 사료 용으로만 허가돼있다. 그러나 이는 어디까지나 실험실적 연구이며 사람 에게 적용해서 위험하다는 직접적인 증거가 없어 아벤티스는 계속해서 식용으로서 허용해 줄 것을 요구하고 있다.

GMO 사료로 키운 가축을 사람이 섭취했을 때 사람이 위험할 가능성 은 없는가. 전문가의 견해를 따르면 거의 없다. GMO 사료가 해롭다면 당연히 가축이 해를 입어 더 이상 사용할 수 없을 것이며 설령 약간 해롭 더라도 종(種)이 달라지면 그 유해성이 전이되기는 무척 힘들다는 게 전 문가들의 설명이다.

제초제에 강한 GMO를 먹었을 때 인체에 미치는 영향은 어떨까. 콩에 사용하는 '라운드 업'(Round Up) 제초제는 식물의 방향족 아미노산 생 합성 경로를 차단해 무차별적으로 죽게 만든다. 제초제에 강한 GMO 콩 이 나왔는데 대표적인 것 중의 하나가 'Round Up-ready'다. 이 GMO 콩은 방향족 아미노산 생합성에 필요한 EPSPS효소와 함께 제초제의 영 향을 받지 않고 질소동화작용을 촉진하는 뿌리혹박테리아의 CP4EPSPS 효소를 유전자 이식한 콩이다. 따라서 '라운드 업-레디' 콩은 방향족 아 미노산의 생합성에 지장을 훨씬 덜 받을 뿐만 아니라 CP4EPSPS효소가 질소동화작용을 해주므로 제초제에 끄떡없다. 전문가들은 사람은 콩처 럼 이런 방향족 아미노산 생합성 경로가 없으므로 '라운드 업-레디' 콩 을 먹어도 인체에 거의 유해하지 않을 것이라고 예측하고 있다.

현재 국내서는 식품위생법상 유전자재조합식품이든 아니든 인체에 해 로울 우려가 있는 식품은 기본적으로 수입과 판매가 금지되고 있다. 유 전자재조합식품에 대한 별도의 수입 허가 규정은 없다. 따라서 재배생산국에서 식용으로 승인되지 않은 것에 대해서는 우리나라에서도 수입 및 판매를 금지시키고 있다.

일반적으로 한 식품을 어느 나라 사람이 섭취 할 때는 위험하고 또 어느 나라 사람이 섭취시에는 안전할 가능성은 매우 낮다. 이는 유전자재조합식품도 마찬가지다. 미국, 캐나다 등 GMO수출국에서는 자국내 GMO 농산물의 대량재배에 앞서 개발·재배·섭취에 따른 일련의 과정에서 어떤 문제가 없는지 항시적으로 안전성 평가를 하고 있다. 따라서 어느 한 국가에서 과학적으로 충분한 안전성 평가가 이뤄졌다면 대개 안전하다고 볼 수 있다. 그러나 특정 농산물을 주식으로 먹는 경우와 부식으로 소량 먹는 경우는 안전성의 차이가 크게 달라질 수 있으므로 해당 지역의 GMO식품 섭취방법에 따라 별도의 안전성 평가가 필요하다.

유전자변형 식물의 판별

유전자재조합식품인지를 가려내는 감별방법으로는 특정 돌연변이 유전자를 중합효소연쇄반응(PCR)으로 증폭하는 방법과 특정 이종단백질의 존재를 확인하는 효소매개항원항체반응(ELISA)과 같은 면역학적 방법이 있다. 전자는 원료농산물이나 가공식품에 모두 적용되나, 후자는 가공식품에는 적용할 수 없다.

PCR법은 유전자재조합식품을 개발할 때 새로운 유전자를 도입하기 위해 공통적으로 활용되는 '35S promotor(유전자발현 촉진인자의 일종)' 나 'NOS terminator(유전자복제 종결인자의 일종)' 가 존재하는지를 검색하여 유전자 재조합 여부를 확인한다. 그러나 어떤 유전자를 새로 도입했는지는 알 수 없다.

어느 품종인지 알려면 별도의 PCR 방법을 써서 GMO 특유의 새로운 도입 유전자서열에 대한 정보를 알아야 하나 이 정보는 개발사의 특허와 관련돼 있어 확보하기 어렵다.

PCR법은 1억분의 1g(10ng)의 유전자만 있으면 판별되는 매우 민감한 분석법이다. 현재의 분석수준은 유전자변형작물의 원료가 전체 식품 중량의 0.01% 이상을 함유할 경우 가공식품이라도 충분히 GMO 여부를 판별해 낼 수 있다.

작물별로는 옥수수가 콩보다 유전자재조합 여부를 감별하는 게 어렵다. 그 이유는 옥수수는 콩보다 유전자재조합 시킨 품종이 다양하며, 품종이 다른 옥수수끼리 꽃가루를 교환해 잡종화되는 경향이 훨씬 강하기 때문이다.

방사선조사식품

살균이나 살충, 발아억제, 저장기간 연장 등을 위해 방사선을 쬐는 방사선조사(照射)식품의 허용품목이 대폭 늘어나고 있다. 2001년 2월말까지 37개 품목의 식품에 대해 방사선조사가 허용됐다.

감자, 양파, 마늘, 간장, 고추장, 된장가루, 밤, 생 버섯, 말린 버섯, 알로에가루, 인삼제품류, 전분, 건조채소류, 효모·효소식품, 분쇄가공 육제품, 전란분(全卵紛), 난황분(卵黃紛), 난백분(卵白紛), 가공식품 제조를 위한 곡류 및 메주 등이다.

방사선조사식품의 유래와 국내외 실정

방사선조사식품은 코발트(Co)60, 세슘(Cs)137 등 방사성 동위원소에서 나오는 감마선이나 X선을 각종 농수축산물과 가공식품에 쬔 것이다. 발아를 억제하고 유해 세균과 진균을 살균하며 보존기간을 연장하기 위해 방사선을 쏘인다.

방사선조사는 1896년 방사능물질이 발견된 이후 1921년 미국에서 육류의 기생충 오염문제를 해결하기 위해 특허를 얻으면서 최초로 이용됐다. 그 뒤 1930년에는 프랑스에서 식품의 장기 안전보관을 위해, 2차 세계대전 동안에는 네덜란드에서 긴급구호물자인 분유와 채소류의 장기간 저장을 위해 사용됐다.

1981년 스위스 제네바에서 세계식량기구(FAO), 세계보건기구(WHO), 국제원자력기구(IAEA) 등의 전문가로 구성된 식품방사선조사 공동전문가위원회는 식품에 방사선을 쬘 경우 10KGy(킬로그레이)까지의 방사선량은 영양학적 독성학적으로 안전하다는 결론을 내리고 모든 식품에 방사선조사를 권장했다. 1Gy(그레이)는 식품 1kg당 흡수한 에너지량이 1J(주울)일 때를 말하며 제품이나 식품에 1KGy를 쪼일 경우 1백만분의 3정도가 분해된다. 1KGy는 1000Gy다.

이어 1997년에 열린 식품방사선조사 공동전문가위원회는 10KGy보다 훨씬 강한 10~70KGy의 방사선을 쪼여도 아무런 건강상의 위험은 없으며 많이 쪼일 경우는 유해물질이 생성되기 전에 맛과 겉모양이 변해 식별이 가능하므로 최대선량을 제한할 필요가 없다는 결론을 내렸다.

이같은 결론에 따라 1980년대 이후 여러 나라에서 앞다퉈 각종 식품에 방사선을 쪼이고 있으며 지난 2000년 8월 현재 미국, 영국, 프랑스 등 전세계 42개국에서 총 700여종의 식품에 방사선조사를 허용하고 있다. 이에 따라 우리나라에는 중국산, 미국산, 프랑스산 등 여러 나라로부터 우리가 모르는 새 방사선조사식품이 수입돼 국내에 유통되고 있다.

또 유일하게 (주)그린피아기술이 상업적으로 감마선 식품조사를 대행하고 있다. 이 회사는 한해 수천 톤(t)의 식품을 방사선으로 살균한다. 그러나 소비자들의 거부감 때문에 국내에는 거의 유통시키지 않고 주로 외국에 수출하고 있다.

과연 안전한가

국제식품규격위원회(CODEX), 세계보건기구(WHO), 국제식량농업기구(FAO)에서는 이미 안전하다는 판정을 내린 상태다. 방사선조사는 가장 안전하고 깨끗한 식품저장방법이라는 결론이다.

고려대 생명공학원 이철호 교수는 "식품에 쪼인 방사선은 약한 감마선으로 조사량에 따라 수 분에서 수 시간 짧은 동안 쪼이기 때문에 식품을 열처리했을 때처럼 변화만 생길 뿐 방사능 유도물질이 전혀 남지 않으며 방사능 오염과는 질적으로 다르다"고 설명했다. 다만 일본 등 일부 국가의 소비자들이 방사선조사식품에 거부감을 갖고 선뜻 사먹으려 하지 않는 것은 이를 원자폭탄의 공포와 결부시켜 방사능물질과 혼동하는 등 조사식품에 대한 이해부족에서 비롯된 것이라고 지적했다.

이 교수는 연탄불로 밥을 지을 때 연탄이 밥에 섞이지 않는 것처럼 식품에 방사선을 쬐도 조사식품에 방사능물질이 섞이는 것은 아니라고 설명했다.

그는 또 "지난 10여년 동안 여러 나라에서 식품의 방사선조사를 공식 인정하고 있으며 이로 인해 식품저장 중 발생하는 경제적 손실과 오염된 식품으로 야기되는 질병을 상당히 감소시켜 식품의 국제교역과 위생적인 식품유통에 커다란 도움이 되고 있다"고 덧붙였다.

원자력연구소 변명우 박사는 "1921년부터 방사선 식품처리가 이뤄져 왔지만 아직 유독물질이나 발암물질을 과학적으로 발견해내지 못했다"

며 "통조림이나 저온살균법도 실용화되는데 1세기가 넘게 걸렸다"고 밝혔다. 그는 방사선조사식품은 안전성이 문제가 아니라 소비자들의 거부감을 극복하는 것이 더 큰 과제라고 주장했다.

식품과 관련한 국제기구들은 세계식량문제 해결과 식품위생확보 차원에서 적극적으로 방사선조사식품을 권장하고 있는 추세다. 위생적인 측면으로 볼 때 변박사는 "방사선조사에 이용되는 감마선의 경우 투과력이 강해 완전포장 상태로 식품을 처리할 수 있어 재포장에 따른 2차 오염을 방지하는 것은 물론 식품성분 파괴를 최소화하면서 외관변화를 막을 수 있는 최적의 비가온(非加溫) 살균·살충 방법"이라고 말했다.

그는 또 "식품처리에 사용되는 보존제나 훈증처리기술의 경우 발암성 유해성분의 생성과 잔류, 오존층 파괴 등으로 세계 각국에서 억제하고 있는 상황"이라며 "이를 대체할 수 있는 유력한 방법으로 방사선조사기술이 유엔환경위원회에서 적극 검토되고 있다"고 말했다.

식품의약품안전청 관계자는 "국내 식품제조업체의 85% 이상이 종업원 50인 이하의 소규모 사업장인 현실"이라며 "이들 영세업체의 보존 및 저장기술이 크게 부족한 실정에서 방부제나 농약사용을 억제하기 위해서라도 방사선조사식품기술을 산업적으로 확대할 필요가 있다"고 주장했다.

그러나 소비자단체는 "과학적으로 점점 안정성이 입증돼 간다고는 하지만 아직 안심할 수 없다"는 입장이다. 훈증법이나 첨가제들도 나올 당시에는 과학적으로 부작용이 없다고 했으나 검증기술의 발달에 따라 부작용이 확인됐다는 것이다. 따라서 상품표면에 방사선처리여부를 표시해 소비자에게 선택권을 줘야한다고 강조하고 있다.

방사선조사식품 관리의 문제점

국제기구는 식품에 방사선을 쬘 경우 10KGy까지의 방사선량은 영양학적 독성학적으로 안전하다는 결론을 내리고 모든 식품에 방사선조사를 권장하고 있다. 그러나 한번 방사선을 쬔 식품에 대해서 다시 방사선을 쬐서는 안되며 방사선을 쬔 원료를 사용해 제조 가공한 식품에 다시 방사선을 쬐지 못하도록 규제하고 있다. 또 방사선을 쬔 식품은 용기에 넣거나 포장한 뒤 판매해야 하며 용기나 포장에 지름 5cm 크기로 방사선을 쬔 식품이라는 것을 그림으로 표시토록 하고 있다.

그러나 국내에서는 원료상태에서만 방사선조사식품인 것을 확인할 수 있을 뿐 가공식품에 대해서는 방사선조사여부를 확인할 수 없게 돼있다. 식약청 관계자는 "다른 식품들과 마찬가지로 방사선조사식품의 여부는 서류로만 확인하고 있다"며 "가공식품에 대해서는 추가적인 조사를 해 본 적이 없다"고 실토했다. 일반인들이 방사선조사식품의 섭취여부를 알 권리가 박탈당하고 있는 실정이다.

감마선은 무엇인가

식품살균처리에 쓰이는 감마(γ)선은 방사선의 일종으로 눈에 보이지 않는 에너지 덩어리이다. 이 에너지가 물질을 투과하면 원자나 분자 등을 전리(電離)시켜 이온을 만들어내는데 이 성질 때문에 살균이나 살충이 이뤄진다. 즉 병균과 벌레를 이루는 유기물질이 감마선에 의해 손상받아 죽고 마는 것이다.

식품살균이나 곡물살충처리에 이용되는 방사선은 대부분 코발트(Co)60이라 불리는 원소에서 비롯된다. 이 원소는 자연계에는 존재하지 않고 인위적으로만 생산할 수 있는데 공급물량의 대부분을 캐나다가 대고 있는 것으로 알려져 있다.

고등생물일수록 방사선에 취약해 포유류는 곤충을 죽일 수 있는 감마선의 10분의 1 정도로도 치명적인 타격을 입는다. 반대로 세균의 경우 곤충치사량의 10~100배에 달하는 감마선을 쐬어줘야만 죽일 수 있다. 감마선에 가장 강한것은 최하등생물인 바이러스다.

한편 식품을 투과하는 감마선은 무형의 에너지이기 때문에 균을 죽이거나 식품의 물성(物性)을 변하게 할뿐 농약이나 호르몬처럼 식품에 잔류하지 않는다. 그러나 감마선은 식품속의 병균이나 미생물뿐만 아니라 식품 자체를 변하게 할 수도 있어 국가별로 허용범위를 정해 살균·살충에 이용하도록 규정하고 있다.

살균법에는 어떤 게 있나

전통적으로 가장 흔히 사용돼온 살균법은 가열(加熱)이다. 물이든 음식이든 끓여 먹는 것은 가장 손쉽고 믿을만한 살균법이다. 음식을 끓는 물에서 30분정도 놔두면 웬만한 균은 다죽는다. 그러나 이 경우 균을 없애는 동시에 식품에 든 영양소의 파괴도 피할 수 없다.

그래서 등장한 것이 낮은 온도로 가열하는 저온살균법. 가정에선 손쉽지 않지만 일부 우유가공업체 등이 이방법을 쓰고 있다. 이방법은 결핵균, 젖소유방염균 등 병원성 미생물을 죽일 수 있을 뿐만 아니라 영양소 파괴가 적은 것이 장점. 하지만 식중독이나 부패를 유발하는 미생물을 죽일 수 없는 것이 단점이다. 때문에 저온살균이라고 표시된 식품은 꼭 냉장상태로 유통시키고 보관해야 한다.

일반인이 주로 접하는 식품 중에는 훈증처리한 것도 적지않다. 외국에서 수입되는 곡물의 상당수는 이런 살균·살충과정을 거쳤다고 봐야 한다. 훈증처리는 에틸렌옥사이드, 에틸렌디브로마이드 등을 분무해 곡물에 뿌리는 방법. 그러나 훈증처리물질 중 일부는 발암가능성이 강력히 제기되고 있는데다가 위장장애 및 중추신경장애를 유발한다. 또 오존파 괴물질로 지목돼 유엔환경위원회는 2005년까지 사용금지를 권고받고 있다.

곡물수송선이 적도 부근을 지나게 되면 곡물컨테이너 내부의 온도가 균이 번식하기 좋은 40~50℃로 치솟는데 이때 미리 쳐 둔 훈증제가 위력을 발휘한다. 만약 곡물을 훈증하지 않았다면 30% 이상이 썩거나 못 쓰게 될 것이다. 따라서 훈증처리는 가장 값싸게 곡물을 대량살균 할 수 있는 수단으로 꼽히고 있다.

과자나 소시지 등은 방부제를 넣어 균이 발을 못 붙이게 한다. 방부제는 훈증약품과 마찬가지로 발암성이 있고 소화기장애 등을 유발하는 것으로 알려져 위해성 논란이 끊이지 않고 있다.

냉장 및 냉동도 균을 꼼짝 못하게 하는 방법. 균들은 열보다 추위에 강한 경향이 있는데 섭씨 0℃ 이하로 떨어지면 일단 번식을 멈추게 된다.

4

질병별 식사요법

〈부록〉

간질환

간염은 간경변을 거쳐 간성 뇌혼수(肝性 腦昏睡)나 간암으로 악화된다. 일반적으로 만성 간질환 환자들의 경우 고단백 및 고열량의 식사가 권장되나 지나치게 많은 단백질과 열량을 섭취하면 비만해져서 오히려 간에 부담이 되기도 한다.

만성 간질환 환자들은 증상이 없다고 하여 질병을 너무 가볍게 생각해서도 안되지만 불치의 병을 얻은 것처럼 생각하는 비관적 태도도 바람직하지 않다. 서둘러 명약을 찾으려는 노력보다는 장기적으로 절제된 식사요법을 수립, 간의 상태에 알맞게 음식을 섭취하는 태도를 가져야 한다.

◎ 탄수화물, 단백질, 비타민 등 각종 영양소를 충분히 섭취해야 한다. 체중 60kg인 환자를 기준할 때 하루 동안 간염환자는 2600kcal를 섭취하고 이중 단백질은 80~120g가 적당하다. 이를 위해 등심, 생갈비, 생선, 콩, 우유, 달걀 등 양질의 것을 택하도록 한다. 탄수화물은 하루 400g, 지방은 60g이 일반적으로 권장된다.

간경화는 2300kcal(단백질 80g 안팎), 간성 뇌혼수는 1600kcal(단백질 30 이하)의 열량을 섭취하는게 바람직하다. 요즘 우리나라는 식사의 질이 나아져 일반적인 중류 가정의 하루 식사에는 이만한 양의 단백질과 열량이 포함되어 있다. 따라서 보통 제공되는 식사를 골고루 섭취하는 식사요법이 권장되어야 한다.

◎ 단백질을 과잉 섭취하면 잉여분의 아미노산이 분해돼 암모니아가 나온다. 건강한 사람이라면 이를 요소로 만들어 소변으로 배출시키지만 간이 나빠져 있으면 혈액 중 암모니아 농도가 올라가고 이것이 뇌의 대사를 나쁘게 해 의식상태가 이상해진다.

심한 간경변과 간성 뇌혼수증에 의해 의식이 흐려지는 경우에는 오히려 단백질의 섭취를 하루 30g 이하로 제한해야 한다. 단백질의 분해에 의해 생산되는 노폐물이 간에서 제거되지 못해 뇌에 혼수상태를 유발하기 때문이다. 소금섭취도 더 줄여야 한다.

◎ 만성 간질환 환자들은 염분의 배설 능력이 저하되어 있는 경우가 많아 가능한 한 저염식을 습관화하는 것이 좋다. 젓갈, 자반, 장아찌 등은 삼간다. 그리고 일반적으로 오렌지나 감자와 같이 칼륨이 많이 함유된 음식물을 꾸준히 섭취하는 것이 좋다.

◎ 손상된 간은 비타민을 합성하거나 저장하는 능력이 떨어져 있으므로 충분히 보충해줘야 한다. 비타민B$_1$, B$_6$, B$_{12}$, A, C, E, K 등을 위주로 섭취한다. 야채는 소화가 잘 되는 것을 택하고 장시간 불에 익혀 충분히 부드럽게 한다.

◎ 지방은 건강한 사람이 먹는 정도로 먹되 간질환 환자는 식욕과 소화능력이 떨어져 있으므로 부드러운 생크림과 버터 등을 권장할만 하다.

◎ 해독능력이 떨어진 만성 간질환 환자들의 간은 정상인의 경우 무해한 정도의 간 독소에 의해서도 해를 입을 수 있다. 따라서 술이나 한약은 물론 병원에서 처방된 특정 약물에 의해서도 해를 입을 수 있다. 그러므로 음주를 삼가야 함은 물론 꼭 필요한 경우를 제외하고는 약물의 사용을 피해야 한다. 또한 감기에 걸렸다든지 다른 장기의 치료를 받아야 할 때에도 간에 비교적 독성이 적은 약물들을 선택해야 할 것이다.

◎ 금주해야 한다. 음주를 하면 알코올의 대사산물인 아세트알데히드가 간조직의 인지질이나 아미노산과 결합해 간 세포막의 변성을 일으키는 등 심한 간독성을 일으킨다. 또 음주는 간에 지방이 축적되는 것을 촉진하고 지방을 과산화시켜 간기능을 저하시킨다. 게다가 알코올은 1g당 7kcal의 열량을 갖고 있어 상습적 음주자는 술로 열량을 대체하게 되므로 음식 섭취량이 줄게 되고 영양실조에 빠지게 된다. 이에 따라 간 조직 생성에 중요한 단백질이 크게 부족해질 수 있다.

◎ 음주에 흡연을 같이하면 알코올 해독에 간이 많은 에너지를 소모하기 때

문에 담배연기로부터 흡수된 독성물질의 처리가 늦어지고 수 시간 또는 수 일간 유해물질이 체내에 잔류하게 된다. 더욱이 담배는 알코올을 분해시키는데 도움되는 비타민C, B_6, B_{12} 등을 고갈시키며 간에 유독한 니코틴이 축적되게 만든다. 또 담배에서 발생하는 일산화탄소 등은 폐의 산소운반 능력을 떨어뜨리며 폐와 간을 잇는 동맥과 정맥간의 기능을 약화시킨다.

◎ 간은 유해물질을 해독해 배출시키는 장기로 간기능이 떨어져 있으면 수확한지 오래된 채소, 유통된지 오래된 육류, 각종 첨가물이 많이 들어있는 가공식품 등을 많이 먹으면 좋지 않다. 이런 음식속에 들어있는 유독물질을 해독해내느라 간이 더 지치기 때문이다.

◎ 과로를 피하고 휴식을 취한다. 과중한 업무나 과격한 운동 또는 과로를 삼가고 즐거운 마음가짐으로 생활하면서 충분한 수면을 취해야 한다. 스트레스가 많이 쌓이는 경우 정신적인 긴장을 푸는 취미활동도 필요하며, 점심식사 후 1시간정도 누워있거나 낮잠을 자는 것도 좋다. 규칙적인 생활리듬을 통해 안정된 생활을 해야 한다.

◎ 마늘, 고추, 카레, 와사비 등의 자극적인 향신료에는 특유한 자극물질이 있어 간기능을 떨어뜨리게 할 수 있으므로 레몬즙, 유자, 식초, 미나리 등으로 대체한다.

◎ 간질환에서 회복될 때는 단백질의 양을 늘리는 게 필요하지만 다른 영양소와 균형을 감안해 야채, 곡류, 감자, 과일 등을 고루 섭취하는 게 필요하다.

선천적으로 간이 약한 사람에게 이로운 음식

간기능이 선천적으로 약한 체질의 몸을 보해준다는 음식들이 예부터 전해져 내려왔다. 의학적 증거가 확고한 것은 아니지만 간에 해로울 것은 없기에 소개한다.

문어를 고아 먹거나, 송홧가루, 달걀흰자, 조개국, 냉이국, 북어국 등을 섭취하는 것이 좋다. 이런 음식에는 몸의 독을 없애는 약리적인 효능이 있기 때문에 자주 먹으면 담즙분비에 도움이 된다. 문어는 간의 조직 세포에서 불필요한 노폐물과 이물질을 배설하도록 도와준다.

북어는 간을 해독시켜주는 약리적인 효능이 강하다. 따라서 음식이나 약을 잘 못 먹어서 중독되거나, 술을 너무 많이 마셔 간이 약해졌을 때 해독시키는 효능이 있다. 북어국을 끓일 때 대개는 머리와 껍질을 버리고 살만 가지고 국을 끓이는데 해독을 시키려면 전부 쓰도록 한다. 특히 꼬리, 지느러미, 머리, 껍질에 약리적인 효능이 많이 들어있으므로 버리지 말고 그대로 토막내어 맑은 물에 끓여 먹는 게 좋다.

한약이 무조건 간에 해로운가

일부에서는 한약이 간에 부담을 주기 때문에 한약을 먹어서는 안 된다고 믿고 있다. 그러나 여러 한방치료법으로 간염이 호전되는 경우도 더러 있다. 한방에서는 소시호탕이 대표적이며 억간탕, 사역탕, 생간탕, 계지복령환, 도인승기탕, 오령산, 가감위령탕 등의 처방들을 잘 조합해 쓰면 간 기능 회복에 큰 효과가 있는 것으로 인정되고 있다. 이런 탕제들은 70% 안팎의 환자에게 효과가 있는 것으로 입증되고 있다.

사용되는 단미약(單味藥)으로는 웅담, 부추, 냉이, 인진쑥, 오미자, 영지버섯, 모과, 부추, 매실 등이 좋은 것으로 알려져 있다. 특히 오미자는 간세포막을 보호하는 비페닐디메틸디카르복실레이트 성분이 들어있는 것으로 알려져 이미 양약으로도 개발돼 있다. 인진쑥은 알코올분해를 촉진하고 간내 지방축적을 억제하는 것으로 알려져있는데 상당한 효과를 발휘한다. 영지버섯은 동물실험결과 간염증지수를 낮춰주는 것으로 나타나고 있다. 매실은 간의 TCA 사이클을 원활히 해주는 피그린산이 많이 함유돼 좋은 치료효과를 보인다. 웅담과 해구(물개)의 간은 간의 영양물질을 담고 있어 간에 좋은 것으로 알려져 있다. 일반적으로 동물의 간은 비타민B_{12}, 엽산, 철분 등이 많이 함유돼 있는데 자가분해가 잘 되고 변질과 부패가 빠르므로 잡은지 얼마 되지 않은 신선한 것을 먹는게 좋다.

반면 한약재 중에서 강력한 사하(瀉下)작용과 이뇨(利尿)작용을 일으키는 약재와 피 성분을 파괴하거나 간독성을 일으키는 알칼로이드가 많은 성분은 삼가야 한다. 부자, 천오, 초오, 천웅, 목방기, 한방기, 마자인, 고삼, 조각자, 토목향, 생칠, 마전자, 대극, 감수, 완화, 파두, 맥각, 토근, 낭탕근 등은 간에 해롭다. 간질환자가 많이 찾는 녹즙의 경우도 환자에게 독성을 띨 수 있는 알칼로이드가 많고 기운을 지나치게 내리고 몸을 차갑게 하는 경향이 있어 주의해야 한다. 해구신 등 보양(補養)으로 쓰이는 것은 고분자인데다 체내분해가 어려워 증상이 심한 환자에게는 간혹 간을 더욱 피곤하게 만든다.

생식제품 및 건강보조식품 믿을만한가

생식제품이나 건강보조식품에는 생약추출물 외에 비타민, 무기질, 식이섬유, 대두단백 등이 일반적으로 들어있다.

경희대 한의과대학에서 추천하는 간에 이로운 한약재는 인진쑥, 산사자, 택사, 백출, 맥아, 백복령, 후박, 사인, 저령, 나복자, 감초, 삼능, 봉출, 지실, 청피, 지유, 형개, 측백엽, 복분자, 차전자, 등심, 울금, 천초 등이다.

시중에 나와있는 건강보조식품은 대부분 이들 가운데 몇 가지를 조합하고 있다. 이중에서도 인진호, 저령, 백출, 운지버섯, 오미자, 석창포, 구기자, 울금, 당귀, 황기 등이 자주 들어간다. 일반적으로 인진, 울금, 택사, 후박 등은 쓸개의 기능을 활성화시켜 독소를 배설시킨다. 저령, 운지버섯, 아가리쿠스버섯 등은 면역기능을 높여준다고 하며 동충하초나 버섯류에 들어있는 베타글루칸은 간세포의 활성에 도움이 된다고 한다. 이밖에 백출과 와송 등은 혈액순환을 촉진하는데 특히 와송은 B형 간염바이러스의 e항원(전염성의 지표)의 증식을 막고 6개월 정도 지나면 e항원이 사라지게 한다는 주장도 있으나 검증이 필요하다.

건강보조식품에 들어가는 생약재는 간에 해로울 것은 없으나 어디까지나 보조적인 치료수단이 될 수 있을 뿐이다. 일부 제품은 간질환으로 인한 각종 증상들을 각각 60~100% 감소시킨다고 주장하고 있으나 근본적으로 B형 간염바이러스의 e항원의 증식을 억제하지 못한다. 이는 라미부딘 같은 양약(洋藥)도 아직 마찬가지다. 라미부딘도 처음 몇 년 동안은 e항원의 증식을 억제하지만 세월이 흐르면 간염 바이러스가 약제에 대한 내성을 가져 힘을 못쓰게 되는 것으로 알려져 있다. 현재의 의학수준으로 B형 간염바이러스는 환자와 함께 평생 가는 것이며 환자가 자기 몸을 어떻게 관리해 병의 악화 속도를 늦추느냐에 따라 치료의 성패가 갈린다.

생식제품은 간에 해로운 첨가물이 없고 동결건조로 제조해서 생리적으로 활성화된 상태로 영양공급을 한다고 선전되고 있으나 거금을 들여 사먹을 정도로 효과가 뚜렷한 것은 아니다. 앞서 기술한 정도의 식사요법 지침을 지킨다면 더이상 나은 식사요법은 없다.

감기

감기는 피로, 수면부족, 영양부족, 추위, 편식 등에 의해 면역력이 떨어졌을 때 걸리기 쉽다.

감기의 발병원인도 확실하게 정립돼 있지 않고 정복도 요원한 상태인 마당에 식사요법을 논하는 것은 어불성설일 수도 있다. 그럼에도 불구하고 몇 가지 정답에 가까운 이야기를 전개할 수는 있다.

◎ 비타민C가 감기예방에 효과가 큰 것으로 알려져 있다. 노벨상을 수상한 폴링 박사는 사람과 환경의 차이가 있겠지만 하루 250~15000mg의 비타민C를 섭취하면 감기를 예방하거나 증상을 완화시킬 수 있으며 세균성 질환과 유행성 독감의 예방에도 유용한 가치가 있다고 주장했다. 그러나 이

같은 주장은 통계적 의학적으로 입증되지 않았으며 큰 도움이 안 되는 것으로 나타나고 있다. 오히려 과량 복용하면 유해하다는 보고가 근래에 설득력을 얻고 있다. 그럼에도 불구하고 감기가 들면 신선한 야채와 과일을 듬뿍 먹어 비타민C를 섭취하는 것은 권장할 만한 일이다. (영양소별 상식 포인트 '비타민C' 참고)

◎ 최근 수 년새 서양에서는 아연이 면역력을 증강시키고 바이러스에 대한 저항력을 높여서 감기회복에 좋다는 연구가 계속 나오고 있다. 이에 따라 아연아세테이트 12.8mg이 함유된 정제를 3시간마다 2~3일간 복용하는 대체의학적 치료가 확산되고 있다. 그러나 소수를 대상으로 한 간이임상 시험으로 볼 때는 통계적으로 효과가 있다고 인정되지만 과학적 증거가 부족한 실정이다. 오히려 어떤 학자는 과다한 아연섭취로 인해 구리가 결핍됨으로써 성장기 어린이의 경우 성장장애가 우려된다고 지적하고 있다. 구리와 아연은 체내에서 서로 대항하는 무기질이기 때문.

◎ 서양인들은 닭국물 수프가 감기에 효과가 있는 것으로 믿고 있다. 미국 네브라스카 대학의 스티븐 레너드 박사팀은 치킨 수프가 후두염의 염증과 통증, 감기와 독감에 의한 여러 가지 증상을 완화시키는 효과가 있다고 주장하고 있다. 치킨 수프에 박테리아와 세포 부스러기를 잡아먹는 백혈구인 호중구(好中球)가 들어있다는 설명이다. 더욱이 호중구는 기침과 코막힘의 원인이 되는 가래 등을 분해하는 작용을 하므로 감기 환자에 이롭다는 것이다. 그러나 이런 과학적 약리효과는 입증되지 않았다고 반박하는 학자가 많다. 차라리 전통 치킨 수프에는 양파, 감자, 방풍나무뿌리, 어린 순무잎, 당근, 샐러드줄기, 파슬리 등이 곁들여져 이런 복합적인 음식재료들이 질병억제력을 갖고 있다는 주장이다. 또 특별히 다른 효과가 있는 것은 아니고 충분한 수분의 공급이 감기회복에 도움을 줄 뿐이라는 의견도 있다.

◎ 한국의 전통적인 감기 치료식으로는 된장찌개, 콩나물국 등이 꼽힌다. 된

장찌개에는 된장, 파, 마늘, 풋고추, 두부, 고기, 버섯, 호박, 둥근파, 감자 등이 들어간다. 콩나물 국에는 생강, 파, 마늘, 고춧가루 등이 듬뿍 어우러 지니 가히 다양한 영양소가 들어가는 셈이다. 나아가 혈액순환이 촉진되 고 염증도 덜어지는 효과를 기대할 수 있다.

이밖에 복어, 귤, 비파, 땅두릅, 후추, 고추, 찹쌀, 배즙, 호박죽 등이 감기 에 좋은 음식으로 구전돼오고 있다.

감기에 걸리면 무엇보다 물을 많이 마시고 따뜻하고 약간 얼큰한 음식이 좋다. 또 탄수화물이나 지방질보다는 단백질, 비타민, 무기질을 위주로 섭 취하는 게 바람직하다.

감기에 좋은 민간요법

민간요법 및 한방의 핵심은 사기(邪氣)를 배출하고 편안한 수면을 유도하며 혈액순환을 촉진하는데 있다.

무를 강판에 갈아 꿀이나 레몬즙에 섞어 따뜻하게 마시거나 생강즙에 꿀을 섞 어 들면 목감기, 기침, 가래에 좋다. 무즙이나 배즙에 꿀을 타 마시는 방법도 효 과적이다.

매실 2알을 프라이팬에 거뭇거뭇해질 때까지 구운 후 흑설탕 5g과 뜨거운 물 반컵을 부어 우러나온 물을 마시면 열이 내리고 부은 목이 가라앉는다.

달걀 흰자와 연근즙을 섞어 마시면 목감기와 기침에 좋다. 이밖에 생강 3쪽과 파뿌리 3쪽을 물 3홉에 넣고 달여 마시거나, 연뿌리즙과 생강즙을 2대 1로 섞어 뜨거운 물에 탄 후 소금을 조금 넣어 마시는 방법이 효과가 있다.

전통차로는 칡차, 생강차, 귤차, 모과차, 계피차, 인삼차 등이 꼽힌다. 칡차는 땀을 내어 체열을 내리며 특히 두통증세가 있고 어깨나 목덜미가 뻐근한 감기초 기증상에 효과가 있다. 모과차는 인후염, 천식, 가래 등이 심한 목감기에 좋다고 알려져 있다.

한방으로는 갈근, 창출, 소엽, 향부자가 포함된 갈근탕 또는 향갈탕 등이 체질에 상관없이 무난히 처방되는 약이다. 증상을 개선하고 허약체질을 개선해준다. 이보다 한 단계 발전한 처방으로 소음인에게는 천궁계지탕, 곽향정기산, 향소산이 권장된다. 태음인은 마황발표탕, 갈근해기탕, 소양인에게는 형방폐독산 등이 알맞다.

갑상선질환

갑상선기능항진증은 갑상선호르몬이 과잉 분비되는 질환으로 그레이브스병과 바세도우씨병으로 나뉜다. 그레이브스병은 갑상선자극호르몬(TSH)수용체에 대한 항체가 생겨 이 항체가 TSH와 유사한 역할을 함으로써 갑상선호르몬의 분비가 급증하는 병이다. 바세도우씨병은 요오드 섭취가 부족했던 사람이 갑자기 요오드 섭취를 늘릴 경우 갑상선호르몬의 분비량도 같이 늘어나는 질환이다. 국내에서는 그레이브스병이 대부분이며 바세도우씨병은 찾아보기 힘들다.

일반적으로 갑상선호르몬의 원료인 요오드가 많이 든 음식을 많이 먹으면 혈중 요오드 농도가 높아져 갑상선호르몬이 많이 만들어진다고 생각하는데 반드시 그런 것만은 아니다. 그레이브스병은 일종의 자가면역질환이고 바세도우씨병은 원래 요오드 결핍으로부터 촉발됐기 때문이다.

갑상선기능저하증은 요오드 섭취부족에서 비롯되는 경우가 많은데 이때는 미역과 다시마 등으로 요오드를 보충하면 되므로 치료가 어렵지 않다. 이때 콩이나 두부에 든 사포닌은 요오드 섭취를 방해할 수 있으므로 주의한다. 한편 미역과 다시마는 알칼리성 식품이므로 쌀밥, 국수, 수제비 등 산성식품에 어울린다.

◎ 바세도우씨병이나 초기의 경미한 갑상선질환에 요오드를 많이 섭취하면 증상이 매우 빠르게 악화되므로 요오드 섭취를 줄여야 한다. 또 방사성 동위원소를 이용해 갑상선기능항진증이나 갑상선암을 치료할 때도 치료효

과를 높이기 위해 요오드 섭취를 최소한으로 줄여야 한다.

◎ 요오드 섭취를 줄이려면 미역·다시마 등 해조류, 유제품, 달걀 등의 섭취를 금해야 한다. 일반 천일염, 요오드가 함유된 미국산 소금, 요오드가 들어있는 종합비타민, 포비돈요오다인 같은 구강청결제 등도 사용을 삼가는 게 좋다.

◎ 갑상선항진증 환자는 소비열량이 많으므로 치료 초기에는 고단백 음식을 보충해 주는게 좋다.

◎ 그레이브스병일 경우 환자는 미역, 다시마, 김 등의 해조류를 평상시와 다름없이 먹는다. 그렇다고 늘려먹어서도 안 된다. 흔히 다시마가루가 갑상선질환에 좋다는 근거 없는 속설을 믿고 그것을 즐기는 경우가 있는데 이는 치료를 지연시키고 상태를 악화시킬 뿐이다.

◎ 신진대사가 왕성한 임산부는 비록 갑상선항진증 환자일지라도 태아와 산모 자신을 위해 많은 요오드가 필요하므로 해조류를 충분히 섭취한다. 갑상선항진증 환자는 관리만 잘 하면 기형아를 낳을 위험은 거의 없다.

결핵

결핵은 소모성 질환이므로 고단백 고열량 식사를 하는 것이 기본이다.

급성기에는 식욕과 기력이 없으므로 유동식을 하다가 차츰 일반식사로 넘어간다. 단백질은 질이 좋은 동물성 단백질로 총 단백질 섭취량의 절반 가량을 충족하는 게 바람직하다. 이를 위해서는 육류, 어패류, 난류, 유제품, 콩 등이 권장되며 특히 효모제품이나 번데기 등이 월등히 좋다. 예부터 보신탕, 가물치, 붕어, 자라 등을 자주 섭취했는데 이것도 좋은 방법이다.

활동성 결핵환자는 세균의 활동을 억제하기 위해 체내의 칼슘이 빠져나와 결핵 병소(病巢)를 석회화 하는데 소모된다. 따라서 많은 칼슘이 뼈에서 용출돼 나오게 마련이다. 따라서 우유, 멸치, 뱅어포, 뼈째 먹는 생선 등을 섭취해 칼슘을 보충할 필요가 있다.

뿐만 아니라 폐결핵에 걸리면 심한 각혈을 하거나 결핵균 때문에 철분과 헤모글로빈의 결합능력이 떨어지게 되므로 빈혈이 나타나기 쉽다. 철과 구리가 조혈작용에 이용되므로 철의 공급원인 간, 달걀, 육류, 굴, 콩, 김, 야채류 등을 많이 섭취하고 구리의 공급원인 어패류도 충분히 먹는 것이 좋다.

결핵환자는 항상 비타민C와 비타민A가 부족한 상태라고 할 수 있다. 그러므로 감귤류와 과일주스 등으로 비타민C를 공급한다. 또 당근 등 녹황색 채소와 간, 달걀·버터 등의 동물성 식품으로 비타민C와 단백질을 동시에 공급해야 한다. 결핵환자는 채소조차 소화하기 힘들어 즙으로 마시는 것이 좋다.

일부 결핵약은 비타민B_6를 고갈시키므로 가급적 비타민B_6는 따로 알약으로 공급할 필요가 있다. 결핵약 가운데 리팜핀, 아이나, 피라진아미드 등은 간에 손상을 줄 수 있으므로 음주할 경우 간 손상의 위험률이 증가될 수 있다. 따라서 약을 복용하는 동안 금주하는 것이 바람직하다. 그렇다고 간을 보하는 약물을 복용할 정도로 간이 나빠지는 경우는 없으며 간을 보한답시고 한약이나 양약을 복용할 경우 오히려 간이 더 상할 수도 있다.

결핵은 전염될 수 있으므로 초기에는 다른 사람과 방을 따로 사용하는 것이 좋다. 그러나 결핵약물을 복용하기 시작한 10~14일째부터는 전염의 위험성을 무시해도 좋으며 격리할 필요는 없다. 흡연과 간접흡연은 극히 좋지 않으므로 피해야 한다. 휴식이 가장 필요하다. 오존이 함유된 신선한 공기가 필요하므로 바닷가에 자주 나가는 것이 좋다.

고지혈증

고지혈증은 혈액 내에 존재하는 지방질 중 콜레스테롤과 중성지방이 과잉돼 건강을 해치는 것이다. 콜레스테롤이 증가하면 동맥경화가 이른 나이에 발생할 수 있다. 중성지방이 증가되면 역시 동맥경화의 원인이 되고 췌장염, 지방간을 유발해 건강을 심각하게 위협할 수 있다.

동맥경화란 혈관의 내벽에 지방질과 칼슘이 쌓이고 이것이 과산화되고 딱딱하게 굳어지면서 혈관을 좁히는 동시에 혈관의 탄력이 없어지는 질환이다. 동맥은 심장, 심장에서 뇌로 가는 혈관, 뇌에서 다리로 가는 혈관 등을 구성하므로 이곳에 동맥경화가 생겼다는 것은 심히 우려스러운 일이다. 심장에 있는 동맥이 막히면 심근경색이고, 뇌로 가는 동맥이 막히면 뇌졸중이 되는 것이다. 따라서 고지혈증은 성인병을 유발하는 한 축이다.

고지혈증 치료의 기본은 식사요법이다. 특히 콜레스테롤 수치가 높은 것은 허혈성 심장질환의 명백한 원인으로 고지혈증 환자는 식사에 엄격한 제한을 가하지 않으면 위험에서 벗어나기 힘들다.

식사요법을 실천하려면 우선 포화지방산과 콜레스테롤의 과잉섭취를 삼가야 한다. 전체 식사열량이 적정열량을 초과하거나 섭취한 열량이 운동이나 노동으로 소모되지 않아도 문제가 된다. 또 섬유소, 비타민, 무기질의 섭취부족으로 혈중 지질의 배출이 장애를 받거나 과잉 섭취된 당분이나 알코올의 잉여분이 중성지방으로 전환될 때도 고지혈증은 개선될 여지가 없다.

◎ 균형 잡힌 식단을 유지한다. 식품영양학에서 구분하는 곡류, 어육류, 채소군, 지방, 우유군, 과일군 등 6가지 식품군을 고르게 섭취한다.
◎ 지방의 총 섭취열량은 하루 총열량의 15~20%를 섭취하는 것이 좋다. 총지방 섭취를 줄이면 포화지방산도 적게 먹게 되고 체중도 조절할 수 있다. 그러나 동물성 식품을 너무 제한하면 철분과 칼슘 부족이 생길 수 있음을 유념한다. (영양소별 상식포인트 '지방질' 편 참고)

◎ 콜레스테롤 섭취를 줄인다. 콜레스테롤은 달걀 노른자, 메추리알, 생선알, 육류내장, 생선내장, 돼지비계, 오징어, 새우, 장어, 조개, 게, 돼지비계, 소시지, 조개 등에 많으므로 삼가고 눈에 보이는 지방은 조리할 때 떼낸다. 지방을 30% 이상 함유한 버터, 크림, 치즈 등의 유제품도 줄인다.

┌─────────────────────────────────┐
│ **고지혈증 환자에게 적절한**   │
│ **하루 총 섭취열량의 기준**   │
├─────────────────────────────────┤
│ • 지방질:총 열량의 15~20%   │
│ • 포화지방산:총 열량의 6% 미만   │
│ • 다가불포화지방산:총 열량의 6% 안팎 │
│ • 단일불포화지방산:총 열량의 10% 미만 │
│ • 하루 콜레스테롤:섭취량 200mg 이하   │
│ • 탄수화물:총 열량의 60~65%   │
│ • 단백질:총 열량의 15~20%   │
└─────────────────────────────────┘

콜레스테롤은 1주일에 2~3회로 섭취횟수를 제한한다. 달걀 흰자는 콜레스테롤 없이 양질의 단백질을 공급해주므로 괜찮다. 어패류나 육류나 콜레스테롤 함량은 비슷하나 육류는 포화지방산이 덤으로 들어있기 때문에 더욱 엄격히 제한해야 한다.

◎ 동물성 기름이 많은 음식은 피하고 식물성 지방은 적정량 섭취한다. 동물성 포화지방산을 줄이고 식물성 불포화지방산의 사용을 늘린다. 마요네즈, 쇼트닝유, 동물성 식용유의 사용을 줄이는 대신 참기름, 들기름, 올리브유, 캐놀라유, 해바라기기름, 홍화유, 옥수수기름, 콩기름 등의 섭취를 늘린다.

◎ 견과류는 단백질과 지방이 많지만 다가불포화지방산이 대부분이어서 콜레스테롤을 상승시키지 않으며 심혈관질환을 예방하는 비타민E 함량이 높으므로 일정량이 권장된다.

◎ 두류는 단백질과 섬유소, 어육류는 단백질과 철분 및 아연의 공급원이므로 모두 합해 하루 150g까지 허용할 수 있다.

◎ 섬유소, 비타민, 무기질 등이 많은 야채, 과일, 해조류, 콩 등을 적절히 섭취한다. 섬유소는 지방질을 흡수하는 스펀지처럼 작용해 몸에 해로운 LDL-콜레스테롤치를 낮춰준다. 또 장에서 담즙산과 결합해 담즙산의 재흡수를 저

해하면서 콜레스테롤의 배설량을 늘린다. 토마토, 샐러리, 파슬리, 양파, 양 상추, 씀바귀, 고들빼기, 시금치, 고춧잎, 오렌지 등 다양한 색깔의 야채가 좋다.

◎ 탄수화물의 섭취를 전체 섭취열량의 60%대로 낮춘다. 밥, 빵, 국수, 감 자, 옥수수, 떡 등 탄수화물 식품을 적절히 섭취한다. 그러나 혈당을 직접 상승시키는 단당류(즉 설탕, 엿, 사탕)등의 섭취를 줄인다. 잼, 쵸콜릿, 케이 크, 아이스크림의 섭취도 억제한다.

한국인은 탄수화물을 많이 먹어 생기는 고지혈증이 많다. 과잉의 탄수화 물은 간에서 글리코겐으로 저장되지만 그 양이 많지 않아 상당수가 중성 지방으로 전환된다. 이로 인해 고중성지방혈증이 유발되므로 탄수화물 섭 취가 지나치면 안 된다.

◎ 과음으로 몸에 남게 되는 알코올은 중성지방을 만드는 원료로 사용되며 중성지방이 합성되는 대사경로를 활성화하는 역할을 하므로 절주가 요구 된다.

◎ 짠 음식은 고혈압에 이어 고지혈증을 유발하므로 싱겁게 먹어야 한다. 반 찬과 양념에 간을 줄이고 염장가공식품을 덜 먹는다. 자연식품 중에서도

혈중지질농도에 따른 고지혈증 진단기준
(미국기준·단위 mg/dl)

정상	총콜레스테롤	200미만
	LDL-콜레스테롤	130미만
	HDL-콜레스테롤	60이상
총콜레스테롤	경계역	200~240
	고지혈증 확진	240이상
	적합	100미만
	높은 정상	100~129
LDL-콜레스테롤	요주의	130~139
	고위험	160이상
	매우 위험	190이상
HDL-콜레스테롤	안전할 수 있는 최소치	40이상

염분함량이 높은 육류의 내장이나 해산물은 절제한다. 이밖에 고염분, 고열량, 고지방식품인 기름에 튀긴 음식과 인스턴트식품의 섭취를 줄여야 고지혈증으로부터 해방될 수 있다.

◎ 혈중 지질을 떨어뜨릴 수 있는 음식으로는 녹차, 포도, 영지버섯, 송이버섯, 다시마, 보리어린잎 녹즙, 글루코만난, 양파, 마늘, 유산균, 구연산, 수산화구연산, 달맞이꽃기름 등이 있다. 이밖에 오가피, 산사자, 율무, 창출, 측백엽 등의 한약재가 큰 도움이 된다.

◎ 흡연은 지방의 합성과 축적을 촉진하므로 금연이 바람직하다.

고혈압

혈압과 먹거리는 깊은 상관관계가 있다. 음식의 어떤 성분은 혈압을 올릴 수 있고 반대로 내릴 수도 있어 고혈압환자는 이를 상식으로 알아두는 게 필요하다.

◎ **소금을 줄여라.**   소금을 많이 섭취해 혈중 나트륨 농도가 올라가면 이를 묽게 하려고 더 많은 수분이 혈액으로 들어간다. 이로써 혈액량이 증가하고 혈관이 더 많은 압력을 받아 혈압이 올라간다. 고혈압 발병율이 높은 지역으로 유명한 일본 아기다 지방에서의 고혈압 환자의 하루 식염 섭취량은 무려 33g에 이른다. 이에 비해 미국은 18g, 일본은 12g, 한국은 20g쯤 정도로 보고돼있다.

이때문에 한국의 고혈압 발병위험은 미국이나 일본에 비해 약 20% 더 높다. 사람이 하루를 보내는데 필요한 소금의 양은 4g이다. 그러나 이마저도 평소 인체에 저장된 소금이 있고 간을 하지 않은 음식에도 기본적으로 나트륨이 함유돼 있으므로 굳이 따로 소금을 섭취하려고 신경 쓸 필요는 없다. 더위에 힘든 육체노동을 하는 사람이나 운동선수가 아니라면 소금은 하나도 먹지 않아도 된다. 소금 섭취량을 하루 6g으로 줄이면 혈압을 5mmHg 떨어뜨릴 수 있다. 약물요법을 열심히 해도 혈압이 불과 10mmHg정도 떨어지는 것에 비한다면 식탁에서 소금을 치워야 한다. 저염식으로 건강이 상할 우려는 거의 없다.

◎ **절주하라.** 알코올은 교감신경을 자극해 직접적으로 혈관의 압력을 높인다. 또 부신피질호르몬의 생성을 증가시켜 혈관이 혈압상승물질에 대해 예민하게 반응하도록 유도함으로써 혈압을 올린다. 게다가 음주는 혈압약의 약효를 떨어뜨리기 때문에 절주는 필수적이다. 또 알코올 자체가 열량을 내기 때문에 비만해소에 방해가 된다.

실제 고혈압으로 고생하는 사람들은 하루에 30g 이상(맥주 1캔이나 위스키 1잔의 알코올 함량은 10g) 알코올을 섭취하지 않는게 좋다. 건강한 성인 남성의 경우 매일 알코올을 30g씩 섭취하면 혈압은 3~4mmHg, 50~60g씩 마시면 5~10mmHg 상승한다. 이를 단순하게 환산하면 소주 1병을

고혈압 환자의 허용식품과 제한식품

식품군	허용식품	제한식품
곡류	쌀, 보리, 옥수수, 조, 소금넣지 않은 곡류음식	소금넣은 빵, 국수, 베이킹파우다나 소다넣은 빵, 각종씨리얼, 라면, 과자류
어육류	살코기, 생선, 계란, 콩이나 두부	자반생선, 통조림생선, 햄, 쏘세지, 베이컨, 어묵등 어육가공품, 멍게, 해파리, 해삼, 조개류, 건어물, 육류의 내장
채소	신선한 채소	통조림야채, 김치, 단무지, 야채, 주스, 미역줄기
지방	식물성기름	버터, 마요네즈, 마가린은 허용치내에서
우유	우유와 요구르트	치즈
과일	생과일, 통조림과일, 과일주스	
기타		이온음료, 된장, 고추장, 간장 케찹은 허용범위내에서 소량

이상에서 언급한 고혈압 식사요법에 대한 효과는 개인에 따라 다양하게 나타나므로 너무 엄격한 제한식보다는 다양한 식품의 섭취와 함께 치료반응을 관찰하여 그에 따른 적절한 식사조절을 하는 것이 바람직한 방법이라 하겠다.

매일 마시면 혈압이 7mmHg 상승하는 셈이다.

술을 마셔서 혈압이 상승한 경우 주량을 줄이거나 금주하면 다시 내려가므로 우선 술을 줄여야 한다. 그러나 술을 끊는 즉시 효과를 보는 것은 아니다. 혈압은 3~4일 정도 시차를 두고 떨어진다.

외국의 연구에 따르면 전체 고혈압의 5~7%가 하루 3잔 이상의 음주 때문이라고 한다. 남자만 따지면 11%에 이른다. 순수 알코올로 따져 하루 60g(맥주 2ℓ, 소주 1병, 위스키 0.25ℓ, 포도주 1병) 이상을 마시는 사람에서 고혈압이나 뇌졸중의 발생빈도가 높다. 하지만 약간의 음주는 심혈관질환의 예방에 이로워 절반인 30g까지는 최대한도로 허용할 수 있다. 우리나라 사람에게 많은 저혈압 환자의 경우는 적당한 음주가 치료에 도움이 된다.

종합하면 알코올을 매일 35~40g를 마시는 사람이 음주량을 80% 줄이면 1~2주 사이에 수축기 혈압이 4~5mmHg 떨어진다고 한다. 어떤 경우라도 매일 술을 마시는 것은 대단히 해롭고 사흘에 하루는 절대로 금주해야 한다.

◎ **칼륨을 많이 섭취하라.** 칼륨은 나트륨에 대항해 나트륨의 배설을 촉진시키며 혈압을 올리는 레닌-안지오텐신계 및 교감신경계를 효과적으로 억제한다. 또 이뇨성 혈압약을 쓰는 등 여러 이유로 혈중 칼륨농도가 낮아지면 혈압약의 효과가 낮아지므로 칼륨의 보충이 필요하다. 다만 신기능이 떨어져 있으면 칼륨 보급을 해서는 안 된다. 칼륨은 바나나, 수박, 오렌지, 토마토, 사과, 배추 같은 과일이나 야채에 많이 들어 있다.

이밖에 칼슘, 마그네슘, 셀레늄이 혈압강하에 도움이 된다고 보고되고 있으나 적정한 용량이나 장기적 효과에 대한 결정적 근거는 없다. 칼슘은 우유, 두부, 멸치, 생선 등에 풍부하다. 마그네슘은 정제하지 않은 곡류, 견과류, 콩류 중에 많이 들어있다. 셀레늄은 도정하지 않은 곡류, 양파, 토마토, 다랑어 등에 풍부하다.

◎ **단백질은 표준식단으로.** 서구인들은 지방섭취가 높아 혈관에 기름기가

껴 고혈압이 되는 경우가 많지만 동양인은 단백질 부족으로 혈관의 탄력성이 떨어지고 터지는 경우가 많다. 과거에는 고혈압 환자에게 고단백식을 권했지만 요즘 한국에서는 지방과잉이 우려되므로 그저 표준적인 단백질 섭취가 권장된다.

◎ 어유(魚油), 다가불포화지방산, 섬유소 등이 혈압을 내려준다는 직접적인 증거는 없다. 다만 콜레스테롤을 낮춰주고 동맥경화의 위험을 덜어주며 피가 덜 끈끈하게 해준다는 의미에서 섭취가 권장된다. 일부에서 섬유소가 나트륨을 감싸 배출시키는 효과가 있다고 주장하고 있는데 과학적 입증은 덜 돼 있다.

◎ 비타민으로는 비타민B군, 비타민C와 E, 식물성 플라보노이드, 판토텐산 등이 혈압강하에 상당한 기여를 하는 것으로 연구돼있다.

◎ 혈압을 떨어뜨리는 효과가 있다고 알려진 식품으로는 솔잎, 마늘, 대두, 다시마, 양파, 표고버섯, 영지버섯, 야채주스, 율무, 참깨, 감자 등이 있다.

◎ 카페인은 혈압을 상승시키므로 삼가는 게 좋다.

골다공증

뼈는 외관상으로 보기에는 죽은 듯 정적인 평형을 유지하고 있는 것 같아 보이지만 실제로는 일생을 통해 생성과 파괴가 활발히 진행되는 극히 역동적인 조직이다.

뼈의 절반은 무기질이며 이의 대부분을 차지하는 칼슘의 섭취량이 만성적으로 낮으면 골다공증이 초래될 수 있다. 아동기와 청소년기는 골격 성장이 급격히 일어나는 시기로 칼슘의 요구량이 매우 높다. 따라서 이 시기에 칼슘을 충분하게 섭취하지 않았다면 뼈의 성장이 제한되고 키가 제대로 자라지 못하게 된다. 어렸을 때 골량을 최대화 시켜야, 즉 통뼈를 만들어야 늙어서 골다공증에 덜 걸리게 되는데 칼슘섭취가 부족하면 나이들어 고생하게 된다.

또 임신기와 수유기에는 태아와 유아의 뼈 성장을 돕기 위하여 어머니는 더 많은 칼슘을 섭취하여야만 한다. 이 시기에 충분한 칼슘을 섭취하지 않으면 어머니의 뼈로부터 칼슘이 빠져나가 뼈가 약하게 된다.

이미 형성된 뼈를 유지하기 위해 칼슘은 수시로 공급돼야 한다. 성인이 하루에 필요한 칼슘섭취량은 1000~1500mg정도다. 어렸을 때 한창 성장할 때는 1200~1600mg의 칼슘을 섭취해야 뼈가 굵게 성장할 수 있다. 성인 여성의 경우 임신 및 수유를 할 때나 폐경 후 여성호르몬 분비량이 급감했을 때에는 칼슘이 많이 빠져나가므로 하루 1500mg을 섭취하는 것이 요구된다.

국내 칼슘 섭취 현황

우리나라 사람들의 칼슘 섭취량은 점진적으로 증가하고 있지만 아직도 충분치 못하다. 대략 대도시는 성인의 하루 칼슘 섭취량은 560mg이지만 농촌은 500mg 정도다. 이는 도시인들이 우유, 육류, 어패류를 통해 섭취하는 칼슘의 섭취량이 전체 칼슘 섭취량의 13%인데 반해 채식을 위주로 하는 농촌의 경우는 5%에 불과하기 때문이다.

반면 전체 칼슘 섭취량 중 채소류, 두류, 곡류 등의 식물성 식품으로부터 섭취하는 칼슘의 비율은 대도시가 57%, 농촌이 66%다. 따라서 농촌 주민들은 칼슘 섭취에 더 신경을 써야 한다는 지적이다.

특히 우유, 육류, 생선 등 동물성 식품은 함유된 칼슘이 25~40%가량 인체에 흡수되지만 식물성 식품일 경우 흡수율이 10~30%에 불과하다. 이때문에 유제품이나 육류를 그리 선호하지 않는 농민, 그중에서도 중년 여성 농민들이 도시인보다 칼슘결핍 상황에 더 많이 노출돼있는 것으로 보고되고 있다.

◎ 효과적인 칼슘 섭취가 중요하다. 칼슘은 섭취한다고 모두 흡수되는 것은 아니다. 섭취량에 따라 흡수율이 달라지지만 대략 건강한 성인이 하루

1000mg를 먹었을 때 약 30%만이 흡수되며 나머지는 배설된다.

칼슘흡수는 비타민D, 젖당, 단백질 등과 라이신, 아르기닌, 트립토판 등의 아미노산이 존재할 때 촉진된다. 따라서 이들 영양소와 균형을 이룬 음식 섭취가 요구된다. 반면 지나친 채식으로 섬유소, 피틴산(곡류, 두류, 견과류, 핵과류 등에 1~5% 함유), 옥살산(수산으로도 불리며 시금치, 땅콩 등에 다량 존재) 등을 많이 섭취할 때 흡수가 억제된다. 옥살산은 장내에서 칼슘과 불용성 복합체를 형성하므로 흡수되지 않고 배설되게 만든다.

또 인스턴트식품, 청량음료를 자주 먹거나 노인들이 살코기, 흰쌀밥 위주로 식사를 할 경우 인의 섭취가 과도해져 칼슘흡수가 불량해지게 된다. 칼슘과 인의 분자량 비율은 1:1~2:1일 때 장에서 칼슘흡수가 잘되지만 인이 과잉되면 오히려 흡수율이 크게 저하되기 때문이다.

◎ 칼슘이 많이 함유된 음식으로는 우유·치즈·요구르트 등의 유제품, 브로콜리·양배추 등 녹황색채소, 마른멸치·뱅어포 등의 건어물, 연어·정어리·꽁치·고등어·참치 등의 생선류다. 또 멸치·미꾸라지 등의 뼈째 먹는 물고기와 두부·깨·호두 콩 등의 곡류 및 견과류, 대합·조개·미역·다시마 등의 해산물 등에 비교적 칼슘이 풍부하다.

대표적으로 식품 100g당 멸치(큰 종류 말린 것)에는 1860mg, 탈지분유 1300mg, 검은깨 1100mg, 우렁 1100mg의 칼슘이 들어있다. 우유는 매일 2~3컵을 마시는 습관은 남녀노소를 가리지 않고 권장된다.

◎ 골다공증 환자(특히 폐경 후 여성)는 하루 1000~1500mg의 칼슘을 섭취해야 한다. 한국인의 일반적인 식단에는 평균 500~600mg의 칼슘이 포함돼 있으므로 권장량인 1500mg을 채우기 위해서는 나머지 1000mg을 충족시키는데 신경을 바짝 써야 한다. 특히 폐경 후에는 더욱 많이 빠져나가는 칼슘이 많으므로 이를 보충하는데 애써야 한다.

◎ 칼슘이 효과적으로 흡수되려면 비타민D도 충분해야 한다. 비타민D는 신장조직에서 칼슘흡수를 돕고 골세포에서 뼈 구성물질인 수산화인회석이

축적되게 한다. 또 비타민D는 혈액 중의 칼슘농도가 일정수준으로 유지되도록 하고 장에서 칼슘을 흡수해 뼈에 쌓아놓는 작용을 돕는다.

이 중에서도 골량 증가와 관련깊은 비타민D_3는 하루 15분 이상 햇볕을 쬐는 것만으로도 충분히 생기므로 정상인에게 큰 문제가 되지 않는다. 그러나 일광노출이 힘들거나 전신건강이 나빠 합성능력이 떨어진 노인들이나 폐경 이후의 여성들은 400~800 IU(국제단위)의 섭취가 필요하다.

국내 골다공증 환자들의 약 30~50%가 겨울철에 비타민D의 일시적 부족을 나타내는 것으로 연구돼 있다. 따라서 비타민D가 많이 함유된 연어, 정어리, 참치, 간, 계란노른자 등의 섭취에 신경써야 한다.

◎ 식물성 여성호르몬으로 일컬어지는 콩류식품 섭취를 늘려야 한다. 인공합성 에스트로겐은 자궁암과 유방암을 일으키는 단점이 있는 반면 천연인 콩은 이런 부작용 없이 골다공증, 여성암, 심혈관질환을 예방하는 효과가 인정돼가고 있다. 이밖에 해바라기씨, 양배추, 브로콜리, 두부, 된장, 호두, 땅콩, 아몬드, 인삼 등에 식물성 여성호르몬이 많이 들어있다.

이와 함께 비타민B군과 마그네슘, 칼륨, 구리, 아연, 망간 등의 섭취가 보완돼야 완벽하게 골다공증을 예방 및 개선할 수 있다.

◎ 짜게 먹으면 소금의 나트륨 이온이 칼슘흡수를 방해한다. 또 저산증, 무산증으로 위산분비가 잘 되지 않으면 칼슘흡수율이 형편없이 낮아지게 된다. 따라서 이런 증상부터 고쳐야 한다.

◎ 카페인 섭취, 음주, 흡연, 지나친 단백질 및 지방질의 섭취는 칼슘을 비롯한 무기질의 배출을 초래하므로 삼가는 게 좋다. 흡연은 골밀도를 저하시키므로 금연하는 것이 바람직하며 지나친 음주도 삼가야 한다.

약의 도움을 받는다면

음식섭취만으로 치료에 한계가 있는 경우가 적잖다. 칼슘제제는 탄산칼슘, 구연산칼슘, 판토텐산칼슘, 글루콘산칼슘, 모려칼슘(굴 껍데기 분쇄한 것), 난각칼슘(계란껍질을 분쇄한 것), 산호칼슘 등의 무기칼슘과 우유칼슘, 야채칼슘(야채를 발효시킨 후 칼슘만 모은 것) 등의 유기칼슘이 있다.

무기칼슘 중에는 탄산칼슘이 가장 흡수가 나쁘며 모려칼슘이 칼슘만 단독으로 존재하므로 흡수율이 가장 나은 것으로 연구되고 있다. 그러나 모려칼슘은 가격이 다소 비싸다.

한편 미국의 한 연구에 따르면 구연산칼슘이 탄산칼슘보다 2.5배 더 잘 흡수되는 것으로 나타나 있다. 또 폐경 후 골다공증의 여성에서 척추와 팔뚝의 뼈 밀도를 높이는데 구연산칼슘이 더욱 효과적인 것으로 나타났다. 또 구연산칼슘 등 칼슘제품을 섭취할 때에는 구연산이 함유된 오렌지주스 등을 함께 마시면 더욱 효과적일 수 있다는 설명이다.

일반적으로 무기 칼슘제는 변비, 속쓰림, 가스발생 등의 경미한 부작용을 일으키며 목표치 이하로 흡수되는 한계가 있다. 이에 비해 유기칼슘은 무기칼슘보다 흡수율이 다소 낮고 부작용도 적은 것으로 알려져 있다. 칼슘은 식품을 통해 섭취하는 것이 가장 자연스럽고 흡수율이 높지만 양에 한계가 있으므로 불가피하게 칼슘제를 복용할 필요가 있다.

아울러 칼슘 섭취량과 함께 활성상태의 비타민D가 얼마나 되는가도 중요하다. 일반적인 비타민D 제제를 복용하면 충분하지만 간장이나 신장이 나빠 칼슘대사가 힘든 골다공증환자들은 1, 25수산화-비타민D_3(칼시트리올)이나 1α수산화-비타민D_3(알파칼시디올) 등의 활성형 비타민D_3를 복용하는 게 좋다.

한방요법과 민간요법

뼈를 튼튼하게 하는 한약재로는 녹용, 녹각, 자하거, 속단, 두충, 파고지, 우슬, 골쇄보, 홍화씨 등이 있으며 상당한 효과를 볼 수 있다.

민간요법으로는 다음과 같은 방법이 효과적이다. 녹각 1근(또는 녹용과 녹각 각각 반근씩)에 물 20사발을 붓고 약 8시간 정도 은근한 불에서 곤다. 우무처럼 엉겨 1사발 정도로 줄어들 때까지 고은 것은 식혀서 냉장고에 넣은 후 아침 저녁으로 1스푼씩 먹거나 얼음 그릇에 넣고 얼린 후 하나씩 꺼내어 녹여 먹어도 된다.

이것을 녹각교(녹용이 들어간 것은 용각교)라 하는데 칼슘 흡수율이 높아 뼈를 튼튼하게 하는데 아주 좋다. 퇴행성 관절염이나 디스크 등 노인성 뼈 질환에 두루 사용할 수 있다.

과민성대장증후군

과민성대장증후군은 검사를 해봐도 소화기에 특별한 이상은 없지만 복부에 통증이 오고 팽만감이 생기며 설사 또는 무른 변을 자주 보는 질환이다. 또 주기적으로 변비와 설사가 번갈아 나타나는 게 특징이다.

소화기관은 또 중추신경계나 자율신경계의 큰 영향을 받는데 위장 다음으로는 대장이 신경계의 반응에 민감하게 대응한다. 과민성대장증후군이 생기면 불안감, 가슴두근거림, 불면증, 두통, 현기증 등의 정신증상이 뒤따르게 된다. 이밖에 소화불량, 식은땀, 장염, 대·소변 불쾌감, 월경불순 등이 수반될 수 있다.

과민성대장증후군은 전 인구의 20%가 걸려있거나 앓은 경험이 있으며 30~40대에서 발병률이 높고 남자보다 여자에게서 많이 나타난다. 남자의 경우 설사나 무른 변이 주된 증상인 경우가 많고 여자는 변비와 복통, 또는 변비와 설사가 반복되는 형태가 많다.

신경을 많이 쓰거나 스트레스에 민감하며 위장이 약한 사람, 꼼꼼하고 소심한 사업가나 봉급생활자, 젊은 주부, 수험생, 임산부, 불규칙한 식사를 하거나 다이어트에 열중인 사람, 과도한 음주나 흡연을 하는 사람, 맵시를 내기 위해 피복을 얇게 걸치거나 노출이 심해 몸이 차가운 사람, 기력이 약한 사람, 장기간 여행하는 사람들에서 잘 나타난다. 특히 청소년들은 밀가루나 지방이 많은 음식을 많이 먹음으로써 과민성대장증후군에 많이 걸린다는 지적도 있다.

◎ 음식을 규칙적으로 골고루 섭취하는 게 가장 중요하다. 아침식사를 꼭 하고 세끼 식사를 거르지 않으며 폭식은 피해야 한다. 규칙적이고 적절한 배변습관과 함께 적당한 운동과 심신의 휴식도 필요하다.

◎ 변비가 심한 경우에는 섬유소가 많은 채소, 사과, 배, 귤, 수박, 딸기, 율무, 보리밥, 현미밥 등이 좋다. 콩, 메밀, 팥, 옥수수 등도 유익하다. 물을 하루 1ℓ 이상 충분히 마시는 것도 필요하다. 한방에서는 고구마, 밤, 곶감, 인삼차, 생강차 같은 열성 음식은 나쁘다고 보나 양방에서는 근거가 없다고 보며 오히려 권장한다.

양질의 섬유소로 알려진 질경이씨(차전자)껍질을 정제한 것은 약으로 개발될 정도로 과민성대장증후군과 변비에 좋다. 이 약은 심혈관질환 및 당뇨병 환자나 임산부, 수유부에게 쓸 수 있을 정도로 부작용이 거의 없이 안전하다. 수분을 많이 머금고 배변을 부드럽게 촉진하는 게 장점이다.

◎ 설사가 심한 경우에는 거꾸로 인삼차, 생강차, 찰밥 등이 좋다. 신맛이 나는 주스나 기포가 나오는 청량음료는 나쁘다. 섬유소는 설사나 복부팽만감을 호소하는 환자에게는 도움이 되지 못한다. 변비에는 섬유소가 유익하지만 이때도 섬유소의 양을 갑자기 늘리면 배에 가스가 차거나 거북룩해지며 복통이 유발될 수도 있어 서서히 늘려가는 것이 좋다. (영양소별 상식 포인트 '섬유소' 및 질병별 식사요법 '변비' 부분 참고)

◎ 음식은 우유나 유제품, 과당이 많이 함유된 과일, 밀가루 음식, 조미료가 많이 들어간 음식, 술과 커피, 자극성이 강한 음식은 삼가는 게 좋다. 그러나 잘 맞지 않는 음식은 개인차가 심하므로 스스로 판단해 증상을 악화시키는 음식은 자제하는 게 가장 현명하다.

특히 술을 자주 마시면 소장의 운동이 촉진되고 대장에서 수분과 전해질의 흡수가 떨어지며 설사가 유발된다. 평소 변비가 있으면 과음해도 복통과

가벼운 설사를 일으키는데 그치지만, 평소 장이 예민하고 잦은 설사를 하는 사람은 심한 설사와 복통이 일어나 병원 신세를 져야 하는 경우도 있다.

◎ 사과에 풍부하게 들어 있는 펙틴은 장 속에서 유산균의 증식을 돕고 대장균의 번식을 억제하는 작용이 있으므로 설사를 멎게 하는데 특효약이다. 소화불량으로 설사를 하는 아이에게는 사과즙을 먹이면 좋지만 가스가 차는 아이에게는 너무 많이 먹이지 않는 것이 좋다.

관절염

관절염환자는 통증과 피로때문에 식욕이 떨어지기 쉬우므로 더욱 규칙적이고 절제있는 식사가 요구된다.

관절염은 연골을 구성하는 성분의 하나인 글루코사민과 생선어유에서 추출해 염증을 가라앉혀준다는 DHA 및 EPA가 대표적인 치료식품으로 꼽힌다. (건강보조식품 가운데 글루코사민과 DHA 및 EPA 참고)

실험적으로 생선기름을 투여하면 관절염 또는 동맥경화에 걸린 동물들에게 도움이 된다고 하나 의학적으로 근거가 입증된 것은 아니다. 글루코사민도 입증이 필요하다.

퇴행성 및 류마티스 관절염이 심하면 빈혈과 골다공증이 따라오기 쉽다. 특히 류마티스 관절염이 심하면 수명을 다해 노쇠해진 적혈구가 깨진 다음 그 안에 있던 철분을 다시 이용해서 새로운 피를 만들어내는 작용이 이뤄지지 않아 빈혈이 나타난다. 철분이 많은 음식을 섭취해야 한다.

또 관절염 환자들은 건강한 사람에 비해 좀 싱겁게 먹을 필요가 있다. 짠 음식은 수분의 배출을 막아 관절을 붓게 하고 활동성을 떨어뜨린다. 관절염의 치료제인 스테로이드호르몬제나 소염진통제 등은 수분과 염분의 배설을 억제해 체내에 저장시키는 약물로 몸에 부종을 유발하기 때문에 더욱 소금을 삼가야 한다.

관절염으로 인한 골다공증을 예방하기 위해서는 뼈를 만들어주는 칼슘과 칼슘흡수를 돕는 비타민D를 보충해줘야 한다. 생선회, 멸치, 우유 등을 충분히 섭취한다. 심한 경우가 아니라면 칼슘제를 따로 복용할 필요는 없다.

최근엔 단백질의 섭취가 적극적으로 권장되고 있다. 관절염환자에게 나타나는 근육위축현상을 막아줄 수 있다는 측면에서다. 지방이 적고 단백질이 많은 닭고기 가슴살이나 콩을 섭취하면 유익하다.

독한 술은 뼈를 약하게 하고 체중을 불리기 때문에 피하는 것이 좋다. 특히 일부 관절염치료제와 같이 복용할 경우 간과 위장관에 출혈과 염증을 일으킬 수 있다.

고양이나 지네를 먹는 게 관절염 치료에 좋을까

고질적인 류마티스 관절염 환자 치고 이런 민간요법을 해보지 않은 사람은 별로 없다. 환자들은 고양이나 지네를 먹으면 관절염이 낫는다고 생각한다. 고양이가 높은데서 낮은 곳으로 찰싹 뛰어내릴 때 다치지 않고 유연하게 움직이는 것과 지네가 관절이 많은 절지동물로 유연하게 땅바닥을 좌우전후로 기동하는 것에서 이런 발상이 나왔다. 그러나 200마리의 고양이를 먹었다는 환자의 경우 관절염이 전혀 낫지 않는다는 게 의사들의 증언이다.

벌침은 벌독 안에 어느 정도 소염작용을 하는 물질이 들어 있어 벌침을 맞으면 일시적으로 염증을 가라앉히는 효과가 있다. 또 몸 속에서 여러 가지 유용한 호르몬이 더 많이 나와서 기분이 한결 가벼워지는 효과도 있다. 그러나 장기적인 치료의 효과는 미지수다.

많은 민간요법이 시도되고 있지만 어떤 것도 뚜렷하게 류마티스 관절염에 효과가 있다고 밝혀진 것은 없다. 민간에서는 소무릎 연골을 넣고 끓인 도가니탕이나 코뿔소뼈(서각)가 관절염에 좋다고 해서 먹고 있는데 비교적 권장할 만한 방법이다. 이밖에 율무차, 마늘, 달걀 등을 관절염에 좋은 음식으로 친다.

뇌졸중

뇌졸중은 뇌혈관이 약해서 터지는 뇌출혈과 뇌혈관에 지방질과 각종 탁한 찌꺼기가 끼는 뇌경색으로 나뉘는데 식사요법이 약간 다르다.

예방을 위한 식사요법은 고혈압 및 당뇨병 등의 성인병과 대동소이하다. 그러나 뇌에 일단 문제가 생긴 이후에는 원인과 증상에 따라 식단의 구성원리가 달라진다.

일반적으로 뇌졸중환자는 음식은 소량씩 자주 먹이는 게 좋고 기초대사량보다 1.2~1.3배 많은 열량을 섭취하는 게 바람직하다.

단백질은 체중 1kg당 1.2g씩 섭취한다.

콜레스테롤 및 포화지방산의 섭취를 제한한다. 돼지비계, 소시지, 동물내장 등과 지방을 30% 이상 함유한 버터, 크림, 치즈 등의 유제품을 삼간다. 들기름, 참기름, 홍화유 같은 식물성 불포화지방을 선호하되 마요네즈, 팜유, 코코넛기름은 포화지방산이므로 삼간다. 특히 과거에는 콜레스테롤 섭취량이 지나치게 낮으면 뇌출혈의 위험이 높다고 우려했으나 최근의 연구로는 그런 위험이 희박한 것으로 알려지고 있다. 콜레스테롤은 가급적 적게 먹는 것이 좋으며 고혈압, 흡연, 고지방식 등이 뇌졸중을 일으키는 더 큰 걱정거리임을 명심해야 한다.

지나친 당분섭취는 당뇨를 악화시키고 잉여 탄수화물은 지방으로 축적되므로 절제한다. 비타민과 탄수화물이 풍부한 야채나 과일을 충분히 섭취한다.

뇌부종이 있으면 일단 수분섭취를 제한하고, 음식을 삼키는 능력이 떨어지면 점도를 묽게 해서 먹이며, 혼수상태이거나 음식 섭취능력이 극심하게 떨어지면 튜브를 통해 음식을 공급한다. 또 의식이 약해지면 변비가 생기기 쉬우므로 예방에 힘쓴다.

담석증

쓸개에 생기는 담석은 칼슘, 빌리루빈(담즙의 대사물), 콜레스테롤 등이 주성분이며 위치에 따라 담낭담석, 담도담석, 간내담석 등으로 나뉜다.

담낭의 담석은 담낭을 통째로 제거하는 방법을 쓴다. 담낭이 없어도 소화기능에 큰 문제가 없다는 게 의사들의 설명이다. 한번 생긴 담석은 세월이 지나 재발하는 경우가 많다. 이럴 경우 담낭에서 간에 이르는 담도에 우선적으로 담석이 생기는 경우가 많고 이로 인해 담도가 막힌다. 나아가 간에 담석이 생기는 경우까지 생긴다.

간내담석은 서양인에게는 별로 없고, 한국인에는 전체 담석 중 15%나 차지해 골칫거리다. 간속에 있는 담관에 담석이 파묻혀 있어 수술도구로 꺼내기가 호락호락하지 않기 때문이다. 간내담석 중 콜레스테롤담석은 우루소데속시콜린산(UDCA)으로 녹이면 어느 정도 해결이 가능하나 한국인의 간내담석은 갈색으로 칼슘과 빌리루빈이 굳어진 것이 90%가 넘기 때문에 뾰족한 해결책이 될 수 없다.

따라서 식사요법으로 담석의 처음 발생이나 재발을 막아야 한다. 물론 담석증에 식사요법이 무의미하다는 주장도 많으나 적어도 담석증이 잘 생기는 체질을 가진 사람이나 담석제거수술을 받은 후 재발을 막아야 하는 사람은 식사요법이 어느 정도 필요하다.

◎ 흔히 담석을 요로결석과 혼동해 맥주나 다량의 물을 섭취하면 담석을 예방할 수 있고 멸치처럼 칼슘이 많은 음식을 먹으면 담석이 촉진되는 것으로 알려져 있으나 이런 내용은 담석과 무관한 식사요법이다.
담석의 성분 중에는 칼슘이 포함돼 있다. 그러나 칼슘 성분을 많이 먹는다고 담석 형성이 촉진되는 것은 아니다. 따라서 멸치, 시금치 등을 지나치게 제한할 필요가 없다.

◎ 식사시간과 양을 미리 정하고 한번에 과식하지 않아야 한다. 지방질의 섭취량이 많으면 담즙이 더 분비되며 담낭 및 담관의 수축이 심해지므로 담석이 유발되거나 증상이 악화될 수 있다. 특히 콜레스테롤담석이 증가하고 있는데 이는 고지방식 등 식생활의 서구화 현상에서 비롯되고 있다.

따라서 지방질이 적으면서도 단백질이 풍부한 음식을 택해야 한다. 이런 음식으로는 계란·우유 등과 육류·어류 등의 여린 살코기가 있다. 생계란은 담낭의 수축과 발작을 일으킬 수 있어 피하는 게 좋지만 반숙하거나, 우유를 섞어 요리하거나, 지방이 적은 흰자위만 먹는 것은 허용된다.

튀김·볶음 등 기름을 많이 쓴 음식, 마요네즈·버터·마가린이 많이 들어간 음식, 중국요리 및 장어구이 등은 담석증에 좋지 않다. 문어·오징어·햄·죽순·알코올·커피 등도 담석증에 나쁘다.

반면 불포화지방산이 많은 고등어·명태·정어리 등의 어류, 강낭콩·팥·대두 등의 콩류, 땅콩·호두·아몬드 등의 견과류, 식물성 식용유와 소화가 잘되는 버터 등은 권할 만하다.

◎ 섬유소는 담즙산과 결합해 담즙산의 배출을 촉진하므로 담석증에 유익하다. 과일은 되도록 생채로 씹어 먹는 것이 좋지만 껍질이나 씨는 먹지 않는 것이 좋다.

◎ 알코올성 음료, 카페인 음료, 탄산음료, 향신료 등은 담석을 악화시킬 수 있으므로 삼가고 비타민과 미네랄은 충분히 섭취하면 좋다.

◎ 증상이 없는 담낭담석을 가진 환자의 경우 때로는 자신이 담석 보유자라는 사실을 잊고 지내는 것이 정신건강상 좋을 때가 많다. 단 일반적인 건강수칙을 지키고, 기름진 음식은 통증을 유발할 수 있으므로 담백한 식단을 선택하는 것이 좋다.

◎ 동아시아 사람에 주로 간내담석이 생기는 이유 중의 하나가 담도 안에 간디스토마 같은 기생충이나 세균이 번식하기 때문이다. 따라서 민물고기나 소고기를 날로 먹는 것을 삼가야 하고 청결한 위생상태를 유지해야 한다.

기생충에 의해서는 성분상 빌리루빈담석이 많이 늘어난다.

◎ 여성들에게 임신과 다이어트는 담석증을 유발하는 중요한 요인이 된다.
일반적으로 여성이 남성에 비해 담석증 발병률이 2배나 높은 것으로 알려
져 있다. 가장 중요한 요인은 임신으로 여성호르몬이 증가하고 무월경 상
태가 지속되기 때문인데 담낭에 자극이 덜 가서 담즙분비가 잘 안되고 이
에 따라 담석이 생기기 쉽다. 따라서 먹는 피임약의 빈번한 사용도 자제하
는 게 좋다.

다이어트로 갑작스럽게 체중을 빼는 것도 담석증 발생률을 높인다. 다이
어트 시작 후 6개월 동안의 담석증 발생위험은 일반인의 6~8배나 된다는
연구결과가 나와있다. 다이어트를 하면 담낭에 미치는 자극이 충분하지
않고 세포막이 파괴돼 담즙의 콜레스테롤 농도가 올라가기 때문이다.

◎ 일반적으로 비만할수록, 소모시키는 총 열량이 많은 사람일수록 담석의
형성이 촉진되는 것으로 알려져 있다. 적게 먹고 열량도 그만큼 적게 태우
는 게 담석예방에 좋다는 얘기다.

◎ 정기적인 운동은 담석증을 예방한다. 1주일에 5일 이상 정기적으로 운동
해야 한다. 여기에 조건이 붙는다. 하루 운동시간이 30분 이상되어야 한
다. 이렇게 하면 담석증의 34%를 막을 수 있다는 게 40세 이상 4만5천여
명의 남성을 대상으로 한 미국의 연구결과이다. 특히 조깅, 빠르게 걷기,
라켓운동을 하는 사람은 눈에 띄게 담낭질환에 걸릴 위험이 낮았다. 매일
가벼운 운동만으로도 발병위험이 상당히 줄어들었다.

그러나 TV를 오래보면 담석증에 걸릴 확률이 높다. 1주일에 시청시간이
40시간 이상이면 6시간 시청자보다 담석증 발생률이 3배 이상 높다는 연
구결과다. 높은 혈당과 이로 인한 과다한 인슐린분비는 담석증을 일으키
는 중요한 발병원인의 하나이므로 규칙적으로 운동해서 혈당을 효과적으
로 떨어뜨리는 것도 담석증의 발병위험을 줄이는 방법의 하나다.

당뇨병

    당뇨병의 식사요법은 체중, 나이, 성별, 활동량 등에 맞춰 하루 소모되는 열량을 충분히 감안해야 하므로 이를 지키는데는 엄청난 고충이 따른다. 이때문에 많은 이들이 식사요법에 실패하고 단번에 나을 수 있다는 소리에 현혹돼 민간요법을 찾다가 증세가 더 악화되는 경우가 허다하다.

얼마나 먹을까

◎ 당뇨병 환자의 하루 필요한 섭취열량은 표준체중을 구하는 것으로부터 출발한다.

    남자 표준체중(kg)＝〔키(cm)-100〕×0.9 또는 키(m)×키(m)×22

    여자 표준체중(kg)＝〔키(cm)-100〕×0.85 또는 키(m)×키(m)×22

◎ 표준체중을 바탕으로 하루 필요한 열량을 산출한다.

    하루 총 필요열량(kcal)＝표준체중(kg)×25～30(가벼운 작업을 할 경우)

    ＝표준체중(kg)×30～35(중등도의 작업을 할 경우)

    ＝표준체중(kg)×35～40(힘든 작업을 할 경우)

    적정 섭취열량보다 약간 줄여 먹으면 혈당개선효과가 더 나아진다.

어떻게 먹을까

    식사는 규칙적으로 일정한 시간에 하고 세끼 식사는 반드시 거르지 않는다. 한꺼번에 필요한 열량을 모두 섭취하는 것보다는 조금씩 자주 먹는 것이 혈당조절에 유리하다. 하루 필요한 일정 열량을 세끼 식사와 두세 번의 간식(야식 포함)으로 나눠 먹고 혈당의 변동폭이 40mg/dl이내에서 유지되도록 한다. 체중을 줄여 이상적인 체중을 유지한다.

인슐린 의존형 당뇨병에 걸린 성인 환자는 아침 20%, 점심 25%, 오후 간식 10%, 저녁 35%, 밤참 10%의 비중으로 열량을 배분한다.

당뇨병환자 중 인슐린과 약을 복용하면 복용 후 몇 시간만에 혈당이 얼마나 내려가는지를 감안해 식사계획을 짜야 한다. 그렇지 않을 경우 고혈당으로 인한 합병증이나 저혈당으로 인한 쇼크가 오게 된다.

◎ 당뇨병학회는 식품을 곡류, 어육류, 채소류, 지방군(식물성기름) 포함, 우유군, 과일군 등 6가지 군으로 분류하고 있다. 이들 각 식품군에 속하는 한 두 가지 식품을 선택해서 골고루 균형있게 먹으면 된다.

전체 섭취열량 중 각 영양소가 차지하는 권장비율은 탄수화물 60%, 단백질 20%, 지방질 20%가 최적이다.

◎ 당질(밥, 국수, 빵, 과자, 감자, 고구마, 옥수수, 밤 등)은 육류나 야채 반찬을 갖춰 먹는다. 우유나 과일은 식사사이에 간식으로 먹는다. 당분을 함유하는 곡류와 과일군은 둘을 합해 일정 비율을 넘지 않도록 유지케 해서 과잉 섭취되지 않도록 한다. 과당, 포도당, 설탕, 꿀과 같은 단순당은 혈당을 단시간에 빨리 올리므로 피해야 한다. 가급적 전분, 글리코겐 같은 복합당을 섭취한다.

◎ 한번에 육류를 과식하는 것은 단백질과 지방질의 섭취량을 늘려 혈당을 올릴 수 있고 비만, 고지혈증, 동맥경화증을 유발할 수 있다. 일반적으로 소갈비, 소꼬리, 고등어통조림, 뱀장어, 유부, 치즈, 프랑크소시지 등 고지방·고단백 어육류군은 그저 서너점 먹는 수준에서 만족하는 게 바람직하다.

계란노른자, 생선의 알과 내장, 동물의 내장, 새우, 가재, 게, 오징어 등 갑각류는 콜레스테롤이 많이 들어있으므로 섭취를 제한해야 한다. 하루 300mg 이상의 콜레스테롤을 먹으면 당뇨병이 악화되고 심혈관계 합병증이 유발된다.

반면 등푸른 생선의 기름은 혈중 중성지방을 낮춰주고 혈소판 응고를 막아주므로 1주일에 두세 번은 생선을 먹는 게 권장된다. 조리할 때에는 식물성 기름을 주로 사용하고, 고기류는 기름을 제거하며, 닭고기는 기름기가 많은 껍질을 벗겨 이용한다.

◎ 비타민(특히 B군과 C), 무기질(칼륨, 칼슘, 아연, 셀레늄, 크로뮴), 섬유소 등도 당뇨병의 회복을 위해 꼭 필요한 영양소다. 채소 및 과일 등을 통해 쉽게 얻을 수 있다. 비타민과 무기질은 인슐린과 췌장의 기능향상을 촉진, 당의 효율적 활용을 유도하는 것으로 알려져 있다.

◎ 섬유소는 혈당이 서서히 오르게 하며 인슐린의 요구량을 감소시키는 효과가 있으므로 하루 40g 이상 섭취하도록 한다.

◎ 음식의 간은 싱겁게 한다. 술은 삼가는 것이 좋고 하루 1잔 이상하면 해롭다. 알코올은 혈당조절을 어렵게 할 뿐만 아니라 합병증에 나쁜 영향을 미치며 특히 빈속에 마시면 더욱 해롭다.

잘못된 식사요법 교정

◎ 당뇨병에 특효가 있거나 특별히 삼갈 음식은 없다. 예컨대 일제시대에 당뇨환자에게 쌀밥 대신 잡곡밥을 먹게 한 것은 당시에 흔하던 비타민 결핍을 보충하려던 의도에서 비롯됐다. 잡곡밥은 일반인이 알고 있는 것처럼 쌀밥에 비해 열량이 크게 낮지도 않고 혈당을 덜 올리는 식품도 아니다. 잡곡밥이라고 해서 많이 먹어도 되는 것은 아니다. 잡곡도 엄연히 열량을 내므로 적정 열량에 맞게 섭취해야 한다. 다만 잡곡은 섬유소가 많아 혈당조절에 유익하다.

◎ 자신의 소화기능을 전혀 고려하지 않고 꽁보리밥만을 고집하다보면 소화장애와 배탈을 일으켜 사람이 많은 곳에서 거북한 소리만 내기 일쑤다. 섬유소가 많은 식품이어서 당뇨병 환자들에게 상당히 매력적으로 받아들여

지는 듯하지만 자신의 소화기능과 기호를 무시하고 먹을 때에는 고통과 괴로움만 이어지고 혈당강하와 합병증예방 등의 의학적 효과는 거둘 수 없다.

◎ 흔히 당뇨병에 걸리면 단식을 통해 몸을 맑게 해서 낫겠다는 의지를 보이는 사람이 많다. 단식은 몸에 굉장한 스트레스를 준다. 더구나 일반인들보다 적게 먹어야 하는 당뇨환자들이 완전히 단식한다면 저혈당 쇼크가 올 수 있는 등 매우 위험한 상태에 빠지게 된다.

◎ 아침을 굶었으면 점심 저녁을 많이 먹어도 될까. 그렇지 않다. 식사횟수가 줄었다고 먹지 않은 만큼 더 먹어서는 안 된다. 당뇨환자는 적게 자주 먹는 게 권장된다.

◎ 육류섭취가 무조건 당뇨병에 나쁜 것만은 아니다. 어육류는 고지방·고단백질 식품으로 당뇨병은 탄수화물, 지방질, 단백질, 무기질, 비타민을 고루 섭취하는 게 요구되므로 열량만 제한한다면 육류섭취가 나쁘지 않다.

◎ 포도, 수박, 사과, 살구, 배 등의 과일이 당뇨병에 좋다고 해서 무작정 많이 먹는 것은 좋지 않다. 과일은 과당, 포도당 등 당분함유량이 높기 때문에 과잉섭취는 나쁘다. 당뇨병 환자들은 대개 입맛이 당기고 허기를 느끼는 경우가 많고 그래서 과일을 많이 찾게 된다. 하지만 하루에 간식으로 사과 또는 귤 같은 것을 1~2개 먹는데 그치는 게 좋다.

무가당주스라고 해서 많이 마시는 것도 문제다. 무가당주스 1잔(200ml)은 사과 1개(200g)에 해당하는 열량(100kcal)을 낸다. 무가당 주스는 제조과정에서 당을 넣지 않았을 뿐이지 원료 자체가 당분을 포함하고 있기 때문이다.

◎ 당뇨환자가 물을 많이 먹게 되는 상태는 혈당이 충분히 조절되지 못했다는 증거다. 관리가 잘 되도록 노력하되 목이 몹시 마를 때 수분섭취를 제한하면 당뇨병이 일시적으로 악화되므로 충분한 섭취가 권장된다.

◎ 무설탕 커피나 홍차는 괜찮을까. 카페인은 중추신경 및 교감신경에 흥분

을 일으켜 혈관에 좋지 않은 영향을 주기 때문에 하루에 2잔 이상은 좋지
않다.

◎ 당뇨환자에게 맥주나 청주는 나쁘지만 소주나 위스키는 괜찮다고 믿는 사
람이 있다. 그러나 어떤 종류의 술이든 많은 에너지를 방출하지만 필수 영
양소는 들어있지 않기 때문에 과음은 저열량의 다양한 영양소를 균형있게
식사해야 한다는 당뇨병 식사요법 원리를 망가뜨리는 결과를 낳는다. 일
반적으로 알코올은 케톤체(혈액산성화와 장기기능 저하의 주범)를 생성해 간
과 신장에 부담을 주고 혈당을 정상치 이하로 떨어뜨리며 고중성지방혈증
을 유발하므로 당뇨환자에게 썩 좋지 않다.

◎ 음식은 싱겁게 조리해 먹는다. 당뇨환자는 식욕이 떨어져 있으므로 소금
이나 설탕 대신 식초, 겨자, 계피, 생강, 레몬 등의 천연 향신료를 사용해
음식맛을 높인다.

◎ 공복감이 느껴지면 열량이 적으면서 부피가 큰 오이, 배추, 상추, 양상추,
김, 미역, 다시마, 곤약, 한천, 버섯류 등으로 버틴다.

◎ 저혈당 쇼크에 대비해 당분이 있는 음식을 상비한다. 저혈당 증세가 느껴
지면 신속하게 설탕 10g, 비스켓 4개, 카라멜 또는 사탕 3개, 주스 반컵,

식후 2시간째의 혈당상승 정도

혈당상승 정도	종류
100%	포도당
80~90%	당근, 콘푸레이크, 꿀
70~79%	백미, 빵, 감자
60~69%	흰빵, 현미, 바나나
50~59%	스파게티, 포테이토칩, 오트밀, 비스킷
40~49%	콩, 오렌지, 오렌지주스
30~39%	버터콩, 사과, 아이스크림, 우유, 요구르트
20~29%	과당
10~19%	대두(大豆), 땅콩

초콜릿 또는 젤리 1개를 먹는다.

◎ 인슐린이 거의 분비되지 않는 환자가 인슐린 주사를 맞지 않았을 경우 몸 안의 지방질이 분해돼 산성의 케톤체가 나오고 뇌에 나쁜 영향을 끼친다. 또 이로 인해 혈당이 급격히 상승하면서 소변량이 늘어나고 심장박동과 호흡이 빨라진다. 이를 당뇨성 혼수라고 하는데 빠른 응급처치가 필요하다.

민간요법의 참된 효과

난치병에 약방문이 많듯, 물에 빠진 사람이 지푸라기라도 붙잡듯, 잘 낫지 않는 당뇨병에 걸린 사람은 주위에서 좋다고 하는 약을 이것저것 모두 써보게 마련이다. 당뇨병은 오래 전부터 소갈병으로 불려왔는데 이에 관한 민간요법도 헤아릴 수 없을 정도로 많다.

그러나 당뇨병은 결코 특정식품을 선택해 먹는다고 낫는 것이 아니다. 쉽게 고치고 싶겠지만 당뇨병은 길게 보아야 한다. 음식을 적게 그리고 골고루 먹는 게 바른 길이다. 여기에 운동요법과 약물요법이 적절히 병행돼야 한다. 민간요법 중에서 효과가 있는 것은 한두 개에 불과하고 그것도 완치보다는 치료보조적 성격에 그친다.

당뇨병에 특효를 나타내는 식품이나 약이 없는 것은 당뇨병이 단일요인으로 생기는 질환이 아니라 여러 가지 복합적인 요인에 의해 혈액 중의 당분 농도가 높아져 다양한 증상을 유발하는 질환이기 때문이다. 따라서 특효약이 있을 수 없고 원인별로 치료법이 달라진다.

의사들은 일부 민간요법은 약간의 혈당강하효과를 나타내기는 하지만 약리효과 및 경제적 효용성은 기존 약제와 비교되지 않는다고 강조한다. 현재 의사들이 처방하고 있는 설포닐우레아제 등은 50년 이상의 임상을 통해 약리효과가 과학적으로 입증된 안전하고 경제적인 약품이라는 것이다. 과학적으로 입증되지 않은 민간요법에 지나치게 의존하는 것은 매우 위험하다.

◎ 현재 민간에서 행해지는 당뇨치료 식사요법으로 많이 쓰이는 음식은 해당 화뿌리, 클로렐라, 두릅나무, 느릅나무, 알로에, 질경이, 영지버섯, 버드나무, 당두충, 선인장, 인삼, 당근, 미나리, 옥수수염, 달개비풀, 달맞이꽃, 하눌타리, 살구씨, 복숭아씨 등 약용식물들과 연미식초, 개소주, 번데기, 호박씨, 날콩물, 죽염, 생소금(고열로 볶은 소금), 야채효소, 현미효소, 벌꿀, 스쿠알렌, 구연산 등의 식품류가 대표적이다. 오소리, 두꺼비, 독사, 뱀술, 사람오줌 등의 혐오식품도 적잖이 이용되고 있다. 또 수 년 전부터는 누에고치를 비롯, 누에가루나 누에똥도 많이 사용한다. 이들 민간요법 및 건강보조식품은 생리·병리·약리학적 근거는 물론 용법·용량·부작용 등에 관한 표시도 없이 마치 약처럼 팔리고 있어 문제다.

대한당뇨병학회가 조사한 당뇨 민간요법은 거의 170여가지에 이르고 있다. 민간요법 제품을 판매하는 사람들은 꾸준히 오래 먹으면 낫는다는 믿음을 심어주지만 혈당강하효과는 일부에서 미약하게 나타나고 오히려 악화되는 경우도 많다. 이 학회가 환자들을 대상으로 조사한 결과 보조식품을 먹고 증상이 개선됐다는 사람은 20%도 안됐다.

◎ 최근 민간요법 중 가장 대표적인 것이 누에가루, 누에고치섬유, 누에고치 분해단백, 뽕나무잎분말 등이 있다. (누에가루 및 뽕나무잎 분말, 누에고치 분해단백 참고)

뽕잎과 누에에는 섬유질 및 복합당이 포도당으로 분해되는 것을 억제하는 일련의 성분이 약간씩 들어 있다. 그래서 혈당을 낮추는 효능이 있고, 부작용도 거의 없는 것으로 분석되고 있다. 그러나 한달 치가 40만원을 호가할 정도로 값이 비싸다. 효과에 비하면 기존 약물에 비해 나을 게 없다.

◎ 홍삼을 애용하기도 한다. 보통 먹는 것보다 훨씬 많은 홍삼을 먹으면 항산화 작용에 의해 췌장 베타세포가 젊어져 당뇨병이 낫는다고 주장하는 사람도 많다. 또 인삼의 사포닌이 췌장 베타세포의 인슐린 분비샘을 뚫어주고 췌장기능을 활성화시킬 것이라는 주장도 있다.

그러나 홍삼은 열성음식이다. 열성체질의 사람에게는 오히려 흥분을 유발하고 혈압을 높여 좋지 않을 수도 있다. 인삼은 한국인이 아주 오랫동안 먹어왔으나 당뇨병에 좋다는 결정적 증거가 없고 과량 복용할 경우 독성을 보일 수도 있어 당뇨병치료를 위해 장기간 과량 복용하는 것은 위험하다는 게 의사들의 일반적 생각이다. 인삼의 자양강장효과로 볼 때 인슐린 비의존형 당뇨병에는 약간의 효과가 기대되지만 인슐린 의존형 당뇨병에는 이렇다할 효과를 기대할 수 없다는 게 대체적인 평가다.

◎ 알로에나 율무 같은 농산물을 먹기도 한다. 그러나 이런 것들도 자주 먹으면 설사나 배가 냉한 증상을 일으킬 수 있다. 당뇨에 좋다고 소문난 비법 가운데 식초에 날 검은콩을 넣어 상복하는 방법이 있다. 2주 동안 먹다가 설사, 복통만 일어났다는 환자가 허다하다. 날콩은 가뜩이나 미흡한 당뇨 환자의 소화력을 소모시키면서 이런 증상을 유발하는데 환자들은 이런 불편함을 치유되기 위한 전초과정으로 참고 며칠씩 견디다가 건강만 상하게 된다. 이 요법은 몸에 맞는다면 그나마 해가 덜 가겠지만 그렇지 않다면 몸만 축낼 뿐이다.

◎ 당뇨병 환자는 다시마 분말도 많이 구입한다. 인슐린의 작용을 촉진하는 요오드 함량이 많다는 이유에서다. 그러나 이 식품은 요오드 함량이 하루 섭취권장량의 20배나 되기 때문에 오히려 갑상선기능항진증을 일으킬 수 있다.

◎ 도토리가 당뇨병에 좋다는 주위사람의 권유를 듣고 매일 도토리가루를 다량 먹다가 입마름, 안면홍조와 함께 전신통증이 나타난 사례가 있다. 또 호두가 당뇨환자 간식으로 적합하다는 말에 이를 상복하다가 혈당이 올라가고 고혈압과 관상동맥질환이 유발되는 사례도 있다. 브라질 민간요법에 당뇨치료로 사용되는 구아주카마 열매를 먹다 혈당이 올라갔다는 예도 있다.

◎ 당뇨에 좋다고 해서 야생두꺼비를 달여먹다가 독소에 의해 고칼륨혈증이 생기고 심장이 미세하고 불규칙하게 뛰는 심장세동에 시달리는 환자도 속

출하고 있다.

◎ 한편 원적외선과 저주파를 발생시킨다는 각종 치료기, 장신구, 침구 등이 당뇨병을 치료하는 것으로 성행하고 있으나 과학적인 근거는 찾아보기 힘들다.

두통

두통은 혈관성 두통(편두통)과 근육성 두통(긴장성 두통)으로 나뉜다. 근육성 두통은 심한 정신노동을 하거나 장시간 컴퓨터를 다루는 사람이 일할 때는 모르다가 잠깐 쉴 때 갑자기 머리를 쿵쿵 찧는 듯이 아프기 시작하고 저녁이면 불면증까지 오는 두통이다. 머리와 목을 감싸는 근육이 뇌를 압박함으로써 통증 유발 물질이 분비되며 음식과는 상관관계가 적다.

편두통은 뇌 속의 혈관이 비정상적으로 수축 또는 확장하는 과정에서 통증 유발 물질이 나오는 것으로 스트레스 긴장, 과로, 월경, 긴장 등이 원인이며 근육성 두통에 비하면 상대적으로 음식과 더 깊은 관계가 있다.

편두통을 유발하는 식품으로는 햄, 소시지, 칠면조, 핫도그, 피자, 훈제육류 등이 있다. 가공육제품과 훈제육류의 경우 아질산염과 화학조미료(MSG)가 뇌에서 화학반응을 일으켜 두통을 유발하거나 증상을 가중시키는 것으로 알려져 있다. 인공감미료로 쓰이는 아스파탐도 원인은 밝혀져 있지 않지만 두통을 유발하는 것으로 연구돼 있다.

바나나·감귤 같은 과일과 초콜릿·적포도주도 편두통을 악화시킬 수 있다. 또 우유·치즈 등의 낙농제품, 땅콩·호두 등의 견과류, 옥수수·밀 등의 알곡류, 효모 등이 두통을 심화시키는 식품으로 지목돼 있다.

카페인은 두통에 대해 두 개의 얼굴을 가진다. 카페인은 중추신경을 흥분시키는데 평소 머리가 자주 아픈 경우에는 카페인 음료를 마시지 않는 것이 좋다. 그러나 이상하게도 두통이 시작되면 카페인은 도움이 된다. 카페인이 확장된 뇌내 혈관을 수축시켜 통증유발물질이 덜 나오게 하기 때문인 것으로 추정된다. 카페인은 다른 진통제의 효과를 높이는 보조제로도 사용되는데 다수의 두통약에 카페인이 첨가돼 있는 것도 이때문이다. 편두통 증상이 생기면 커피, 아이스티, 소프트드링크, 녹차 등을 한두 잔 마시는 게 필요하다. 그러나 장기적으로는 카페인이 해롭기 때문에 한번에 끊으려 하기보다는 서서히 줄여가는 게 좋다.

두통을 예방하려면 평소 운동을 열심히 하고 일단 증상이 나타나면 머리밑이나 귀아래를 손으로 지압하거나 뜨거운 목욕을 하거나 눈에 차가운 수건을 대준다. 좀 어두운 곳에서 휴식이나 심호흡 명상을 하는 것도 큰 도움이 된다.

변비

변비를 예방하고 치료하기 위해 가장 중요한 실천사항은 규칙적인 식사와 배변, 충분한 수분 및 섬유질 섭취이다.

섬유질은 그 자체가 음식물 찌꺼기로서 장 내벽을 자극하여 배변을 촉진하고 소화된 음식물이 대장에 달라붙지 않고 배설되도록 만든다. 양질의 반(半) 수용성 식이섬유는 장내에서 흡수되지 않은 상태로 대장에 내려가 머무르면서 자신의 무게보다 훨씬 많은 수분을 먹어 치운다. 덕분에 대변은 그 양이 더욱 늘어나 변 이동속도가 빨라질 뿐만 아니라 묽고 부드러워져 배변보기가 쉽다.

이런 식이섬유는 과일과 채소(양배추, 콩, 브로콜리, 오이, 고추, 사과, 당근), 통곡제품(파스타, 크래커, 현미, 통밀, 배아, 씨리얼) 등에 많이 함유되어 있다. 이외에 해조류와 버섯류 등이 식이섬유의 훌륭한 공급원이다. 콩, 메밀, 팥, 옥수수 등도 유익하다. 물을 하루 1ℓ 이상 충분히 마시는 것도 필요하다. 한방에서는 고구마, 밤, 곶감, 인삼차, 생강차 같은 열성 음식은 나쁘다고 보나 양방에서는 근거가 없다고 보며 오히려 권장한다. 김치, 콩나물 등은 물에 녹지 않는 수용성의 질긴 섬유소로 도움이 되지 않는다.

식이섬유의 권장량은 정해진 바 없으나 대체로 하루 20~40g 정도가 알맞다. 너무 많이 먹으면 필수무기질인 철분, 칼슘, 마그네슘을 흡수하는데 곤란을 겪는다. 그러나 요즘엔 서양처럼 육식 위주의 식단이 일반화되고 있어 현대인들은 식이섬유가 매우 부족한 상태라는 것을 염두에 두어야 할 것이다.

대장운동이 약화돼 변을 밀어내는 힘이 약한 이완성 변비에는 아침에 일어나 시원한 물을 한두 컵 정도 마시고 운동하면 좋다. 찬우유, 생야채, 생과일, 감자, 토란국, 미역국도 좋다. 장을 자극해 설사를 유발함으로써 변비가 해소되는 원리다. 이완성 변비에 센나나 알로에 성분을 함유한 변비약을 쓰면 처음에는 잘 듣다가 점차 대장이 무기력해지면서 효과가 떨어진다.

대장이 흥분돼 경련이 일어나고 변이 앞으로 나가지 못하는 경련성 변비는 변을 보고 싶은 마음이 강하고 배에 가스가 차며 배와 머리가 아프기도 하지만 힘을 줘도 배변이 잘 되지 않는 경우다. 감자, 고구마, 야채 등을 삶아 먹는 게 좋다. 인스턴트식품, 기포성 청량음료, 술, 차가운 음료나 음식 등은 피해야 한다. 부드럽고 자극이 없는 음식이 좋다.

이밖에 복근을 강화시켜주는 수영이나 윗몸일으키기 등의 운동을 꾸준히 하는 것도 필요하다.

불면증

불면증에 음식이 의외로 큰 영향을 미친다. 잠을 잘 자기 위해서는 우선 카페인을 삼가야 한다. 잠자기 몇 시간 전에 커피, 콜라, 초콜릿, 홍차, 녹차 등과 같은 카페인 함유 음료 등을 마시면 각성이 돼서 잠을 이룰 수 없다. 잘 때는 혈액순환이 활동시보다 줄어들어야 하는데 카페인은 약 20시간 정도 혈액순환을 일정하게 하므로 불면증을 초래한다. 특히 카페인에 예민한 사람은 그렇지 않은 사람에 비해 훨씬 잠을 이루기 어렵다. 가능하면 카페인이 들어 있는 커피, 차, 콜라, 초콜릿 대신 생약차나 치커리로 만든 커피 대용차를 드는 게 권장된다.

잠자리에 담배를 피우는 것도 각성되므로 삼가야 한다. 음주도 금물이다. 정상적인 사람이라면 약간의 음주가 취기를 불러 수면을 유도할 수 있지만 불면증이 만성화된 사람에게 있어서는 오히려 술을 먹을수록 점차 중추신경이 각성돼 가는 경향이 나타난다. 일반적으로 저녁식사 때 한 잔의 포도주는 잠을 설칠 정도는 아니지만 미세하나마 평상시보다 덜 깊은 잠을 이루게 만들 수도 있다.

잠들기 전에 따뜻한 우유를 마시면 함유된 트립토판 성분이 수면을 유도한다. 그러나 최근에는 오히려 우유의 칼슘이 심장박동을 촉진하고 교감신경을 흥분시키며 속을 쓰리게 해 불면을 조장한다는 주장이 더 설득력을 얻고 있다.

한편 봄에는 춘곤증과 식곤증이 오기 쉽다. 춘곤증은 겨우내 비타민 및 무기질이 고갈되고, 낮시간이 길어지면서 활동량이 늘어나는데 상대적으로 수면시간이 부족해지며, 수면을 촉진하는 멜라토닌 호르몬이 겨울에 이어 봄이 돼서도 여전히 영향을 미침으로써 나타난다.

춘곤증이 생기면 낮에 15분 안팎의 토막잠을 자는 게 유익하며 아침을 거르지 않고 점심에 과식하지 않으면서 단백질, 비타민, 무기질을 듬뿍 섭취하는 것이 필요하다. 봄에는 춘곤증과 더불어 식곤증도 심해지는데 식곤증은 콜레시스토키닌과 같은 위장관에 있는 소화촉진 호르몬이 식사 후 많이 분비됨으로써 피로를 유발하는 것으로 알려져 있다. 뾰족한 대책은 없고 천천히 소량의 음식을 먹는 게 권장된다.

불면증이나 춘곤증을 몰아내기 위해서는 충분한 운동이 필요하다. 1주일에 3~5회, 1회에 30~40분씩 규칙적인 유산소 운동을 하면 빨리 깊게 잠을 이룰 수 있다. 미국 스탠포드대학이 16주간에 걸쳐 연구한 바에 따르면 규칙적인 운동을 하면 운동을 하지 않는 것에 비해 보다 15분 빨리 자고 1시간 정도 오래 잘 수 있다.

비만

비만은 여러 가지 원인에 의해 체내에 지방이 과잉 축적돼 체중이 증가한 것으로 만병의 근원이다. 비만은 고혈압, 당뇨병, 뇌졸중, 심근경색증, 암, 골다공증 등 성인병의 근원이다. 한국에서 이같은 비만이 늘어난 것은 의식주 전반의 생활양식이 서구화되다보니 기름진 식사를 많이 먹게 되고 상대적으로 운동량이 줄었으며 스트레스가 극심해진 것이 주된 원인이 되고 있다.

더욱이 최근의 비만은 어려서부터 시작되고 성인이 돼서 성인병에 시달릴 위험이 높은 게 문제다. 또 이른바 '386세대' 이상의 성인은 비만 중에서도 내장 주위의 장간막에 중성지방이 많이 쌓이는 복부비만(내장형 비만)이 심하다. 단순히 복부의 피부가 두꺼워지는 비만에 비한다면 성인병 발병 위험도가 높아 걱정거리다.

미국의 국립보건원, 심장협회, 암협회, 당뇨학회, 임상영양학회 등 건강관련 6개 단체는 최근 자체적으로 갖고 있던 식사지침을 과학적으로 재검토, 성인병의 위험을 최소화할 수 있는 통일안을 제정했다.

이 지침은 전체 열량 중 지방 비율이 30%를 넘지 않도록 하고 곡물 등 탄수화물 섭취가 전체 열량의 55% 이상이 되도록 하며 콜레스테롤 섭취량은 하루 300mg 미만, 염분 섭취량은 하루 6g 미만으로 줄인다는 내용이다. 영양학자들이 말하는 이상적인 탄수화물:단백질:지방질의 섭취비율은 65:15:20이고 콜레스테롤 섭취량도 200mg 미만이지만 미국은 워낙 지방섭취가 많아 그나마 이렇게 정한 것으로 생각된다.

미국 건강관련 6개 단체의 비만 억제 지침

◎ 여러 가지 음식을 골고루 먹는다.

◎ 가능하면 식물성 재료에서 상당 부분의 영양을 섭취한다.

◎ 매일 적어도 각각 5단위의 과일군과 야채군을 먹는다. 과일군과 야채군의 5단위는 예컨대 각각 사과 1개와 야채 3접시에 해당한다. 참고로 과일 1단위는 50kcal, 야채 1단위는 20kcal의 열량을 낸다. 우리나라 사람들은 김치와 나물류 등을 섭취하는 것으로 충분히 야채군 섭취를 대체할 수 있다.

◎ 매일 적어도 밥 2공기에 해당하는 6단위의 곡류군(1단위는 100kcal)을 먹는다. 한국인은 밥이 주식이므로 곡류를 충분히 섭취하는 셈이다.

◎ 고지방 음식, 특히 동물성 음식을 가급적 줄인다. 소고기, 닭고기, 돼지고기 등에 붙은 기름은 조리 전에 제거한다.

◎ 저지방·저콜레스테롤 음식을 섭취한다. 기름이 많이 들어가는 조리법은 가급적 피한다.

◎ 설탕, 꿀 같은 단순당의 섭취를 제한한다. 사탕, 탄산음료, 케이크, 초콜릿도 해당된다.

이밖에 추가할 식사요법 원칙

◎ 음식은 싱겁게 조리해 식욕을 자극하지 않도록 한다.

◎ 열량이 적은 식품을 적절히 이용한다. 맑은 고기국물, 푸른 잎 채소, 오이, 김, 미역국, 곤약 등이다.

◎ 가공식품 및 인스턴트식품이나 술은 될 수 있는 대로 피한다. 외식을 줄이고 외식을 할 때에는 하루섭취열량을 넘지 않도록 자제한다.

◎ 끼니를 거르지 말고 규칙적으로 식사한다. 잠자기 2시간 전에는 아무것도 먹지 않는다.

◎ 조리 전에 계량기구로 음식을 달아보는 습관을 기른다.

효과적인 체중감량 단계

보통 하루에 섭취하는 열량은 1800~2400kcal이고 많이 먹는 사람은 3000kcal를 훌쩍 뛰어넘는다.

표준적으로 하루섭취열량을 500kcal 줄이고 한 주에 0.5kg정도 뺀다. 그러나 하루 1200kcal 미만으로 칼로리 섭취를 줄이는 것은 바람직하지 않다. 그럼에도 불구하고 더 적극적으로 살을 빼려고 할 경우 하루에 1000kcal정도 섭취하는 '저열량' 다이어트도 어느 정도 안전한 방법이다.

이른바 하루 600~800kcal의 열량을 섭취하는 '초저열량' 다이어트는 장기화될 경우 근육이 감소하고 뼈가 물러질 뿐만 아니라 탈수증, 전해질 불균형, 심

일상활동과 운동을 10분간 연속실시 했을 때 소비되는 에너지

일상활동	여자(50kg)	남자(70kg)	운동	여자(50kg)	남자(70kg)
계단 오르기	47.0kcal	70.7kcal	자전거타기 (10km/시간)	37.0kcal	56.0kcal
세탁(손빨래)	27.5kcal	41.3kcal			
마루닦기	38.0kcal	57.4kcal	조깅(160m/분)	78.5kcal	119.0kcal
목욕	28.0kcal	42.7kcal	빨리걷기	38.0kcal	57.4kcal
앉아있기	11.0kcal	16.1kcal	야구	31.5kcal	47.6kcal
수면	8.0kcal	11.9kcal	수영	172.5kcal	261.8kcal
서있기	12.0kcal	17.5kcal	골프	34.0kcal	51.1kcal
세수하기	13.5kcal	20.3kcal	농구	66.5kcal	100.8kcal
책상 사무	14.4kcal	21.0kcal	스키	58.5kcal	70.2kcal
풀뽑기	25.5kcal	38.5kcal	테니스	58.5kcal	88.2kcal

장박동이상, 간기능저하, 영양실조, 무월경 등의 부작용을 일으키기 쉽고 사망 위험까지 있다.

다이어트식품 무엇이 문제인가

우선 '다이어트' '라이트' 라는 로고가 붙은 상품은 살이 안 찔 것이라 믿지만 그렇지 않다. 이런 식품은 인공 감미료를 사용, 함유 열량을 기존 유사 제품의 절반 정도로 줄였다는 뜻이다. 이와 유사하게 흔히 말하는 '자연식' 이라는 것도 비교적 지방이 적고 인공감미료가 첨가되지 않았다는 뜻이지 칼로리나 지방이 절대적으로 적다는 건 아니다.

일반적인 다이어트제품은 식품공전 가운데 특수영양식품에 속하는 식이섬유가 공식품이거나 저열량식품이다. 대부분은 식이섬유가공식품으로 '식이섬유가 10% 이상' 을 차지하면 허가기준을 만족한다. 저열량식품은 같은 성분의 식품에 비해 '열량이 50% 이상' 감소된 것이다. 두 가지 식품 모두 정상적인 인체기능에 최소한으로 필요한 열량이나 영양소에 대한 규격이 정해 있지 않다. 따라서 정상적인 식사를 중단하고 이들 다이어트식품만 먹다보면 체중을 빼려다 건강만 잃기 쉽다.

어쨌든 다이어트식품은 이같은 기준에 따라 열량을 제한하고, 다이어트 실천시 부족하기 쉬운 필수 영양소를 배합해 식사대용식으로 만든 것이다. 식사대용식은 물에 타 먹을 수 있는 분말, 수프, 초코바, 주스, 과자 등의 형태로 나온다. 식사대용식은 보통 하나가 100~140kcal정도의 열량을 낸다. 밥 한 공기가 300kcal를 넘기 때문에 일단 칼로리를 줄임으로써 살을 빼는 효과를 얻을수 있다.

보통 식사대용식은 하루에 한두 끼를 밥 대신 먹게 돼있다. 식사대용식에는 비타민과 무기질, 대두 또는 우유나 계란의 단백질을 소화되기 좋게 만든 것, 지방대사 촉진제, 섬유소, 이뇨성분의 생약제 등이 보조적으로 들어있다. 이런 성분들의 효과와 야기할 수 있는 문제는 다음과 같다.

섬유질

섬유질은 뱃속에서 부피가 커져 포만감을 주고 공복감을 덜 느끼도록 유도하나 여전히 공복감은 존재하며 다른 음식에 대한 식탐 자체를 줄일 수는 없는 경우가 대부분이다. 현미, 곤약, 다시마 등에 야채나 과일 말린 것 등이 첨가된다. 동물성 섬유질의 하나인 키토산은 지방흡착 능력이 뛰어난 것으로 알려져 있다.

이뇨(利尿)효과의 생약

인위적으로 탈수를 시킴으로써 일시적인 체중감량효과를 나타나게 한다. 율무, 감비차(비파엽), 녹차, 옥수수수염 등이 이에 속한다. 한의학에서는 감비차가 습담(濕痰)을 제거해서 비만을 막는다고 본다. 그러나 감비차는 효과가 대단하지만 약성이 극렬하며 다량 복용할 경우 전해질 불균형을 일으키고 심장에 부담을 주며 전신무력증이 나타날 수 있다.

하제(下劑)성분의 생약

대변 배출을 촉진시킴으로써 영양분이 덜 흡수되도록 유도한다. 또 하제는 신진대사나 혈액순환을 촉진해 몸에 노폐물이 끼지 않게 함으로써 비만을 예방한다고 광고되는데 이는 한방에서 체내에 노폐물이 끼면 어혈이나 탁한 수분이 생겨 비만이 조장된다는 이론에 근거한 것이다. 알로에, 센나 등이 대표적이다.

한의학적인 근거가 있는 얘기이지만 하제 생약을 많이 복용하면 잦은 설사로 장운동이 무기력해지고 변비가 고착화될 수 있다. 또 하제는 지방질, 탄수화물의 흡수를 저지할 뿐만 아니라 몸에 필수적인 비타민, 무기질, 아미노산까지 배출시켜 인체의 영양 불균형을 초래할 수 있다.

지방의 신진대사를 촉진하는 물질

녹차, 오미자, 수산화구연산(HCA), 버섯추출물 등이 있다. 대체로 유익하고 안전하다.

기타

체내 노폐물을 분해한다는 야채효소나 율무, 방풍, 당귀, 두충, 복령 등의 한방 약재가 포함된다. 한방약재는 이뇨촉진, 노폐물배설, 혈액순환, 자양강장, 소화기 장애개선 등의 효과가 있어 지방의 대사를 돕고 체중을 빼준다고 선전되고 있다.

종합하면 다이어트 식품은 생존에 필요한 최소한의 영양소와 열량을 갖춰야 한다. 그렇다면 다이어트 식품은 열량을 알맞게 설정해주고 자신감을 북돋아주 는데 존재의 가치가 큰 것이지 결코 살빼는 성분이 들어있어서 현격한 효과를 발휘하는 것은 아니다.

살을 빼준다는 성분으로 들어 있는 이뇨 및 배변을 촉진하는 성분들은 탈수 및 설사를 유발해 살을 빼는 것으로 효과가 일시적일 뿐만 아니라 몸을 축나게 만든다. 가격이 비싼 것도 문제다.

다이어트에서 가장 실패하기 쉬운 것이 감량 후의 관리다. 살을 빼더라도 다 시 체중이 원래의 상태로 되돌아가는 '요요현상'을 피하기가 어렵다. 우리 몸은 항상성을 갖고 있어 다이어트가 끝난 뒤에도 일정기간 절식하고 운동하는 습관 을 유지해야 '요요현상'이 덜 일어난다.

문제는 다이어트 제품은 '요요현상'이 일반적인 식사요법보다 더 빈번하게 나타난다는 것이다. 체중감량 효과가 클수록 '요요현상'은 더 쉽게 나타난다. 체중이 빠질 때는 몸의 수분이 왕창 빠지지만 사후 관리를 게을리 해 다시 살이 찔 때는 몸이 스트레스를 받아 코르티솔과 같은 스트레스에 대처하는 호르몬이 나온다. 이 호르몬의 역할에 따라 부종이 생기듯 몸이 붓고 지방합성이 촉진된 다. 그 결과 어떤 경우에는 다이어트 하기 전보다 훨씬 흉하게 된다.

한달에 10kg 이상을 빼준다고 선전하는 제품은 허구이며 결국 역효과를 보기 쉽다. 운동을 규칙적으로 하고 소식하는 습관이 수반돼야만 비로소 다이어트에 성공할 수 있지 특정 제품만으로 살을 빼기는 힘들다.

한편 철분이 부족한 여성들은 다이어트 제품으로 살을 빼려다 빈혈에 걸리기도 한다. 철분 공급에 힘쓰고 다이어트 제품에 비타민과 무기질 등이 충분히 포함돼 있는지 확인해야 한다.

비만 해소에 좋은 일반적인 음식들

곡류는 현미, 조, 수수 같은 통곡이 백미나 밀가루보다 좋다.

통곡은 복합 당질이라 백미나 밀가루보다 열량이 낮고 껍데기에는 인체에 필수적인 비타민과 아미노산이 많다.

해조류 중에서는 다시마가 특히 좋다. 다시마는 열량이 거의 없고 각종 미네랄이 풍부한 알칼리성 식품이다. 또 신진대사를 도와 과잉 열량을 연소시키며 칼슘도 풍부해 뼈를 튼튼하게 해주므로 지나친 다이어트로 인한 골다공증의 예방 효과를 거둘 수 있다.

콩류 가운데서는 까치콩(백편두)이 특히 좋고 메주콩도 우수하다. 다른 단백질 식품에 비해 열량이 상대적으로 낮으므로 콩류 위주로 식사하면 탄수화물과 지방질의 섭취를 줄일 수 있다. 콩의 리놀레산은 혈중 지질을 떨어뜨리며, 사포닌 성분은 지방흡수를 억제하고 지방세포의 크기를 작게 해준다. 따라서 혈압도 떨어진다. 콩 말고도 올리브기름, 홍화유, 해바라기, 면실유 등에 리놀레산이 풍부하다.

팥, 콩, 녹두, 땅콩, 율무로 끓인 오미두죽은 아침, 저녁에 다이어트를 위한 식사대용으로 좋다. 녹두, 팥, 율무는 이뇨작용이 있어 체내에 불필요한 수분과 노

자유롭게 먹을 수 있는 식품

국	맑은 고기국, 맑은 채소국
채소	푸른잎 채소류(생것으로 2컵, 익혀서 1컵); 오이, 배추, 상치, 양상치
버섯류	느타리, 양송이, 표고 (생것으로 2컵, 익혀서 1컵)
해조류	김, 미역, 다시마
향신료	겨자, 식초, 계피, 레몬, 후추, 핫소스, 토마토 케찹(1큰술), 우스타소스, 곤약, 한천, 버섯

이상의 식품들은 열량이 매우 적게 들어 있으므로 식사 계획시 자유롭게 이용할 수 있다.

폐물을 빼준다. 특히 율무는 한방이나 다이어트식품에서 비만치료를 위해 약방의 감초처럼 들어간다.

차 중에는 차잎을 완전 발효시켰거나 찻물 자체를 발효시킨 중국차가 체중감량용으로 가장 좋다. 지방의 소화와 분해, 체내 독소제거 효과가 뛰어나다. 이밖에 오미자차(신진대사촉진), 녹차(지방분해), 쑥차(지방분해), 옥수수염차(이뇨) 등이 비만해소에 좋은 것으로 알려져 있다.

빈혈

빈혈은 철분이 부족해서 오는 경우가 약 90%로 가장 많고 엽산, 비타민B_{12} 등이 부족해 생기는 경우도 있으므로 정확한 진단 없이 무조건 철분제를 먹는 것은 바람직하지 않다.

빈혈은 크게 4가지로 나뉜다. 첫째, 철분이 결핍되어 생기는 빈혈은 임신이나 수유로 철분 수요가 급증하는데 이를 충분히 충당하지 못하는 경우에 가장 많다. 성인 여성이 월경으로 출혈이 심할 때, 한창 성장하는 초등학교 시절이나 사춘기 때 철분수요가 급증하는데 이를 충족치 못할 때도 빈혈이 생기기 쉽다. 입시나 고시 공부를 열심히 해서 영양을 충분히 섭취 못한 경우에도 적잖이 나타난다. 특히 우리나라 사춘기 여성은 성장과 월경, 공부 스트레스, 무리한 다이어트 등으로 60%가량 빈혈에 걸린다고 한다. 여성은 월경을 하기 때문에 남성보다 약 2배의 철이 빠져 나간다.

이밖에 소화성궤양, 자궁근종, 치질, 간질환, 만성감염질환, 기생충감염 등의 지병을 갖고 있으면 체력소모가 심하고 몸에 보이지 않는 출혈이나 영양결핍이 생겨 빈혈에 걸리기 쉽다. 원인질환을 먼저 치료하는 게 시급하며 때에 따라서는 응급적인 수혈이 필요할 수도 있다. (영양소별 상식포인트 무기질 중 '철분' 부분 참고)

둘째는 거대적아구성(악성) 빈혈이다. 남성에게는 위암, 위궤양으로 위수술을 받거나 각종 소화 배변기관에 출혈이 많이 일어났을 때 빈혈이 생기기 쉽다. 위절제술을 받으면 비타민B_{12}를 흡수하는 내인자(內因子)가 소실돼 빈혈이 일어난다. 비타민B_{12}와 엽산이 결핍되면 적혈구를 만드는 DNA의 염기구조물이 만들어지지 않아 정상적혈구보다 크지만 혈액운반기능이 없는 적혈구가 생겨난다. 이를 거대적아구성 빈혈이라고 한다. 이때는 비타민B_{12}와 엽산을 보충해야 한다. 피임약, 간질약, 알코올, 항생제 등 세포독성을 띠는 일부 약물을 장기간 복용할 경우에도 거대적아구성 빈혈이 일어날 수 있다. 일반적으로 엽산 결핍은 극빈자, 알코올중독자, 노인, 불구자, 용혈(溶血)질환자, 임산부 등에 생기기 쉽다. 비타민B_{12}보다는 엽산 결핍이 훨씬 흔하며 약물 과잉 복용에 의한 거대적아구성 빈혈도 엽산 결핍에 의한 경우가 더 많다.

이같은 철분 및 비타민 등의 결핍으로 인한 빈혈 다음으로 많은 것이 재생불량성 빈혈이다. 혈액을 만드는 골수의 기능이 억제되거나 파괴될 때 나타난다. 감염, 염증, 악성종양, 만성신장질환, 내분비질환 등이 직·간접적인 유발 또는 악화요인이 된다. 골수를 자극하는 안드로겐이나 면역기능을 강화하는 항림프구 면역글로불린 또는 항흉선세포 면역글로불린 등이 치료제로 사용된다. 더욱 심하면 골수이식이 시도된다. 벤젠, 휘발유 등 유기용매를 다루는 사람들은 골수기능이 약화될 우려가 있어 더욱 주의해야 한다.

마지막으로 극히 드문 빈혈의 유형으로 용혈성 빈혈이 있다. 골수에서 생산하는 적혈구 양보다 간장이나 비장에서 적혈구가 파괴되는 양이 더 많을 때 생긴다. 빈혈도 이같은 4가지의 유형에 따라 각각 치료법을 달리해야 한다.

◎ 철분 결핍성 빈혈의 예방에는 무엇보다 규칙적이고 균형있는 식사가 필수적이다. 철분은 육류 및 간유, 생선살의 거무스름한 부위에 가장 많이 들어 있다. 이밖에 계란, 우유, 콩, 녹황색야채, 과일, 해조류 등에 철분과 비타민B_{12} 등이 많이 들어 있으므로 이들 음식을 충분히 섭취하면 된다. 미

용식을 한다고 생야채 중심의 식사만 하면 철이 결핍되기 때문에 주의해야 한다. 소고기 등 동물단백질에 들어있는 철분은 헴(hem) 형태의 철분으로 흡수가 잘 되지만 식물에 들어있는 철분은 비(非)헴 형태인데다가 채소에 들어있는 섬유질과 피틴산의 방해로 흡수가 잘 되지 않는다. 따라서 철분 섭취를 위한 것이라면 동물단백질이 권장된다.

◎ 생후 6개월 전에 생우유를 지나치게 많이 먹이는 것도 아기의 빈혈을 유발할 수 있다. 모유는 철분이 많은 대신 칼슘이 적고, 우유는 칼슘이 많은 대신 철분이 적어 철분 결핍성 빈혈이 생길 수 있다. 뽀빠이가 힘을 낼 때마다 먹는 시금치는 철분이 매우 많이 들어 있지만 흡수를 방해하는 수산과 결합돼 있어 기대보다 그리 많이 흡수되지는 않는다.

철분 결핍성 빈혈의 약물요법

철분제는 속이 울렁거리거나 아픈 위장장애, 검은 변, 변비 등과 같은 부작용이 나타날 수 있기 때문에 제형을 잘 선택하여야 한다.

국내에서 시판되는 제형은 정제, 약물이 서서히 방출되는 서방정, 씹는 형태의 츄어블 정, 캅셀, 연질캅셀, 액제, 시럽제 등으로 다양하다. 철분만 함유한 제품으로는 대웅제약 헤모큐 액, 종근당 볼그란 액, 중외제약 훼럼메이트 액 등이 대표적이다. 현대약품 헤모콘틴 서방정은 철분은 물론 엽산과 비타민B$_{12}$가 같이 들어있다.

서방정, 액제, 시럽제 등은 정제나 캅셀에 비해 위장에 부담을 최대한 줄일 수 있다. 또 메스꺼움이나 위장장애가 덜하고 흡수율이 다소 높으나 대단한 차이가 있는 것은 아니다. 약값을 따져볼 때 하루 약용량인 120~200mg의 철분을 섭취하려면 액제는 정제나 캅셀의 10여 배가 드는데 비용에 상응하는 효과를 얻기는 힘들다.

여기서 짚고 넘어갈 점은 미국 식품의약국(FDA)의 철분 하루섭취권장량은

30~60mg(2가 및 3가 여부는 규정되지 않음)이며 이중 1~4mg이 헤모글로빈을 만드는데 꼭 필요한 철분의 양이라는 것이다. 다시 말하면 철분제제나 음식을 포함해 200mg의 철분을 섭취했을 경우 10분의 1인 20mg 정도만 위를 거쳐 소장에서 흡수되고 나머지 180mg은 대변으로 그냥 배설된다는 것이다. 20mg정도가 흡수되면 중간 대사과정에 많은 양의 철분이 유실된다 해도 1~4mg의 철분이 헤모글로빈을 만드는데 부족함 없이 쓰인다. 일부에서는 철분제를 무조건 복용하면 철분과잉증이 우려된다고 하나 그럴 위험은 별로 없다. 대개 과잉의 철분은 거의 대변으로 배설된다.

철분제에 대한 부작용이 심할 경우 식사 직후에 바로 복용하고 저용량에서 시작해서 용량을 점차 증가시키는 게 필요하다. 약용량을 여러 번 나누어 복용하는 것도 부작용을 줄이는 좋은 방법이다. 주의할 점은 위장장애를 줄이기 위해 철분제와 함께 우유, 계란, 제산제를 같이 먹으면 속은 덜 쓰리지만 철분제의 흡수가 저하된다. 또 테트라사이클린이나 퀴놀론 계열의 항균제와 같이 복용하면 약물끼리 서로 엉겨붙어 흡수가 잘 되지 않는다. 또 철분제는 소화성궤양, 궤양성대장염, 간경변 등을 앓는 환자에게 금기이다.

철분제는 다양한 성분이 있으나 효과는 비슷하다. 철분은 소장벽에서 2가 상태의 철분이 3가로 전환돼 흡수되고 이후 체내를 이동할 때나 저장될 때, 또 헤모글로빈을 형성할 때는 주로 3가를 유지한다. 2가철로는 ferrous sulfate, ferrous gluconate, ferrous fumarate(부광약품 훼로바) 등이 있으며 3가철에 비해 흡수율이 높다고 의학교과서에 기술돼 있으나 각종 임상시험에 따르면 3가철의 흡수율이 더 나은 것으로 나타나고 있다.

3가 상태로는 호박산유기염제제(대웅제약 헤모큐)가 수산화복합말토스제제(중외제약 훼럼) 등이 있다. 3가철이 낫다는 근거는 대부분의 음식물은 3가 형태의 철분을 함유하고 있으며 이것이 위를 통과할 때 염산의 작용에 의해 2가로 변하면서 이것이 위를 쓰리게 한다는 것이다. 따라서 3가철이 위에서 2가철로 변하지 않게 설계한 3가철 제제들이 위장장애가 적고 안전한 상태로 장에 도달, 흡수율이 높다는 것이다.

그러나 종합적으로 검토하면 2가철이나 3가철이나 흡수율에서 큰 차이는 없는 것으로 분석된다. 다만 속쓰림, 위장장애, 메스꺼움, 소화불량 등의 부작용을 조금이라도 고려한다면 3가철이 권장될 수 있다.

광우병으로 전면 원료사용이 금지돼있는 훼리틴 제제는 말의 비장에서 추출한 생체(生體)철로 다른 무기철 및 유기화학철보다 소화불량, 흡수장애와 같은 부작용이 적어 한때 인기가 높았었다.

철분제를 복용하거나 주사 맞으면 효과는 비교적 빨라 2~3일이 지나면 피로감이 사라지고 식욕 및 활력이 증대됨을 느끼게 된다. 대개 1~2개월 복용하면 혈중 헤모글로빈치가 정상으로 올라간다. 하지만 몸 전체의 기능으로 봐서는 철분이 결핍된 상태이므로 혈액내 철분부족이 해소된 뒤에도 3개월 가량 더 철분제를 지속적으로 보충해주는 게 좋다.

철분제를 가장 많이 복용하는 사람은 역시 임산부다. 흔히 임신 후 3개월부터 복용하도록 권장되나 임신 직후에 먹어도 상관없다. 다만 임신 초기부터 철분제를 먹으면 헛구역질, 구토, 소화불량 같은 입덧 증상을 유발 또는 악화시키기 때문에 삼갈 뿐이다. 출산 때까지 꾸준히 복용하고 출산 후에도 두세 달 더 복용하는 게 권장된다.

식중독

대부분의 세균성 식중독은 복통 설사를 일으킨다. 세균성 식중독은 장염과 혼동해 쓰이는데 흔히 장염이라고 하는 것은 급성 대장염을 말하는 것으로 더러 소장에 감염이 일어난 경우까지 포함한다. 세균성 식중독은 2~3일 안에 저절로 낫지만 증상이 계속되면 이를 완화하는 대증요법을 쓴다.

그러나 설사가 하루 이틀이 지나도 멎지 않는 경우, 복통이나 구토가 심한 경우, 열이 많이 나는 경우, 대변에 혈액이 섞여 나오거나 변을 보고 난 뒤에도 시원하지 않고 뒤가 묵직한 경우에는 병원에 가서 치료를 받는 것이 좋다. 특히 저항력이 약한 유아, 노인, 병약자들은 신속하게 병원을 찾는 것이 좋다.

일반적으로 식중독에 걸렸을 때 음식을 먹으면 설사가 더 심해지는 경우가 많기 때문에 음식을 먹지 말고 수분을 충분히 섭취해 탈수를 예방해야 한다. 끓인 물이나 보리차 1l 에 찻숟갈로 설탕 4숟갈, 소금 4분의 3숟갈, 중탄산나트륨(중조) 1숟갈, 오렌지주스 1컵을 타서 마시면 몸에 잘 흡수된다. 전해질이 함유된 스포츠이온음료도 좋다.

종전에는 식중독 환자에게 절대적인 금식을 권했으나 최근에는 환자가 요구하면 어느 정도 칼로리나 전해질이 포함된 물을 조금씩 자주 먹는 것을 추천하고 있다. 그러나 급성기에는 우유나 유제품, 야채 같은 고섬유질 음식, 장내세균의 이상발효를 촉진할 수 있는 사과, 고지방음식, 신 음식, 커피, 코코아, 콜라 등과 같은 카페인을 함유한 자극성 음료는 삼가야 한다. 음주도 물론 금물이다. 설사가 줄어들면 미음이나 쌀죽 등 기름기가 없는 담백한 음식부터 섭취한다.

이같은 가정구급치료의 선을 넘는 경우에는 먹는 수액제나 정맥으로 주사하는 수액제로 수분과 열량을 공급한다. 세계보건기구(WHO)는 물 1l 에 포도당 20g, 염화나트륨 3.5g, 중조 2.5g, 염화칼륨 1.5g을 탄 것을 경구용 수액제로 권하고 있다. 오심, 구토가 심해 수액을 먹기 곤란하거나 의사 판단으로 전해질과 영양분을 신속히 공급할 필요가 있을 때에는 정맥주사를 실시한다.

신장병

신장병 만큼 식사요법이 복잡하고 환자에게 예민하게 영향을 주는 질환은 없다. 식사요법은 노폐물의 축적을 줄이고 신부전의 진행을 막는데 결정적인 역할을 한다. 복잡한 내용을 도식화해서 얘기하면 신장병환자는 단백질, 수분, 나트류, 칼륨의 섭취를 줄이고 탄수화물과 지방의 섭취를 늘려야 한다.

단백질이 분해되면 질소화합물이 남아 신장에 독성을 끼치기 때문에 과다한 단백질 섭취는 나쁘다. 단백질은 체중 1kg당 정상인은 1.0~1.2g, 신부전환자는 0.4~0.6g을 섭취하는게 좋다. 이를 단백질 함량으로 환산해 보면 60kg의 신부전환자는 하루 60~80g의 소고기 섭취가 알맞다.

다만 투석환자는 체력소모가 많고 단백질이 일부 유실되므로 체중 1kg당 1.1~1.2g의 단백질 섭취가 적당하다. 단백질은 필수아미노산을 다량 함유하고 있는 갈비살, 등심, 생선, 계란, 우유 등 양질의 동물성 단백질이 좋다. 비(非)필수아미노산이 많은 콩류 등의 식물성 단백질은 바람직하지 않다.

탄수화물은 충분히 섭취하되 신부전환자는 식욕이 부진하기 때문에 꿀물이나 설탕, 누룽지를 먹는 것도 한 방법이다. 나트륨은 부종과 고혈압을 유발하므로 하루 2g 이하로 제한해야 한다. 조리할 때 일부러 소금을 치면 안된다. 신부전으로 혈중 칼륨이 올라가면 부정맥이 유발되므로 칼륨이 많이 든 음식을 삼간다.

수용성 비타민은 쉽게 배설되나 지용성 비타민은 신장에서 배설되지 않는다. 지용성 비타민은 음식물에 포함된 것만으로 족하고 비타민제를 구입할 때는 수용성만 들어있는 것을 택하는 게 좋다. 수용성도 비타민C의 경우 과량 투여되면 수산증(蓚酸症: 혈중 수산(옥살산)의 농도가 높은 질환)이 생길 수 있으므로 하루 60mg 이하로 제한하는게 좋다. 수산증이 생기면 체내에 수산칼슘이 축적돼 신장조직이 손상되고 신장의 감염 위험성이 증가될 뿐만 아니라 요로를 막아 통증을 유발시키고 요로폐색에 이를 수 있다.

지방질은 절대적으로 불포화지방산 위주로 섭취해야 한다.

민간요법으로는 이뇨효과가 있다는 호박, 옥수수수염, 생약재 등을 먹으면 신장병에 특효가 있다는 속설이 있다. 하지만 이들의 효과는 전혀 입증되지 않고 있으며 호박의 경우 오히려 부종을 악화시킬 수 있다는 게 최근의 연구다. 민간요법이 몸에 특별하게 해로울 것은 없지만 자칫하다가 효과를 믿고 신장병 치료를 미루면 몇 년 뒤엔 돌이키기 어려운 상황에 빠지게 된다.

투석환자의 식사요법

◎ 충분한 열량, 균형 잡힌 식사, 적절한 단백질을 섭취하여 좋은 영양상태를 유지해야 병의 악화를 막고 신장투석을 지속해나갈 수 있다. 이를 위해 1일 3회 규칙적으로 먹고, 처방된 하루 식사량을 지키며, 다양한 식품을 선택하고, 몸에 좋은 음식이라 하더라도 한 가지 음식에 편중하지 않아야 한다.

◎ 투석을 하는 신장병 환자는 아미노산 형태로 단백질 중 일부가 빠져나가므로 단백질을 투석하기 전보다 늘려서 섭취해야 한다. 단백질 섭취가 부족하면 빈혈, 부종, 질병에 대한 저항력 감소, 잦은 감염, 근력 감소 등이 초래된다. 하지만 너무 많이 섭취하면 투석으로도 노폐물이 모두 제거되지 못하고 축적돼 요독증(尿毒症)을 일으킬 수 있으므로 적절한 양을 지켜야 한다.

◎ 투석환자는 식욕이 떨어져 필요한 열량보다 부족하게 섭취하는 경우가 많다. 이럴 경우 섭취한 단백질이 에너지원으로 사용되어 근육과 조직이 분해되어 쓰여진다. 따라서 체중이 줄고 쉽게 피로해지고 기력이 떨어지게 되며, 체내 근육과 조직이 분해되면서 생성되는 노폐물이 혈액 중에 많이 쌓이게 된다.

반대로 충분한 열량을 보충해주면 활동에 이용되고 섭취한 단백질의 이용도가 높아져서 좋은 영양상태를 유지할 수 있다. 충분한 열량을 공급하기 위해 사탕, 젤리, 꿀 등을 간식으로 자주 섭취하고 설탕, 녹말가루, 물엿, 식물성 기름 등을 조리할 때 애용한다. 튀김도 열량을 보충하는 좋은 방법이다.

◎ 투석환자는 부종과 지나친 체중증가를 예방하기 위해 수분제한이 필요하다. 만약 수분공급이 지나치면 부종 외에도 고혈압, 심부전 등의 증상이 나타난다. 특히 소변을 전혀 보지 않거나, 하루 소변량이 500ml 미만이면 더욱 엄격하게 수분을 조절한다. 보통 투석하지 않는 동안의 체중증가는

1일 0.5kg 정도여야 바람직하며 하루 수분 섭취량은 방금 전날에 소변을 보았던 양에 500ml를 더한 것으로 제한한다.

이때 하루 수분섭취량은 꼭 물의 형태가 아니더라도 수분을 다량 함유한 아이스크림, 얼음, 차, 국 등으로 섭취하는 양도 포함시켜야 한다. 물을 적게 먹기 위해서는 짠 음식의 섭취를 제한한다. 갈증이 날 때에는 찬물로 헹구거나, 껌을 씹거나, 얇게 썬 레몬을 물고 있거나, 허용된 양의 과일을 차게 하거나 얼려서 식간에 먹음으로써 해소토록 한다.

◎ 신장기능이 떨어지면 나트륨이 배설되지 못해 체내에 축적된다. 나트륨은 물을 끌어당기므로 과다하게 섭취하면 몸 안에 물을 축적시키고 갈증을 일으켜 수분 섭취량이 증가하도록 유도한다. 이에 따라 부종이 생기며 수분증가로 혈액량이 늘면 혈압이 올라가 심장에도 부담을 주게 되므로 나트륨은 반드시 제한해야 한다.

◎ 칼륨도 신장기능이 떨어지면 식품으로부터 섭취된 과잉의 칼륨이 배설되지 못하고 체내에 축적된다. 이런 칼륨은 심장부정맥이나 심하면 심장마비 등 치명적인 결과를 초래할 수 있고 손가락이나 입술을 저리게 한다. 또 과잉의 칼륨은 권태롭고 가슴이 답답하며 입이 굳어 말하기가 어려우며 맥박이 불규칙적인 것을 느끼게 할 수 있다.

칼륨 함량이 높아 주의해야 하는 식품으로는 도정이 덜된 곡류, 잡곡류, 두류(팥, 녹두, 완두 등), 감자, 고구마, 밤, 녹황색 채소류(근대, 갓, 쑥갓, 시금치, 파슬리 등), 과일류(바나나, 귤, 오렌지, 참외, 토마토 등) 대부분, 특히 말린 과일(건포도), 초콜릿, 코코아, 캬라멜, 흑설탕 등이다. 이중에서도 바나나, 감자, 귤, 오렌지, 건포도 등은 함량이 특히 높으므로 삼간다.

◎ 이런 칼륨이 든 식품 조리할 때 조금만 신경쓰면 칼륨을 상당히 제거해낼 수 있다. 요령은 다음과 같다. 칼륨은 물에 녹으므로 가급적 야채는 충분한 양의 물에 넣고 데친다. 데쳐낸 물은 버리고 다시 물을 넣어 조리한다. 감자, 고구마 등은 얇게 썰어서 충분한 양의 물에 최소한 2시간 이상 담가

놓았다가 조리한다. 야채의 껍질이나 줄기에는 칼륨이 많으므로 껍질과 줄기를 제거하고 잎만을 사용한다.

◎ 신장의 기능이 떨어지면 인의 배설도 잘 안되기 때문에 혈액내에 인 함량이 높아진다. 이에 따라 인과 상반되는 작용을 가진 칼슘치가 떨어진다. 인체는 혈중 칼슘치를 일정하게 유지하기 위해 뼈속의 칼슘이 혈액으로 빠져 나가게 하므로 골다공증과 골관절염 등이 유발될 수 있다. 또 다량의 인은 칼슘과 함께 결정체를 형성하여 피부 밑에 침착함으로써 가려움증을 일으킬 수도 있다.

혈액 중의 과다한 인은 투석만으로는 완전히 조절되지 않으므로 식사에서 인이 많이 함유된 도정되지 않은 잡곡류, 두류, 우유류 등을 제한해야 한다. 단백질이 많은 어육류(고기, 생선, 난류)는 인의 함량도 높으므로 어육류 및 우유류는 반드시 처방된 양을 지켜야 한다. 그리고 탄산칼슘이나 암포젤과 같은 인과 결합하는 약물을 복용하는 것도 도움이 된다.

심장병

심장병을 위한 식단의 기본은 고지혈증 예방하는 식단에서 출발한다.

가장 문제는 높은 콜레스테롤 수치다. 혈중 콜레스테롤 수치가 260mg/dl 이상인 사람은 심근경색 협심증에 의해 사망할 확률이 그렇지 않은 사람의 2배다. 정상 수치는 150~220mg/dl인데 가장 이상적인 수치는 200이다. 최근 나온 스타틴 계열의 콜레스테롤 저하제는 혈중 콜레스테롤치를 30~40% 낮출 수 있지만 간기능이 나빠지고 근육통이 생기는 수도 있으므로 식사요법 후에 나아지지 않으면 약물요법을 하는 게 바람직하다.

2001년 4월 연세대 서일 교수팀이 미국영양학회에 동양인은 서양인에 비해 지방섭취가 조금만 증가하면 허혈성 심장병에 걸릴 위험이 높다는 연구결과를 발표했다. 서교수는 이 연구에서 미국 등 서구 국가의 의사와 영양학자들은 허혈성 심장병 예방을 위해 지방의 섭취를 총 열량의 30% 미만으로 권장하고 있지만 한국인의 경우는 지방섭취를 20% 미만으로 더 낮춰야 한다고 지적했다. 우리나라 사람들의 현재 지방섭취비율은 19%로서 서양인보다 적다. 그러나 지방섭취율이 조금만 높아져도 허혈성 심장병이 증가하는 것은 전통적으로 채식을 위주로 한 식습관이 체질화된 때문인 것으로 추정된다고 서교수는 설명했다. 심장병의 식사요법은 고지혈증, 고혈압, 당뇨병, 비만 등을 참고하면 된다.

부각되는 호모시스테인 혈증

40대 이후 돌연사의 주범인 심장병의 가장 큰 위험요소로 수 년전부터 콜레스테롤과 함께 호모시스테인이라는 아미노산이 부각되고 있다.

호모시스테인은 특정식품에 존재하는 아미노산이 아니고 단백질식품에 존재하는 메치오닌이 대사되는 과정에서 생기는 부산물이다. 메치오닌은 황을 포함한 필수아미노산으로 혈장의 농도조절에 중요한 역할을 한다. 미국에서는 성인이 하루 0.9g 가량의 메치오닌을 섭취하도록 권장하고 있다.

미국 하버드 의대 매컬리 박사팀은 호모시스테인은 심장관상동맥의 내벽을 최초로 손상시키는 주범이라고 지적했다. 실제로 미국서 심장마비로 사망한 환자 가운데 상당수는 콜레스테롤 수치가 정상이었던 반면 혈액내 호모시스테인 수치는 높은 것으로 나타나고 있다.

혈장 1l 당 100 마이크로몰(1μmol은 1백만분의 1mol) 이상의 호모시스테인이 존재하면 호모시스테인혈증으로 진단할 수 있다. 이를 치료하지 않고 방치할 경우 환자의 50%는 혈전이 응고되고 30세 이전에 20%가 사망할 수 있다는 통계가 나와있다. 75명이 넘는 환자를 대상으로 했던 외국의 연구결과에 따르면 호모시스테인혈증만으로 심장병이 발병할 수 있는 것으로 결론지어졌다.

아직 호모시스테인혈증은 희귀병이고 연구가 필요하나 호모시스테인은 혈관

내피세포에 직접 작용, 과산화물을 생성해 혈관을 손상시킨다. 또 손상된 혈소판의 응고성을 높이고 혈액응고를 조절하는 V인자와 VII인자를 감소시켜 피가 잘 굳도록 유도하는 것으로 추정된다.

이밖에도 암, 고혈압, 당뇨병, 신장병, 건선, 임파아구성백혈병 등에서 높은 호모시스테인 수치를 보여 상당한 인과관계가 있는 것으로 추정되고 있다.

진단은 공복상태에서 체중 1kg당 0.1g의 메치오닌을 섭취한 후 2시간 단위로

호모시스테인 평균치(㎛ol/L)	허혈성 심장병으로 인한 사망율(%)
8.77	1.00
11.26	1.43
13.56	1.46
19.13	2.90

1988년 미국 자료

호모시스테인혈증의 발병과정과 비타민의 역할

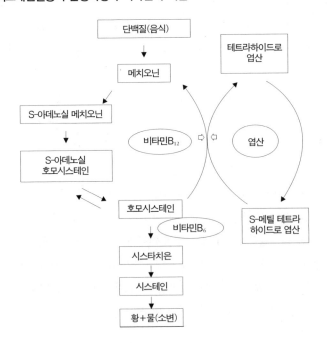

2, 4, 6, 8시간째의 호모시스테인혈중농도를 측정한다. 증가하는 추세가 지나치면 호모시스테인혈증이라고 판단할 수 있다. 정상치 범위는 혈장 1*l* 당 5~15마이크로몰이다.

치료는 의외로 간단하다. 비타민B군을 충분히 섭취, 메치오닌의 대사과정을 정상화시키면 호모시스테인이 몸에 해롭지 않은 다른 아미노산으로 전환되거나 배설된다. 치료를 위해 비타민B군의 일종인 엽산을 하루에 최소 1000μg 이상 (권장량은 180μg), 비타민B$_6$와 B$_{12}$는 각각 권장량의 2~3배를 4~6주간 지속해 복용한다. 식품을 통해서는 오렌지주스, 도정이 덜된 곡물, 브로콜리 등 녹황색 채소, 계란, 감자, 바나나, 우유, 참치 등을 섭취하면 된다.

호모시스테인이 늘어나면 몸에 이로운 HDL(고밀도지단백)-콜레스테롤은 감소하고 몸에 해로운 LDL(저밀도지단백)-콜레스테롤은 증가한다. 거꾸로 몸에 해로운 콜레스테롤이 증가한다고 해서 호모시스테인이 늘어나고 심장병이 유발되는 것은 아니다. 발병원인으로 호모시스테인이 콜레스테롤보다 중요하다고 단정짓기는 시기상조인 것이다.

아울러 흡연과 운동부족도 호모시스테인 수치를 높이므로 이들 비타민을 적절히 섭취하면서 금연하고 규칙적인 운동을 하는 게 바람직하다.

안과질환

노인성 황반변성(AMD)은 망막의 중심부인 황반부에 퇴행적 변화가 일어난 것을 말한다. 망막은 물체의 상이 맺히는 필름에 해당하고 황반부는 망막 중에서도 신경조직의 중심부위에 해당하며 빛 자극에 반응하는 시각세포가 밀집돼 있어 중심시력에 매우 중요하다.

이 질환의 원인은 무엇보다 노화이며 심혈관계질환, 흡연 등이 관련 있는 것으로 밝혀지고 있다. 노화가 주원인이라는 것은 다시 말해 나이 들어 살아가면서 망막에 비쳐지는 빛의 양이 누적되고 이곳에 산화가 일어나 노인성 황반변성이 촉진되는 것이다. 또 흡연을 하면 황반변성이 일어날 위험성이 2~5배 가량 높아진다.

베타카로틴, 루테인, 제아산친과 같은 황산화비타민을 복용함으로써 변성을 지연시키거나 예방할 수 있다. 이밖에 비타민C와 E와 아연을 충분히 섭취하는 게 도움이 되는 것으로 알려져 있다. 그러나 이들 모두 예방에 도움이 될 수 있을 뿐 임상을 통해 항산화비타민의 효과가 확증된 것은 아니다.

식품으로는 이들 비타민을 많이 함유한 시금치, 양배추 등 녹황색채소를 즐겨 섭취하면 황반 부위를 건강하게 유지해 황반변성의 발병위험을 줄여줄 수 있다.

한편 눈에 좋은 특별한 음식은 없으나 야맹증 예방을 위해 비타민A의 충분한 섭취가 요구된다. 당근, 순무, 장어, 소간 등이 대표적 음식이다. 또 눈의 신진대사를 촉진하는 비타민B_6와 B_{12}의 섭취도 필요하다.

노인성 백내장 초기로 눈이 어찔거리고 눈앞에 꽃이나 모기 같은 것이 어른거리면서 시력이 떨어질 땐 구기자가 좋다. 육미지황탕이라는 처방에 구기자와 국화를 첨가한 것을 기국지황탕이라고 하는데 눈의 영양보급에 더욱 좋다. (건강보조식품 중 포도껍질 및 포도씨 추출물(피크노게놀) 참고)

알레르기 질환

한번 증세가 나타나면 평생을 따라다니는 알레르기 질환은 아토피성 피부염, 알레르기성 천식, 알레르기성 비염, 알레르기성 각결막염 등 다양하다. 이들 질환은 서로 번갈아 나타나기도 하고 한참 성행했다가 컨디션이 좋으면 다소 잦아들다가 컨디션이 나쁘면 다시 뻗치는 양상을 보인다.

원인은 다 한가지. 특정 자극적인 물질에 인체가 과다한 반응을 해 일어난다. 이중에서도 아토피성 피부염은 외관상 보기에 흉하므로 더욱 빠르고 적절한 치료가 요구된다. 각종 알레르기 질환에 대한 식사요법과 알레르기 회피요령을 아토피성 피부염 중심으로 알아본다.

알레르기를 일으키는 식품들

면역학적으로 미숙한 영유아가 특정 식품에 과민반응을 나타낼 경우 일시적이면 다행이지만 평생 가는 수도 있다.

음식물은 어느 것이나 알레르기를 유발할 수 있지만 우유, 달걀, 밀가루, 콩, 어패류(특히 고등어, 게, 새우, 바닷가재, 조개, 멍게, 상어, 청어, 연어 등), 육류(특히 돼지고기나 닭고기), 마요네즈, 견과류(특히 땅콩이나 호도) 등이 가장 흔하게 알레르기를 일으킨다. 이들 음식은 전체 식품 알레르기의 90%를 차지한다. 대부분 단백질을 많이 포함하고 있는데 이것 가운데 일부가 인체로부터 이종(異種)단백질로 인식되면 알레르기 반응을 유발한다. 이밖에 자양강장에 좋다는 옻, 복숭아, 살구, 참외, 메밀 등이 알레르기를 유발하는 음식이다.

알르레기 유발식품과 이를 대체할만한 저알레르기 식품

식품군	제한식품(알레르기 유발식품)	대체식품(알레르기 안전식품)
곡류군	옥수수, 밀, 콩, 메밀	쌀, 떡, 보리, 오트밀, 감자, 당면
어육류군	어패류, 돼지고기, 닭고기, 달걀, 치즈. 훈제품	가자미, 광어, 대구, 동태, 병어, 조기, 갈치
채소군		무, 콩나물, 당근, 버섯류, 해조류, 상추, 양배추
지방군	견과류, 땅콩버터, 버터, 마요네즈	유채류, 미강유, 팜유
우유군	우유 및 유제품	저알레르기 분유나 두유
과일군	참외, 사과, 체리, 바나나, 포도, 오렌지, 파인애플, 레몬, 건포도, 토마토	배, 귤, 수박, 자두, 수박
음료 및 기타	콜라, 커피, 초콜릿향 음료, 화학조미료, 색소함유 식품, 토마토 제품	사이다, 녹차, 식초, 후추

또 아스피린등 비(非)스테로이드성 소염진통제·설폰계 항균제(설파제)·부신피질자극호르몬(스테로이드)·여성호르몬·인슐린·비타민·변비약·감기약·한약 등의 약제, 아조계 식용색소(특히 황색)·안식향산·구연산·살리실산·항생제(페니실린)·조미료·색소·효모 등이 들어간 가공식품, 환경오염된 식품 등이 알레르기를 유발한다.

음식물로 인한 알레르기가 확실한 경우에는 반드시 원인이 되는 음식을 가려내 회피하는 방법을 써야 한다. 그렇다고 무분별한 금지는 바람직하지 않다. 예컨대 돼지고기 때문에 알레르기가 생겼을 경우 이를 모르고 모든 생선과 육류까지 기피한다면 영양실조가 올 수 있다. 이를 피하려면 우유에 알레르기가 있는 경우는 두유, 밀가루에 알레르기가 있는 경우는 쌀로 만든 빵이나 면 또는 떡 등으로 대체할 필요가 있다.

특정 음식에 알레르기를 보일 경우 1~2년 후 다시 그 식품을 먹어볼 수 있는데 2~3년쯤 지나 알레르기가 사라질 수도 있다.

채식위주의 식단이 알레르기 예방에 이롭다

한창 일할 나이인 30대 직장인들은 바쁜 일과와 잦은 회식 또는 접대자리 때문에 기름진 외식이나 간식을 자주 접하게 된다.

이런 사람들이 대체적으로 채식을 시작하면 처음에는 몸도 가볍고 소화도 잘되고 머리도 맑아지는 것 같아서 몸이 좋아진다는 확신을 갖게 된다. 그러나 6개월 가량 지나면 어쩐 일인지 몸이 무겁지는 않은 것 같은데 힘이 하나도 없고 두통도 자주 생기고 오후에는 눈이 충혈되고 시력도 떨어지는 것 같았으며 속도 쓰리고 잇몸에서 피도 나며 소변도 시원치 않고 대변이 형태를 갖추지 못하고 묽어진다. 이때문에 다시 고기를 많이 먹게 되는 사람이 적잖다.

이처럼 채식을 해서 나타나는 각종 증상들은 몸이 정상적으로 돌아가기 위한 명현(明顯)현상일 수도 있으나 육식을 지나치게 자제함으로써 나타나는 '고기

증후군'일 수도 있다. 지나친 채식은 삶의 활력을 떨어뜨리고 어린이의 성장을 저해한다. 그러나 적절한 채식은 알레르기 체질을 개선하는데 도움되는 측면이 분명히 있다.

생식제품이나 한방제품은 피와 기를 맑게 해서 아토피성 피부염을 치료할 수 있는 것으로 믿어지고 있다. 나름대로 효과는 있다. 하지만 이런 제품은 마른 사람에게 소화력의 낭비와 복통, 설사를 유발할 수 있고 영양의 불균형을 가져오는 경우도 흔하므로 맹종하는 것은 바람직하지 않다. (귀중한 음식이야기 '선식과 생식 과연 유익할까' 참고)

알레르기 환자가 지켜야 할 생활요법

알레르기 질환은 스트레스와 밀접한 관계가 있으므로 마음을 편히 먹도록 해야 한다. 만성 알레르기 질환을 앓고 있으면 아스피린 등 알레르기 유발 의약품의 복용을 삼가고 더운 목욕, 과도한 운동을 피해야 한다.

아토피성 피부염 환자는 피부건조증에 걸리지 않게 조심하고 이를 위해 전분이나 쌀뜨물을 이용한 목욕이 좋다. 이밖에 동백유, 세라마이드, 보리 추출물, 티트리(호주 차나무)오일 등을 바르면 아토피가 완화되는 경향이 있다.

아토피 환자는 양모로 만든 옷을 입거나 담요를 덮는 것을 피하는 게 좋고 술(특히 맥주, 포도주, 막걸리 등 발효주)을 줄이거나 금하는 게 바람직하다.

감자가 알레르기성 체질의 아이들을 개선해주는 것으로 알려지고 있다. 감자에 풍부한 칼륨이 알레르기성 체질의 균형을 잡아 준다는 것인데 한번 실천해볼 만하다. 전반적인 기혈을 높여 면역반응의 조화를 유도하는 녹용도 권장할만한 보약이다.

암

암 발생 원인 가운데 유전적 요인에 근거한 것은 10%도 되지 못하고 나머지 대부분은 환경성이라는 혐의가 짙어져 가고 있다. 가장 간단한 예로 한국과 일본인은 위암, 식도암, 간암 등이 서구인에 비해 많이 생긴다. 짜고 맵고 자극적인 음식을 선호하는 식사습관, 뜨거운 국물이나 차를 먹는 습관, 과음과 흡연, 치열한 경쟁과 스트레스 등이 이같은 암을 일으키는 것으로 생각된다.

이처럼 후천적이고 환경적인 요인에 의한 특정 암의 발생률 차이는 지역에 따라 인종에 따라 100배 가까이나 된다. 이는 즉 먹는 음식, 사는 환경(대기, 토양, 수질 등), 생활패턴 등이 같으면 비슷하게 암에 걸릴 수 있음을 의미한다.

그러나 약간 환경적 요인이 불리하다 해도 모두 암에 걸리는 것은 아니다. 똑같이 환경적 요인에 노출돼도 수십 년이 경과하면 사람마다 차이가 나 암이 걸리는 사람이 있고 그렇지 않은 사람이 있다. 불리한 환경을 이겨내는 것은 절제되고 규칙적인 생활습관이다. 고른 영양섭취와 충분한 운동과 맑고 밝은 정신건강이 암으로부터 우리를 지켜준다. 물론 유전적 요인이 있는 가계라면 똑같이 암을 예방하는 생활습관을 가져도 유전적 요인이 없는 가계에 비해 암에 걸릴 위험이 높다는 것은 부인할 수 없다.

다른 나라로 이민간 사람과 그 후손의 암 발생 양상은 고국보다는 이민간 나라의 양상을 닮아간다는 사실도 환경적 요인이 중요함을 증명한다. 예컨대 한국인이 미국 로스앤젤레스로 이민가서 한세대만 뿌리를 내린다면 서양인처럼 체질이 변한다. 고지방식, 저섬유질식사, 비만, 운동부족 등에 의해 몸이 서양인이 되는 것이다. 이에 따라 대장암, 유방암, 전립선암, 당뇨병, 고혈압, 심장병 등의 성인병에 더 잘 걸리게 된다.

환경적 요인에 의해 암이 발생한다면 이 중 무시할 수 없는 것이 잘못된 식사습관과 비만으로 전체 암 발병 요인의 30%를 차지한다. 이런 요인은 당장 암을 일으키는 게 아니라 수 년 또는 수십 년에 걸쳐 암의 발생을 촉진한다. 따라서 예방수칙도 그만큼 오랜 동안 지속적으로 시행해야 하는 것이며 이는 그리 쉬운 일은 아니다.

암 예방하는 식사요법 원칙

◎ 편식하지 않고 음식을 골고루 먹으면 암 발생 위험을 낮출 수 있다. 과식은 비만으로 이어지며 암을 일으키는 원인이 되므로 삼간다. 암을 1~3기로 나눌 때 대개 2기까지만 음식으로 암을 조절할 수 있고 이후에는 영향을 미칠 수 없다.

◎ 항산화비타민이 암 예방에 도움이 되며 특히 베타카로틴은 뇌종양과 폐암, 비타민C는 위암과 식도암을 억제하는 것으로 알려져 있다.

◎ 녹황색 채소와 과일을 충분히 섭취함으로써 비타민, 무기질, 섬유질이 부족하지 않게 한다. 1년 내내 여러 가지 종류의 야채와 과일을 매일 즐긴다. 하루 5회 이상, 5가지 이상의 야채나 과일을 즐긴다.

◎ 섬유소를 충분히 섭취하고 지방을 적게 섭취하면 유방암, 대장암의 발생위험도를 크게 낮추는 것으로 알려져 있다. 섬유소가 풍부한 곡류를 섭취하는 방법은 현미, 우리밀, 보리, 콩, 감자, 귀리, 밀, 조, 수수, 옥수수 등을 골고루 먹는 것이다. 과일과 해조류도 섬유소의 보고다.

◎ 정제된 흰쌀, 흰설탕, 흰소금, 흰밀가루 등은 피한다. 소금에 절인 음식은 최소화하고 소금은 최소한으로 넣으며 소금 대신 다른 천연 향신료나 조미료로 맛을 낸다.

◎ 음주는 억제하되 남자는 하루 2잔까지, 여자는 1잔까지 유익할 수 있다. 과음은 간암, 식도암, 구강암, 유방암 등의 원인이 된다. 담배를 피우며 술까지 마시면 구강암, 식도암, 인후암의 위험도가 크게 높아진다. 포도주에 항산화 물질이 들어 있다고 해서 과음하는 것도 어리석은 짓이다.

◎ 너무 짜고 맵고 뜨겁고 자극적인 음식과 훈증하거나 불꽃 위에 바로 굽는

요리 방법은 위암, 식도암, 대장암 등을 일으킬 수 있다. 기름에 튀긴 것은 구운 것보다 더 나쁘다.

◎ 다량의 지방질은 장내 담즙 분비를 촉진함으로써 대장에 선종(腺腫:암이 될 확률이 높음)과 비슷한 용종(茸腫:암이 될 확률이 비교적 낮음)을 발생시킬 가능성이 있다. 이에 따라 대장암, 전립선암이 증가할 수 있다. 또 동물성 또는 식물성 기름이든, 생선기름이든 간에 지방산의

암의 발생 요인과 추정기여도
• 흡연: 30%
• 성인 이후의 잘못된 식사습관 및 비만: 30%
• 좌식(坐式) 생활양식: 5%
• 직업적 요인: 5%
• 가족력(家族歷) 및 유전적 요인: 5%
• 바이러스 등 병원체: 5%
• 태아 및 유아 때의 비정상적인 성장: 5%
• 생식적 요인(문란한 성생활 등): 3%
• 음주: 3%
• 사회경제적 요인(빈곤, 스트레스 등): 3%
• 환경오염: 2%
• 전리방사선·자외선 등: 2%

〈자료: 미국 하버드대 암예방센터, 1996년〉

혈중 농도가 높으면 유방암이 증가할 수 있다는 연구결과가 있다. 지방질 섭취는 총 열량 섭취의 20% 이하로 맞추는 게 바람직하다.

◎ 지방질이 많고 환경호르몬이 농축돼 있을 우려가 있는 붉은색 육류는 하루 80g 이하로 제한하고 가급적 생선이나 닭 등을 섭취한다. 햄, 소시지에는 발암물질로 변하기 쉬운 아질산이 들어있으므로 이를 무독화할 수 있는 야채와 함께 먹는 게 좋다.

◎ 곰팡이나 세균에 의해 오염된 음식은 피한다. 오래 저장한 쌀, 땅콩, 옥수수 등은 부패했을 경우 유독한 발암물질이 생긴다. 땅콩, 호두, 아몬드, 잣 등에는 눈에 보이지 않은 곰팡이가 슬기도 하므로 구입할 때 반드시 유통기한표시를 확인한다.

◎ 식품첨가물, 인공감미료, 식용색소 등이 많이 들어있거나 중금속, 환경호르몬 등의 오염물질이 잔류된 것으로 의심되는 수입식품은 피한다.

◎ '잘 숙성된' 김치와 된장, 유산균 발효유, 버섯류, 해조류, 마늘, 양배추, 브로콜리, 컬리플라워, 당근, 녹차, 토마토 등은 암을 예방하는 대표적 식품으로 권장된다.

◎ 암환자는 식욕부진, 흡수불량, 당뇨병화(化), 단백질합성저하, 지방분해증가 등의 현상이 나타난다. 또 항암제를 투여받을 경우 식욕부진, 설사, 구토, 인후통증, 변비, 구강건조, 복부팽만, 미각상실, 후각상실 등의 부작용이 나타나므로 전문가의 임상 영양 지도가 필요하다. 이에 대한 식사요법은 지극히 전문적이라 생략한다.

◎ 전립선암은 예방을 위한 식단이 비교적 명확하게 확립돼 있다. 미국 프레드 허친슨(Fred Hutchinson) 암연구센타의 알렌 크리스탈(Alan Kristal) 박사는 "전체 야채소비량이 얼마든 상관없이 십자화과(cruciferous:일명 배추과) 야채의 소비량이 커질수록 전립선암의 위험성은 감소한다"는 연구결과를 바탕으로 전립선암 예방을 위한 식단을 제시했다. 아침에는 토마토나 야채주스 1잔에 토마토를 썰어 넣은 토스트 또는 볶은 야채나 계란국을 먹는다. 점심에는 당근, 빨간 양배추, 신선한 야채가 포함된 샐러드 1접시와 야채 수프를 먹는다. 조리된 야채를 더해도 좋다. 저녁에는 주 요리에 2접시의 야채나 1접시의 야채와 1접시의 샐러드를 먹는다. 간식으로는 싱싱한 생 야채를 먹는다. 당근, 체리, 토마토, 브로콜리 등을 사놓고 물에 약간 담갔다가 냉장고에 보관해 먹으면 신선도를 유지할 수 있다.

아직도 미심쩍은 김치와 된장

김치나 된장이 암 예방에 좋다는 쪽으로 연구의 가닥이 잡혀가고 있고 필자도 동의하지만 아직도 김치, 된장, 간장, 장아찌 등 각종 절인 짠 음식물이나 된장, 간장 등의 발효식품이 암을 유발할 수 있다는 믿음과 주장은 계속되고 있다.

미국도 1920년대에 전기냉장고가 보급되기 전까지는 위암의 발생빈도가 높았다. 그러나 냉장고가 보급되면서 이전까지 오랫동안 저장하기 위해 먹었던 소금에 절인 소시지, 햄, 베이컨 등을 덜 먹게 됐고 신선한 우유, 달걀, 야채, 과일, 육류 등을 많이 섭취하게 됐으며 위암은 감소됐다. 우리나라도 전기냉장고가 1960년께부터 보급되면서 신선한 냉장음식을 선호하게 되었으나 우리나라의 고유음식인 김치, 깍두기 등의 절인 음식과 마른 짠 반찬 등이 아직도 냉장고의 대부분을 차지하고 있어 위암이 좀처럼 감소되지 않다는 주장이 설득력을 갖고 있다. 날 된장과 간장은 곰팡이가 분비하는 독에 오염돼 암을 일으킬 수 있다는 학설은 철회되지 않고 있다.

말기암 환자 울리는 사이비요법

불치병으로 간주되는 암. 특히 말기암 환자들은 '효험이 있다'는 음식이나 민간요법의 유혹에 쉽게 빠진다. 그러나 이중에는 효과와 부작용이 검증되지 않았을 뿐만 아니라 오히려 환자의 상태를 악화시키는 것들도 많다.

빗살나무, 참빛나무를 다려 먹으면 암을 고친다는 것은 잘못 알려진 대표적 민간 암치료법. 원자력병원 백남선원장은 "빗살나무, 참빛나무를 달인 물을 암세포에 주입한 결과 오히려 암세포가 활성화됐다"고 말했다.

한때 포도껍질에 풍부한 탄닌이란 성분이 항산화 효과가 있다고 해서 포도요법도 유행했으나 오히려 암 환자에게 위험할 수 있다. 암세포가 포도당을 좋아하기 때문. 공복 상태인 인체에 포도당이 들어가면 암세포가 가장 먼저 달려들어가 당분을 먹고 힘을 얻는다.

단식이나 선식 등을 이용한 암 치료도 사실상 부질없는 일이다. 효과를 보는 사람은 극소수이며 영양소를 고루 섭취하지 못해 암을 이겨내기가 더 힘들 뿐이다.

식사습관과 암발생의 차이

구분	식습관 및 생활습관	암발생
제1군	매일 고기와 술을 먹고, 담배를 피우고, 채소와 과일을 먹지 않는 경우	각종 암의 발생률이 현저하게 높음
제2군	매일 고기와 술을 먹고, 담배를 피우면서 채소와 과일을 섭취한 경우	제1군보다 암발생률 50% 감소
제3군	고기는 가끔 먹고, 금주및 금연하면서 채소와 과일을 많이 먹은 경우	제1군보다 암발생률 50% 감소

암예방을 위해 권장되는 음식과 피할 음식

	권장식품	금기식품
음료	박하차·파파야차 등 약초차, 콩국, 두유.	우유, 코코아, 청량음료, 커피, 알코올, 흰밀가루로 만든 빵
곡류	현미, 밀, 귀리, 메밀 등 정제 가공하지 않은 곡류를 통째로 또는 가루내어 떡, 죽, 수프로 먹는다. 해바라기씨, 깨, 기장을 가루내어 함께 이용. 밀, 호밀, 귀리, 보리, 기장, 메밀 등 통곡식으로 만든 빵	흰쌀, 흰보리쌀 등 모든 정제 곡류는 피한다. 특히 흰설탕은 금물.
치즈		금한다.
후식	신선한 생과일이 좋고 말린 과일이나 통조림은 제한	푸딩, 아이스크림, 각종 소스, 케익, 달걀·우유가 들어간 음료와 과자류, 기름에 튀긴 것
지방	자연식품으로 섭취하는 지방(올리브유나 참기름)	버터, 마요네즈 등 동물성 기름
단백질	콩류식품	육류
견과류	신선한 상태로 가공하지 않은 호두, 해바라기, 땅콩 등	볶은 것
샐러드	드레싱 없이 단순한 양념으로 먹는다.	마요네즈 등으로 드레싱한 것
조미료	양파, 마늘, 파슬리, 월계수잎 등	인공조미료는 피한다.
향신료	후추, 고추, 파프리커 등	
수프	정제하지 않은 곡류로 기름을 사용치 않고 조리한 것	시판되는 통조림이나 가루
단것	꿀, 당밀 등	설탕, 시럽, 사탕 등 정제된 것

사람마다 개인차가 있으며 절대적 기준은 아님

미슬토요법, 과연 효과 있나

항간에 부작용 없는 항암면역치료로 '미슬토요법'이 암 환자를 유혹하고 있다. 미슬토(mistletoe)는 참나무, 뽕나무, 밤나무, 사과나무, 단풍나무, 버드나무 등에 붙어 기생하는 작은 상록수인 겨우살이의 영어 이름이다. 이 겨우살이의 추출물을 피하에 주사하면 항암기능을 하는 면역체계를 강화시킨다는 게 미슬토요법이다.

미슬토요법은 독일, 오스트리아, 스위스 등 중부유럽의 400여 병원에서 실시되고 있다. 국내에서는 '사랑의 클리닉' 황성주 원장이 앞장서서 하고 있다. 황원장은 "미슬토에는 강력한 항암 당단백질인 렉틴을 비롯해 비스코톡신, 쿼르세틴 등이 함유돼 있어 암세포를 죽이는 T-세포를 활성화시킨다"고 소개했다. 그는 "미슬토요법만으로 암이 완치되는 것은 아니지만 암 절제수술 전후, 항암제 투여, 방사선치료시에 보완적으로 실시하면 암의 전이 및 재발을 막는다"고 설명했다. 또 수술이 불가능하거나 말기암 단계에 접어들은 환자에게 실시하면 통증을 줄이고 삶의 질을 높일 수 있다고 덧붙였다.

외국의 임상결과에 따르면 생존이 어려운 대장암 및 직장암 환자의 12개월 생존율은 아무런 치료를 받지 않을 경우 12.8%에 불과하나 미슬토요법을 받으면 44%에 달한다는 것이다. 또 말기 간암의 12개월 생존율은 치료하지 않으면 5%이나 미슬토 요법은 42%나 된다는 것. 원자력병원 백남선 원장은 "암환자는 몸안에 10억개의 암세포가 있으면 증상을 느끼게 된다"며 "1천만개 이하라면 미슬토요법만으로 상당한 효과를 볼수 있다"고 밝혔다.

이에 대해 기존 의학계는 미슬토요법이 항암치료의 본류가 될 수 없는 것은 물론이고 보완적인 치료도로 미흡하다는 입장이다. 연세대 노재경 교수는 "면역체계를 활성화한다는 생약추출물은 이론적으로는 훌륭하고 그 종류도 수백 가지지만 현재 효과가 입증된 것은 탁솔(유방암, 난소암, 폐암)과 레바미졸(대장암)이 전부"라며 "그것도 단독으로 효과가 있는 경우는 극히 드물고 다른 화학항암제와 같이 투여해야 효과를 기대할 수 있다"고 말했다. 그는 "미슬토요법은 제대로 된 연구결과를 찾아보기 힘들고 미국에서는 거의 쓰이지 않고 있다"며 "너무 효과를 과신해 기대치에 못 미친 나머지 실망하는 환자가 속출하고 있다"고 지적했다.

여드름

여드름은 남성호르몬이 과잉 분비돼 피지(皮脂)가 모공 중간에 쌓여 세균과 접촉해 염증이 생긴 것이 피부에 묻힌 것이다. 따라서 피지가 덜 생기게 하는 것이 치료의 핵심이다.

일반적으로 여드름은 음식물과 별 관계 없다는 주장이 우세하다. 그러나 심리적으로는 음식물이 여드름에 많은 영향을 끼칠 것으로 여겨진다. 연세대 영동세브란스병원 이승헌 피부과 교수팀이 여드름환자 600명을 대상으로 조사한 결과에 따르면 여성환자의 42%는 음식물이 여드름을 일으키는 것 같다고 답하고 있다. 이들이 지목한 음식물로는 술(128명), 고기(118명), 초콜릿(103명), 커피(76명) 등의 순이다(중복 답변 포함).

술은 모세혈관을 확장시켜 염증반응을 증가시키고 피지분비를 촉진하므로 여드름에 나쁘다. 지방질은 생각보다 여드름에 큰 영향을 미치지 않는다는 게 의사들의 의견이다. 그러나 피지를 만드는 원료가 지방질인데다가 한방의 이론처럼 습열과 폐열이 올라와 얼굴에 여드름을 만든다는 이론에 따르면 기름기는 분명히 여드름의 단초가 된다.

또 초콜릿과 커피는 카페인이 함유돼 있어 피부를 거칠게 하고 여드름을 악화시키는 것으로 추정되지만 역시 확실한 증거가 있는 것은 아니다. 이런 상황에서 흡연을 하고, 스트레스를 많이 받으며, 화장을 진하게 하면 대체로 여드름이 많이 생길 수밖에 없다.

여드름을 예방하거나 개선하는 뾰족한 식사법은 없다. 그러나 비타민이 풍부한 신선한 과일이나 야채, 소염 및 이뇨 작용이 있는 율무나 녹두가 여드름에 권장된다. 이밖에 연근과 살구씨 등도 여드름을 가라앉히는데 이로운 것으로 알려져 있다.

해로운 것으로는 옥수수, 아몬드, 땅콩, 밀가루 등이 꼽힌다. 비록 의학적인 근거는 없으나 기름지고 맵고 자극적인 음식을 과다 섭취하는 것은 여드름에 나쁜 것으로 여거진다.

한편 외용약으로는 율무, 녹두, 살구씨, 유황, 녹두, 무즙, 백반 등을 엷게 물에 개어 얼굴에 바르면 효과적인 것으로 알려지고 있다. 또는 거지덩굴, 삼백초, 쇠비름, 인동덩굴 등을 달여 이 물을 얼굴에 바르면 효과를 기대할 수 있다.

요로결석

여름에 땀을 많이 흘리면 요로결석이 생기기 쉽다고 말하는 사람들이 있다. 실제로 용광로 옆에서 일하는 제철소 노동자는 일반인보다 요로결석에 잘 걸린다는 연구보고가 있다.

그래서 요로결석에는 물을 많이 마시는 게 권장된다. 물을 적게 마시거나 땀을 많이 흘리면 오줌 속에 유기질 및 무기질이 농축돼 결석이 잘 생긴다고 짐작되기 때문이다. 하지만 이것이 꼭 맞는 얘기는 아니다. 물을 많이 마시면 결석의 응고를 막아주는 물질도 묽어지므로 결국은 마찬가지가 될 수 있다. 물론 물을 많이 마시면 나쁠 것은 없고 대체로 유익하다.

맥주는 결석발생 위험을 감소시킨다는 연구결과가 많이 나와 있다. 알코올이 배뇨를 촉진해 결석 발생위험을 높인다는 반대 이견도 있으나 대체로 결석방지에 이로운 것으로 믿어지고 있다.

커피나 차는 요로결석을 만드는 성분이 있어 피하는 게 좋은 것으로 알려져 있다. 카페인이 수분배출을 촉진시켜 오줌을 농축시키는 데다가 수산(옥살산) 성분이 들어있어 결석의 생성을 촉진한다는 이유에서다. 하지만 커피나 차가 오히려 결석 발생위험을 감소시킨다는 연구도 많이 나와 있다. 좀더 연구가 필요하나 대체로 요로결석에는 커피와 차가 유익하지 않다고 판단된다.

또 우유, 멸치, 미역, 비타민D(칼슘흡수촉진) 등을 다량으로 먹으면 칼슘을 침착시켜 결석을 만든다고 알려져 있다. 하지만 이 또한 실제 조사에서는 딱 들어맞지 않고 있다.

과일을 많이 먹는 게 좋다고 하는 주장도 많다. 실제로 과일에 들어있는 구연산이 요로결석의 생성를 방해하는 기능을 한다. 그러나 딸기, 살구, 오렌지 등은 오히려 결석생성을 촉진한다는 분석도 있다. 결론적으로 어떤 음식도 일방적으로 요로결석의 생성을 예방해 주지는 못한다.

요로결석의 예방을 위해서는 물을 많이 마시고 산성 침착성분의 배출을 촉진하는 칼륨이 든 음식(알칼리성)을 위주로 고루 먹는 게 그래도 상당히 유익하다. 요산이 굳어진 결석의 경우 알칼리성인 중탄산나트륨이나 구연산칼륨을 다량으로 먹으면 소변이 중화되고 결석이 용해돼 결석의 생성이 예방되고 자연스런 배출이 유도된다.

육류 등 지방질의 지나친 섭취는 유기성 결석을 유발한다. 또 대사이상증이나 요로결석에 걸린 줄 모르고 칼슘, 마그네슘, 수산(옥살산) 등을 많이 포함한 우유, 멸치, 시금치 등을 즐겨 먹다보면 결석이 커질 수 있으므로 주의해야 한다.

위·십이지장 염증 및 궤양

초를 다투는 경쟁과 이로 인한 스트레스는 소화기궤양을 일으키기 쉽다. 여기에 불규칙한 식사습관으로 인한 결식과 폭식의 반복, 지나친 음주와 끽연은 불위에 기름을 끼얹는 격이다.

대표적인 예로 택시운전사를 들 수 있다. 운전사들은 돈을 벌기 위해 빨리 내달리는 만큼 급정거, 급출발하는 경우가 많다. 앞차가 갑자기 차선을 바꿀 때, 길목에서 애들이 튀어나올 때마다 긴장한 나머지 위산이 벌컥벌컥 쏟아진다. 또 러시아워에 길이 막히거나 장거리를 뛸 때는 식사시간을 제대로 맞추기 어려워 위장장애를 유발한다. 과거에는 위·십이지장궤양 환자는 식사를 매우 조심스럽게 해야 한다고 지적해 왔다. 그러나 여기에 지나치게 신경 쓸 필요는 없다. 몇 가지 유의사항을 참고하면서 균형 잡힌 식사를 하면 충분하다.

◎ **급성위염** 폭식·폭음을 하거나 자극성 음식 및 부패한 음식을 섭취했을 때 생긴다. 약물을 오남용 했을 때도 유발된다. 1~2일 절식하면서 소화가 잘되는 식사를 한다. 중증일 경우 하루 동안 금식하고 물도 조금만 먹는다. 급성 증상이 사라지면 과즙, 미음부터 먹기 시작해 차츰 죽이나 무른 음식으로 바꾼다. 밥은 증상이 개선되었을 때 먹는다.

◎ **만성위염** 불규칙한 식사와 자극적인 음식을 즐기는 게 중요한 원인이다. 20대 이하에서도 의외로 만성위염이 많은데 과식이 가장 중요한 원인이고 일부 청소년에서는 폭음도 한 원인이 된다.

만성위염의 초기는 위축성 위염으로 위액을 분비하는 위점막의 조직이 파괴되고 수축된 것이다. 어딘지 모르게 위가 무겁고 불쾌하게 느껴지며 트림이 난다. 위축성 위염의 경우 부드럽고 소화가 잘 되는 음식을 위주로 먹어야 한다. 단백질은 파괴된 위벽을 감싸주므로 소화되기 쉬운 것으로 골라 먹는다. 고기라면 잘 익혀 먹어야 한다. 만약 단백질이 위에서 소화되지 않은 채로 장으로 넘어가면 복통이 생길 수 있다.

나아가 만성위염은 소화불량, 식욕부진, 만복감, 상(上)복부통증, 메스꺼움, 구토 등의 증상을 주로 나타내며 증상이 모호한 경우도 부지기수다. 더 심해지면 만성위염은 저(低)산증, 무(無)산증, 과(過)산증 등 3가지 타입으로 고착화된다.

위산에 의해 음식이 살균되므로 무산증이 생기면 음식의 살균에 각별히 신경써야 한다. 무산증에는 인공 위액(희석한 염산)을 섭취하는 등 의사의 전문적인 치료가 필요하다. 저산증이면 위에 부담을 주지 않을 정도의 향신료, 식전 소량의 도수 낮은 알코올 음료, 수프나 과일 등을 적당히 섭취한다.

저산증 혹은 무산증 환자는 위산분비가 잘 안 돼 효모나 젖산균 등의 미생물이 위 속에서 음식물을 발효시키면서 유기산과 탄산가스를 만들어 낸다. 곡식과 야채를 주식으로 하는 동양인은 육식 위주의 서양인에 비해 과산증에 의한 위염 및 위궤양보다는 저산증이나 무산증에 위무력증이 겹쳐진 형태의 위장질환이 더 흔하다.

과산증의 증상으로 가슴앓이, 트림, 공복시 위통 등이 나타날 경우에는 위액분비를 촉진하는 식품을 제한한다. 뜨거운 음식, 지나치게 찬 음식, 단단한 것, 과잉의 단백질, 후추·생강·고추 등 자극적인 향신료, 기름에 튀긴 음식, 도정이 덜 된 곡식, 섬유질이 많은 음식, 라면이나 땅콩, 커피·홍차 등의 카페인 음료, 탄산음료, 술 등을 피해야 한다. 특히 탄산음료는 가스 기포가 위벽을 자극해 위산 분비를 촉진하므로 삼가야 하고 카페인도 상당히 위산 분비를 유도한다. 아울러 지나친 긴장과 스트레스도 원인이므로 마음을 편하게 먹어야 한다.

◎ **위하수 및 위아토니**　위하수는 일반 사람에 비해 위가 아래로 처진 것이다. 위아토니는 위 근육의 긴장이 풀려 있는 것이다. 식사량을 조금 줄이면서도 간식을 자주 해서 충분한 열량이 공급되도록 유도해야 한다.

급·만성 위염 및 위하수와 위아토니 등으로 위 기능이 약한 사람은 꼭꼭 씹어먹고 소량을 규칙적으로 천천히 즐겁게 식사하는 게 중요하다. 달걀이나 어린 닭고기나 송아지고기처럼 연한 고기를 먹어야 소화가 잘 된다. 일반 고기라면 2시간 정도는 가열해서 먹는 게 바람직하다. 죽을 먹는 것보다는 밥이나 빵을 천천히 꼭꼭 잘 씹어먹는 게 좋고 식사 중에 물을 많이 먹거나 밥에 물을 말아 먹는 것은 나쁘다. 식후에 바로 누우면 소화도 안 되고 비만도 유도되기 때문에 나쁘지만, 옆으로 비스듬히 눕되 잠만 자지 않는다면 소화력을 향상시키는데 유익하다. 특히 위 아토니가 있는 사람은 오른쪽 옆구리가 밑으로 가게 해서 식후 30~60분간 눕는 것이 좋다.

◎ **위·십이지장궤양**　위산 또는 단백질소화효소인 펩신에 의해 위·십이지장 점막이 헐고 궤양이 생긴 것이므로 자극적이거나 소화가 어려운 식품의 선택을 제한해야 한다. 자극성이 강한 식사는 자각증상을 악화시키며 저 자극성 식사는 자각증상을 개선시키는 경우가 많다. 그러나 실제로는 일 반적인 상식과 달리 자극성이 있는 식사를 해도 궤양 자체의 치유에는 큰 악영향이 없다. 일반적으로 위궤양의 식사요법은 출혈이 없는 한 그다지 세세하게 제한할 필요가 없다.

과거에는 죽이나 미음처럼 위를 자극하지 않는 부드러운 음식을 소량씩 자주 먹도록 권장했다. 그러나 최근에는 통증이 심할 때만 절식하고 평상 시에는 위산분비를 많게 하는 일부 식품만 제외하고 개인의 취향에 따라 먹도록 권하고 있다. 왜냐하면 죽이나 미음이 영양가가 없기 때문에 너무 오래 먹으면 궤양부위의 회복이 더뎌지기 때문이다. 따라서 유동식은 위 ·십이지장 궤양 초기 10일 정도만 먹는 게 좋다.

또 과거에는 우유가 위벽을 코팅해준다고 믿었으나 최근에는 우유 속에 함유된 칼슘과 카제인 단백질이 산 분비를 촉진시키는 것으로 밝혀지고 있다. 하지만 우유에는 적잖은 영양소가 들어있으므로 하루 1컵 정도를 여러 번 나눠 마시는 방법이 권장되고 있다. 이밖에 궤양의 빠른 치유에는 단백질, 철분, 비타민C가 크게 도움이 되므로 적극적으로 섭취한다.

위궤양 환자는 우선 술이나 알코올 음료, 카페인 음료 등 위산과 펩신의 분비를 자극할 수 있는 음식을 제한해야 한다. 고춧가루, 후추 등의 조미 료는 궤양상처를 자극할 수 있어 절제한다. 거칠고 딱딱한 음식은 삼간다. 튀기거나 말린 음식도 가급적 피한다. 개인차에 따라 먹으면 속이 불편한

회복기 위·십이지장궤양 환자를 위한 허용식품과 금지식품

식품군	허용식품	제한식품
곡류	정제된 곡류:쌀밥, 죽, 정제된 밀, 비스켓, 크래커, 감자, 삶은 부드러운 콩 종류	통밀, 겨, 종자류, 견과류, 통낟알이나 현미, 건조 시킨 콩류, 팝콘
육류	육류, 생선, 가금류, 달걀	금지된 향료로 조미한 육류
국·스프	허용된 채소로 된 국이나 크림스프	진한 고기국
채소	통조림, 조리 또는 냉동한 채소, 생 것의 향이 약한 채소류(씨나 거친 섬유질이 없는 것)	향이 강한 질긴 채소, 섬유질이 많은 채소
지방	금지된 것 이외의 것	올리브, 견과류, 양념을 많이 한 샐러드, 드레싱, 코코넛
우유	우유, 두유	
과일	통조림, 조리한 것, 과일주스, 시지 않은 과일 (씨, 껍질 제거한 것)	허용식품 이외의 것
당류·후식류	금지된 것 이외의 것	수정과, 식혜, 잼, 마말레이드, 초콜릿, 견과류가 들어간 캔디
음료	곡류 음료, 카페인이 제거된 커피	탄산수, 커피
기타	간장, 소금, 버터, 마가린, 식용유, 설탕, 된장, 마요네즈	고춧가루, 후추, 겨자, 파, 마늘, 카레, 매운 김치

음식은 삼간다. 잠자리 간식은 위산분비를 자극하므로 피한다.

알코올의 섭취와 소화성궤양의 발생과는 직접적인 연관이 없는 것으로 밝혀지고 있다. 하지만 급성위염이나 위축성위염의 초기 원인이 음주이고 이런 질환은 나중에 위궤양으로 악화되므로 삼가는 게 당연하다. 아울러 위궤양 환자는 흡연과 소염제도 피해야 한다. 이를 지속하면 궤양치유가 지연되며 재발되기 쉽다.

◎ **위 절제술 후의 식사**   심한 위궤양이나 위암으로 위를 일부 또는 전부 절제했을 경우 수술 받은 환자는 위의 용량이 적어진다. 이에 따라 식사 후 소화되지 않은 고농도의 음식물이 빨리 장으로 내려감으로써 구토, 경련

성 복통, 미열, 현기증, 혼수, 맥박수 증가 등의 증상을 겪을 수 있다. 이를 덤핑증후군이라고 한다. 소화력이 떨어져 체중감소도 불가피하므로 적절한 영양공급이 필요하다.

위를 절제한 사람의 구체적 식사요령은 다음과 같다. 수술 직후에는 물을 조금씩 천천히 씹듯이 삼키며 점차 먹는 물의 양을 늘리고 유동식, 부드러운 음식, 고형식으로 이행한다. 단순당질보다는 복합당질, 고단백질 음식, 중간 정도의 지방질로 식단을 짠다. 식사도중이나 직후에는 음료수, 물, 국물은 많이 섭취하지 않도록 한다. 식후 30~60분째에 물을 먹는다. 음식이 천천히 위에서 소장으로 넘어가도록 유도하기 위해 식사 후 바로 눕는 것이 권장된다. 과일이나 채소에 함유된 펙틴은 덤핑증후군을 완화시키는데 도움이 될 수 있다.

저신장증

키가 작은 저신장증(왜소증) 가운데 70~80%는 부모가 키가 작아 자식도 키가 작은 가족성(유전성과는 약간의 차이가 있음)과 한 살 이전에 성장발육이 잘 안돼 사춘기 이후에 한참 컸어도 여전히 키가 작은 체질성이 그 원인이다. 따라서 이들은 영양상태를 개선하고 적절한 운동을 실시하고 스트레스를 줄여준다면 이렇다할 약이나 건강보조식품의 도움이 없어도 충분히 키가 클 수 있는 여지가 있다.

나머지 20~30%는 성장호르몬이 결핍됐거나, 만성질환에 시달렸거나, 선천적으로 호르몬 분비에 이상이 있거나, 특정 영양소를 대사시키지 못해 저신장증을 보인다. 난쟁이처럼 진짜 유전자적인 원인도 포함된다.

이밖에 장시간의 학습이나 PC사용, 체형에 부적합한 책걸상, 잘못된 자세, 인과 설탕이 많이 든 인스턴트식품의 과잉섭취, 편식 또는 결식, 운동부족, 척추가

휘는 측만증과 엉덩이관절의 변형 등이 저신장증의 직·간접적인 원인이 된다.

어쨌든 현재의 연구결과를 집약하면 먹기만 잘 해도 후천적 원인으로 인한 저신장증 어린이의 70% 이상이 키를 키울 수 있다. 많은 영양소가 있지만 키가 크는데는 단백질, 칼슘, 인, 아연, 철분, 비타민A와 D 등의 충분하고도 균형잡힌 공급이 필요하다.

◎ 고기와 우유, 밥과 빵, 과일 및 야채 등이 골고루 섞인 음식을 먹어야 한다. 편식은 금물이다. 예컨대 옥수수 빵을 많이 먹는 멕시코 어린이의 성장속도가 매우 느린 것은 상대적으로 고기와 신선한 과일 및 야채의 섭취가 부족하기 때문이다.

◎ 어려서 고기와 우유를 많이 먹을 필요가 있다. 고기에는 단백질, 아연, 철분, 칼슘 등의 함량이 높다. 우유는 칼슘, 아연, 단백질, 지방질이 풍부하게 조화를 이루고 있다. 우유는 철분 수치가 매우 낮지만 흡수가 잘 된다. 우유는 칼슘이 많이 함유돼 있으며 우유속의 젖당이 칼슘의 흡수율을 높여준다. 성장기 아이들에게는 매일 2컵의 우유를 마시도록 한다. 요구르트나 치즈 같은 유제품도 많이 먹인다.

◎ 모유는 우유에 비해 아연 함량이 낮지만 흡수가 매우 잘 된다. 아기가 생우유만 먹으면 철분이 결핍되기 쉬우므로 모유 또는 철분이 강화된 분유나 이유식이 필요하다. 철분은 비타민C를 섭취하면 흡수율이 올라가고, 반대로 커피를 마시거나 곡류를 먹으면 떨어진다. 콩이나 잎 색깔이 진한 채소류는 철분이 많지만 우유에 비하면 흡수가 잘 되지 않는다.

◎ 키 크는 음식으로 알려진 콩나물은 칼슘과 인이 함유돼 있으나 양이 적어 성장에 별로 도움이 되지 않는다. 정작 도움이 되는 음식은 양배추, 밤, 멸치 등이다.

◎ 어릴 때 영양공급이 매우 중요하다. 5세가 넘어서 영양분을 공급하는 것보다 1세 이전에 영양분을 공급하는 것이 키를 키우는데 훨씬 중요하다.

또 어려서 결식, 편식, 영양결핍 등으로 키가 크지 못했다 하더라도 18세 이전이고 아직 성장판이 닫히지 않았다면 충분한 영양섭취로 그동안 크지 못했던 것을 만회할 수 있다.

◎ 많은 연구에서 성장호르몬의 분비를 촉진하려면 운동의 강도가 최대운동 능력의 50% 이상으로 다소 힘이 들어야 하고 운동시간은 10분 이상 유지 돼야 하는 것으로 나타나고 있다.

성장촉진식품의 문제점

성장판이 닫힌 것으로 판단되는 사람은 성장호르몬 치료도 소용이 없다. 그런데 성장촉진식품을 파는 회사는 성장호르몬으로 치료되지 않는 사람은 최후의 수단으로 성장촉진식품을 찾아볼 만하다고 권하고 있다. 게다가 성장판이 이미 닫혀 키가 자랄 수 없는 성인도 효험이 있다고 주장하면서 복용을 권하고 있다. 현대의학으로서는 도저히 받아들이기 힘든 대목이다.

성장을 촉진하는 건강보조식품이나 환약이 제약회사, 식품회사, 한의원, 한의대 등에 의해 지금도 쏟아져 나오고 있다. 이를 시판하는 모 한의원의 예를 들면 키 크는 약을 복용하면 1년에 8~12cm씩 키가 자라며 여기에 '키크기 체조'까지 병행할 경우 추가로 3~5cm 정도 더 자랄 수 있다고 광고하고 있다.

또 다른 한의원은 이미 성장이 멈춘 20대 성인 392명을 대상으로 한방제제와 운동 영양요법을 6개월 동안 적용한 결과 평균 2cm 정도 키를 늘이는데 성공했다고 발표하기도 했다.

성장촉진 건강보조식품은 3개월치가 보통 30~40만원으로 제품 생산업체들은 효과를 보기 위해선 1년은 복용해야 한다고 환자를 권유하고 있다. 문제는 이들 성장촉진제품의 효능에 대한 객관적 입증이 부족하다는 것이다.

첫째, 성장촉진 환약이나 정제는 건강보조식품으로 분류돼 있어 의약품처럼 임상시험을 거치지 않아도 지방자치단체에 신고만 하면 만들 수 있다.

둘째, 약리작용에 대한 의학적인 원인규명이 미흡해 설령 키가 자랐다하더라도 과연 성장촉진제 때문인지 원래 키가 자랄 시기가 되어 자란 것인지 구분도 모호하다.

셋째, 한의학계 내부에서도 키를 크게 하는 방법으로 공인된 것은 없다는 지적이다. 이른바 '성장탕'은 육미지황탕, 사물탕, 사군자탕 등의 처방을 재조합 또는 가감한 것이다. 이런 한약제는 혈액순환과 신진대사를 개선하고 자양강장을 도우며 골질의 생성을 촉진하는 성분이 들어가 있다. 당귀, 두충, 녹용, 녹각, 홍화씨, 우슬, 속단, 파고지, 구척, 숙지황 등이 이런 한약재다. 여기에 우유단백질, 비타민, 칼슘 등 무기질이 보완적으로 첨가된다.

성장촉진식품은 마치 비방으로 둔갑돼 팔리고 있지만 효과가 절대적인 것은 아니므로 소비자의 신중한 판단이 요구된다.

정신질환

현대인의 대표적인 정신적인 문제는 우울증과 스트레스다.

우울증에 걸리면 식욕이 없고 소화가 안되며 가슴이 답답하고 두근거린다. 머리가 어지럽고 두통이 오며 잠이 잘 오지 않는다. 우울증을 이기기 위해서는 평소 골고루 먹고 비타민과 무기질의 섭취에 신경써야 한다. 설탕, 소금, 지방질, 알코올의 섭취는 줄이고 단백질의 섭취를 늘려야 한다. 카페인도 바람직하지 않다. 가능하면 햇볕을 자주 쐬고 규칙적인 생활리듬을 유지하는데 최선을 다해야 한다.

스트레스가 생기면 소변과 땀의 분비가 증가한다. 이때문에 준(準)탈수 상태에 빠지게 되고 단백질도 항상 모자라게 된다. 따라서 자주 물을 마시고 단백질을 충분히 섭취하는 게 필요하다. 단백질은 신경전달물질이나 호르몬의 원료인 만큼 정신적인 문제를 호전시키는데 매우 중요한 역할을 한다.

수분의 결핍은 두뇌활동의 저하를 초래하며 피로와 두통 등을 유발한다. 하루

8잔 이상의 물을 마시되 물에 레몬 조각을 띄우면 상쾌함이 더하다. 주스, 우유, 카페인없는 소다수 등도 무난한 수분섭취 음료이다.

스트레스를 풀어 없애는 대표적인 한약재로는 인삼과 연자육(연꽃씨)이 꼽힌다. 연자육 12g을 물 500cc에 붓고 1시간 정도 달인 후 아침, 저녁으로 1잔씩 마시면 화를 식히는데 도움이 된다.

미국에서는 인삼이 스트레스에 대한 저항력을 높여준다고 믿어 점차 장복하는 사람이 늘고 있다. 그러나 인삼은 혈압을 올리고 가슴을 두근거리게 하는 측면이 있으므로 체질에 맞지 않는 사람에게는 권장되지 않는다.

가슴에 울체된 것을 풀어주는 한약재로는 시호, 울금, 석창포 등이 있으며 불면증과 가슴두근거림, 쉽게 화를 내는 증상을 해소해준다. 이밖에 스트레스해소 음식으로는 메밀국수, 시금치나물, 오이무침, 미나리국, 냉면, 무국, 보리밥 등 냉한 기운의 음식이 좋다.

정신착란이 온 것처럼 갑자기 울고 싶거나 가슴이 텅빈 것처럼 느껴질 때에는 자귀나무 껍질을 달여 마시면 좋은 효과를 볼 수 있다.

잘 놀라고 가슴이 두근거리며 잠을 설치고 피곤하며 기운이 없어 말할 힘도 없을 때에는 복령을 달여 마신다. 마음이 안정되면서 몸안에 정체된 탁한 수분이 배출되면서 소화력이 올라간다.

한편 여성들에게 제법 흔한 월경전증후군을 예방하기 위해서는 현실생활에서 자신감을 갖도록 하며 평소 정기적인 운동이 도움이 된다. 식사는 당분이 적은 음식을 섭취하고 소량씩 자주 먹는게 좋다. 카페인음료나 담배를 피한다. 마그네슘, 칼슘 등의 무기질이나 비타민A와 E가 풍부한 음식을 섭취하는 것이 도움이 된다.

스트레스에 강해지는 음식 4선

◎ **죽순** 죽순 속에 들어 있는 티로신은 몸을 움직이는데 필요한 신경세포를 활성화시키고 스트레스를 견뎌낼 힘을 만드는데 도움이 된다. 따라서 활

동량이 많고 스트레스가 심한 사람에게는 아주 좋은 식품이다.

◎ **솔잎** 솔잎에는 콜레스테롤 수치를 낮추고 말초신경을 이완시키며 호르몬의 분비를 촉진하는 테르펜이 들어있다. 신경쇠약 또는 불면증을 앓거나, 과음으로 인해 자주 속이 쓰린 사람은 평소 솔잎차를 즐겨 마시는 습관을 들이면 좋다. 솔잎을 연한 소금물에 씻어 그늘에서 2주 정도 말린 다음 종이봉지나 양파 담는 그물주머니에 넣어 매달아 두었다가 생수에 넣고 달여 물만 따라 마시면 된다.

또는 솔잎 50g에 물 500ml와 설탕 100g을 넣고 끓여 식힌 후 약 3개월 정도 발효시킨다. 마실 때는 이것 약간과 솔잎 5~6개를 빻은 것을 뜨거운 물에 같이 넣는다.

◎ **감자** 감자는 뇌의 작용을 정상적으로 지켜주는 비타민B$_1$이 풍부해 불안, 초조, 스트레스 등에 시달리는 현대인에게 아주 유용한 식품이다. 또한 감자에는 점막을 강화시키는 성분이 들어 있어 무엇보다도 위가 약하거나 위염, 위궤양으로 고생하는 사람, 위암이 걱정되는 사람에게 도움이 된다. 평소 불규칙적인 식사와 과다한 스트레스로 고생하는 사람은 아침, 저녁으로 하루 1개 이상의 감자를 된장국에 넣어 섭취하면 좋다.

◎ **대추** 대추의 단맛은 긴장을 풀어주는 완화작용을 한다. 특히 화를 잘 내는 사람이나 성격의 변화가 심한 사람은 대추차를 꾸준히 마시면 좋다. 여자들의 히스테리 증상에는 대추 10개에 감초 3g, 우리밀 10g을 넣고 달인 것을 꾸준히 마신다. 또 불면증으로 잠을 못 이루는 사람은 2컵의 물에 대추 10개와 파뿌리 몇 쪽을 넣고 반으로 줄 때까지 달여 잠자기 2시간 전에 마시면 잠을 잘 이룰 수 있다.

지방간

지방간은 음주와 비만, 과다한 지방질과 당분의 섭취, 간의 지방을 혈관으로 배출하는 지방대사 과정의 이상 등 3대 요인에 의해 일어난다. 따라서 이중 어떤 게 주요 원인인가를 파악해 대처해야 한다.

지방간은 또 운동부족, 큰 수술을 받은 경험, 특정 약물이나 한약의 상시 복용, 극도의 영양부족 상태 등에 의해 초래되므로 염두에 둬야 한다.

과음을 하면 지방간 외에 간염과 간경변의 위험도 뒤따른다. 술로 인해 지방간이 온 경우에는 최소한 4~6주 동안 금주하는 게 필수적이다. 그렇다고 과음이 반드시 지방간을 수반하는 것은 아니다. 그 예로 음주에 의한 간경변 환자가 40%인데 이중 지방간을 갖고 있는 사람은 15%밖에 안 된다.

그럼에도 불구하고 일단 지방간이 생긴 사람은 잘 관리하지 않을 경우 간경변이 생길 위험이 매우 높기 때문에 절주는 미덕이다. 다행히도 지방간은 식사요법과 운동요법만 잘하면 쉽게 치료될 수 있다.

◎ 단백질 섭취를 늘리고 탄수화물과 지방질은 줄인다. 단백질은 하루에 체중 1kg당 1.0~1.5g 정도 먹는다. 이를 위해 지방이 적은 살코기나 생선 위주로 하루에 80~100g 정도를 두 종류 이상 적당량 섭취한다. 외식할 때는 이런 메뉴를 시키더라도 집에서 요리하는 것에 비해 지방 함량이 높으므로 2분의 1인분 수준으로 줄여 섭취한다.

◎ 지방질은 절대적으로 줄이고 다가불포화지방산 위주로 섭취한다. 매일 한두 컵의 저지방 우유나 무가당 두유를 섭취한다. 지방질은 가급적 식물성 기름 위주로 섭취한다. 곡류는 잡곡 위주로 한끼에 140~210g 정도 섭취한다.

◎ 비만, 당뇨병 등이 있고 영양과잉일 때에는 하루 섭취 당질을 100g 이하로 낮추고, 하루 총 섭취열량은 1200kcal 이하로 낮춘다. 비만한 사람은

땀이 흠뻑 젖을 정도의 유산소운동을 규칙적으로 실천해야 한다. 소식을 해야 하며 당분이 많거나 지방이 많이 포함된 음료수, 간식, 육류 등의 섭취와 외식을 삼가야 한다.

◎ 굶주림, 편식, 알코올중독 등으로 영양결핍에 빠졌을 때도 지방간이 생길 수 있다. 균형잡힌 식사를 하면서 하루 2400kcal의 열량을 섭취한다. 단백질은 하루 100g 안팎, 지방은 50g 안팎 섭취한다. 탄수화물로 나머지 열량을 채운다.

◎ 지방이나 과잉의 탄수화물은 지방으로 변해 간에 쌓인다. 지방은 인지질로 변해야 간에서 배설되는데 이때 콜린이 필요하다. 콜린은 메치오닌, 엽산, 비타민B$_{12}$ 등에 의해 체내에서 합성될 수 있으므로 이를 많이 섭취하는 것도 요령이다. 그러나 콜린이 많이 포함된 음식은 지방질이 많으므로 주의해야 한다. 아울러 콜린은 정상적인 식사를 하는 사람이라면 체내에서 부족한 일이 별로 없지만 음주, 고지방식, 카페인섭취 등에 의해 소모량이 많아지므로 이런 식사습관을 가진 사람은 콜린도 비례적으로 많이 섭취해야 한다. (건강 보조식품 중 '레시틴' 참고)

◎ 채소류로는 시금치, 상추, 양배추, 컬리플라워, 케일, 버섯, 김, 미역, 마늘 등을 식사때마다 충분히 섭취한다. 과일은 당분이 많으므로 하루에 한 개 정도면 충분하다.

콜린의 함량 (음식 100g당 함유된 mg수)	
달걀·오리알	525
동물의 간	520
콩	255
땅콩	159
보리	112
두부	38
시금치·감자	27
밀가루	98
현미	78
수육류	90
생선류	65
백미	45
당근	16
우유	14

지방간과 간염에 녹즙이 좋은가

녹즙에 대해 긍정적으로 평가를 한다면 야채에 항산화제가 많이 포함되어 있다는 점이다. 산화성 스트레스가 간세포를 손상시켜 간질환을 유발할 수 있으므로 항산화제의 투여는 간기능 회복에 도움을 줄 수 있다. 특히 비타민A의 전구(前驅)물질인 베타카로틴은 비교적 안전한 항산화제로 알려져 있는데 베타카로틴이 많이 함유되어 있는 음식물은 주로 녹황색 야채, 과일 및 해조류 등이다. 따라서 이들 음식을 녹즙으로 만들어 먹으면 유익한 것이다.

그러나 흔히 접하는 야채나 과일은 많이 섭취할수록 좋으나 녹즙 등을 내어 과량을 지속적으로 섭취하면 문제가 될 수 있다. 더욱이 흔히 먹지 않는 돌미나리, 케일, 쑥 등은 양념이나 국거리로 먹으면 괜찮을지 모르나 녹즙으로 과량 섭취하면 알칼로이드 같은 미지의 독성분이 잠재돼 있는지 모르는 상태이기 때문에 오히려 해로울 수도 있다. 특히 녹즙은 장기간 복용하면 장이 차가워지고 설사를 하는 등의 문제가 있기 때문에 가끔씩 쉬어가면서 먹어야 한다.

모든 음식물은 양면성을 갖고 있는데 녹즙도 예외가 아니다. 예를 들어 당근은 베타카로틴 함량이 매우 많아 좋으나, 칼륨도 함유하고 있어서 신장에 문제가 있는 경우에 과량 섭취는 고칼륨혈증을 유발할 수 있다. 시금치도 좋은 채소지만 수산이 있어 이를 녹즙으로 상용하는 것은 바람직하지 않다.

지방간에 좋은 민간 약재로는 인진쑥이 꼽힌다. (건강보조식품 중 '인진쑥' 참고)

한방약물치료는 습열(濕熱)을 제거하는 것이 근본이 된다. 술로 인한 경우에는 갈화해성탕(葛花解醒湯), 대금음자(對金飮子) 등이 효과가 있다. 간염증지수가

영양과잉성 지방간의 식사기준

	열량(kcal)	단백질(g)	지방(g)
경증	1800	85	50~55
보통	1400	80	40~45
중증	1200	60	8~10

알코올성 지방간의 식사기준

	열량(kcal)	단백질(g)	지방(g)
경증	2000	80	50
보통	2200	85	50
중증	2400	100	70

올라가 있으면 생간탕(生肝湯)이 증상을 완화시키고 치료기간도 단축하는 효과를 낸다.

천식

알레르기성 기관지천식은 다른 알레르기 질환과 마찬가지로 유발하는 음식을 회피하는 게 중요하다. 다른 알레르기성 질환과 마찬가지로 특정 음식을 회피해야 알레르기 반응이 줄어든다. 가장 많이 천식을 유발하는 음식이나 약제는 다음과 같다.

식품의 산화방지제, 탈색제, 방부제 등으로 첨가되는 아황산염은 천식을 유발하거나 악화시키는 경향이 높다. 이 성분은 감자로 만든 가공식품, 말린 새우, 말린 과일, 맥주, 포도주, 샐러드 등에 많이 포함돼 있다. 아황산염에 한번 과민해진 환자는 한번에 50∼200mg 이상의 아황산염이 몸에 들어오면 급성 천식발작이 일어날 수 있다. 이밖에 인공색소인 황색5호(tartarzine), 방부제인 안식향산과 그 염화합물 등이 알레르기성 천식을 유발한다.

천식환자의 20∼30%는 아스피린, 타이레놀을 비롯한 비(非)스테로이드성 소염진통제 때문에 천식증상이 악화될 수 있다. 환자는 아스피린의 뼈대인 살리실산 계통의 약제및 인공첨가물을 회피해야 한다. 자연상태에서 살리실산염을 함유한 음식에는 감자, 아몬드, 오이, 고추, 후추, 토마토, 사과, 자두, 딸기, 포도, 복숭아, 버찌, 레몬, 메론, 귤, 말린 자두 등이 있다. 인위적으로 살리실산염이 첨가된 음식에는 루트비어(맥주 대용 음료수의 하나), 말린 안주 및 디저트, 설탕 및 인공감미료, 각종 청량음료 등이 있다.

◎ 기관지천식 환자는 가습기를 틀고 물을 많이 마시는 게 권장된다. 다만 지나치게 차거나 뜨거운 물은 좋지 않다. 청량음료나 맥주, 포도주 등은 크

게 해롭지는 않지만 득이 될게 없다.

◎ 중증 환자는 호흡이 불편하므로 과식하면 횡격막이 압박받아 호흡기능이
떨어진다. 조금씩 자주 먹는게 좋다. 섬유질이 지나치게 많은 음식, 기름
기가 많은 튀김 같은 음식, 파·마늘·양배추 같은 음식은 가스를 많이 생성
시켜 복부를 팽만하게 하므로 피하는 게 좋다. 또 30분 이상 휴식한 후에
식사하고 식사 후 1시간 이내에는 운동이나 심한 활동을 피하는 게 바람
직하다.

◎ 운동으로 인해 유발되는 천식은 비타민C가 효과가 있다. 하루에 500mg
의 비타민C를 2주 이상 섭취하면 운동유발성 천식이 크게 준다는 연구보
고가 나와있다. 보통 천식환자의 98%가 운동시 증상이 격심해지는데 비
타민C를 복용하면 기관지를 수축시키는 프로스타글란딘F_2가 기관지를 이
완시키는 프로스타글란딘E_2로 전환하는 것으로 연구되고 있다. 또 천식환
자는 비타민C의 혈중농도가 정상인들보다 낮은 것으로 알려져 있기 때문
에 비타민C의 투여는 기관지가 과민해진 천식환자에게 이로울 것으로 판
단된다.

◎ 기관지천식에는 많은 민간요법이 있는데 완치는 못 시켜 어느 정도 증상
을 완화시키는데 기여한다. 인삼을 끓인 인삼탕, 배 시럽에 연근즙 또는
생강즙을 섞은 것, 기름에 튀긴 은행(생것은 금물), 수세미즙이나 오이즙,
검은 콩을 삶은 물, 머위나물, 무씨, 차조기씨, 살구씨나 도라지 등을 가루
낸 것이 기관지천식에 좋다.

또 선인장의 가시를 빼고 생즙을 내어 이 물을 식후 1순갈씩 하루에 3번
복용하거나 생즙에 꿀을 재워 잼을 만들어 하루 한두 번 조금씩 먹으면 천
식, 기침, 백일해 등이 완화된다.

치과질환

　당분이 있는 음식들은 충치 유발세균의 밥이 된다. 구강내 세균은 포도당·과당 등의 육탄당이나 젖당을 먹고 젖산을 만듦으로써 치아를 부식시킨다. 뿐만 아니라 끈적거리는 불용성 다당체인 글루칸을 합성해 치아표면에 플라크를 형성시킴으로써 충치를 유발한다.

　이런 경향은 충치유발지수로 표시되기도 하는데 음식의 당도와 점착도가 높을수록 이 지수도 높아진다. 더 구체적으로 충치유발지수는 음식물이 들어가 입안을 수소이온농도(pH) 5.7 이하의 강산성 상태로 유지하는 시간(분)을 숫자로 나타낸 것이다. 강산성 상태가 30분가량 지속되면, 즉 충치유발지수가 30 이상이면 충치 위험식품이다. 지수가 10 이하면 비교적 안전한 식품이다. 지수가 10 이상인 음식은 가급적 적게 먹고 먹은 후에는 치아를 잘 닦아야 충치를 예방할 수 있다.

과자·음료수의 설탕함량

과자·음료수명	양(중량 또는 부피)	함량(g)
밀크초콜릿	1개(60g)	24
케이크	1개(100g)	28
캬라멜	5개(20g)	12
바닐라아이스크림	1개(150ml)	12
푸딩	1개(100g)	14
도너츠	1개(70g)	25
양갱	1개(56g)	31
코카콜라	1캔(250ml)	24
사이다류	1캔(250ml)	24
유산균 음료	1컵(180ml)	18
캔커피	1캔(250ml)	19
오렌지주스(과즙50%)	1캔(180ml)	13
오렌지주스(가당·과즙100%)	1캔(250ml)	32
분말오렌지주스	2스푼(20g)	32

젤리가 46으로 가장 높고 카라멜(38), 엿(36) 등이 30을 넘는다. 그 다음 비스 켓(27), 사탕(23), 도넛(19), 인절미(17), 건포도(16), 초콜릿(15), 요구르트(14), 아이스크림(12), 사이다(10), 사과(8) 순으로 높다.

껌은 설탕이 함유된 것은 지수가 16정도인데 당분이 빠진 상태에서 오래 씹으면 자일리톨 껌과 마찬가지로 충치 피해 준다. 무가당 껌이나 자일리톨 껌을 씹는 것이 좋으나 턱의 피로를 유발하기 때문에 장시간 씹는 것은 좋지 않다. 오징어, 문어, 강정, 갱엿처럼 단단한 음식도 치아와 턱관절을 상하게 하므로 삼가야 한다. 과일이나 천연 과일주스의 당분은 충치유발에 그다지 큰 영향을 미치지 않는다.

음식을 먹은 후 3분이 지나면 치아의 석회성분이 녹기 시작하는 5.4 이하로 산도가 떨어진다. 따라서 식사 후 3분 이내에 치아를 닦는 게 가장 좋으나 곧바로 이를 닦기가 어렵다면 야채나 과일을 먹으면 도움이 된다. 또 시간이 날 때마다 맹물이나 가글액으로 입을 헹구면 충치가 예방된다. 다만 가글액은 구강점막에 자극적일 수 있으므로 지나치게 자주 쓰는 것은 바람직하지 않다.

치매

치매는 대뇌의 뇌세포가 퇴행적으로 변하면서 기억력, 인지능력, 운동능력이 지속적으로 떨어지는 것으로 치료에 분명한 한계가 있다.

여러 생활요법이 예방책으로 논의되고 있지만 그중 중요한 것이 식사요법이다. 물론 식사요법을 아무리 잘해도 타고난 또는 후천적인 요인에 의한 치매를 피할 수는 없지만 뇌에 활력을 주는 음식을 많이 섭취하는 것이 아무래도 큰 도움이 된다.

칼슘, 비타민B와 E, DHA, 단백질, 레시틴, 엽산 등이 대표적인 치매예방 식품으로 권장된다. 비타민E는 뇌세포의 산화를 막아서 치매 증상이 악화되는 것을 지연시켜 준다. 이를 위해 호두, 땅콩, 잣 등의 견과류를 많이 드는 게 좋다.

DHA는 뇌세포의 구성성분일 뿐만 아니라 노인들의 일상생활에 대한 관심과 사교성을 높여 치매 예방에 좋다는 연구결과가 나와 있다. 고등어, 정어리에 풍부하다.

또 뇌활동을 활발하게 해주는 타우린이 많이 들어있는 굴, 참치, 조개, 대추 등을 자주 먹는 게 권장된다.

순무잎도 아주 좋다. 야채 중에서 칼슘 함유량이 가장 높은 것 중의 하나로 치매를 예방하며 뼈와 치아를 튼튼하게 한다. 칼륨도 적잖게 들어 있는 훌륭한 알칼리성 식품이다. 순무잎에는 오렌지나 토마토에 비해 비타민C가 3배나 들어 있다.

엽산이 많은 식품을 즐겨야 한다. 치매에 걸린 사람에겐 도파민, 세로토닌, 노르아드레날린 등 3종류의 신경전달물질이 부족하다. 이런 물질의 원료가 되는 아미노산이 만들어질 때 엽산이라는 비타민이 아주 중요한 역할을 한다.

고혈압, 고지혈증, 당뇨병 등의 성인병도 직·간접으로 치매를 악화시킨다. 따라서 염분, 콜레스테롤, 지방질 등이 적은 식사를 하고 혈관의 탄력을 유지하는 데 도움이 되는 양파, 당근, 시금치, 수박, 귤, 딸기, 토마토, 멜론 등을 많이 섭취하는 게 권장된다. 한편 알루미늄, 수은, 납 등의 중금속은 신경의 세포독으로 작용하므로 주의한다. 알루미늄은 오래된 캔 제품이나 제산제 등에 많이 들어있으므로 주의한다.

치매 증상 가운데 운동장애, 사지마비, 언어곤란 등의 증상과 함께 몸이 여위고 눈에서 안광이 사라지며 때로 혀가 뻣뻣하게 굳는 경우가 있다. 증상이 심해지면 몸에 경련이 일어나면서 착각을 잘하고 끝내 백치상태가 될 수 있다. 이런 경우에는 대추 한줌, 약간의 감초, 통밀 한줌 등을 함께 끓여 먹으면 예방에도 좋고 증상 악화를 막는데도 효과가 있다.

이밖에 민간요법으로는 감, 갈대뿌리, 야생미나리, 영지 등이 치매에 다소 도움을 줄 수 있는 것으로 기대된다. 치매환자는 과음과 흡연을 삼가야 하며 취미생활과 대화를 통해 언어능력, 인지능력, 창의력을 잃지 않아야 한다. 또 음식은 죽보다는 씹을 수 있는 것을 택해 뇌에 유익한 자극이 전달될 수 있도록 하는 것이 좋다.

탈모증

먹으면 머리털이 난다는 발모식품은 의학적 설득력이 결여된 대표적인 케이스다.

대표적인 '모리가나'의 경우 기성 한약서에 나와있는 머리를 검게 만들고 자라게 하며 회춘을 돕는다는 검은 콩, 검정 참깨, 들깨, 호도, 미역, 다시마, 하수오 등을 함유한 건강보조식품이다.

검은 콩, 검정 참깨, 들깨, 호도 등은 레시틴이나 비타민E와 필수지방산이 풍부하므로 모발건강에 이롭다. 특히 남성호르몬의 분비를 촉진하는 경향이 있어 회춘하는 느낌이 들게 한다. 미역, 다시마 등은 모발에 습윤한 윤기를 준다. 하수오는 자양강장, 정력증강의 효과를 낸다. 모두 일리가 있는 성분이나 굵은 모발이 날 정도로 대단한 식품은 아니다.

이 제품을 판매하는 회사는 2000년 아주대병원에 임상시험을 의뢰했다가 결과가 만족스럽게 나오지 않자 단순히 발모효과가 상당한 것으로 입증됐다고 보도하는 선에서 그쳤다. 임상시험을 의뢰받아 3개월간 이 제품의 효과를 측정한 아주대병원 피부과 이은소 교수는 "솜털이 나오는 효과는 인정되지만 더 이상의 효과는 임상시험기간이 짧아 확인할 수 없었다"고 밝혔다.

일반적으로 남성의 탈모는 머리에 영양분이 덜 공급돼서 일어나는 경우는 거의 드물며 현재까지의 연구결과로는 두피혈관을 확장해 모발에 혈액공급을 늘리거나, 탈모를 유발하는 디하이드테스토스테론(DHT)의 분비를 억제하는 방법을 통해서만 발모효과가 나타날 수 있는 것으로 알려져 있다. 특정 음식을 먹는다고 해서 영양분이 머리카락으로 몰리거나 머리카락을 만드는데 도움을 주는 것은 아니라는 게 일반적인 의학이론이다. 현재 두피혈관을 확장하는 미녹시딜과 DHT분비를 억제하는 프로페시아 외에 공식적으로 인정된 발모제는 없다.

통풍

통풍은 혈중 요산의 농도가 높아져 과다한 요산이 결정을 이뤄 발끝이나 손끝에 뭉치는 것을 말한다. 육식이 늘면서 핵산의 섭취가 늘게 됐고 핵산의 대사물인 요산의 혈중 농도도 따라서 높아진 게 가장 중요한 통풍의 원인이다.

어떤 음식물로 통풍을 치료하거나 염증을 줄여줄 수는 없으나 통풍의 원인이 되는 요산을 줄여주기 위한 식사요법은 반드시 필요하다. 통풍치료에는 식사요법이 약물요법과 병행돼야 하며 식사요법이 더 우선시 된다.

◎ 요산의 재료가 되는 퓨린(동물성 단백질에 많은 핵산 구성 염기 일종)의 섭취량을 하루 100~150mg으로 제한한다. 이를 위해 퓨린 함량이 높은 식품 섭취를 삼가거나 금지한다.

◎ 과식을 절대 금하고 특히 단백질 식품을 과식하지 않는다. 단백질 과잉섭취는 요산생성을 증대시키므로 하루 60~70g을 섭취한다.

◎ 비만인 경우 표준체중이나 표준체중의 10% 이하가 되도록 열량섭취를 줄인다. 체중감량을 하면 대부분 요산치가 떨어진다. 다만 극심한 열량제한은 고요산혈증을 유발하므로 좋지 않다. 하루 섭취열량은 남성은 1400~1800kcal, 여성은 1200~1600kcal으로 기준을 잡고 한달에 1kg정도 감량하면 좋다. 이 정도면 요산을 서서히 저하시킬 수 있다.

◎ 지방은 하루 30g내외로 제한하고 탄수화물은 많이 섭취한다. 요산배설을 촉진하려면 저지방식이 바람직하므로 튀김이나 기름기 있는 고기와 생선

등은 먹는 횟수를 줄인다.

◎ 술은 금주하거나 최소한으로 줄여야 한다. 환자의 상태에 따라 허용될 수도 있으나 알코올은 체내 요산을 증가시키고 소변으로 요산이 배설되는 것을 억제하므로 되도록 금주하도록 한다.

◎ 요산을 적극적으로 배설하기 위해 수분을 충분히 섭취한다. 하루 2~3l 의 물을 마시도록 한다.

◎ 일반적인 성인병 예방 식사를 한다. 염분, 콜레스테롤, 동물성지방 등을 서서히 줄이고 섬유소를 늘려 섭취한다.

자주 쓰이는 한약처방과 조제법 및 용법

경옥고

사용되는 약재	생지황 9600g, 인삼 900g, 백복령 1800g, 백밀 6000g
조제법	생지황은 짓찧어 생즙을 낸다. 인삼은 꼭지를 따고 가루낸다. 백복령도 가루낸다. 백밀은 끓여 약간 졸인다. 생지황즙을 꿀과 같이 달여서 비단 천에 걸러내고, 인삼과 백복령 가루를 섞어 사기항아리에 넣고 항아리를 유지로 다섯 겹 싸매고 두터운 천을 더 덮어 밀봉한다. 그것을 3일 밤낮을 중탕한 후 꺼내서 밀랍으로 항아리의 주둥이를 봉하여 우물속에 24시간 담갔다가 꺼내어 다시 24시간 중탕한다.
용법	1회 30~60 단위씩 온수 또는 따끈한 술에 타서 1일 2~3회, 식후에 복용. 여름철에는 깨끗한 땅 속에 항아리를 묻어 보관하고 며칠 복용 량만 조금씩 덜어내어 복용한다.
효능	강심작용, 노화방지, 전신보양, 강장작용 등
적용할 증상	만성 소모성 질환, 만성 위장병, 심장쇠약, 호흡기건조증 등

독활기생탕

사용되는 약재	독활·당귀·백작약·상기생 각 3g, 숙지황·천궁·인삼·백복령·우슬·두충· 진교·세신·방풍·육계 각 2g, 감초 1.2g, 생강 3쪽
용법	이 약재의 양을 1첩분으로 하여 1일 2첩씩 재탕까지 끓여서 1일 3회 공복에 복용한다.
적용할 증상	간신허로(肝腎虛勞)로 인한 근육경련, 요통, 냉비, 산전·산후의 신경통, 중풍, 후유증, 반신불수 등

보중익기탕

사용되는 약재	황기 6g, 인삼·백출·자감초 각 4g, 당귀·진피·승마·시호 각 2g, 생강 3쪽
용법	위의 모든 약재를 한데 달여 복용한다.
효능	강장작용, 건위·소화작용, 지사작용 등
적용할 증상	위하수, 자궁하수, 내장하수, 만성 장염으로 인한 설사, 주하증(더위먹음) 다한증, 만성 출혈성 질환, 영양실조증, 암 등

사군자탕

사용되는 약재	인삼·백출·백복령·자감초 각 5g
용법	위의 모든 약재를 한데 달여 복용한다. 혹은 가루내어 꿀로 반죽한 다음 환약을 만들어 복용하며 이것을 사군자환이라고 한다.
효능	비장과 위장 등 소화기를 다스리고 허약증을 다스린다.
적용할 증상	병후회복, 소화불량, 빈혈증, 저단백질혈증, 만성 위염, 위하수, 위무력증, 만성 장염 등

사물탕

사용되는 약재	숙지황·백작약·당귀·천궁 각 5g
조제법	모든 약재를 한데 달여 이 분량을 1첩으로 한다.
용법	하루 2첩꼴로 1일 3회, 식사 전에 따끈하게 복용한다.
효능	영양부족, 혈액순환장애, 혈허증에 의한 풍기를 다스린다.
적용할 증상	각종 빈혈, 출혈, 월경불순, 무월경, 월경통, 산전 혹은 산후병, 갱년기 증후군, 시력장애, 가슴떨림, 귀울림 등 다양하다.

십전대보탕

사용되는 약재	인삼·백출·백복령·자감초·숙지황·백작약·천궁·당귀·황기 각 4g, 생강 3쪽, 대추 2개
용법	이 약재를 한데 달여 복용한다.
효능	기혈부족, 허한 전신 강장, 보혈, 건위·소화작용 등
적용할 증상	허약자, 만성 소모성 질환의 회복기, 월경불순, 월경통, 산후 다량출혈 후유증, 각종 빈혈, 소화장애 등

쌍화탕

사용되는 약재	백작약 10g, 황기·당귀·숙지황·천궁 각 4g, 육계·감초 각 3g, 생강 3쪽, 대추 2개
용법	모든 약재를 한데 달여 복용한다.
적용할 증상	기혈 약함, 감기가 오래갈 때, 식은땀, 질병에 대한 저항력 떨어진데

육미지황탕

사용되는 약재	숙지황 320(24)g, 산약 150(12)g, 산수유 50(12)g, 백복령·목단피·택사 각 120(9)g
조제법	이 약재를 전탕하거나 가루낸 약재를 꿀로 빚어 환약(육미환)으로 만든다. 앞의 수치는 환약을 만들 때의 양, 괄호 안의 수치는 한첩을 달여 먹을 때의 양이다.
용법	육미환은 1회 30~40알씩, 1일 3회 온수나 소금물로 식전 공복에 복용. 1일 2첩꼴로 1일 3회 공복에 달여 마신다.
효능	간신음허 개선, 강장·보혈작용 등
적용할 증상	어린이 발육 부진, 허약자, 중년 쇠약증, 부인과질환, 빈혈, 당뇨병, 동맥경화, 고혈압, 만성 신장염, 갑상선기능항진증, 폐결핵, 천식, 암 등

팔미환

사용되는 약재	숙지황 320g, 산약·산수유 각 150g, 목단피·백복령·택사 각 120g, 계지·부자 각 40g
조제법	이 약재들을 가루내어 꿀로 반죽하여 0.3g 크기의 알약을 만들거나 이 약재를 20첩으로 만든다.
용법	환약의 경우 1일 2~3회, 50~70알씩 공복에 따끈한 술이나 소금물로 복용한다. 또는 1일 2첩꼴로 1일 3회, 공복에 달여 복용한다.
적용할 증상	신장 허증(신장의 열에너지 부족)으로 인한 요통, 좌골신경통, 하지무력감, 전신냉증, 손발 번열증, 설사, 소화장애, 당뇨, 백내장, 신장염,방광결석, 방광염, 야뇨증, 음위증, 조루, 유정, 전립선비대증, 각종 부인병, 노인성 질환 등

팔물탕

사용되는 약재	인삼·백출·백복령·감초·숙지황·백작약·천궁·당귀 각 5g
용법	이 약재들을 한데 달여 복용한다.
효능	기혈의 허약증, 전신 강장·보혈작용 등
적용할 증상	허약자, 만성 소모성 질환의 회복기, 빈혈, 월경 불순 등

주요 건강보조식품 업체 연락전화

건보식품	(02)3487-3233	SK제약	(02)2008-2832
고려인삼	(02)458-1193	안국약품	(02)3289-4261
고제	(02)3477-0009	앤드로메딕스	(02)958-6441
광동제약	(02)850-9777	영진약품	(02)463-8131
근화제약	(02)431-3100	온누리내츄럴웨이	(043)878-8851
김정문알로에	(02)400-3042	웅진식품	(02)747-6545
내츄로에이스	(02)557-7422	유유산업	(02)2253-6600
네슈라식품	(032)672-4646	유한양행	(02)828-0076
녹십자건강	(02)3471-1501	일동제약	(02)526-3114
녹십초알로에	(02)896-6811	일화	(02)433-6141
대상	(02)2220-9500	LG생활건강	(02)3773-7143
대웅제약	(02)550-8311	제일제당	(02)726-8166
대원제약	(02)498-9105	원광제약	(063)832-0155
동구약품	(02)684-5421	조아제약	(02)2193-2700
동아제약	(02)920-8331	종근당건강	(02)575-0100
동화약품	(02)778-4331	태극약품	(02)3474-7760
두산종합식품	(02)676-4681	태웅식품	(02)563-4411
메디엔스	(02)517-5353	태평양제약	(02)749-3900
바이오젠코리아	(02)780-8526	파마넥스코리아	(02)501-1450
바이넥스	(02)261-6611	풀무원테크	(02)585-2173
보령제약	(02)708-8000	한국알피쉐러	(02)568-0051
부광약품	(02)828-8060	한국암웨이	(02)3468-6282
산내들	(02)3452-6660	한국야쿠르트	(02)3449-6000
삼양제넥스	(02)740-7115	한국로슈(비타민)	(02)3442-2545
생그린	(02)561-3891	한국유나이티드제약	(02)516-2877
서울제약	(02)780-1931	한미약품	(02)424-7999
서흥캅셀	(02)2210-8161	한사모	(02)966-8836
세모	(032)262-3535	헤드플러스	(02)599-8400
쎌텍스	(02)547-1005	현대약품	(02)2600-3884
IY-PNF	(031)353-4660	환인제약	(02)408-1361